儿科临床
与研究进展

（下册）

主编 舒 强

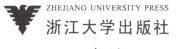

ZHEJIANG UNIVERSITY PRESS
浙江大学出版社
·杭州·

图书在版编目(CIP)数据

儿科临床与研究进展.下册 / 舒强主编.— 杭州：
浙江大学出版社,2023.8
　　ISBN 978-7-308-23830-4

　　Ⅰ.①儿… Ⅱ.①舒… Ⅲ.①儿科学 Ⅳ.①R72

中国国家版本馆 CIP 数据核字(2023)第 092709 号

儿科临床与研究进展(下册)

舒　强　主　编

陈志敏　毛建华　傅君芬　张园园　副主编

策划编辑	殷晓彤(yinxiaotong2014@163.com)
责任编辑	殷晓彤
责任校对	张凌静
封面设计	周　灵
出版发行	浙江大学出版社
	(杭州市天目山路 148 号　邮政编码 310007)
	(网址:http://www.zjupress.com)
排　　版	杭州晨特广告有限公司
印　　刷	浙江省邮电印刷股份有限公司
开　　本	889mm×1194mm　1/16
印　　张	20.5
字　　数	666 千
版 印 次	2023 年 8 月第 1 版　2023 年 8 月第 1 次印刷
书　　号	ISBN 978-7-308-23830-4
定　　价	98.00 元

浙江大学出版社市场运营中心联系方式:0571—88925591;http://zjdxcbs.tmall.com

儿科临床与研究进展(下册)
编委会

前　言

　　医学研究生是培养高层次医学人才的重要阶段，需要在巩固本科阶段掌握的基础理论、基本知识和基本技能基础上，系统掌握专业知识，培养专业技术能力，并熟悉科学研究的基本环节，为今后从事本专业临床、教学和科研工作，并成为优秀的临床医生和医学科学家打下坚实的基础。

　　为更好地培养儿科专业型研究生，我们组织本院各专业的临床专家撰写了儿科临床与研究一书。本书分上册和下册共十三章，涵盖了儿科住院医师规范化培训要求掌握的各种疾病，上册包括儿童保健与营养障碍性疾病、新生儿疾病、消化系统疾病、呼吸系统疾病、心血管系统疾病、泌尿系统疾病，下册包括血液系统疾病、神经系统疾病、内分泌系统疾病、遗传代谢性疾病、风湿免疫性疾病、感染性疾病和儿童急救。在具体内容的安排上，我们根据儿科专业型研究生的现状与培养要求大胆创新，在简要介绍疾病诊治相关知识基础上，增加了每一种疾病的病例剖析内容，介绍了具体病例诊治与康复的全过程，重点描述了诊断治疗思路与诊断治疗计划的制定，旨在培养研究生独立临床思维与独立决策的能力；同时增加了研究热点和推荐文献阅读，介绍了该疾病目前的主要研究方向和重要的研究结果及相应的文献，希望能拓宽视野，培养批判性思维精神与深入研究的兴趣。

　　由于临床专家工作繁忙，编撰时间有限，加之部分疾病的认识仍在不断加深中，书中难免存在不足甚至错误，希望各位同行积极提出宝贵意见与建议，我们将结合大家反馈的意见和建议进行修改和完善后再版，让更多的读者获益。

浙江大学医学院附属儿童医院

目 录 CONTENTS

下 册

第七章 血液系统疾病

第一节 小儿贫血

小儿贫血总论

 一 概 述

贫血(anemia)是小儿时期常见的临床表现,系外周血中单位容积血液的血红蛋白量及红细胞数低于正常。据世界卫生组织(WHO)资料,5岁以下儿童贫血患病率最高,达到47.4%。儿童贫血本身不是一种独立的疾病,病因和发病机制复杂多样。紧密结合病史和体格检查,遵循贫血临床诊断思路,合理选择相应的实验室检查,明确贫血病因对于实施相应的治疗具有重要的临床意义。

二 诊断与分类

(一)小儿贫血的诊断线索

1.病 史

(1)发病年龄:可为明确贫血的病因提供诊断线索。如生后快速出现贫血者,需考虑失血或溶血;6月龄至2岁发病者多考虑营养性贫血;儿童期贫血,则需要考虑长期慢性失血或血液系统疾病。

(2)病程经过和伴随症状:急性溶血或急性失血通常起病快、病程短,临床容易诊断;但慢性失血或溶血性贫血通常过程隐匿,诊断后需要完善病史和检查以明确病因。贫血伴黄疸和(或)酱油色或茶色尿提示溶血;贫血伴有腹痛、呕血或便血需警惕消化道出血。

(3)喂养史:了解婴幼儿的喂养方法、添加辅食情况及饮食质量,对分析病因,尤其是营养性贫血的诊断有重要意义。单纯乳类喂养未及时添加辅食的婴儿,易患营养性缺铁性贫血或巨幼红细胞性贫血;单纯素食喂养容易出现维生素 B_{12} 缺乏。

(4)过去史:营养性贫血、先天性贫血通常为慢性贫血,常有既往贫血病史;还需要询问其他有无可能引起贫血的相关病因,如有无寄生虫、消化系统疾病、慢性肾病等;此外,还要询问特殊用药史。

(5)家族史:与遗传有关的贫血,如地中海贫血、遗传性球形红细胞增多症等通常有家族史,必要时可让家长检查血常规。

2.体格检查

(1)生长发育和营养状况:营养不良可引起贫血,慢性贫血可导致生长发育障碍;部分慢性重型贫血可出现特殊面容,如重型β地中海贫血患者的面容可表现出颧颞突出、眼距宽、鼻梁低、下颌骨较大。

(2)皮肤、黏膜状况:皮肤和黏膜苍白的程度一般与贫血程度成正比,可注意观察患者的甲床、结膜及唇黏膜的颜色是否苍白;如贫血伴有皮肤、黏膜出血点或瘀斑,要注意排除白血病、再生障碍性贫血和伊文综合征(Evans syndrome,Evans 综合征);伴有黄疸时提示溶血性贫血可能性大。

(3)肝脾和淋巴结:婴幼儿贫血出现肝脾轻度肿大多提示髓外造血;如脾脏明显肿大需考虑遗传性溶血性贫血;儿童期贫血伴肝脾肿大者,需考虑白血病、淋巴瘤、噬血细胞综合征等。

(4)其他系统的评估:除观察一般情况及肝脾淋巴结外,还应注意贫血对其他各系统的影响,如心脏大小和杂音、神经系统症状,以及其他可能与贫血相关的脏器损伤。

3.实验室检查

(1)外周血常规:根据红细胞和血红蛋白量可判断有无贫血,以及贫血的程度,并根据红细胞大小和分布初步分析病因。如小细胞性贫血多为缺铁性贫血或地中海贫血。网织红细胞计数可反映骨髓造红细胞的功能,增多提示骨髓造血功能活跃,多见于溶血性贫血;减少提示造血功能低下,造血代偿不足。

(2)外周血涂片:观察血涂片中红细胞的大小、形态及染色情况有助于判断贫血病因;如红细胞偏小且大小不等、中央淡染色区扩大,多提示缺铁性贫血;红细胞呈球形、染色深,提示遗传性球形红细胞增多症。红细胞染色浅并有异形、靶形和碎片者,多提示地中海贫血。

(3)骨髓检查:骨髓涂片检查可直接了解骨髓造血细胞的情况,对某些贫血的诊断具有决定性意义,如急性白血病、纯红细胞再生障碍性贫血、巨幼红细胞性贫血。

(4)特殊检查:抗人球蛋白试验可诊断自身免疫性溶血;红细胞脆性试验辅助诊断红细胞膜缺陷及地中海贫血;红细胞酶活力测定对红细胞酶缺陷所致的溶血性贫血有诊断意义;基因诊断对遗传性溶血性贫血有重要的诊断价值。

(二)小儿贫血的诊断思路

1.根据外周血常规确定有无贫血

外周血中单位体积内的红细胞数、血红蛋白量或红细胞比容低于正常值均可诊断为贫血,但根据血红蛋白水平判断是临床上最常用的(见表7-1-1)。

表 7-1-1 我国小儿贫血的诊断标准

	年龄段	血红蛋白(Hb)/g·L^{-1}
正常儿童低限 (WHO 标准)	6 个月~6 岁	<110
	6~14 岁	<120
6 月龄以下婴儿 (我国标准)	新生儿期	<145
	1~4 个月	<90
	4~6 个月	<100

2.初步判断骨髓造红细胞情况

网织红细胞计数可反映骨髓造红细胞的功能,增多提示骨髓造血功能活跃,多见于溶血性贫血;减少提示造血功能低下,见于造血原料缺乏、造血干细胞损伤或造血空间不足等情况。但在外周血红细胞计数下降时网织红细胞的百分比难以真正反映骨髓造红细胞的能力,可以通过网织红细胞生成指数(reticulocyte production index,RPI)予以校正。RPI=(网织红细胞%×100/患者网织红细胞成熟时间)×(患者红细胞比容/正常红细胞比容),网织红细胞成熟时间多以 2 代替。正常人的 RPI 在 1 左右。增生

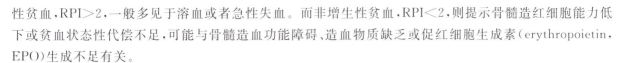

性贫血,RPI>2,一般多见于溶血或者急性失血。而非增生性贫血,RPI<2,则提示骨髓造红细胞能力低下或贫血状态性代偿不足,可能与骨髓造血功能障碍、造血物质缺乏或促红细胞生成素(erythropoietin,EPO)生成不足有关。

3.进一步明确贫血的病因

根据平均红细胞容积(mean corpuscular volume,MCV)、平均红细胞血红蛋白量(mean corpuscular hemoglobin,MCH)和平均红细胞血红蛋白浓度(mean corpuscular hemoglobin concentration,MCHC),可以将贫血分为正细胞性、大细胞性、单纯小细胞性和小细胞低色素性贫血。小细胞性贫血常见于缺铁性贫血和地中海贫血等;正细胞性贫血可见于白血病、纯红细胞再生障碍性贫血(简称纯红再障)、失血或溶血早期等;大细胞性贫血见于巨幼红细胞性贫血、再生障碍性贫血、骨髓增生异常综合征、生理性贫血等。

4.结合病史、体检及相关检查明确诊断

在将贫血的病因限定在部分疾病后,从病史采集、体格检查寻求相关线索以辅助诊断,必要时行相关的辅助检查加以明确。比如,针对小细胞低色素性贫血,需要通过了解患儿的出生史、喂养史及家族史等鉴别是缺铁性贫血还是地中海贫血,必要时可查血清铁蛋白等铁代谢指标。小儿贫血诊断流程见图7-1-1。

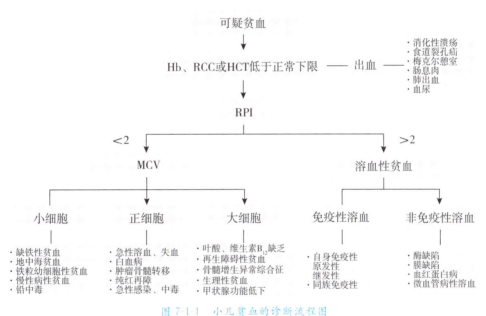

图 7-1-1　小儿贫血的诊断流程图

三　治　疗

1.病因治疗

贫血诊治的关键就是寻找病因、对因治疗。多数贫血在病因去除或得到纠正后很快可以治愈。对于缺铁性贫血和巨幼红细胞性贫血,喂养不当者应予以纠正。根据年龄对营养的需要,合理添加辅食。

2.一般治疗

加强护理,重度贫血者可给予低流量吸氧;积极预防感染,合理喂养。

3.药物治疗

针对贫血的不同病因,选择有效的药物治疗,如缺铁性贫血给予铁剂治疗;巨幼红细胞性贫血给予维生素B_{12}和叶酸治疗;自身免疫性溶血性贫血给予糖皮质激素和丙种球蛋白治疗;再生障碍性贫血需要环孢素治疗,必要时行联合免疫抑制治疗或造血干细胞移植。

4.输血治疗

长期慢性贫血者,若代偿功能良好,可不必输红细胞,但在合并感染或引发心功能不全时,需要输血。急性失血或溶血,患儿耐受性相对较差,当血红蛋白低于 60g/L 时,需要输血。输红细胞时应注意量和速度,严重贫血或合并肺炎、心功能不全等并发症时,一次输注量越少越好且速度宜慢。

5.并发症治疗

婴幼儿贫血易合并急慢性感染、营养不良、消化功能紊乱等,应予以积极治疗。还应该考虑到发生并发症时患儿的体质状况及耐受性较差,在输液时应加以注意。

四 研究热点

小儿贫血的病因繁多,不同原因引起的贫血,其发病机制和治疗方法均有不同。在缺铁性贫血方面,目前研究较多的是缺铁与胎儿及出生后缺铁对神经系统发育、行为和认知的影响。在地中海贫血方面,目前造血干细胞移植治疗重型 β 地中海贫血的成功率已经达到 $80\%\sim90\%$,同时目前地中海贫血的基因治疗也已经开展临床研究。对于各类先天性贫血,随着二代测序技术的普及推广,相关基因与发病机制的研究也是一个热点。

五 推荐书目

1.《中华儿科杂志》编辑委员会,中华医学会儿科学分会血液学组,中华医学会儿科学分会儿童保健学组.儿童缺铁和缺铁性贫血防治建议[J].中华儿科杂志,2008,46(7):502-504.

2.(美)肯尼斯·柯尚斯基(Kenneth Kaushansky).威廉姆斯血液学.9 版.陈竺,陈赛娟,译[M].北京:人民卫生出版社,2018.

3.江载芳,申昆玲,沈颖.诸福棠实用儿科学[M].8 版.北京:人民卫生出版社,2014.

六 病例剖析

【一般情况】 患儿,女,6 个月。

【主诉】 面色苍白3月余。

【现病史】 患儿3月余前出现面色逐渐苍白,无眼白发黄,智力发育及体格发育良好,奶粉喂养,未添加辅食。平时大便次数较多,每日 3～5 次糊便,常为墨绿色,大便表面偶见暗红色血丝。喂奶后时有呕吐,阵发性哭吵。病程中患儿无反复发热,无皮疹,无咳嗽气促,未予特殊处理。今家长自觉面色苍白明显,遂来院就诊,门诊拟"贫血待查"收治入院。

起病来,患儿神清,精神可,胃纳可,睡眠可,小便无殊,大便如上所述。

【既往史】 既往体健;有湿疹史。

【出生史】 G2P2,孕 35 周早产,出生体重 2.1kg,否认窒息抢救史。

【预防接种史】 卡介苗已接种;其他按卡接种。

【家族史】 否认家族过敏性疾病、遗传病等病史。

【体格检查】 神清,精神可,体重 7.5kg。心肺听诊无殊,腹稍胀,肝肋下 1.5cm,质软,脾肋下未及,皮肤偏苍白,巩膜无黄染,无皮疹,无瘀斑瘀点,颈软,克氏征(一),双侧巴氏征(一)。

【辅助检查】 我院门诊血常规:白细胞计数(white blood cell,WBC)6.5×10^9/L,淋巴细胞比例66.5%,中性粒细胞比例 30.5%,红细胞计数(red blood cell,RBC)3.5×10^{12}/L,血红蛋白(hemoglobin,Hb)76g/L,红细胞比容 23.5%,MCV 68.5fl,MCH 25.5pg,MCHC 280g/L,红细胞分布宽度 17.1%,

血小板计数(platelet count,PLT)245×10^9/L,平均血小板体积7.9fl,网织红细胞1.2%。

【入院诊断】 1.中度贫血;2.消化道出血。

【进一步检查】

1.血常规、尿常规、粪常规+隐血,外周血涂片,血气电解质。

2.铁代谢四项(血清铁、血清铁蛋白、不饱和铁结合力、总铁结合力)。

4.过敏原+免疫球蛋白测定。

5.生化五类、血红蛋白电泳、心电图、心超、肝脾B超。

【诊疗计划】

1.一般治疗及护理:加强护理,避免感染,合理喂养,注意休息。

2.对症治疗:口服铁剂,给予右旋糖酐铁口服液2.5mL每次,每天3次口服。

【诊疗经过】

1.入院后相关检查:便常规隐血试验阳性,外周血涂片显示红细胞体积变小,中央淡染区扩大。铁代谢四项[①]:铁4.3μmol/L,铁蛋白5.4μg/L,不饱和铁结合力62.3μmol/L,总铁结合力90.6μmol/L,转铁蛋白饱和度12%。过敏原+免疫球蛋白[②]:牛奶10IU/L,总免疫球蛋白E 500IU/mL。其余生化、血气、血红蛋白电泳、心电图、心超、肝脾B超基本正常。

2.更改奶粉为深度水解配方奶,患儿大便次数减少,未再有血便,复查粪常规隐血试验阴性。

【出院诊断】 1.中度缺铁性贫血;2.牛奶蛋白过敏;3.慢性消化道出血。

【出院医嘱】

1.继续使用深度水解配方奶,右旋糖酐铁口服液2.5mL/次,一天三次口服。

2.定期监测血常规。

3.出院2~3周血液科门诊随诊。

缺铁性贫血

 概　述

缺铁性贫血(iron deficiency anemia,IDA)是体内铁缺乏导致血红蛋白合成减少的贫血症,临床上以小细胞低色素性贫血、血清铁蛋白减少和铁剂治疗有效为特点。本病以婴幼儿发病率最高,早产或喂养不当为主要原因。对于学龄儿童的缺铁性贫血,需要重点考虑慢性失血等病因。

 诊　断

(一)缺铁性贫血的病因

(1)先天储铁不足:早产、双胎或多胎、胎儿失血和孕母严重缺铁等。

---

① 参考范围:铁8.9~32.3μmol/L,铁蛋白11~306μg/L,不饱和铁结合力22.4~57.8μmol/L,总铁结合力54~77μmol/L,转铁蛋白饱和度20%~55%。

② 参考范围:牛奶<0.35IU/L,总免疫球蛋白E为0~100IU/mL。

（2）铁摄入量不足：这是 IDA 的主要病因，如单纯人乳、牛乳等喂养，未及时添加含铁较多的辅食。

（3）生长发育过快：婴儿期生长发育较快，尤其未成熟儿，如不及时添加含铁丰富的食物，则易致缺铁。

（4）铁的吸收障碍：食物搭配不合理、慢性腹泻。

（5）铁的丢失过多：长期慢性失血可致缺铁，如肠息肉、膈疝、钩虫病等。用不经加热处理的鲜牛奶喂养的婴儿可因对牛奶过敏而致肠出血。

（二）临床表现

（1）发病年龄：任何年龄均可发病，以 6 个月至 2 岁最多见。

（2）一般表现：皮肤黏膜逐渐苍白，易疲乏、头晕、耳鸣等。

（3）髓外造血表现：由于髓外造血，肝、脾可出现肿大。

（4）非造血系统症状：精神不集中、记忆力减退、食欲减退、舌炎，少数有异食癖。心率增快，严重者心脏扩大，甚至心力衰竭。因细胞免疫功能降低常合并感染。因上皮组织异常而出现反甲。

（三）实验室检查

（1）外周血常规：小细胞低色素性贫血。外周血涂片可见红细胞大小不等，以小细胞为多，中央淡染区扩大。MCV<80fl，MCH<27pg，MCHC<310g/L。网织红细胞数正常或轻度减少。白细胞、血小板计数一般无改变。

（2）骨髓象：增生活跃，以中、晚幼红细胞增生为主。红细胞胞浆成熟程度落后于胞核。

（3）铁代谢指标：①血清铁蛋白（serum ferritin，SF）下降，可较敏感地反映体内贮存铁的情况，因而是诊断 IDA 铁减少（iron depletion，ID）期的敏感指标，但受感染、肿瘤、肝脏和心脏疾病的影响。②红细胞游离原卟啉（free erythrocyte protoporphyrin，FEP）升高，如 SF 值降低、FEP 升高而未出现贫血，这是红细胞生成缺铁（iron deficient erythropoiesis，IDE）期的典型表现。③血浆中与转铁蛋白结合的铁称为血清铁（serum iron，SI）；转铁蛋白仍能结合的铁称为未饱和铁结合力。血清铁与未饱和铁结合力之和称为血清总铁结合力（total iron binding capacity，TIBC）。SI 在 TIBC 中所占的百分比称为转铁蛋白饱和度（transferring saturation，TS）。SI 和 TS 降低、TIBC 升高在缺铁性贫血期（IDA 期）出现。TS<15% 有诊断意义。④骨髓可染铁：普鲁士蓝染色镜检提示细胞外铁减少（<++）。红细胞内铁粒细胞数<15%，提示贮存铁减少（细胞内铁减少），这是一项反映体内贮存铁的敏感而可靠的指标。

（四）诊 断

（1）Hb 降低，符合 WHO 儿童贫血诊断标准：即 6 个月～6 岁 Hb<110g/L；6～14 岁 Hb<120g/L。由于海拔高度对 Hb 值的影响，海拔每升高 1000 米，Hb 上升约 4%。

（2）外周血红细胞呈小细胞低色素性改变：MCV<80fl，MCH<27pg，MCHC<310g/L。

（3）具有明确的缺铁原因：如铁供给不足、吸收障碍、需求增多或慢性失血等。

（4）铁剂治疗有效：铁剂治疗 4 周后 Hb 应上升 20g/L 以上。

（5）铁代谢检查指标符合 IDA 诊断标准，即下述 4 项中至少满足 2 项：①SF 降低（<15μg/L），建议最好同时检测血清 C 反应蛋白，尽可能排除感染和炎症对血清铁蛋白水平的影响；②SI<10.7μmol/L（60μg/dl）；③TIBC>62.7μmol/L（350μg/dl）；④TS<15%。

（6）骨髓穿刺涂片和铁染色：骨髓可染色铁显著减少甚至消失，骨髓细胞外铁明显减少（0～±）（正常值：+～+++）、铁粒幼细胞比例<15% 仍被认为是诊断 IDA 的"金标准"；但由于为侵入性检查，一般情况下不需要进行该项检查。对于诊断困难，或诊断后铁剂治疗效果不理想的患儿，有条件的单位可以考虑进行，以明确或排除诊断。

（7）排除其他小细胞低色素性贫血：尤其应与轻型地中海贫血相鉴别，红细胞体积减小的程度与贫血是否平行、红细胞分布宽度、父母是否有小细胞低色素性贫血等有助于鉴别。轻型地中海贫血血红蛋

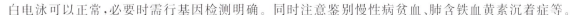

白电泳可以正常，必要时需行基因检测明确。同时注意鉴别慢性病贫血、肺含铁血黄素沉着症等。

凡符合上述诊断标准中的第 1 和第 2 项，即存在小细胞低色素性贫血者，结合病史和相关检查排除其他小细胞低色素性贫血，可拟诊为 IDA。如铁代谢检查指标同时符合 IDA 诊断标准，则可确诊为IDA。基层单位如无相关实验室检查条件可直接开始诊断性治疗，铁剂治疗有效可诊断为 IDA。

三　治　疗

1.一般治疗

保证充足睡眠，避免感染，适当增加含铁质丰富的食物，重度贫血者注意保护心脏功能。

2.病因治疗

尽可能查找导致缺铁的原因和基础疾病，并采取相应措施去除病因。如纠正不合理的饮食习惯和食物组成，如有慢性失血性疾病予以治疗。

3.铁剂治疗

尽量给予铁剂口服治疗。在不能进行铁代谢检测的基层医疗单位，对于拟诊为 IDA，可以给予诊断性补铁治疗。在有条件的单位，应尽可能开展铁代谢指标检查明确诊断。

推荐口服二价铁盐制剂，如硫酸亚铁、葡萄糖酸亚铁、右旋糖酐铁等，但临床应用蛋白琥珀酸铁等三价铁剂治疗效果良好。剂量为元素铁每日 4～6mg/kg，分 3 次口服，以两餐之间口服为宜；可从小剂量开始，如无不良反应，可在 1～2 日内加至足量。同时服用维生素 C，可增加铁的吸收。注射铁剂较容易发生不良反应，甚至可发生过敏反应致死，临床应用较少。

补给铁剂 12～24 小时后，细胞内含铁酶开始恢复，烦躁等精神症状减轻，食欲增加。网织红细胞于服药 2～3 天后开始上升，5～7 日达高峰，2～3 周后下降至正常。治疗 1～2 周后血红蛋白逐渐上升，通常于治疗 3～4 周达到正常。如 3 周内血红蛋白上升不足 20g/L，应注意寻找原因。如治疗反应满意，血红蛋白恢复正常后再继续服用铁剂 6～8 周，以增加铁贮存。

4.输注红细胞

Hb 在 60g/L 以上者，一般不必输注红细胞。输注红细胞的适应证是：①贫血严重，尤其是发生心力衰竭者；②合并感染者；③急需外科手术者。

四　研究热点

铁缺乏是影响全球的公共健康问题，对于如何正确干预目前仍在研究中。婴儿铁稳态的调节与成人不同。保证足量的铁水平对于神经系统的发育是有益的，但铁过量对脏器功能是有影响的，可以导致腹泻，甚至造成神经系统发育障碍。近期研究表明，对于有缺铁高危因素的婴儿，延迟断脐和补充铁剂是有益的，但孕妇补铁治疗对下一代的铁水平和神经发育作用是有限的。对于正常出生体重儿，生后 6个月内母乳喂养就可保障铁的供给，而不需要额外补铁。

五　推荐书目

《中华儿科杂志》编辑委员会，中华医学会儿科学分会血液学组，中华医学会儿科学分会儿童保健学组.儿童缺铁和缺铁性贫血防治建议[J].中华儿科杂志，2008,46(7):502-504.

六 病例剖析

【一般情况】 患儿,男,9月龄。

【主诉】 面色苍黄4月余。

【现病史】 患儿4月余前出现面色苍黄,进行性加重,病程中患儿无反复发热,无呕吐腹泻,无便血,无咳嗽气促,家长未予以重视。今因体检到社区卫生院验血常规示"血红蛋白58g/L",为进一步就诊,遂来我院,门诊拟"贫血"收治入院。

起病来,患儿神清,精神可,睡眠可,胃纳可,大小便无殊。

【既往史】 既往体健;否认过敏史。

【出生史】 G2P2,孕34周早产,双胎之大,出生体重2.5kg,否认窒息抢救史。

【喂养史】 出生后母乳喂养至今,未添加辅食。

【预防接种史】 卡介苗已接种;其他按卡接种。

【家族史】 否认家族过敏性疾病、遗传病等病史。

【体格检查】 T 36.1℃,P 116次/min,R 24次/min,BP 88/45mmHg,体重10kg,身长67cm,精神可,面色苍白,呼吸平,未及颈部淋巴结肿大,咽无充血,双肺呼吸音清,未及明显干湿啰音,腹软,肝肋下2cm,脾肋下1cm,质软,甲床苍白,神经系统检查阴性,全身未见皮疹。

【辅助检查】 本院血常规:WBC 11.1×10^9/L,L% 62%,N% 26%,RBC 4.8×10^{12}/L,血红蛋白58g/L,HCT 25.5%,MCV 52.5fl,MCH 11.9pg,MCHC 227g/L,RDW 24.4%,PLT 598×10^9/L,Ret 2.2%。

【入院诊断】 重度贫血:缺铁性贫血? 地中海贫血?

【进一步检查】

1. 血常规、尿常规、粪常规+隐血,外周血涂片,血气电解质。

2. 铁代谢四项(血清铁、血清铁蛋白、不饱和铁结合力、总铁结合力)。

3. 生化五类、血红蛋白电泳、心电图、心超、肝脾B超。

【诊疗计划】

1. 一般治疗及护理:加强护理,避免感染,合理喂养,注意休息。

2. 对症治疗:口服铁剂,给予右旋糖酐铁口服液5ml每次,一天两次口服。

【诊疗经过】

1. 入院后相关检查:外周血涂片显示红细胞体积变小,中央淡染区扩大。铁代谢四项:铁7.0μmol/L,铁蛋白5.1μg/L,不饱和铁结合力72.3μmol/L,总铁结合力65.6μmol/L,转铁蛋白饱和度8%。其余生化五项、血气电解质、血红蛋白电泳、心电图、心超、肝脾B超基本正常。

2. 入院后治疗予以"右旋糖酐铁5ml每次,一天两次,口服",补铁5天后复查网织红细胞3.5%,补铁后1周复查网织红细胞6.5%,血红蛋白66g/L,予以带药出院。

【出院诊断】 重度营养性缺铁性贫血。

【出院医嘱】

1. 嘱及时添加辅食,适当增加含铁丰富的食物。

2. 继续右旋糖酐铁口服液5ml/次,口服每天2次。

3. 嘱出院2~3周血液科门诊复查。

第二节　原发性免疫性血小板减少症

 概　述

原发性免疫性血小板减少症(primary immune thrombocytopenia,ITP),是儿童常见的出血性疾病,既往称之为特发性血小板减少性紫癜,现在的命名不仅保留了广为人知的缩写"ITP",同时还体现了该病的免疫介导机制,并考虑到了部分患儿可能没有紫癜或其他出血体征。儿童ITP是指儿童期发生的一种获得性、免疫性、以孤立性血小板计数减少为主要特点的出血性疾病,临床异质性较大,诊断为排他性。儿童年发病率为(1.6~5.3)/10万。常有前驱感染或疫苗接种史,临床表现轻重不一,多以皮肤黏膜出血为主要表现,严重者可有内脏出血,甚至颅内出血;部分患儿仅有血小板减少,没有出血症状;部分患儿可有明显的乏力症状;威胁生命的严重出血少见,如颅内出血的发生率<1%。儿童ITP自发缓解率高,1年的缓解率为62%~74%。ITP主要发病机制是机体对自身抗原的免疫失耐受,导致免疫介导的血小板破坏增多和巨核细胞产生血小板不足。阻止血小板过度破坏和促进血小板生成的策略已为现在的ITP提供了越来越多的治疗手段。

 诊断与评估

(一)临床表现

在健康儿童身上发生血小板计数减少以及与之有关的临床出血表现。临床表现仅有出血症状,以皮肤和黏膜出血多见,表现为瘀点、瘀斑、鼻衄、齿龈出血、消化道出血、血尿、月经过多,偶有颅内出血,而无发热、消瘦、黄疸、骨痛等;体征仅有皮肤、黏膜出血而无肝、脾、淋巴结肿大等;实验室检查仅有血小板计数减少,可伴有诊断明确的缺铁性贫血或失血性贫血,而无白细胞计数和分类异常,外周血涂片血细胞形态无异常。无不明原因紫癜病史以及血小板减少等出血性疾病家族史。

(二)实验室检查

(1)血常规:至少2次血常规提示血小板计数减少,除确定血小板计数外,需要做血涂片复核血小板计数(排除假性血小板减少)、检查血小板形态(如大血小板、小血小板或血小板内颗粒情况,甄别遗传学血小板减少)、白细胞(计数、形态和内容物)和红细胞(计数、形态)。

(2)骨髓检查:巨核细胞增多或正常,伴有成熟障碍。对于典型ITP,骨髓不是必检项目,只有对不具有典型表现的ITP、一线治疗无效重新评估、持续性和慢性ITP再评估、应用糖皮质激素前,建议完善骨髓检查。骨髓检查的主要目的是排除其他造血系统疾病,如白血病、再生障碍性贫血等。

(3)排除继发性血小板减少的检查:病原体相关检查〔如EB病毒(Epstein-Barr virus,EBV)、巨细胞病毒、支原体、呼吸道病毒、幽门螺杆菌等〕,自身免疫性疾病相关检查(如抗核抗体、血沉等)、先天性免疫缺陷病相关检查(如基因检测,尤其针对持续性和慢性ITP患儿)、免疫球蛋白、Coombs试验、甲状腺功能、生化和腹部B超等。

(4)特殊实验室检查:①血小板膜抗原特异性自身抗体。单克隆抗体特异性俘获血小板抗原试验法(antigen capture assays,AC)和血小板抗原单克隆抗体固定法(monoclonal antibody immobilization of platelet antigens,MAIPA),能够测定血小板糖蛋白(platelet glycoprotein,GP)Ⅱb/Ⅲa、GPⅠb/Ⅸ,特异性高;②血小板相关免疫球蛋白(platelet associated IgG,PAIgG)。荧光标记、酶联免疫等方法测定,含量明显增高。ITP 患儿以 PAIgG 增多为主，灵敏度高（90%），但特异性较低（19%），其他免疫性疾病亦可增高。③血小板生成素（TPO）。可鉴别血小板生成减少（TPO 升高）和血小板破坏增加（TPO 正常）。这些项目不作为常规检查。

（三）儿童 ITP 的诊断

ITP 的诊断是排他性诊断，其诊断要点：①至少 2 次血常规检查示血小板计数减少（$<100\times10^9/L$），外周血涂片血细胞形态无明显异常。虽然国家卫健委 2021 年发布的《儿童血细胞分析参考区间》的血小板参考范围低限为（150～190）$\times10^9/L$，但 ITP 的诊断标准仍为低于 $100\times10^9/L$。②脾脏一般不增大。③若行骨髓检查，结果为巨核细胞增多或正常，伴成熟障碍。④排除其他继发性血小板减少症，如自身免疫性疾病、甲状腺疾病、药物诱导的血小板减少、同种免疫性血小板减少、骨髓增生异常（再生障碍性贫血和骨髓增生异常综合征）、恶性血液肿瘤、慢性肝病脾功能亢进、血小板消耗性减少、感染所致血小板减少、遗传性血小板减少以及假性血小板减少等。

对于治疗效果不佳、病程持续性、慢性、难治性的患儿，需定期评估病情，寻找导致血小板减少的病因（见表 7-2-1），及时对诊断和治疗进行调整。

表 7-2-1　血小板减少的病因

Ⅰ假性血小板减少
Ⅱ血小板生成障碍所致血小板减少
先天性因素：先天性低/无巨核细胞性血小板减少症、血小板减少伴桡骨缺失综合征、范科尼贫血、MYH9 相关疾病、灰色血小板综合征、血小板表面受体缺陷、威-奥综合征（Wiskott-Aldrich syndrome,WAS）、GATA-1 突变等；获得性骨髓疾病：营养缺乏导致血小板减少、克隆性血液学疾病（白血病、淋巴瘤、骨髓增生异常综合征）、再生障碍性贫血、实体肿瘤骨髓侵犯、ITP、药物、感染等
Ⅲ血小板破坏增多所致血小板减少
免疫性：ITP、继发性 ITP（系统性红斑狼疮、抗磷脂抗体综合征、肝炎、HIV、HP、疫苗接种、移植等）、异体免疫性；其他：血栓性微血管病（TTP）、溶血尿毒综合征（HUS）、弥散性血管内凝血（DIC）、血管瘤（KM 现象）、药物、医源性（血液透析、体外膜肺术等）
Ⅳ血小板分布异常所致血小板减少
脾功能亢进、大量输血、大量液体输注
Ⅴ其他原因
周期性血小板减少、获得性纯巨核细胞性血小板减少

（四）ITP 的分期

（1）新诊断 ITP：指确诊后 3 个月以内的 ITP 患儿。

（2）持续性 ITP：指确诊后 3～12 个月血小板持续减少的 ITP 患儿，包括没有自发缓解的患儿或停止治疗后不能维持完全缓解的患儿。

（3）慢性 ITP：指血小板减少持续超过 12 个月的 ITP 患儿。

（4）重症 ITP：指血小板计数 $<10\times10^9/L$，且就诊时存在需要治疗的出血症状或常规治疗中发生了新的出血症状，且需要用其他升高血小板药物治疗或增加现有治疗药物的剂量。

（5）难治性 ITP：指经过一线及二线治疗（包括促血小板生成药物和利妥昔单抗）均无效，脾切除后无效或者复发，仍需要治疗以降低出血危险的 ITP 患儿。

（五）出血评估

并非所有的 ITP 患儿都需要药物治疗，治疗措施的应用主要参考出血表现。出血评分系统用于量化出血情况及评估风险，分值越高出血症状越重，见表 7-2-2。

表 7-2-2　儿童 ITP 出血症状评分

分值	出血症状								
	皮肤		黏膜				深部器官		
	瘀点/瘀斑/皮下血肿		鼻衄牙龈出血 口腔出血/结膜出血				内脏出血（消化道、呼吸道、泌尿生殖道）		中枢神经系统
	头面部	其他部位	偶发、可自止	多发、持续不止	伴有贫血	不伴贫血	伴有贫血	危及生命	
1		✓							
2	✓		✓						
3				✓		✓			
5					✓		✓		
8								✓	✓

2019 年国际共识报告（international consensus report，ICR）出血评分系统，方法简单易行，根据临床表现判断和识别出血级别，可较好地指导临床对不同级别的出血采取不同的治疗策略，见表 7-2-3。

表 7-2-3　儿童 ITP 出血分级和管理策略

级别	出血表现	管理策略
1 级（minor）	轻微出血，少许瘀点（≤100 个）和（或）≤5 个小瘀斑（直径≤3cm），无黏膜出血	沟通，观察
2 级（mild）	轻度出血，较多瘀点（＞100 个）和（或）＞5 个大瘀斑（直径＞3cm），无黏膜出血	沟通，观察
3 级（moderate）	中度出血，明显黏膜出血，有出血风险的生活方式	干预使出血降至 1～2 级
4 级（severe）	重度出血，黏膜出血导致血红蛋白下降＞20g/L，或可疑内出血	立即干预

三　治疗与管理

（一）一般原则

儿童 ITP 多为自限性，治疗措施应主要参考出血症状，而不是血小板计数。治疗目标是预防出血、提高生活质量，而非一定要将血小板水平提升至正常范围。当血小板计数≥20×10⁹/L，无活动性出血时，可以观察随访，不予治疗。血小板计数仅作为治疗决策的考虑因素之一，应综合考虑患儿出血表现、生活受疾病干扰程度等因素后作出治疗决策。无论是否接受治疗，多数 ITP 患儿会在发病后 3～6 月内恢复，仅有少数发展为慢性 ITP。

（1）观察和等待原则：ITP 患儿血小板计数≥20×10⁹/L，无出血表现，且不存在增加出血风险的危险因素，可予观察和随访。有感染需抗感染治疗；注意动态观察血小板计数变化。

（2）若患儿有出血症状，无论血小板计数多少，都应该积极治疗。在下列有创操作和手术前，建议血小板计数的参考值分别为：口腔科检查，≥20×10⁹/L；拔牙或补牙，≥30×10⁹/L；小手术，≥50×10⁹/L；大手术，≥80×10⁹/L。

(二)紧急治疗

重症 ITP 患儿,伴胃肠道、泌尿生殖道、中枢神经系统或其他部位的活动性出血或需要急诊手术时,应迅速提高血小板计数至 $50×10^9$/L 以上。只有对危及生命的出血,须立即提升血小板的患儿才给予血小板输注,而对其他非危重症急救状态,由于输注无效且会增加后续治疗难度,故尽量不给予非危重症出血患儿血小板输注治疗。还可选用静脉输注免疫球蛋白(intravenous immunnglobulin,IVIG)[1g/(kg·d)×2~3d]和(或)甲基泼尼松 [10~30mg/(kg·d),最大剂量为 1g/d×3d]和(或)促血小板生成药物。其他治疗包括局部加压止血、停用抑制血小板功能的药物、控制高血压、口服避孕药控制月经过多,以及应用纤溶抑制剂(如氨甲环酸、6-氨基乙酸)等。如上述治疗仍不能控制出血,可以考虑使用重组人活化因子Ⅶ。

(三)ITP 的一线治疗

1.肾上腺糖皮质激素

(1)泼尼松:1~2mg/(kg·d),最大 60mg/d,分次或晨起顿服,血小板计数≥$100×10^9$/L 后稳定 1~2 周,酌情逐渐减停,一般疗程 4~6 周。可用等效剂量的其他糖皮质激素制剂替代。近年来也有使用 1 周短疗程方案的。如果足量泼尼松治疗延长至 4 周仍无反应,说明激素治疗无效,应迅速减量至停用,在后续的治疗中也不应长期重复使用激素。

(2)大剂量地塞米松冲击治疗:0.6mg/(kg·d),最大剂量 40mg×4d,静滴或口服用药。每 28 天为一疗程,可反复 2~5 次,血小板稳定后即可停用。

在糖皮质激素治疗时,应注意监测血压、眼压、血糖、电解质的变化,预防感染,保护胃黏膜、预防骨质疏松。要充分考虑到激素长期应用可能出现的不良反应,影响儿童生长发育和生活质量,尤其是年长儿,可出现骨质疏松、股骨头坏死,应及时进行检查并给予二磷酸盐预防治疗。

2.静脉输注免疫球蛋白

常用剂量为 400mg/(kg·d)×3~5d,或 0.8~1g/(kg·d)×1~2d,必要时可重复。IVIG 慎用于 IgA 缺乏患儿。

(四)ITP 的二线治疗

1.促血小板生成类药物

此类药物包括重组人血小板生成素(recombinant human thrombopoietin,rhTPO)、艾曲波帕和罗米司亭,均有前瞻性多中心随机对照的临床研究数据支持。此类药物起效较快(1~2 周),但快速停药后疗效一般不能维持,需要进行个体化的维持治疗。

(1)rhTPO:300IU/(kg·d),皮下注射,血小板计数≥$100×10^9$/L 时可考虑延长给药间隔或停药。若应用 14 天血小板计数不升,可视为无效,考虑停药。不良反应轻微。

(2)艾曲波帕:空腹口服(餐前 1 小时或餐后 2 小时),与乳制品和多价阳离子矿物质(如铁剂)的间隔时间延长至餐前 2 小时或餐后 4 小时,同时避免与其他药物同服。①初始剂量:年龄 6~17 岁且体重≥27kg 患儿,每次 50mg,每天一次;年龄 1~5 岁(或体重<27kg)患儿 1.5mg/kg,每天一次。亚洲人群初始剂量减半。②剂量调整:根据血小板计数调整剂量,使血小板计数维持在≥$50×10^9$/L。最大口服剂量不超过 75mg/d。③监测:用药期间每周检测 1 次血常规,直至血小板计数稳定,无出血症状,之后可每月一次。还需要定期监测肝功能(用药前、剂量调整阶段每 2 周一次、确定剂量后每月 1 次),若出现肝功能异常,酌情减量或停药。

(3)罗米司亭:2022 年 1 月国内获批上市,其他促血小板生成类药物如海曲泊帕、阿伐曲波帕、芦曲波帕尚未正式在儿童 ITP 应用,海曲泊帕已在国内开展临床试验。

2.抗 CD20 单克隆抗体

利妥昔单抗(Rituximab)是人鼠嵌合型单克隆抗体,结合并靶向耗竭 CD20 阳性 B 淋巴细胞。治疗

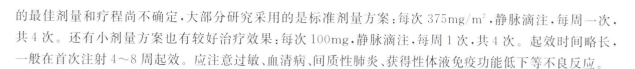

的最佳剂量和疗程尚不确定,大部分研究采用的是标准剂量方案:每次 375mg/m²,静脉滴注,每周一次,共 4 次。还有小剂量方案也有较好治疗效果:每次 100mg,静脉滴注,每周 1 次,共 4 次。起效时间略长,一般在首次注射 4~8 周起效。应注意过敏、血清病、间质性肺炎、获得性体液免疫功能低下等不良反应。

3.脾切除

随着二线治疗手段逐渐增多,需要脾切除的儿童 ITP 越来越少。儿童 ITP 需严格掌握适应证,在脾切除前,必须对 ITP 的诊断作出重新评估,仍诊断 ITP 者方可考虑行脾切除术。

ITP 患儿符合以下所有条件并经有经验的血液专科医生再次评估后,则可考虑脾切除:①现有的一线和二线治疗均无效;②有反复严重出血(3~4 级)和(或)生活受到疾病严重干扰;③年龄>5 岁,病程超过 1 年。切脾前需根据国家最新疫苗接种政策进行疫苗接种,注意监测感染指标,对可疑感染积极开展抗感染治疗或预防治疗。对切脾后血小板计数反应性增高的患儿应给予抗血小板治疗,预防血栓发生。

(五)其他二线药物治疗

进行二线治疗前,必须对患者进行重新评估,排除遗传性血小板减少症及其他免疫性疾病。其他二线药物如免疫抑制剂环孢素、硫唑嘌呤、长春碱类、环磷酰胺、地西他滨等,缺乏足够的循证医学证据,使用前需要权衡利弊,充分评估药物给患儿带来的风险和获益,鼓励医患共决策。

(六)疗效判断

(1)完全反应(complete response,CR):治疗后血小板数≥100×10⁹/L 且没有出血。

(2)反应(response,R):治疗后血小板计数≥(30~100)×10⁹/L 并且至少比基础血小板计数增加两倍,且没有出血。

(3)持续反应(durable response,DR):达到 R/CR 并持续≥ 4 周。

(4)无效(no response,NR):治疗后血小板计数<30×10⁹/L 或者血小板计数增加不到基础值的两倍或者有出血。

定义 CR 或 R 时,应至少检测两次血小板计数,其间至少间隔 7 天。

四　研究热点

目前认为 ITP 是由免疫介导的血小板破坏增加和生成减少,其发病机制复杂,至今尚未明确。研究较多的是体液免疫和细胞免疫异常方面。抗血小板自身抗体通过激活 Fcγ 受体,导致血小板被脾脏和(或)肝脏中的巨噬细胞破坏,受脾酪氨酸激酶(Syk)信号通路调控。自身抗体还可能通过激活补体等其他机制破坏血小板并抑制巨核细胞产生血小板。巨噬细胞吞噬血小板后抗原递呈给 T 细胞受体(T cell receptors,TCRs),激活自身反应性 T 细胞,诱导 Th 细胞向 Th1 和 Th17 亚群分化,调节性 T 细胞(Treg)数目和功能降低,细胞毒性 T 细胞功能增强。有研究表明,细胞毒性 T 细胞也可以直接破坏血小板或抑制血小板的产生。调节 Th1、Th17 和 Treg 等 T 细胞之间的免疫平衡或许可以找到治疗 ITP 的新方法。还有一部分研究针对巨核细胞产生血小板障碍方面,机制尚不完全清楚。有研究发现 ITP 患者巨核细胞的细胞核发生了固缩,细胞质出现较多滤泡,出现了凋亡的现象,可能与线粒体活性下降有关。此外,还有 ITP 转变为慢性的原因、幽门螺杆菌与慢性 ITP 之间的关系、ITP 的遗传易感性相关基因等都是有待研究清楚的问题。只有进一步明确 ITP 的发病机制,将来才有望对 ITP 进行精准诊断和靶向治疗。

正在研究的新药包括:①低剂量地西他滨,去甲基化药物,诱导多倍体巨核细胞成熟,促进血小板释放;②福他替尼(Fostamatinib),脾酪氨酸激酶信号通路 Syk 抑制剂,2018 年美国 FDA 已批准该药用于成人慢性 ITP 患者的治疗;③蛋白酶体抑制剂,如硼替佐米、卡非佐米,还有免疫性蛋白酶体抑制剂

KZR-616,能减少自身抗体产生,已在开展临床试验;④洛利昔珠单抗是人源化的抗人新生 Fc 的单克隆抗体,能降低致病性 IgG 水平,已有临床试验显示其安全性和有效性;⑤抗 CD38 单克隆抗体,如达雷妥尤单抗(Daratumumab)。研究表明利妥昔单抗治疗失败后脾切有效的患者,体内浆细胞 CD20 呈阴性或弱表达,但是 CD38 高表达,因此用抗 CD38 单克隆抗体靶向杀伤浆细胞,减少自身抗体的产生。此外,还有 Bruton 酪氨酸激酶(Bruton's tyrosine kinase,BTK)抑制剂、补体抑制剂等新药在临床试验阶段。

五 推荐文献阅读

1. 国家卫生健康委员会. 儿童原发性免疫性血小板减少症诊疗规范(2019 年版)[J]. 全科医学临床与教育,2019,17(12):1059-1062.

2. Neunert C,Terrell DR,Arnold DM,et al. American Society of Hematology 2019 guidelines for immune thrombocytopenia [J]. Blood Adv,2019,3(23):3829-3866.

3. Provan D,Arnold DM,Bussel JB,et al. Updated international consensus report on the investigation and management of primary immune thrombocytopenia [J]. Blood Adv,2019,3(22):3780-3817.

4. Cooper N,Ghanima W. Immune thrombocytopenia [J]. N Engl J Med,2019,381(10):945-955.

5. 中国儿童原发性免疫性血小板减少症诊断与治疗指南改编工作组,中华医学会儿科学分会血液学组,中华儿科杂志编辑委员会. 中国儿童原发性免疫性血小板减少症诊断与治疗改编指南(2021 版)[J]. 中华儿科杂志,2021,59(10):810-819.

六 病例剖析

【一般情况】 患儿,女,6 岁 1 个月。

【主诉】 发热咳嗽 3 天,发现皮肤瘀点瘀斑 1 天。

【现病史】 患儿 3 天前无明显诱因下出现发热,体温最高 39.3℃,热峰 1～2 次/d,热高时伴头晕,无畏寒寒战,无视物旋转,无头痛呕吐,伴咳嗽,阵发性,有痰不易咳出,流黄涕,无气喘气促,无昼夜差别,无声嘶,无犬吠样咳嗽,于社区医院就诊,考虑"急性上呼吸道感染",当时未行血检,予"头孢克肟 50mg,一天两次"口服,发热和咳嗽未见明显好转。1 天前发现左侧臀部及小腿处瘀斑和皮肤散在瘀点,皮疹压之不褪色,不高出皮面,无瘙痒,伴鼻出血,量多,不能自止,无牙龈出血,无大小便出血,无腹痛腹泻,无关节肿痛,外院门诊耳鼻喉科予肾上腺素棉球填塞止血,查血常规"血小板计数 12×10⁹/L",故转本院门诊,复查血常规"血小板计数 9×10⁹/L",诊断"血小板减少、支气管炎",急诊予"头孢呋辛、止血药和丙种球蛋白 20g 静滴"后复查血常规提示"血小板计数 5×10⁹/L",再次予丙种球蛋白 20g 静滴,现患儿仍有发热和咳嗽,鼻腔仍有少许渗血,无口腔出血,为进一步诊治,急诊拟"血小板减少、急性支气管炎"收住入院。

起病来,患儿精神可,胃纳可,睡眠一般,大小便正常,体重无明显改变。

【既往史】 2 年前曾因"肺炎支原体肺炎(重症)、胸腔积液、Ⅰ型呼吸衰竭"本院住院治疗。余既往体健。平素易鼻出血,每月一次,当时门诊凝血谱和血常规未提示异常。否认食物药物过敏史,否认手术外伤史,否认输血史,否认传染病史。

【个人史】 G2P2 足月顺产,出生体重 4kg,否认难产史及窒息抢救史。生后母乳喂养至 10 月龄,按时添加辅食,现普食。按卡接种疫苗,2 个月抬头,4 个月翻身,6 个月独坐,1 岁会走,生长发育与正常同龄儿相仿。

【家族史】 父母均体健。1 哥 9 岁,体健。否认家族类似病史者,否认家族出血性疾病史,否认家族中肝炎、结核等传染病史及肿瘤、高血压等遗传病史。

【入院查体】　T 37.7℃,P 110 次/min,R 22 次/min,BP 104/67mmHg,体重 19.2kg,神清,精神可,左侧鼻腔棉球填塞中,咽红,双侧扁桃体未及肿大,咽后壁可见暗红色鼻血挂下,呼吸平稳,两肺呼吸音粗,未及啰音,心律齐,未及病理性杂音,腹软,肝脾肋下未及,全身淋巴结未及肿大,颈软,神经系统检查阴性。全身皮肤散在瘀点,左侧臀部、左小腿和右腰部可见瘀斑,直径 5cm 左右。

【辅助检查】
1.外院血常规:WBC 14.0×10⁹/L,L 24.6%,N 61.2%,Hb 115g/L,PLT 12×10⁹/L,CRP 40.6mg/L。
2.我院急诊血常规:WBC 12.25×10⁹/L,L 28.7%,N 60.1%,Hb 110g/L,PLT 5×10⁹/L,CRP 38.57mg/L。

【入院诊断】　1.免疫性血小板减少症;2.急性支气管炎;3.鼻出血。

【进一步检查】
1.三大常规、凝血谱、血气电解质、生化、免疫球蛋白、Coomb's 试验。
2.EB 病毒抗体、EBV-DMA、TORCH 抗体、乙肝、HIV、梅毒、丙肝、抗核抗体、MP 抗体、咽拭子 MP-DNA、咽拭子呼吸道免疫荧光检测、血培养。
3.心电图、腹部 B 超、心超、胸片。

【诊疗计划】
1.保持安静,卧床休息,软食,保持大便通畅,避免剧烈咳嗽。
2.左侧鼻腔膨胀海绵填塞止血。
3.酚磺乙胺静滴止血。
4.抗感染:患儿考虑细菌感染可能,予以头孢曲松静滴抗感染。
5.对症治疗:止咳化痰,维持水电解质和酸碱平衡,密切关注患儿出血表现。

【诊疗经过】
1.辅助检查结果
(1)大便 OB 阳性。
(2)肺炎支原体 IgM 3.23(参考值<1.1 COI),其余病原体相关检测均阴性。
(3)尿常规、凝血谱、生化、血气电解质基本正常,Coomb's 试验和抗核抗体阴性。免疫球蛋白:IgG 38.7g/L,IgA 1.72g/L,IgM 1.14g/L,IgE 353IU/L。
(4)胸片:两肺纹理增多;心电图、心超、腹部 B 超均无殊。
2.疾病转归
入院后第 2 天复查血常规:WBC 9.97×10⁹/L,L 37.4%,N 46.7%,Hb 89g/L,MCV 82.3fl,MCH 27.5pg,MCHC 334g/L,PLT 5×10⁹/L,CRP 39.71mg/L。故再次予以丙种球蛋白 20g 静滴。夜间出现头痛、呕吐 2 次,非喷射性,胃内容物,少许暗红色血性物质。急诊行头颅 CT:两侧顶骨颅板下及前纵列条片状稍高密度影,硬膜下出血可能。复查血常规:WBC 9.5×10⁹/L,Hb 89g/L,PLT 7×10⁹/L。予以预约输注血小板、输注血浆、禁食补液、奥美拉唑等对症处理,头痛和呕吐好转。第 3 天输注血小板后完善骨髓穿刺检查,镜检未提示白血病,予以泼尼松 20mg bid 口服,并予 rhTPO 5700U qd 皮下注射。第 4 天体温正常,咳嗽好转,血常规:WBC 4.93×10⁹/L,Hb 79g/L,PLT 89×10⁹/L,CRP 9.68mg/L。第 6 天无发热咳嗽,无活动性出血,复查血常规:WBC 8.46×10⁹/L,Hb 86g/L,PLT 185×10⁹/L,CRP 2.27mg/L。粪便颜色由黑转黄,粪便 OB 弱阳性,予以出院。

【出院诊断】　1.重症 ITP;2.急性支气管炎(肺炎支原体);3.鼻出血;4.硬膜下出血;5.失血性贫血。

【出院建议】
1.出院带药
(1)泼尼松片(5mg/片×100 片),每次 4 片,每天 2 次口服 1~2 周。

(2)阿奇霉素干混悬剂(0.1g×6 包),每次 2 包,每天 1 次口服 3 天。

(3)碳酸钙片(300mg×30 片),每次 1 片,每天 2 次口服。

(4)补达秀片(0.5g×24 片),每次 2 片,每天 2 次口服。

(5)蛋白琥珀酸亚铁口服液(15ml×2 盒),每次 15ml,每天 2 次口服。

2.出院 1 周内血液科门诊复诊,复查大便(OB);定期血液科门诊复诊,1 周至少复查 1 次血常规;1～2 周后血小板计数稳定且无出血后泼尼松酌情逐渐减停;口服泼尼松期间注意预防感染和补钾、补钙。

3.出院 1 周神经外科门诊复诊,复查头颅 CT。

4.若有出血表现及时复查血常规,若血小板计数<20×10^9/L 或有口鼻/眼睛/大小便出血、头痛、呕吐、意识改变/脸色差/精神差等情况马上血液科门诊或急诊就诊。

【门诊随访】

1.出院 1 周复查血常规:WBC 18.6×10^9/L,N 61.0%,L 32.5%,Hb 98g/L,PLT 768×10^9/L。医嘱:泼尼松片减量至每早 2 片,每晚 1 片口服,继续口服补铁。

2.出院 2 周复查血常规:WBC 14.5×10^9/L,N 51.6%,L 40.2%,Hb 98g/L,PLT 1000×10^9/L。医嘱:泼尼松片减量至每早 1.5 片口服,多喝水,继续口服补铁。

3.出院 3 周复查血常规:WBC 10.09×10^9/L,N 59.0%,L 40.2%,Hb 109g/L,PLT 425×10^9/L。医嘱:泼尼松片减量至每早 0.75 片口服,继续口服补铁。

4.出院 4 周复查血常规:WBC 10.5×10^9/L,N 61.2%,L 36.2%,Hb 111g/L,PLT 356×10^9/L。医嘱:停泼尼松片,继续口服补铁 6～8 周。

5.后定期复查血常规、血小板正常,贫血纠正,无出血表现。

第三节 白血病

急性淋巴细胞白血病

 一 概 述

急性淋巴细胞白血病(acute lymphoblastic leukemia,ALL)是急性白血病的一种类型,是儿童时期最常见的血液系统恶性肿瘤,主要起源于 B 系、T 系或 NK 系淋巴祖细胞。白血病细胞主要在骨髓内异常增生和聚集并抑制正常造血,导致贫血、血小板减少和正常粒细胞减少;白血病细胞也可侵犯髓外组织,如脑膜、性腺、胸腺、肝、脾、或淋巴结、骨组织等,引起相应病变。近年来 ALL 疗效有明显提高,5 年生存率可以达到 85%以上。

 二 诊断与评估

(一)临床表现

发热、贫血、出血和白血病细胞脏器浸润,包括肢体疼痛,肝脾淋巴结、中枢神经系统、皮肤、睾丸、胸腺、心脏、肾脏以及唾液腺浸润症状等,是 ALL 重要的临床特征。但个体间可存在较大差异,不能仅凭临床表现做出诊断。

(二)辅助检查

1. 骨髓细胞学及细胞化学染色

(1)骨髓细胞形态学(morphology):原始及幼稚淋巴细胞≥20%,按照 FAB 分类可分为 L1、L2 和 L3 三型,但目前这种分型已不再作为危险度分型的依据。

(2)细胞化学染色:表现为过氧化酶染色(POX)和苏丹黑染色(SB)阴性,糖原染色(PAS)常±～＋＋＋,多为粗大颗粒或呈小珠、团块状。酸性磷酸酶(ACP)染色,T 淋巴细胞白血病常阳性。

2. 免疫分型(immunology)

应用系列单克隆抗体对白血病细胞进行标记,常用多参数流式细胞仪进行分析,确定白血病类型,主要分为 T 细胞系和 B 细胞系两大类。儿童 ALL 主要以 B 细胞型为主,占80%。根据白血病细胞分化阶段不同,B 细胞型 ALL 主要分为早期前 B、普通 B、前 B、成熟 B 四种类型,具体免疫表型特征见表7-3-1。T 细胞型 ALL 主要分为早前 T、前 T、皮质 T 及髓质 T 四种类型。T 细胞型免疫表型特征见表7-3-2。

表 7-3-1　急性 B 细胞型淋巴细胞白血病免疫表型特征

型别	TDT	CD34	CD19	CD10	Cyμ	SIgM(κ、λ)
Ⅰ(早期前 B)	+	+	+	−	−	−
Ⅱ(普通 B)	+/−	+	+	+	−	−
Ⅲ(前 B)	+/−	+/−	+	+	+	−
Ⅳ(成熟 B)	−	−	+	+/−	−	+

注:Cyμ 为胞浆免疫球蛋白重链,SIgM 为膜表面免疫球蛋白 M。

表 7-3-2　急性 T 细胞型淋巴细胞白血病免疫表型特征

型别	CyCD3	CD34	CD7	CD5	CD2	CD3	CD4	CD8	CD1a
早前 T	+	+/−	+	+/−	−	−	−	−	−
前 T	+	−	+	+	+	−	−	−	−
皮质 T	+	−	+	+	+	+/−	+	+	+
髓质 T	+	−	+	+	+	+	+/−	+/−	−

在 2016 版 WHO 白血病分型中 ETP ALL 是最近定义的一种 T-ALL 亚型,以独特的免疫表型为特征:cyCD3＋、CD3−、CD1a−、CD2＋、CD5^{dim}(<75%$^+$)、CD7＋,干细胞和(或)粒系标志阳性包括 HLA-DR、CD13、CD33、CD34,或 CD117,约占 T-ALL 的 15%。

3. 细胞遗传学(cytogenetics)和分子生物学(molecular biology)

(1)染色体 G 带或 R 带分析:应用染色体显带技术进行核型分析,以发现白血病细胞染色体数目异常及易位、倒位、缺失等结构改变。90%以上的 ALL 具有克隆性染色体异常。染色体数量异常:①超二倍体:大于 50 条染色体,约占 ALL 的 1/4,以前体 B-ALL 多见,多以 4,6,10,14,17,18,21,X 染色体异常多见。②假二倍体:伴有结构异常的 46 条染色体,常表现为染色体易位。③亚二倍体:较少见,小于 44 条染色体,多见 20 号染色体缺失。结构异常:常见的染色体结构异常包括 t(1;19)、t(12;21)、t(9;22)、11q23 等。

(2)FISH 检查:有条件做 FISH 检查,应包括用分离探针做 MLL 重排、iAMP21;可以选做 ETV6-RUNX1(TEL-AML1)、E2A-PBX1、BCR-ABL1 等。

（3）PCR 基因检测：至少应该包括 *ETV6-RUNX1*、*E2A-PBX1*、*MLL-AF4*、*BCR-ABL1*、*SIL/TAL1*、*MEF2D* 重排、*ZNF384* 重排、*TCF3-HLF* 和 *IKZF*，以及 Ph 样基因或突变检测。

4.脑脊液检查

脑脊液检查是诊断中枢神经系统白血病(central nervous system leukemia,CNSL)重要依据,除了常规和生化检查必须同时做离心甩片法检查。如果腰穿无损伤,WBC>5×10^6/L 并见有幼稚细胞,便可诊断为 CNSL。当患儿伴有高白细胞血症、血小板严重减低及凝血功能异常时应避免行腰椎穿刺,以免将白血病细胞带入中枢神经系统。对这类患者可先行化疗及输注血小板等,使其白细胞下降及 DIC 纠正后再进行腰椎穿刺术。详见本节脑脊液分级部分。

5.血液常规、生化、凝血功能检查

（1）血常规检查:除自动化血常规检查外,还应该做血涂片进行人工分类。外周血白细胞计数多数增高,但可以正常或减低,范围很广,可从 0.1×10^9/L 到 1500×10^9/L 不等,中位数为 12×10^9/L。高白细胞(>100×10^9/L)占 15%,通常血涂片可见原始及幼稚细胞,血红蛋白及红细胞下降,血小板呈不同程度降低。

（2）生化检查:肝肾功能、乳酸脱氢酶(LDH)、电解质是必查项目。白细胞负荷大的患者可出现血尿酸及 LDH 含量增高。

（3）凝血功能:包括 PT、APTT、TT、FIB、D-二聚体、FDP。白血病发病时可造成凝血酶和纤维蛋白原减少,从而导致 PT 时间延长和出血。

6.影像学检查

胸部 X 摄片、腹部 B 超,根据病情选择以下其他影像学检查。

（1）超声(US)检查:心脏超声了解心功能;腹部超声了解腹部脏器情况。

（2）电子计算机断层成像(CT):头颅 CT 评估占位及出血,必要时行胸、腹部 CT 评估占位、出血及炎症。

（3）磁共振(MRI):必要时头颅 MRI 评估占位及出血及血管情况,胸、腹部、骨骼 MRI。

7.活　检

对于骨髓干抽或骨髓坏死的患儿应进行骨髓活检。初诊无明显睾丸肿大的男性患儿不建议活检,但在全身化疗骨髓缓解的患儿出现睾丸肿大者,应进行活检以确定是否出现睾丸白血病复发。

（三）儿童 ALL 的诊断标准

1.诊断标准

所有疑诊病例需经形态学、免疫学、细胞遗传学、分子生物学(morphology,immunophenotype,cytogenetics,molecular biology,MICM)诊断与分型,并需符合以下标准中一项可以明确诊断:

（1）骨髓形态学标准:按照 WHO 2016 诊断标准,骨髓中原始及幼稚淋巴细胞≥20%。

（2）若幼稚细胞比例不足 20% 必须要有分子诊断确定存在 ALL 特异性融合基因如 *ETV6-RUNX1*、*TEL-AML1*、*BCR-ABL1* 等。

2.CNSL 的诊断与分级

（1）CNSL 的诊断

CNSL 在 ALL 发病时或治疗过程中往往缺乏临床症状,仅在脑脊液行常规检测时发现异常,但需与细菌感染、与药物所致化学性脑膜炎区别。CNSL 若发生在 ALL 停药时,早期有颅压增高如头疼或呕吐症状,后期出现脑神经麻痹、脑炎症状如嗜睡甚至昏迷。

①诊断时或治疗过程中以及停药后,脑脊液中白细胞计数≥5 个/μl,同时在脑脊液离心涂片标本中以白血病细胞为主,或白血病细胞所占比例高于外周血幼稚细胞百分比。有脑神经麻痹症状。②或有影像学检查(CT/MRI)显示脑或脑膜病变。③排除其他病因引起的中枢神经系统病变。

(2)脑脊液分级:对于新诊断的 ALL 判断是否存在 CNSL 需进行 CNS 状态分级,准确评估 CNS 状态对于 CNSL 的诊断、预防和治疗具有重要指导意义。根据脑脊液细胞学(包括脑脊液细胞计数及细胞形态学)、临床表现和影像学检查结果,将 CNS 分为 3 级:①CNS1:需要同时符合以下 3 项:a. 脑脊液中无白血病细胞;b. 无 CNS 异常的临床表现,即无明显的与白血病有关的脑神经麻痹;c. 无 CNS 异常的影像学依据。②CNS2:符合以下任何 1 项:a. 腰穿无损伤即脑脊液不混血,RBC:WBC≤100:1 时,脑脊液中 WBC≤5 个/μl,并见到明确的白血病细胞;b. 腰穿有损伤即脑脊液混血(RBC:WBC>100:1),CSF 中见到明确的白血病细胞;c. 腰穿有损伤并为血性 CSF,如初诊 WBC>50×10⁹/L 则归为 CNS2。③CNS3(即 CNSL):a. CSF 中 RBC:WBC≤100:1,WBC>5 个/μl,并以白血病细胞为主,或白血病细胞所占比例高于外周血幼稚细胞百分比;b. 或有无其他明确病因的脑神经麻痹;c. 或 CT/MRI 显示脑或脑膜病变,并除外其他中枢神经系统疾病。

3. 睾丸白血病(testicular leukemia,TL)的诊断

ALL 患者表现为睾丸单侧或双侧肿大,质地变硬或呈结节状缺乏弹性感,透光试验阴性,超声检查可发现睾丸呈非均质性浸润灶。在全身化疗骨髓缓解的患儿出现睾丸肿大者,应进行活检以确定是否睾丸白血病复发。

4. 诱导缓解状态

血常规显示血红蛋白>90g/L,白细胞正常或减低,分类无幼稚细胞,血小板计数>100×10⁹/L;骨髓象增生好,有正常骨髓的再生,原始淋巴细胞+幼稚淋巴细胞<5%,红细胞系及巨核细胞系正常。脑脊液中无白血病细胞;临床和影像学评估无白血病浸润的证据。

(四)鉴别诊断

1. 类白血病反应

可有肝脾大、血小板减少,外周血常规中偶见中晚幼粒及有核红细胞,但本病往往存在感染灶,当原发病控制后,血常规即恢复。中性粒细胞碱性磷酸酶(AKP)积分增高。

2. 传染性单核细胞增多症

系 EB 病毒感染所致,有肝、脾、淋巴结肿大、发热、血清嗜异凝集反应阳性、EBV 抗体阳性,白细胞增高并出现异型淋巴细胞,但血红蛋白及血小板计数正常,骨髓检查无白血病征象。

3. 再生障碍性贫血

生病患儿常见出血、贫血、发热和全血细胞减少,与低增生性白血病类似,但本病不伴有肝脾、淋巴结肿大,骨髓细胞增生低下,无幼稚细胞增生。

4. 风湿与类风湿性关节炎

风湿与类风湿性关节炎常见发热、关节痛为游走性及多发性,轻者仅有关节疼痛而无局部关节红、肿、热等症状,这与首发症状为关节痛而无明显血液学改变的 ALL 易混淆,遇不典型病例应尽早行骨髓检查以免误诊。

(五)临床治疗反应评估时间点及方法

1. 骨髓细胞形态学评估
目前主要用于缓解和复发状态的初步评价以及化疗期间骨髓增生情况的评估。

2. 治疗反应及白血病微小残留水平评估时间
患儿在诱导治疗早期、结束、巩固治疗前进行危险度评估治疗反应;白血病微小残留(minimal residual disease,MRD)阳性患儿在其后的治疗阶段追踪评估直至转阴。

3. MRD 评估方法
(1)流式细胞法:利用白血病细胞和正常细胞间抗原表达异常区分白血病细胞和正常细胞,是目前应用最广泛、最快速的方法。流式细胞术进行 MRD 监测都必须在初次诊断时对白血病细胞进行全面的免疫标记筛查。

（2）融合基因定量 RT-PCR：监测灵敏度高，但只有不到 50% 病例存在融合基因，且这一方法的结果和以细胞为单位的真实 MRD 相关性的线性较差，因此，仅适用于融合基因阳性的病例。

（3）IgH/TCR 重排定量 PCR：监测灵敏度高，线性好，90%～95% 以上病例可用此方案。

（4）新一代测序（NGS）：如果有条件下可开展新一代测序，目前新一代测序只能基于 IgH/TCR 重排进行 MRD 监测，95% 以上病例可以应用这一方法，可克服 RT-PCR 的一些局限性，并且在分析足够数量的细胞时可增强敏感性（10^{-6}～10^{-5}）。NGS 能为初诊或复发病例白血病细胞的潜在而微细的基因突变，具有精确度高、覆盖面广等特点，且能提供治疗期间和治疗后的与预后相关的生理 B 细胞和 T 细胞的信息，可用于分析免疫系统多样性、免疫重建等，但由于信息量大且复杂，对结果的解读尚缺乏专家共识或指南，所给出的结果与临床之间的相关程度尚待阐明。

三 临床危险度分层

ALL 危险度标准至今国内外没有统一标准，原则上应该综合诊断时的年龄、外周血白细胞计数、髓外白血病状态、肿瘤细胞遗传学特征以及治疗反应加以确定。

（一）与儿童 ALL 预后不良确切相关的危险因素

（1）诊断时年龄 <1 岁的婴儿或年龄 ≥10 岁的年长儿童。

（2）诊断时外周血白细胞计数 ≥50×10^9/L。

（3）诊断时已发生中枢神经系统白血病或睾丸白血病者。

（4）免疫表型为 T-ALL。

（5）不利的细胞及分子遗传学特征：染色体数目 <45 条的低二倍体（或 DNA 指数 <0.8）；t(9;22)(q34;q11.2)/BCR-ABL1；t(4;11)(q21;q23)/MLL-AF4 或其他 MLL 基因重排；t(1;19)(q23;p13)/E2A-PBX1(TCF3-PBX1)，Ph 样，iAMP21，IKZF 缺失、TCF3-HLF 及 MEF2D 重排。

（6）诱导缓解治疗结束后骨髓未缓解［原始及幼稚淋巴细胞（简称原淋＋幼淋）≥20%］；或诱导缓解治疗结束骨髓未获得完全缓解，原淋＋幼淋 >5%。

（7）微小残留病（MRD）水平：如诱导缓解治疗早期（第 15 天～第 19 天）MRD ≥10^{-1}，诱导缓解治疗后（第 33 天～第 45 天）MRD ≥10^{-2}，或巩固治疗开始前（第 12 周左右）MRD ≥10^{-4}。

（二）临床危险度分型

临床危险度应该结合初诊危险度和治疗反应。一般将 ALL 分为 3 型：低危组、中危组、高危组。根据临床危险度不同分别采用不同强度的治疗方案。推荐分组危险度分组标准为：

1. 低 危

低危（low risk，LR）符合以下所有条件：①年龄 ≥1 岁且年龄 <10 岁；②WBC<50×10^9/L；③诱导化疗第 15 天骨髓 M1（原淋＋幼淋 <5%）；或诱导化疗第 33 天骨髓 M1；④MRD 符合低危标准：即诱导治疗第 15 天～第 33 天 MRD<1×10^{-2} 和巩固治疗前 MRD<1×10^{-1}。

2. 中 危

中危（intermediate risk，IR）符合以下任何 1 项或多项：①年龄 ≥10 岁；②初诊最高 WBC≥50×10^9/L；③CNS2、CNSL（CNS3）和（或）睾丸白血病；④t(1;19)/(E2A-PBX1)；⑤d15 骨髓 M2（5%≤原淋＋幼淋 <20%），且第 33 天骨髓 M1；⑥Ph^+ ALL；⑦Ph 样 ALL；⑧iAMP21；⑨T-ALL；⑩MRD 标准：诱导治疗第 15 天：1×10^{-3}≤MRD<1×10^{-1} 或诱导治疗后（第 33 天）1×10^{-4}≤MRD<1×10^{-2} 或巩固治疗前 MRD<1×10^{-4}。

3.高　危

高危(high risk,HR)符合以下任何 1 项或多项:①第 15 天骨髓 M3(原淋＋幼淋≥20％);②第 33 天骨髓未完全缓解 M2(原淋＋幼淋≥5％)或 M3(原淋＋幼淋≥20％);③t(4;11)(MLL-AF4)或其他 MLL 基因重排阳性;④低二倍体(≤44)或 DI 指数＜0.8;⑤IKZF 阳性;⑥MEF2D 重排;⑦TCF3-HLF/t(17;19)(q22;p13);⑧诱导治疗后(第 33 天)评估纵隔瘤灶没有缩小到最初肿瘤体积的 1/3 以下,评为高危,巩固治疗前仍存在瘤灶者列入高危;⑨符合高危的 MRD 的标准:诱导治疗第 15 天,MRD≥1×10^{-1},或诱导治疗后(d33)MRD≥1×10^{-2},或巩固治疗前 MRD≥1×10^{-4}。

四　治疗与管理

(一)系统化疗

1.化疗原则

目前国内外儿童 ALL 的治疗原则类似。主要贯穿早期诊断、精确分型、正规化疗、定期随访。

2.化疗前准备

完善病史、体格检查、实验室检查和其他必要的辅助检查和必要的潜在感染病灶清理及治疗等。

(二)化疗方案

1.诱导期治疗

泼尼松试验(PDN)第 1～7 天,60mg/(m² · d),以观察 ALL 细胞对泼尼松的敏感性,第 8 天测血常规,如外周血幼稚细胞≤1×10^{9}/L,则判定为泼尼松试验为反应良好(prednisone good response,PGR),如幼稚细胞≥1×10^{9}/L,则判定为泼尼松试验为反应差(prednison poor response,PPR)。对于白细胞计数＞100×10^{9}/L,尤其伴有下肢浮肿、肾脏有浸润的患儿,因泼尼松剂量应从足量的 25％～33％(即总量的 1/4～1/3)剂量用起,根据临床反应逐渐加至足量,7 天内累积剂量＞210mg/m²,以免发生肿瘤溶解综合征。

VDLP 或 VDLD 或 CVDLD,具体药物见以下:

环磷酰胺(CTX)1000mg/m²,共 1 次,静滴,美司钠 400mg/m² 于静滴 CTX 的 0、3、6 小时静滴,同时予水化和碱化尿液(T-ALL 可考虑 CVDLD 方案);长春新碱(VCR)1.5mg/m²,每周 1 次,共 4 次,每次最大量不超过 2mg;无长春新碱可用长春地辛替代,长春地辛(VDS)3mg/m²,每周 1 次,共 4 次,最大单次剂量不超过 4mg;柔红霉素(DNR)30mg/m²,每周 1 次,共 2～4 次;左旋门冬酰胺酶(L-asp)5000～10000U/m²,共 8～10 次;或培门冬酶(PEG-ASP)2000～2500U/m²,第 8 天、第 22 天,肌内注射;泼尼松(PDN,VDLP 方案应用)60mg/(m² · d),第 1～21 天,第 22～28 天递减至停用。地塞米松(DXM,VDLD 方案应用)6～8mg/(m² · d),第 1～21 天,第 22～28 天递减至停用。

说明:为了减少过敏反应发生率以及频繁注射对患儿的影响,门冬酰胺酶(Asp)首选聚乙二醇修饰的 Asp(培门冬酶,PEG-Asp)。对培门冬酶过敏者首先推荐欧文菌来源的 Asp。两者全部过敏者可以进行普通大肠杆菌 Asp 皮试,皮试阴性者可尝试使用,最好能够监测 Asp 活性,原则上应该使替换前后的 Asp 总有效活性时间相似。此原则适用于所有 Asp 疗程。

2.巩固治疗

CAM 或 CAML 方案,根据危险度不同给予 1～2 个疗程,具体药物见下:

环磷酰胺(CTX)750～1000mg/(m² · d),1 次,静脉滴注;美司钠 400mg/m² 于静脉滴注 CTX 的 0、3、6 小时静脉滴注,同时予以水化和碱化尿液;阿糖胞苷(Ara-C)每次 75～100mg/m²,7～8 天,每天 1～2 次静脉滴注(如每天一次,Ara-C 可一周 5 天,连续两周共 10 天);6-巯基嘌呤(6-MP)50～75mg/(m² · d),7～14 天,空腹口服。培门冬酶(PEG-ASP,CAML 方案)2000～2500U/m²,第 2 天,1 次,肌内注射。

3. 髓外白血病预防

（1）mM 方案：大剂量甲氨蝶呤（HD-MTX）3～5g/m²，静脉持续滴注，每 10～14 天 1 次，共 3 次；MTX 开始治疗后 36～42 小时开始用四氢叶酸钙（CF）15mg/m²，6 小时 1 次，共 3～8 次解救，根据 MTX 血药浓度给予调整剂量；同时给予 6-MP 50mg/（m²·d），根据 WBC 调整剂量。同时给 MTX、Ara-C、DXM 三联鞘注（TIT）。上述方案实施期间需要进行水化、碱化。

（2）HR-1'、HR-2'、HR-3'方案：高危患儿 CAM 或 CAML 方案后应用。

HR-1'方案：DXM 20mg/（m²·d），口服或静推，第 1～5 天；VCR 1.5mg/m²（最大 2mg），静推，第 1 天，第 6 天；HD-MTX 5g/m²，静脉滴注，第 1 天；CF 15mg/m²，6 小时 1 次，3～8 次，根据 MTX 血药浓度调整；CTX 200mg/m²，12 小时 1 次，静脉滴注，第 2～4 天，共 5 次，HD-MTX 结束后 7 小时开始给予药；美司钠 400mg/m²，于静脉滴注 CTX 的 0、4、8 小时静脉滴注；Ara-c 2000mg/m²，12 小时 1 次，第 5 天，共 2 次；维生素 B₆ 150mg/m²，静脉滴注或口服，12 小时 1 次，第 5 天，共 2 次；PEG-ASP 2500U/m²，肌内注射，第 6 天；TIT 第 1 天。

HR-2'方案：DXM 20mg/（m²·d），口服或静推，第 1～5 天；长春地辛（VDS）3mg/m²，静推，第 1 天，第 6 天；HD-MTX 5g/m²，24 小时静脉滴注，第 1 天；CF 15mg/m²，6 小时 1 次，3～8 次，根据 MTX 血药浓度调整剂量；异环磷酰胺（IFO）800mg/m²，静脉滴注，12 小时 1 次，第 2～4 天，共 5 次，HD-MTX 结束后 7 小时开始给予，美司钠 400mg/m²，于静脉滴注 IFO 的 0、3、6 小时静脉滴注，同时予水化和碱化尿液；DNR 30mg/m²，静脉滴注，第 5 天；PEG-ASP 2500U/m²，肌内注射，第 6 天；TIT 第 1 天。

HR-3'方案：DXM 20 mg/（m²·d），口服或静推，第 1～5 天；Ara-C 2000mg/m²，静脉滴注，12 小时 1 次，第 1～2 天；维生素 B6 150mg/m²，静脉滴注或口服，12 小时 1 次，第 1～2 天；依托泊苷（VP-16）100mg/m²，静脉滴注，12 小时 1 次，共 5 次，第 3～5 天；PEG-ASP 2500U/m²，肌内注射，第 6 天；TIT 第 5 天。

之后再重复 HR-1'、HR-2'、HR-3'方案。

4. 延迟强化治疗

推荐 VDLD（或 VDLA）方案和 CAM（或 CAML）方案，中危组患者在继续治疗后可选择重复一次上述方案。

（1）VDLD 或 VDLA 方案：VCR 1.5mg/m²，每周 1 次，共 3～4 次，每次最大量不超过 2mg；或者 VDS 3mg/m²，每周 1 次，共 3～4 次，静推，最大剂量 4mg；DXM 8～10mg/（m²·d），第 1～7 天，第 15～21 天，口服；L-asp 6000～10000U/m²，共 4～10 次或 PEG-ASP，2000～2500U/m²，共 2 次（间隔 14 天），肌内注射。DNR 或阿霉素（ADR）25～30mg/m²，每周 1 次，静脉滴注，共 2～4 次（VDLD 方案）；Ara-C 2000mg/m²，静脉滴注，12 小时 1 次，第 1～2 天，共 4 次（VDLA 方案）。

（2）CAM 或 CAML 方案：根据危险度不同给予 1～2 个疗程；具体为 CTX 750～1000mg/（m²·d），静脉滴注，1 次，美司钠 400mg/m²，于静脉滴注 CTX 的 0、3、6 小时静滴，同时予水化和碱化尿液；Ara-C 75～100mg/m²，7～8 天，每天 1～2 次静脉滴注（如每天一次，Ara-C 可一周 5 天，连续两周共 10 天）；6-MP 50～75mg/（m²·d），7～14 天，空腹口服；培门冬酶（PEG-ASP，CAML 方案）2000～2500U/m²，第 2 天，1 次，肌内注射。

5. 继续治疗（中间治疗）

中危组患儿可选择继续治疗或不选择继续治疗，如选择则推荐以下 2 个方案：

（1）6-MP+MTX 方案：6-MP 50mg/（m²·d），持续睡前空腹口服；MTX 20～30mg/m²，每周 1 次，口服或肌内注射，共 8 周。

（2）6-MP/6-MP+MTX/6-MP+VCR+DXM 和 Dex+DNR+VCR+6-MP+PEG-Asp 方案交替：

①用量：6-MP 25～50mg/（m²·d），第 1～7 天，睡前空腹口服；MTX 25mg/（m²·d），第 1 天口服；

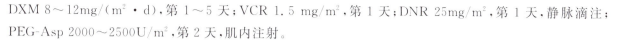

DXM 8～12mg/(m²·d)，第1～5天；VCR 1.5mg/m²，第1天；DNR 25mg/m²，第1天，静脉滴注；PEG-Asp 2000～2500U/m²，第2天，肌内注射。

②具体用法：低危组第1、4、13周采用6-MP＋VCR＋Dex治疗且每周TIT一次，第2、3、5、6、10～12、10～16周采用6-MP＋MTX治疗；中高危组第1、4、7、10、13周采用Dex＋DNR＋VCR＋6-MP＋PEG-Asp，第2、3、5、6、11、12、14～16周采用6-MP治疗。

6.维持期治疗

重复延迟强化后进入维持治疗，可选择以下两个方案之一。

(1)6-MP＋MTX方案：6-MP 50mg/(m²·d)，持续睡前空腹口服；MTX 20～30mg/m²，每周1次，口服或肌内注射，持续至终止治疗(2～2.5年)。根据白细胞调整方案中的药物剂量。

(2)6-MP＋MTX/VD方案(6-MP＋MTX方案期间每4～8周插入)：VCR 1.5mg/m²，1次，静推，每次最大量不超过2mg；DXM 6～8mg/(m²·d)，第1～7天，口服。

ALL患儿化疗总疗程：低、中危组2年，高危组为2.5年。

7.Ph⁺ ALL的治疗

t(9;22)/BCR-ABL1阳性ALL，早期(诱导第15天开始)加用TKI治疗如伊马替尼[300mg/(m²·d)]或达沙替尼[80mg/(m²·d)]，本方案将初诊阳性者纳入IR组，以MRD监测评估疗效，若符合MRD-HR标准，则升级至HR组的方案治疗。TKI治疗时间至少应用至维持治疗结束。一旦出现TKI相关严重非造血系统毒性时可暂停TKI直到毒性作用明显减轻后恢复使用。若仍不能耐受可考虑换用其他TKI制剂。若有明显血液系统毒性表现，原则上先停止或减量DNR、Ara-C、CTX、MTX、6-MP等骨髓抑制性药物，然后再考虑暂停TKI。对达沙替尼或伊马替尼反应不良者应该进行BCR-ABL1基因序列测定，并按照突变情况选择合适的TKI。出现对达沙替尼或伊马替尼同时耐药的突变时(如T315I突变)可以选用敏感的第三代TKI(如波纳替尼)，并在巩固治疗后进行造血干细胞移植。

8.CNSL的防治

初诊未合并CNSL的患儿取消放疗，在进行全身化疗的同时，采用三联鞘注。CNS2者在诱导早期增加1～2次腰穿、鞘内注射至少17～26次，根据危险度分组可单用MTX或三联鞘注，具体药物剂量见表7-3-3。

表7-3-3　儿童ALL三联鞘注药物剂量的调整方法

月龄/月	Ara-C/mg	MTX/mg	DXM/mg
＜12	12	6	2
12～24	24	8	2.5
24～36	30	10	3
＞36	36	12	5

初诊时合并CNSL患儿在进行全身化疗的同时，采用三联鞘注，诱导治疗期间每周一次直至脑脊液肿瘤细胞消失，之后在不同治疗阶段鞘内注射。初诊合并中枢神经系统白血病，如果治疗反应良好，可不予放疗。如需放疗，可在完成延迟强化治疗后维持治疗前接受颅脑放疗。年龄＜2岁不建议放疗，年龄≥2岁建议剂量为12～18Gy。放疗后不再应用HD-MTX及Ara-C，但仍然需鞘注直至停止全身化疗，放疗后每8～12周鞘内注射一次预防CNSL复发。对于反复发作的CNSL可采用脑室注射法，安置Omaya管，使药物在蛛网膜下腔充分循环吸收；避免反复腰穿给患儿带来的巨大痛苦；不影响患儿淋浴甚至游泳；同时便于医务人员操作。

9.睾丸白血病的治疗

初诊时合并TL在全身化疗的巩固治疗结束后B超检查仍有病灶者进行活检，若确定白血病细胞残留者需睾丸放疗。或在全身化疗骨髓缓解的患儿出现睾丸白血病复发,也需放疗。一般作双侧睾丸放疗,剂量为 20～26Gy,对年龄较小的幼儿采用 12～15Gy。

(三)造血干细胞移植

对于儿童 ALL 来说,一般无需进行造血干细胞移植(hematopoietic stem cell transplantation,HSCT),但如化疗达 CR 后,早期(如治疗过程中)出现复发,再次诱导 CR 即 CR2 后,可考虑进行 HSCT。对于初诊患儿,符合下面指证之一者,也有移植的必要:①诱导缓解治疗失败(第 33 天骨髓形态未达到缓解);②第 45 天骨髓评估 MRD$\geq 1 \times 10^{-2}$;③具有 t(9;22)/BCR-ABL1、MLL 重排、EPT-ALL、iAMP21 的患儿 12 周 MRD$\geq 1 \times 10^{-1}$。

(四)放射治疗

初诊合并 CNSL,如果治疗反应良好,可不予放疗。否则,可在完成延迟强化治疗后维持治疗前接受颅脑放疗。年龄<2 岁不建议放疗,年龄≥2 岁建议剂量为 12～18Gy。

初诊时合并 TL 在全身化疗的巩固治疗结束后,如果反应良好,可不予放疗。如果睾丸 B 超检查仍有病灶者进行活检,若确定白血病细胞残留者需睾丸放疗。或在全身化疗骨髓缓解的患儿出现睾丸白血病复发,也需放疗。一般作双侧睾丸放疗,剂量为 20～26Gy,对年龄较小的幼儿采用 12～15Gy。

(五)分子靶向药物治疗

随着对基因表达谱、DNA 拷贝数变化及表观遗传学改变的高通量全基因组分析的进步,以及最新一代全基因组与转录本测序技术的开发为白血病发生与耐药以及新白血病亚型的识别带来了新的探索工具,并将为治疗发现新靶点。某些亚型白血病治愈率的显著提高只有通过开发新药来实现,一些现有药物的新制剂可提高疗效同时减轻毒性。新的核苷类似物如氯法拉滨和奈拉滨,现已成为治疗复发难治性白血病化疗药物中新的选择。在 Ph 染色体阳性 ALL 患儿中使用甲磺酸伊马替尼和其他 ABL 激酶抑制剂治疗是白血病分子靶向治疗的典范(具体见 Ph⁺ ALL)。白血病治疗的抗体正在逐步增加。利妥昔单抗(抗 CD20)、阿仑单抗(抗 CD52)和依帕珠单抗(抗 CD22)已经加入一些临床试验中,新的抗体衍生物和重组免疫毒素也已开发供临床使用。尤其令人振奋的是 CD19/CD3 双特异性抗体构建产物(blinatumomab)为 B 系 ALL 患儿带来了令人鼓舞的治疗反应。临床试验早期的其他新型药物包括 FLT3 抑制剂、法尼基转移酶抑制剂、γ-分泌酶抑制剂和针对表遗传学改变的药物,如使静止的肿瘤抑制因子重新复活等。蛋白酶体抑制剂和短干扰 siRNA 也正在研究,可能成为今后的治疗手段。

(六)细胞免疫治疗

最近利用基因工程技术表达嵌合抗原受体(chimeric antigen receptor,CAR)T 细胞的过继免疫治疗在复发难治性 B 系 ALL 中取得突破性进展,CAR 修饰 T(CAR-T)细胞治疗是一种具有特异性杀伤功能、副作用可控的抗肿瘤免疫治疗新技术,是目前除了放化疗以外可选择的强烈靶向杀伤肿瘤的有效方法,其中识别 CD19、CD20、CD22 抗原靶点的 CD19CAR-T、CD20CAR-T、CD22CAR-T 等已进入临床试验。CD19CAR-T 应用最多,疗效也较肯定。CAR T 细胞治疗与抗体治疗不同,CAR-T 细胞输注会在肿瘤细胞膜上相应靶点抗原的刺激下大量扩增,可在体内维持几个月甚至几年。因此,人们称 CAR-T 细胞治疗是一个"活药物"的治疗,而且,CAR-T 细胞可迁移到多个组织器官,包括中枢神经系统。但该疗法的一个潜在长期毒副作用是发生慢性 B 细胞缺乏,导致体液免疫缺陷,需要用 IVIG 替代治疗,直至 B 细胞功能恢复。目前 CAR-T 细胞治疗已经应用于临床难治复发病例,但随着技术的改进、毒性反应的降低,有望进入一线治疗的可能性。

(七)并发症及辅助治疗

ALL 治疗过程中会出现不同程度的毒副作用及相关并发症,如急性肿瘤溶解综合征、心脏损伤、肝损伤、神经毒性、肺损伤、肾损伤、药物性胰腺炎、各种出血等。此外,由于治疗相关性血液系统毒副反应如贫血、血小板减少导致出血、粒细胞减少或缺乏导致各种病原体感染等均需要积极给予相应治疗和预防。具体措施见有关专著。

（八）随　访

（1）停药后两年内：每 3 个月左右行 1 次血常规检查，每年行全面体格检查，重点检查淋巴结、肝脾及睾丸。

（2）停药第三年以后：每 6 个月左右行 1 次血常规检查及每年行正常儿童体格检查。出现复发症状随时复诊。

儿童急性髓细胞白血病

 ## 一　概　述

急性髓细胞白血病（acute myeloid leukemia，AML）占儿童急性白血病的 25% 左右，全球每年新发儿童和青少年（0～21 岁）AML 约 20000 人。儿童 AML 可发生于任何年龄，男女之间无差异。AML 在 1 岁以内出现第一个发病高峰，然后逐渐下降，4 岁后处于平台期，发病率约为百万分之十，到青少年期以后 AML 发病率又开始上升。既往 AML 的治愈率约为不足 40%，近年来采用强化疗、短疗程的方案，儿童 AML 的治愈率可达 60% 以上。

 ## 二　诊断与评估

（一）临床表现

AML 的临床表现主要由骨髓造血衰竭和白血病细胞浸润脏器引起。

1. 骨髓造血衰竭的临床表现

出现贫血、粒细胞和血小板减少。贫血多为正细胞正色素性，表现为面色苍白、乏力、头晕和纳差；粒细胞减少表现为发热、感染；血小板减少可出现皮肤瘀点瘀斑、鼻衄和牙龈出血等。

2. 特定器官及系统的累及

常有骨痛、肝脾肿大、腹胀、牙龈增生、睾丸肿大或视觉障碍（视网膜浸润），当有中枢神经系统白血病时可出现面神经瘫痪。但 AML 的骨痛、关节痛不如 ALL 常见，淋巴结、肝、脾肿大也不如 ALL 明显。巨大肝脾肿大仅见于小婴儿 AML。M3 型常合并严重的出血和弥散性血管内凝血（DIC）。M4 型、M5 型多发生于小婴儿伴高白细胞、皮肤浸润及伴 CNSL。M6 型的胎儿血红蛋白（HbF）和血红蛋白 H（HbH）多增高。M7 多发生在 3 岁以下特别是伴唐氏综合征的婴幼儿。

3. 髓系肉瘤

髓系肉瘤（亦称为粒细胞肉瘤、绿色瘤、原始粒细胞瘤、单核细胞瘤）是原始粒细胞、原始单核细胞或巨核细胞组成的肿瘤。该肿瘤可仅表现为髓外肿块而无血液或骨髓中白血病浸润的依据，即所谓非白血病性髓系肉瘤，亦可伴发于 AML。当肿瘤表现为孤立性病变时，最初可能会被误诊为淋巴结外淋巴瘤，因其在活检中形似淋巴样细胞。它们几乎可见于任何部位，包括皮肤、眼眶、鼻旁窦、骨、胸壁、乳房、心脏、胃肠道、呼吸道、泌尿生殖道、中枢或周围神经系统或淋巴结和脾脏等。之所以被称为"绿色瘤"，因存在于这些髓系白血病细胞中的高浓度髓过氧化物酶显示出绿色。当髓系肉瘤为 AML 的首发表现时,血液和骨髓中该病的表现可在数周或数月后出现。治疗时应使用系统性化疗,而非局部治疗,但这种病例的长期预后通常较差。伴有 t(8;21) 的 AML 患者具有发生髓外白血病的倾向,且伴有髓系肉瘤的此类患者经治疗后的疗效更差。

4.高白细胞血症

当患儿白细胞明显增多超过 100×10^9/L 即可诊断为高白细胞血症(hyperleukocytosis),并可出现高黏滞综合征(high viscosity syndrome,HVS),表现为呼吸急促(肺栓塞)或抽搐(脑栓塞),这在单核细胞白血病的患儿中更容易发生。

(二)辅助检查

1.血常规

多数患儿具有贫血和血小板减少。白细胞计数量可高、可低或正常,约 20% 的患儿白细胞计数超过 100×10^9/L,但中性粒细胞多降低。外周血涂片需仔细观察,有些会出现 Auer 小体,更提示为 AML。

2.骨髓表现

(1)形态学(morphology):形态学分型,也称 FAB 分型。1976 年,法、美、英(French-American-British,FAB)三国的血细胞形态学专家讨论制订了白血病的形态学分型,将 AML 分成 M1~M6 共六个亚型,后来又增加了"M0 和 M7"型。随着对 AML 研究的不断深入,人们发现了 AML 一些特异的遗传学和分子学标志。WHO 于 1997 年、2001 年、2008 年和 2016 年四次修订 AML 的分型标准,不仅将诊断 AML 的幼稚细胞百分率降到 20%,而且指出即使幼稚细胞未达诊断标准,但如出现 AML 特异的遗传学和分子学标志如 ETO/RUNX1-RUNX1T1 等,就可以诊断为 AML。

(2)免疫学(immunology):根据血细胞在发育不同阶段表达不同的抗原,用相应抗体进行检测的一种方法。CD13、CD33、CD117 是髓系最常见的表面标志,在 90% 以上 AML 患者的幼稚细胞上表达。AML 的免疫分型标志有:M0 具有 CD34、TdT、CD7、CD117、CD33 和(或)CD13 阳性;M1~M5 均有不同程度表达 CD13、CD33、CD64、CD65w、CD117、CD11b、CD15、HLA-DR、CD34、MPO 等髓系标志的一种或多种,但 M3 幼稚细胞通常不表达 CD34、HLA-DR;M6 具有血型糖蛋白 A(CD243)、CD71、CD36 阳性;M7 表达 CD41a、CD42b、CD61。

(3)细胞遗传学(cytogenetics):在儿童 AML 中,可检出 70% 以上的染色体/基因异常。2001 年,WHO 发表了 AML 的遗传学分型,其后在 2008 年和 2016 年又进一步修订,确立了 AML 遗传学及分子学特点,从此对 AML 的诊断不再机械地定义于幼稚细胞必须达到 20% 以上,而是更重视特异的遗传学异常,即如果有特异的 AML 遗传学改变,不管幼稚细胞比例多少,都应诊断为 AML。

儿童 AML 常见染色体/基因异常与 FAB 分型具有一定的相关性,其发生率及与预后情况见表7-3-4。

表 7-3-4　儿童 AML 常见染色体/基因异常的发生率及与预后关系

WHO 遗传学/基因变异分型	FAB 分型	发生率/特点	预后/5 年生存率
t(8;21)(q22;q22)/RUNX1-RUNX1T1	M1,M2	12%~14%	良好
inv(16)(p13.1q22)/CBFβ-MYH11	M4Eo	8%	良好
t(15;17)(q22;q21)/PML-RARα	M3,M3v	6%~10%	良好
t(11;17)(q23;q12)/PLZF-RARα	M3	<0.5%	良好
11q23.3/KMT2A(MLL)易位		25%,50%婴儿	不良
t(9;11)(p22;q23)/MLLT3-MLL	M4,M5a	7%	一般或良好(63%~77%)
t(10;11)(p12;q23)/MLLT10-MLL	M5	3%,婴儿多见	不良
t(6;11)(q27;q23.3)/KMT2A-MLLT4	M1,M2,M4,M5	2%	不良

续表

WHO遗传学/基因变异分型	FAB分型	发生率/特点	预后/5年生存率
t(1;11)(q21;q23.3)/KMT2A-MLLT11	M1、M2、M4、M5	1%	良好
t(6;9)(p23;q34)/DEK-NUP214	M2、M4、MDS	<2%	不良
inv(3)(q21q26.2)或t(3;3)(q21;q26.2)/RPN1-EVI1	M2、M4、MDS	<1%	不良
t(1;22)(p13;q13)/RBM15-MKL1	M7	婴儿多见	一般
t(7;12)(q36.3;p13.2)/MNX1-ETV6	M0、M1、M5	0.8%,婴儿多见	不良
t(8;16)(p11.2;p13.3)/KAT6A-CREBBP	M1、M4、M5	0.5%	婴儿期可自动缓解,童年晚期预后一般
AML伴NPM1突变	M1、M2、M4、M5	5%~10%(CN * 14%~22%)	良好
AML伴CEBPA双突变	M1、M2	5%(CN14%)	良好
FLT3-ITD突变	M5、M3	10%(CN18%)	依情况而定
RUNX1突变	不详	不详	不良
隐匿性染色体易位			
t(5;11)(q35.3;p15.5)/NUP98-NSD1	M4、M5	7%,年长儿和年轻成年人	与诱导失败有关,不良
inv(16)(p13.3q24.3)/CBFA2T3-GLIS2	20%M7	3%,10%婴儿	不良
t(11;12)(p15.5;p13.5)/NUP98-KDM5A	10%M7	3%,<5岁儿童	一般

良好、一般及不良定义:5年生存率>70%为良好,50%~70%为一般,<23%为不良。
* CN:细胞遗传学正常。

(4)分子生物学(molecular biology):AML是一种以年龄相关的基因组学及表观遗传学为特点的复杂的异质性疾病。针对不同核型以及单核苷酸多态性(single-nucleotide polymorphisms,SNPs)已经发现了不同的表达谱。这种基因复杂性导致了AML对化疗反应的多变性及预后的不同。初诊儿童AML有条件的情况下,应检测c-KIT、FLT3、NPM1、CEBPA、TP53、RUNX1等基因突变,对危险度分层及指导治疗、评估预后均有重要的指导意义。

3.血液生化检查、脑脊液检查、影像学检查
同ALL。

(三)儿童AML的诊断标准

所有疑诊病例需经形态学-免疫学-细胞遗传学-分子生物学(MICM)诊断与分型,并需符合以下标准中的一项:①骨髓中原始、幼稚髓细胞≥20%。②如果骨髓中原始、幼稚粒细胞<20%,但具有原发AML特异的遗传学异常〔如t(8;21),inv(16)〕。③髓系肉瘤(髓外的髓系肿瘤、粒细胞肉瘤或绿色瘤),具有或不具骨髓或外周血白血病细胞浸润的证据,具有髓系分化的依据。对不具骨髓或外周血白血病细胞浸润的髓系肉瘤,需有病理诊断依据。

(四)鉴别诊断

根据临床表现及实验室检查,AML的诊断并不困难,但需与急性淋巴细胞白血病(ALL)、骨髓增生异常综合征(myelodysplastic syndrome,MDS)和类白血病反应进行鉴别。

三 临床危险度分层

1.低 危

同时符合以下四项:

①具有以下预后良好的遗传学标记之一:t(8;21)/AML1-ETO 或 RUNX1-RUNX1T1;inv(16)或 t(16;16)/CBFβ-MYH11;正常核型,并具有 NPM1 突变;正常核型,并具有 CEBPA 双突变。

②初诊时白细胞≤100×10^9/L。

③除外中枢神经系统白血病、睾丸白血病。

④诱导治疗第一疗程后第 28 天骨髓完全缓解。

注:若患者无良好核型,即使形态学提示有良好预后(如 M4Eo),亦不能进入低危组。

2.中 危

低危和高危之间的患者。

3.高 危

具有下列因素之一:

①具有以下预后不良遗传学标记之一(染色体核型分析、PCR 和(或)荧光原位杂交 FISH 检测方法):

5 号、7 号染色体单体、5q-

12p/t(2;12)/ETV6-HOXD

t(5;11)/MLL-AF5

t(6;11)/MLL-AF6

t(4;11)/MLL-AF4

t(10;11)/MLL-AF10

t(6;9)/DEK-NUP214 或 DEK-CAN

t(7;12)/HLXB9-ETV6

t(9;22)/BCR-ABL1

t(16;21)/TLS-ERG 或 FUS-ERG

复杂核型(三种及以上遗传学异常,但不包括良好核型)

c-KIT 突变

FLT3-ITD 突变

RUNX1 突变

②转化型 AML(tAML):治疗相关 AML,即化疗或放疗后诱发 AML,是一种与治疗相关罕见类型白血病;由骨髓增生异常综合征(MDS)转化的 AML,检测出 t-MDS/t-AML 相关基因 BRAF。

③髓系肉瘤。

④诱导治疗第一疗程后第 28 天骨髓幼稚粒细胞≥20%。

⑤诱导治疗第一疗程后第 28 天骨髓呈部分缓解,并且诱导第二疗程后第 28 天骨髓仍为部分缓解。

四 治疗与管理

(一)化疗前准备

同 ALL。

(二)系统化疗

1.诱导缓解治疗

(1)第一疗程:可采用柔红霉素(daunorubicin,DNR,D)+阿糖胞苷(Ara-C,A)+高三尖杉酯碱(harringtonine,HHT)或依托泊苷(etopside,VP-16)方案治疗。

①柔红霉素+阿糖胞苷+高三尖杉酯碱(DAH方案)(共7天),见表7-3-5。

表7-3-5 DAH方案

药物	剂量	时间
Ara-C	100mg/(m² · 次)	第1天～第7天,每12小时一次静注,共14剂
DNR	40mg/(m² · d)	第1、3、5天,共3次,每次输注6小时(无PICC输注时间1～2小时)
HHT	3mg/(m² · d)(最大4mg)	第1天～第5天,每日一次静滴,共5剂

②柔红霉素+阿糖胞苷+依托泊苷(DAE方案)(共7天),见表7-3-6。

表7-3-6 DAE方案

药物	剂量	时间
Ara-C	100mg/(m² · 次)	第1天～第7天,每12小时一次静注,共14剂
DNR	40mg/(m² · d)	第1、3、5天,共3次,每次输注6小时(无PICC输注时间1～2小时)
VP-16	100mg/(m² · d)	第1天～第5天,每次静滴4小时,共5次

注:a.当患者情况稳定,中性粒细胞计数>1.0×10^9/L,血小板计数>80×10^9/L,即可开始下一疗程化疗。

b.第一疗程如果第21天骨髓未缓解,病人情况稳定,应尽早开始下一疗程化疗。

(2)第二疗程:可采用去甲氧录红霉素(idarubicin,Ida,I)AH或IAE方案治疗。

①去甲氧柔红霉素(Ida)+阿糖胞苷+高三尖杉酯碱(IAH方案)(共7天),见表7-3-7。

表7-3-7 IAH方案

药物	剂量	时间
Ara-C	100mg/(m² · 次)	第1天～第7天,每12小时一次静注,共14剂
Ida	10mg/(m² · d)	第1、3、5天,每次静滴6小时,共3次
HHT	3mg/(m² · d)	第1天～第5天,每日一次静滴,共5剂

②去甲氧柔红霉素+阿糖胞苷+依托泊苷(IAE方案)(共7天),见表7-3-8。

表7-3-8 IAE方案

药物	剂量	时间
Ara-C	100mg/(m² · 次)	第1天～第7天,每12小时一次静注,共14剂
Ida	10mg/(m² · d)	第1、3、5天,每次静滴6小时,共3次
VP-16	100mg/(m² · d)	第1天～第5天,每次静滴4小时,共5次

注:当患者已获完全缓解,中性粒细胞计数>1.0×10^9//L,血小板计数>80×10^9/L,且无发热感染时可进行下一疗程化疗。

(3)诱导缓解评估标准:①完全缓解:骨髓增生正常,幼稚粒细胞≤5%;②部分缓解:骨髓增生正常,幼稚粒细胞6%～19%;③未缓解:骨髓幼稚粒细胞≥20%。

评估时间点为第21天和(或)第28天,以第28天为准。如果第21天达完全缓解,则不需进行第28天评估;如果第21天部分缓解,可等待第28天再行评估;如果第21天未缓解,可提前进入下一个疗程。

2. 巩固治疗

一般 3 个疗程左右，可选用下面方案。

（1）米托蒽醌（mitozantrone，Mit）＋阿糖胞苷（MA 方案），见表 7-3-9。

表 7-3-9　MA 方案

药物	剂量	时间
Mit	10 mg/(m² · d)	第 1 天、第 2 天，每天一次，每次静滴 6 小时，共 2 次
Ara-C	2g/(m² · 次)	第 1、2、3 天，每 12 小时一次，每次 3 小时，共 6 次

（2）高三尖杉酯碱＋阿糖胞苷（HA 方案），见表 7-3-10。

表 7-3-10　HA 方案

药物	剂量	时间
HHT	3mg/(m² · d)	第 1 天～第 7 天，每次静滴大于 3 小时，共 7 次
Ara-C	1g/(m² · 次)	第 1、2、3 天，每 12 小时一次，每次 3 小时，共 6 次

（3）阿糖胞苷＋门冬酰胺酶（CLASP 方案）：①低危：Ara-C 12g，见表 7-3-11。②中、高危：Ara-C 18g，见表 7-3-12。

表 7-3-11　低危组 CLASP 方案

药物	剂量	时间
Ara-C	3g/(m² · 次)	第 1、2 天，每 12 小时静滴一次，每次 3 小时，共 4 次
L-ASP	6000U/(m² · d)	第 2 天，第 4 剂 Ara-C 后 3 小时肌内注射，共 1 次

表 7-3-12　高危组 CLASP 方案

药物	剂量	时间
Ara-C	3g/(m² · 次)	第 1、2、3 天，每 12 小时静滴一次，每次 3 小时，共 6 次
L-ASP	6000U/(m² · d)	第 3 天，第 6 剂 Ara-C 后 3 小时肌内注射，共 1 次

（4）如果高危患儿无移植条件，可以加用 HAs(s；strong)，见表 7-3-13。

表 7-3-13　高危组 CLASP＋HAs 方案

药物	剂量	时间
HHT	2mg/(m² · d)	第 1 天～第 7 天，每次静滴大于 3 小时，共 7 次
Ara-C	2g/(m² · 次)	第 1、2、3 天，每 12 小时静滴一次，每次 3 小时，共 6 次

3. 维持治疗

可不行维持治疗。

4. 中枢神经系统治疗

所有患者在初诊时外周血幼稚细胞消失后须尽可能进行脑脊液检查和三联鞘注；以后鞘注均为三联鞘注。

①第一疗程鞘注：

a. CNS1：第一疗程第 1 天行鞘注（三联鞘注）。M4、M5：第一疗程第 1 天（三联鞘注），第 15 天（三联鞘注）行鞘注。

b. CNS2：在第一疗程中增加 2 次三联鞘注（第 8 天，第 22 天）。

c. CNS3：在首次三联鞘注后，每周进行 2～3 次三联鞘注，直到脑脊液恢复正常（至少 4 次三联鞘注）。

②第二疗程以后：每疗程化疗开始时三联鞘注一次。M4、M5：第二疗程第1天三联鞘注，第15天三联鞘注，第三疗程以后每疗程化疗开始时三联鞘注一次。

③维持期鞘注：每12周一次，共2次。

④总鞘注次数：7~12次。

⑤补充说明：WBC>100×10⁹/L或外周血存在幼稚细胞时需暂缓鞘注；为降低药物毒性，Ara-C鞘注与大剂量Ara-C(≥1g/m²)静脉滴注应至少间隔24小时。

5.髓系肉瘤的治疗

髓系肉瘤或粒细胞肉瘤是髓外白血病的表现形式，占AML的2%~4%。髓系肉瘤可为首发表现，可以单发、也可同时伴有骨髓浸润。此时即使骨髓幼稚细胞<20%，也应诊断为AML而不是MDS。眶部绿色瘤多见于AML t(8;21)。皮肤(皮肤白血病)、淋巴结、骨或软组织均可受累。髓系肉瘤的患儿即使骨髓幼稚细胞<5%，也应同样进行高强度的AML方案化疗。经过系统化疗后，多数肿瘤反应良好并消失，不需局部放疗。但如果治疗后肿瘤仍不消退，可采用局部放疗。由于对这种罕见情况很难开展临床研究，目前仍不确定放疗是否获益。

(三)造血干细胞移植

随着强化疗的实施，AML的疗效已相当甚至高于自体造血干细胞移植，因此现在自体造血干细胞移植已不再是治疗AML的指征。异基因造血干细胞移植曾一度被认为是治疗AML的最佳选择，后来随着大规模临床研究的开展，发现对于低危组，且已获得首次完全缓解(CR)的AML患儿，采用化疗而不行移植也能获得相似的疗效。对中危和高危组AML，采用化疗还是移植仍有争论。所以AML造血干细胞移植的适应证为：①高危患者：若有合适配型，在巩固疗程Ⅰ后考虑行异基因造血干细胞移植。②髓系肉瘤患者：若有合适配型，在巩固疗程Ⅰ后考虑行异基因造血干细胞移植。③低危AML获CR，维持过程中或完成全部化疗停药后出现复发，当再次获CR后，即行异基因造血干细胞移植或亲缘半相合造血干细胞移植。④如任何现有治疗方法均无法获得CR，也可试行直接清髓性异基因造血干细胞移植。

(四)分子靶向药物治疗

1.酪氨酸激酶抑制剂

(1)FLT3抑制剂：索拉菲尼和米哚妥林。

在大约30%的成人AML患者中，可发现持续激活的FLT3受体突变，预后很差，儿童AML中FLT3-ITD突变的发生率(15%)约为成人的一半。几种小分子FLT3抑制剂已被用于AML的治疗，这些药物现正在开展临床试验中，结果可见血液中原始细胞减少，但单药很少获得CR。索拉菲尼是一种多酶抑制剂，该药在体外和体内均对FLT3-ITD阳性的原始细胞有拮抗作用。

2017年4月FDA批准米哚妥林(midostaurin)可用于治疗FLT3突变的AML。米哚妥林是最早研究的用于AML的酪氨酸激酶抑制剂(tyrosine kinase inhibitor，TKI)，自它作为单药治疗被取消后，临床试验开始以其与强化疗药联合的方式进行研究。这也不断优化调整了米哚妥林作为FLT3突变AML一线治疗方案的剂量。C10603/RATIFY临床试验证实标准的诱导、巩固治疗加用米哚妥林后可以明显延长总生存期(overall survival，OS)。此外还有第二代FLT3抑制剂吉瑞替尼等新药。

(2)酪氨酸激酶抑制剂(TKI)：甲磺酸伊马替尼。

在小部分AML病例中可发现c-KIT体细胞突变，使酪氨酸激酶活性增加。AML细胞中可发生旁分泌或自分泌性c-KIT活化。甲磺酸伊马替尼亦可抑制血小板衍生的生长因子受体和突变的酪氨酸激酶(BCR-ABL)的活性。伊马替尼可使难治性继发性AML获得CR，但这是该药应用后的一个罕见结果。

2.抗 CD33 抗体

CD33 抗原在大约90％的 AML 原始细胞上均有表达,是抗体介导靶向杀灭 AML 细胞的良好靶点。吉妥珠单抗奥佐米星(gemtuzumab ozogamicin,GO)是一种重组的人源化抗 CD33 单克隆抗体与细胞毒素刺孢霉素(calicheamicin)相耦联的制剂。结合毒素的抗体可以迅速内化并随之导致细胞凋亡。

Ⅱ期临床试验证实 GO 治疗初次复发 AML 的二次缓解率可达25％,2000 年 FDA 获批 GO 用于治疗复发 AML。一项儿童 AML 的临床研究(AAML0531)显示 GO(3mg/m²)+标准强化疗可以提高缓解率和 EFS。

3.其　他

另外,还有许多其他分子靶向药物的研究均有报道。如蛋白酶抑制剂硼替佐米(bortezomib)可抑制核因子-κB(NF-κB),该药可使 *NPM1* 突变的 AML 对化疗药物敏感性提高。大量的酪氨酸激酶活化抑制剂已被研究用于 AML 的治疗。其中包括哺乳动物西罗莫司靶标(mTOR)抑制剂、磷酸肌醇-3-激酶抑制剂、AKT 抑制剂[如哌立福辛(perifosin)]、小分子丝裂原活化蛋白激酶(MEK)激酶抑制剂、IDH1 抑制剂(如艾伏尼布)、IDH2 抑制剂(如恩西地平)、BCL2 抑制剂(如维奈克拉)等。这些药物在单药时对 AML 的生存均无影响,但联合应用以靶向多个途径或使用多靶点酪氨酸激酶抑制剂则可能有希望使 AML 治疗得到逐步改善。

(五)细胞免疫治疗

过继性细胞治疗(adoptive cellular therapy,ACT)一直是肿瘤免疫治疗的热点。嵌合抗原受体(chimeric antigen receptors,CAR)修饰的 T 细胞(CAR-T)治疗作为一种新的抗肿瘤疗法,在治疗难治性白血病及其他血液系统恶性肿瘤,尤其是 B-ALL、B 系淋巴瘤等方面已经取得了显著效果,具有良好的应用前景。

与 ALL 不同,AML 是起源于 HSC 及其祖细胞的恶性血液病。因此,寻找只表达于 AML 幼稚细胞,但在正常的造血细胞表面不表达的靶点,是 CAR-T 治疗 AML 的一大挑战。许多 AML 患者的肿瘤细胞会高表达 CD33 和 CD123,使其可能成为 AML 免疫治疗的靶点。但是,CD33 与 CD123 在正常造血细胞表面也有表达,因此,CD33 CAR 与 CD123 CAR 很可能会对正常造血产生影响。各个研究中心先后证实了 CD33 CAR 及 CD123 CAR 均可以在体外及动物 AML 模型杀伤 AML 肿瘤细胞,减少肿瘤负荷。但是,与 CD33 CAR-T 会对正常造血产生影响不同,CD123 CAR 在体外不会清除脐带血的巨噬细胞-粒细胞及红系的集落形成单位,而且对正常的 HSC 影响也较小。有望成为临床治疗复发难治性 AML 的有效方法。

(六)其　他

1.去甲基化药物

DNA 关键部位的甲基化可导致基因转录失活或染色体不稳定。在 AML,异常甲基化,特别是 11号染色体的优先甲基化已有描述。使 DNA 甲基化导致表观遗传性基因沉默的药物,即去甲基化药物(hypomethylating agents,HMAs),如地西他滨(decitabin),可使 AML 细胞的分化和生长停滞。HMAs 的单药或联合应用已获得25％～60％的反应率。

2.组蛋白去乙酰化酶抑制剂

组蛋白去乙酰化酶抑制剂(histone deacetylase complex inhibitors,HDACs)可使 AML 原始细胞中视黄酸依赖的转录激活和分化得到恢复。对 *RUNX1-RUNX1T1* 阳性的白血病细胞,缩酚酸肽(depsipeptide romidepsin)可促使其组蛋白发生乙酰化并促进基因转录。缩酚酸肽、伏立诺他(vorinostat,二酰苯胺异羟肟酸,SAHA)已在 AML 的早期试验中进行了研究。

(七)并发症处理

同 ALL。

（八）随　访

1.初期(停药第 1 年)

(1)血常规:停药 3 个月内,每月复查一次血常规;第 4 个月起,每 3 个月复查一次血常规。

(2)骨髓缓解状态:停药 6 个月左右行一次骨髓缓解状态＋MRD 评估;其后如果血常规正常,则可不再进行骨髓常规检查。

2.进一步随访(2～3 年)

每 3 个月检查一次血常规,每年返院行全面检查,直至随访结束。

五　研究热点

(一)复发难治性白血病的诊治

急性白血病的预后因类型不同而异,低中危 ALL 的预后较好,长期治愈率可达 80～90％,高危 ALL 的复发率为 30％～40％;AML 预后差于 ALL,总体生存率为 65％左右,复发率为 30％～50％。复发难治性白血病是当前儿童白血病治疗中的重要临床问题,需要进一步深入研究,研发新的治疗方法如新型靶向药物、新的免疫治疗包括 CAR-T、CAR-NK 及双特异性抗体等方法,具有重要的应用前景。临床试验已证明其对复发难治性 B 系 ALL 缓解率疗效显著,但该领域的研究尚处于临床试验阶段,较少靶点如 CD19 等批准用于临床治疗,且价格昂贵。CAR-T 细胞疗法在髓系白血病的研究则相对缓慢,主要是合适靶点的选择、肿瘤微环境等问题尚未完全解决。该领域的研究近年来非常活跃。

(二)白血病发病机制研究

白血病是血液系统的恶性肿瘤,与其他恶性肿瘤一样,其发病机制尚未完全阐明;对白血病干细胞的生物学特性及耐药机制仍是当前关注的热点研究课题。

(三)白血病预后因子的研究

不同白血病亚型有不同的融合基因或特定基因突变,特别是那些对白血病预后不良的基因改变及其作用机制尚未完全阐明,对于这些基因改变的发病机制的研究,有可能揭示其在白血病耐药机制中所发挥的作用,从而为寻找新的治疗靶点提供信息。

六　推荐文献阅读

1.国家卫健委儿童急性淋巴细胞白血病诊疗规范(2019)
2.国家卫健委儿童急性髓系白血病诊疗规范(2019)

七　病例剖析

【一般情况】　患儿,男,5 岁 5 个月。

【主诉】　乏力伴面色苍白 1 月余,皮肤瘀点伴发热 3 天。

【现病史】　患儿入院前 1 月余出现乏力,伴面色稍苍白,家长未予以重视。3 天前开始皮肤出现瘀点,同时伴发热,体温最高 38.3℃,伴轻度咳嗽,不剧。无腹痛、腹泻、恶心呕吐、头痛等。家长自配感冒药治疗 3 天,发热一度好转。因发现皮肤出血点,至当地医院就诊,查血常规"白细胞计数 48×10^9/L、N 2％、中性粒细胞绝对值 0.62×10^9/L、L40％、幼稚细胞 58％、血红蛋白 82g/L、血小板计数 21×10^9/L、超敏 C 反应蛋白 23mg/L"。为求进一步治疗,遂来我院检查,门诊拟"血常规异常伴感染"收住入院。

起病来，患儿神清，精神可，睡眠可，大小便无殊，体重无明显增减。

【既往史】 既往体健，否认药物过敏史。

【个人史】 G1P1足月自然分娩，出生体重3300g。生后混合喂养，按时添加辅食。正规接受疫苗接种，生长发育与正常同龄儿无区别。

【家族史】 父母体健。否认家族人员中有贫血、白血病等疾病，否认有肝炎、结核等传染病接触史。

【入院体检】 T 38.0℃，P 100次/min，R 30次/min，BP 100/65mmHg，体重19kg，下肢皮肤见少许瘀点淤青，皮肤、巩膜无黄染，颈部可及数枚肿大淋巴结，咽充血，扁桃体Ⅱ°肿大，两肺呼吸音稍粗，未闻及干湿性啰音及哮鸣音，心律齐，未闻及病理性杂音，腹平软，肝肋下2cm，脾肋下2cm，质地中等，下肢无浮肿。神经系统检查阴性。

【辅助检查】 入院当天本院血常规：WBC 47×10^9/L，L 40%，幼稚细胞50%，N 10%，中性粒细胞绝对值0.47×10^9/L，Hb 80g/L，PLT 20×10^9/L，CRP 30.5mg/L。

【入院诊断】 1.血三系减少待查：急性白血病？ 2.急性上呼吸道感染；3.脓毒症？

【入院检查】

1.三大常规、胸片、心电图、腹部B超。

2.血生化五项、凝血谱、血气电解质、降钙素原。

3.血培养、血清EB病毒、CMV病毒抗体及DNA测定、细胞因子、前降钙素等测定。

4.骨髓常规及免疫学分型诊断、染色体核型、融合基因、二代测序等检查。

【诊疗计划】

1.一般治疗：一级护理，注意卧床休息。

2.抗感染：给予"头孢呋辛"静滴抗感染，"酚磺乙胺"止血。

3.预约输注血小板5U。

4.对症支持治疗：维持水电解质及酸碱失衡，保持液体平衡，密切关注患儿生命体征，注意发热情况及出血情况。

5.尽快完善相关辅助检查，明确诊断。

【诊疗经过】

1.辅助检查结果

(1)骨髓常规：有核细胞增生明显，瑞氏（Wright's）染色见大量幼稚淋巴细胞增生，原始淋巴细胞占30%，幼稚淋巴细胞65%。细胞化学染色：过氧化物酶（POX）阴性，糖原染色（PAS）呈颗粒状阳性，非特异性酯酶（NAE）阴性。形态学考虑急性淋巴细胞白血病（ALL）。流式细胞术免疫表型分析：CD19 95%，CD34 93%，CD10 96%，CD22 65%，CD79a 85%，其他T细胞系、髓系抗原表达阴性。提示普通型B系急性淋巴细胞白血病。43种融合基因检测提示 *TEL-AML1* 阳性。二代测序未发现有其他异常基因突变。

(2)生化：白蛋白35.2g/L，总胆红素12.5μmol/L，直接胆红素1.5μmol/L，间接胆红素11.0μmol/L丙氨酸氨基转移酶30U/L，甘油三酯2.0mmol/L，乳酸脱氢酶743U/L，铁蛋白320μg/L。

(3)凝血谱：PT 11.6秒（正常对照11.9秒），APTT 18.5秒（正常对照25.5秒），纤维蛋白原3.03g/L。

(4)EBV、CMV及血培养均阴性。

(5)降钙素原0.3ng/ml。

(6)细胞因子：IL-2 1.1pg/ml，IL-4 1.3pg/ml，IL-6 21pg/ml，IL-10 3.5pg/ml，TNF 2.3pg/ml，IFN-γ 8.7pg/ml。

(7)腹部B超：肝肋下2.2cm，脾肋下1.5cm。

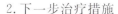

2.下一步治疗措施

（1）改用"头孢曲松"加强感染治疗。

（2）给予醋酸泼尼松片,60mg/m² 每日口服行泼尼松敏感试验,同时给予别嘌呤醇 10mg bid,碱化水化治疗。

（3）每日监测血常规,监测血气电解质,每 2～3 天复查凝血谱、生化、细胞因子等治疗,第 8 天复查外周血幼稚细胞为 0。

（4）第 8 天开始进入正规 ALL 方案诱导、巩固治疗,大剂量甲氨蝶呤 HD-MTX＋三联鞘注治疗预防髓外白血病,以后再强化、巩固等 5 个疗程的治疗,小化疗期间用巯嘌呤＋MTX 口服作维持治疗。至 2 年后停药,观察,门诊长期随访。

3.疾病转归

经积极规范治疗后,患儿经过顺利,复查骨髓检查,无复发迹象。

【出院诊断】　1.ALL,普通 B 细胞型,低危组;2.急性上呼吸道感染。

【出院建议】

1.血液科门诊定期随访。每 3 个月血液科门诊复诊,复查血常规及骨髓,监测 MRD 水平。如无异常,6 个月后每半年复查一次,直至诊断后 5 年。

2.积极预防感染,治疗后 1 年开始补必要的疫苗接种。

3.如有出现乏力、苍白、皮肤出血点、头痛或睾丸肿大,应立刻来血液科门诊就诊。

第四节　噬血细胞综合征

 概　述

噬血细胞综合征,又称为噬血细胞性淋巴组织细胞增生症(hemophagocytic lymphohistiocytosis, HLH),以发热、肝脾肿大、肝功能损害、血细胞减少、骨髓等部位发现噬血现象为主要临床特征。该病在儿童的年发病率约为 1.2/100 万,是一组由于免疫应答失常,淋巴细胞和组织细胞过度增殖活化,引起多器官高炎症反应的临床综合征,病因复杂、起病急、病情进展迅速、病死率高。目前其长期生存率仅为 62％,早期死亡是生存率低的重要原因。随着近年来分子生物学的进展,医学界对该病的发病机制有了较为深入的认识,但临床诊治上仍存在较多的困难。早期诊断、及早干预、尽快控制炎症风暴,根据病情精准治疗,方能最大限度地挽救患者生命。

 诊断与分类

(一)HLH 的诊断

虽然对 HLH 发病机制的了解不断深入,但临床上 HLH 的诊断仍主要基于非特异性临床表现和实验室检查结果。对于不明原因发热、血细胞减少和肝功能损害的患儿,需要警惕该病的可能。目前国际上最常采用的 HLH 诊断标准是国际组织细胞协会制定的 HLH-2004 方案(见表 7-4-1)。对于诊断 HLH 的患儿,还需要进行相关基因突变的筛查和各类病因的排查。

表 7-4-1　HLH 的诊断标准(HLH-2004)

满足以下两条任一条的可诊断为 HLH：
1.发现 HLH 相关的分子遗传学异常者
2.满足下列诊断标准 8 条中的 5 条者：
(1)发热
(2)脾肿大
(3)血细胞减少(两系或三系)：血红蛋白<90g/L(新生儿<100g/L)；中性粒细胞绝对值<1.0×10⁹/L；血小板计数<100×10⁹/L
(4)高甘油三酯血症和(或)低纤维蛋白原血症：甘油三酯(空腹)≥3.0mmol/L,纤维蛋白原≤1.5g/L
(5)骨髓检查/活检、脾、淋巴结、皮肤穿刺/活检发现噬血细胞,无恶性病证据
(6)NK 细胞活性降低或完全缺少
(7)血清铁蛋白增高(≥500μg/L)
(8)可溶性 CD25(IL-2 受体)增高(≥2400U/ml)

说明：以下临床表现支持诊断：脑脊液单核细胞数和(或)蛋白增高、黄疸、转氨酶增高、低蛋白血症、低钠血症、乳酸脱氢酶增高。

(二)HLH 的分类

根据国际组织细胞协会诊疗指南,HLH 分为原发性 HLH(primary HLH,pHLH)和继发性 HLH(secondary HLH,sHLH)两种类型。pHLH 主要包括家族性 HLH(family HLH,FHL)、具有 HLH 相关基因缺陷的免疫缺陷综合征和 EB 病毒驱动型 HLH 三大类(见表 7-4-2)。

表 7-4-2　HLH 的分类

遗传性 HLH		位点	基因	蛋白	蛋白功能
家族性 HLH (FHL)	FHL-1	9q21.3－22	未知	未知	未知
	FHL-2	10q21－22	PRF1	Perforin	形成跨膜孔道
	FHL-3	17q25	UNC13D	Munc13－4	囊泡启动与成熟
	FHL-4	6q24	STX11	Syntaxin11	介导囊泡与细胞膜融合
	FHL-5	19p13	STXBP2	Munc18－2	调控囊泡与细胞膜融合
免疫缺陷综合征	GS2	15q15－21.1	RAB27A	Rab27a	连接囊泡与细胞膜
	CHS	1q42.1－42.2	LYST	Lyst	介导内体的聚合与解离
	HPS Ⅱ	5q14.1	AP3B1	Ap3β1	内体蛋白的整理、转运
EBV 驱动型 HLH	XLP 1	Xq25	SH2D1A	SAP	信号转导与淋巴细胞激活
	XLP 2	Xq25	BIRC4	XIAP	抑制细胞凋亡
	ITK	5q31－32	ITK	ITK	T 细胞信号转导
	CD27	12p13	CD27	CD27	淋巴细胞共刺激分子
	XMEN	Xq21.1	MAGT1	Mg^{2+} 转运体	T 细胞活化
获得性 HLH	感染(感染相关性 HLH,IAHS)				
	肿瘤(肿瘤相关性 HLH,MAHS)				
	风湿免疫性疾病(巨噬细胞活化综合征,MAS)				
	化疗、造血干细胞或器官移植、CAR-T 细胞治疗				

由于二代测序技术的发展，pHLH 相关的基因不断被发现。*MUNC13-4*、*STX11*、*STXBP2*、*RAB27A*、*LYST*、*AP3B1* 等基因缺陷均可导致 NK 细胞和 CTL 脱颗粒异常，细胞表面 CD107a 表达水平降低。EB 病毒驱动型 HLH 则多与细胞信号通路异常、凋亡异常有关。sHLH 则是由于感染、肿瘤、风湿免疫性疾病等因素导致疾病免疫系统过度活化所引起，通常无家族史和已知的遗传基因缺陷。sHLH 主要继发于以下情况。①感染：各种感染（细菌、病毒、真菌、结核、原虫）均可引起 sHLH，其中 EB 病毒感染最常见。②风湿免疫性疾病：幼年型特发性关节炎、系统性红斑狼疮、川崎病等可以合并HLH，发生巨噬细胞活化综合征（macrophage activation syndrome，MAS）。③血液病：恶性淋巴瘤（尤其 T 细胞或 NK 细胞淋巴瘤）、白血病、造血干细胞移植后均可能继发 HLH。④医源性因素：CAR-T 细胞治疗、单克隆抗体治疗时可能发生 HLH。类型上，儿童以感染相关 HLH 居多，其中 EB 病毒感染是最常见的诱发因素。

（三）辅助检查

1.一般实验室检查

血常规表现为血两系或三系下降，血小板尤其敏感。血生化检查常表现为转氨酶增高、白蛋白降低、胆红素增高，乳酸脱氢酶增高、甘油三酯增高，部分患儿可出现肌酐或尿素氮升高。凝血功能异常多表现为纤维蛋白原降低及 D-二聚体明显增高。

2.骨髓检查

HLH 患儿均需进行骨髓细胞学检查，骨髓中噬血现象对于 HLH 的诊断有重要价值，但应避免因为未发现噬血现象而排除 HLH 或单纯依靠噬血现象诊断 HLH。

3.血清铁蛋白

通常血清铁蛋白（serum ferritin，SF）>500μg/L，SF 的水平可以作为判断疾病是否活动及疾病严重程度的指标。血清铁蛋白>10000μg/L 对于儿童 HLH 诊断的敏感性和特异性分别为 90% 和 96%。

4.病原学检测

病原学检测可协助诊断 HLH 的诱发因素，其中包括 EBV、CMV、HIV、HSV、HHV6、HHV8、微小病毒 B19、腺病毒等的抗体和 DNA 检测；支原体、黑热病、结核、布鲁氏菌病和组织胞浆菌病的相关检测。

5.影像学检查

腹部 B 超可发现肝脾肿大、胆囊水肿等，头颅 MRI 有助于中枢神经系统病变的诊断，高度怀疑肿瘤的患者可行 PET-CT 检查。

6.细胞因子测定

可溶性 CD25 是诊断 HLH 最重要的指标之一，具有很高的敏感性。IFN-γ、IL-10、IL-6、IL-18 等细胞因子的水平明显升高。IL-10 和 IFN-γ 显著增高伴 IL-6 轻度增高的细胞因子谱对于 HLH 的诊断具有高度的准确性，且有利于疾病的早期诊断。另外，IL-10 和 IFN-γ 水平的高低与疾病的严重程度和预后相关，两者的比例亦有助于 pHLH 和 EBV-HLH 的鉴别。因此，细胞因子可用于疾病的诊断和鉴别诊断、病情复发的监测和分层治疗。

7.细胞毒功能学检查

包括 NK 细胞活性、细胞表面 CD107a 及细胞内穿孔素、颗粒酶表达水平等，HLH 可出现原发或继发 NK 细胞活性减低或缺失，持续性 NK 细胞功能明显下降提示 pHLH 的可能性。CD107a 是溶酶体相关膜糖蛋白，在免疫细胞脱颗粒过程中表达于细胞膜上，可通过流式细胞术检测。CD107a 的缺失提示细胞脱颗粒途径中的相关基因存在缺陷。

8.基因检测

基因检测是诊断 pHLH 的金标准，儿童 pHLH 发生率相对高于成人。对于儿童 HLH 建议开展基因检测，尤其是发病年龄小于 2 岁或有家族史、病情难治、复发、NK/T 功能学检测异常的患儿。全外显子测序不但可以发现已知基因突变，还有助于发现新的 HLH 相关基因。

9.其　他

初诊的 HLH 患儿建议行腰穿进行脑脊液检查，有中枢神经系统受累的 HLH 患儿脑脊液细胞数及蛋白多增高。对于临床诊断有需要者，可行淋巴结活检、皮疹活检或肝脏穿刺。

（四）鉴别诊断

1.pHLH 和 sHLH 的鉴别

两者在发病机制、治疗及预后方面有所差别。pHLH 具有家族遗传倾向和基因缺陷，一般发病年龄较早、病情较重、易于反复，造血干细胞移植（hemopoietic stem cell transplantation，HSCT）是目前唯一根治性治疗手段。sHLH 一般无家族史或基因缺陷，但多有明确的诱因或基础疾病，病情相对较轻，一般不需要 HSCT 治疗。故对于儿童，尤其年龄＜2 岁者，诊断 HLH 后应尽量及时检查是否存在 HLH 相关基因突变。

2.HLH 与重症感染的鉴别

HLH 的表现与重症感染存在很大的重叠，很多的诊断指标可见于重症感染。当患者出现持续发热伴肝脾肿大和血细胞减少时应当怀疑 HLH 的可能；或者发热、全血细胞减少合并明显肝功能异常者应考虑 HLH。同时，HLH 治疗过程中可能再次发热，应注意鉴别是 HLH 复发或是继发感染。细胞因子谱对于两者的鉴别具有重要价值。一般重症感染以 IL-6 升高为主，IFN-γ 较少升高；而 HLH 则表现为 IL-10 和 IFN-γ 显著增高但 IL-6 升高相对不明显。

3.HLH 与其他血液病的鉴别

朗格汉斯细胞组织细胞增生症（LCH）、组织细胞坏死性淋巴结炎、恶性淋巴瘤、遗传代谢性疾病等可有血常规改变、肝脾肿大、肝功能异常等类似于 HLH，需加以鉴别，同时这些疾病亦可继发 HLH。

三　治　疗

（一）治疗原则

HLH 病情进展迅速，病势凶险。因此，早期、恰当和有效的治疗对提高生存非常重要。疑诊 HLH，建议尽早请儿科血液病专科医师会诊。是否启动 HLH 相关治疗主要取决于病情进展情况和严重性，而非是否达到 5/8 标准。同时 HLH 的治疗强调个体化，根据病因和病情严重程度进行施治。HLH 的治疗有三步：①清除诱发因素，抑制高炎症反应；②杀灭病原感染的细胞；③治疗潜在的病因。其治疗原则是尽快控制细胞因子风暴，减少脏器功能损伤；加强支持治疗，避免过度化疗；精准分层治疗，减少并发症，提高生存率。

（二）pHLH 的治疗

明确诊断 pHLH 者按 HLH-94 方案治疗（见图 7-4-1），病情控制后应尽早行造血干细胞移植方能根治。根据国际组织细胞协会的临床研究，目前国际组织细胞协会推荐采用 HLH-94 方案而非 HLH-2004 方案进行治疗，以减少早期治疗相关的死亡率。该方案主要由糖皮质激素（地塞米松，DEX）、依托泊苷（VP-16）和环孢素 A（CSA）组成，包括前 8 周的诱导治疗和后续的维持治疗两个阶段，维持治疗至行造血干细胞移植。

DEX：初始治疗阶段每日应用，静脉滴注或用片剂分次口服，10mg/（m² · d），连续 2 周，第 3 周开始减半量，连续 2 周，以后每隔 2 周减半直至第 8 周减停。维持治疗阶段 10mg/（m² · d），第 10 周开始，隔周应用，连用 3 天。

CSA：从不早于第 3 周开始应用，从 6mg/（kg · d）开始口服（分两次），定期检测血药浓度，调整剂量，维持血药谷浓度在 200µg/L 左右。

VP-16：初始治疗阶段 150mg/(m² · d)静脉滴注，第 1、2 周每周 2 次，第 3 周开始每周 1 次，共 8 周。维持阶段每 2 周一次，第 9 周开始，剂量同前。VP-16 的剂量可根据患者的耐受性进行适当调整，耐受性差者可给予每周 50～100mg/m²。

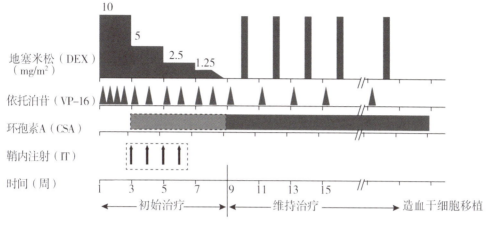

图 7-4-1 pHLH 治疗流程图

鞘内注射：IT 仅在治疗后神经系统症状进展或脑脊液仍异常的情况下施行，一般不超过 4 次。具体剂量是：MTX，年龄<1 岁，6mg/次；1～2 岁，8mg/次；2～3 岁，10mg/次；年龄>3 岁，12mg/次；DEX，年龄≤3 岁，2mg/次；年龄>3 岁，4mg/次。

(三)sHLH 的治疗

由于 HLH 病因复杂、疾病轻重差别较大，部分病例可不需要完全按照 HLH-94 方案进行治疗。对于感染相关的 HLH，应重点根据病因治疗原发病，在治疗基础疾病的基础上酌情使用丙种球蛋白和小剂量激素，仍不能控制者酌情给予 HLH-94 方案，并积极寻找基础病因。对于 MAS，强烈免疫抑制治疗（如大剂量甲强龙）及大剂量丙球应用一般效果良好，对于复发难治的患者，VP-16 仍可选用。对于肿瘤相关的 HLH，既要针对 HLH 进行治疗以控制炎症反应，也要在条件允许下积极治疗原发肿瘤，但具体用药需要根据患者病情个体化制定。对于 sHLH 而言，大部分患儿治疗 8 周即可停药，对于 HLH-94 方案治疗无效或复发者，应尽早进行造血干细胞移植。

(四)对症支持治疗

HLH 病情危重，在控制细胞因子风暴的同时，加强对症支持治疗，合理处理出血、感染和多脏器功能衰竭等并发症对降低死亡率至关重要。治疗过程中要加强血常规、凝血功能、肝肾功能、电解质的监测。对于凝血功能异常者，积极补充凝血因子，适当应用止血药物；贫血及血小板低者酌情输注红细胞、血小板。粒细胞低时注意预防真菌、卡氏肺囊虫等机会性感染。丙种球蛋白输注具有针对病原菌及抑制免疫反应的作用。血浆置换或血液灌流可以快速去除血液中的细胞因子，对于重症病例可能有一定帮助。

(五)造血干细胞移植

HSCT 是治愈 HLH 的重要手段。HSCT 的指征包括原发性 HLH、NK 细胞活性持续降低、诱导治疗 8 周仍未缓解、治疗期间或停药后复发者。中枢神经系统受累预后差，有条件的可进行 HSCT。合适的移植供者选择与 HSCT 效果密切相关。首选 HLA 配型全相合同胞供者(但 HSCT 前供者需行基因检测排除 pHLH 未发病可能)，在没有全相合供者情况下，半相合、脐血可作为替代供者。有移植指征者应该在病情缓解期尽快移植。

(六)挽救治疗

尽管 HLH-94/HLH-2004 方案在治疗 HLH 上取得了巨大成功,但仍有相当一部分患者治疗效果欠佳或复发。初始诱导治疗后的 2～3 周应进行疗效评估,对于未能达到部分缓解以上疗效的患者建议尽早接受挽救治疗。具体可考虑采用 DEP 或 L-DEP 联合化疗方案、抗胸腺球蛋白(ATG)、JAK1/2 抑制剂芦可替尼、靶向 CD52 的阿仑单抗、IFN-γ 单克隆抗体(依马利尤单抗,emapalumab)等。

HLH 曾经是一个致命性的疾病,在应用 HLH-94 方案之前,其 1 年生存率近乎 0。而目前 HLH-94 和 HLH-2004 方案的长期存活在 60% 左右。早期诊断、早期治疗,在有效控制高炎症反应的基础上进行积极的支持治疗是降低死亡率的关键。同时,要进一步提高长期生存率,还有赖于新的治疗手段的研发。

四 研究热点

自国际组织细胞协会 HLH-94 临床研究开展以及 1999 年第一个 HLH 相关基因穿孔素基因的发现,HLH 的发病机制和临床诊治方面有了重要进展,生存率从 20 世纪 90 年代的不足 5% 提高到现在的 60% 左右。目前 HLH 的基础研究方面,主要还是着重于原发性 HLH 的基因。随着二代测序技术的发展,越来越多的基因被发现与 HLH 相关,但从孟德尔遗传定律的角度,这些基因的单等位基因突变并不足以引起 HLH,所以这些基因缺陷与 HLH 发病的关联性,以及是否需要行造血干细胞移植进行根治,均需要进一步研究。细胞因子对于 HLH 的早期诊断、鉴别诊断具有重要意义,且不同亚型的 HLH 具有不同的细胞因子谱,对临床诊治具有重要意义。

临床治疗方面,从 HLH-94 到 HLH-2004,HLH 患儿的长期生存率并无差别,似乎以激素、VP-16 和 CSA 为基础的治疗方案在 HLH 的治疗上遇到了瓶颈。因此,目前有部分小分子靶向药物、单克隆抗体成为治疗 HLH 的明星。比如 JAK1/2 的抑制剂芦可替尼、IFN-γ 单克隆抗体 emapalumab 等,均在临床研究中表现出了良好的疗效。此外,EB 病毒相关 HLH 是我国儿童 HLH 的主要类型,占 70% 左右,虽然治疗效果好,但仍存在部分难治的病例,其发病机制还需要深入研究。

五 推荐文献阅读

1. Henter JI, Horne A, Arico M, et al. HLH-2004: diagnostic and therapeutic guidelines for hemophagocytic lymphohistiocytosis[J]. Pediatr Blood Cancer, 2007, 48(2):124-131.

2. Xu XJ, Tang YM, Song H, et al. Diagnostic accuracy of a specific cytokine pattern in hemophagocytic lymphohistiocytosis in children[J]. J Pediatr, 2012, 160:984-990.

3. 噬血细胞综合征中国专家联盟,中华医学会儿科学分会血液学组. 噬血细胞综合征诊治中国专家共识[J]. 中华医学杂志, 2018, 98(2):91-95.

4. 中华医学会儿科学分会血液学组. 噬血细胞性淋巴组织细胞增生症诊疗建议[J]. 中华儿科杂志, 2012, 50(11):821-825.

5. 王昭. 噬血细胞综合征[M]. 北京:科学出版社, 2017.

六 病例剖析

【一般情况】 患儿,女,3 岁 4 个月。

【主诉】 发热腹痛 4 天。

【现病史】　患儿入院前 4 天出现发热,体温最高 40℃,热峰 4～5 次/d,伴腹痛,不剧,可自行缓解,无抽搐,无咳嗽,无呕吐腹泻。2 天前腹痛加剧,家长自行口服"奥司他韦",发热腹痛无好转。至当地医院就诊,查血常规:白细胞计数 1.8×10⁹/L,中性粒细胞 0.5×10⁹/L,血红蛋白 96g/L,血小板计数 34×10⁹/L,超敏 C 反应蛋白 163.54mg/L。为求进一步治疗,遂来我院,门诊拟"脓毒症,全血细胞减少"收住入院。

起病来,神清,精神软,胃纳欠佳,睡眠欠安,体重无明显增减。

【既往史】　既往体健,否认食物药物过敏史。

【个人史】　G2P1 足月剖宫产,出生体重 2.8kg,否认难产史及窒息抢救史。生后母乳喂养,按时添加辅食,现普食。按卡接种疫苗,2 个月抬头,4 个月翻身,6 个月独坐,1 岁会走,生长发育与正常同龄儿相仿。

【家族史】　父母体健。否认家族中肝炎、结核等传染病史及肿瘤、高血压等遗传病史。

【入院查体】　T 39.4℃,P 124 次/min,R 42 次/min,BP 98/61mmHg,体重 15kg,颜面部少许出血样点状皮疹,双手掌、脚底黄染,皮肤巩膜稍黄染,颈部可及数枚肿大淋巴结,咽充血,扁桃体 Iº肿大,心脏律齐,未及病理性杂音,腹平软,肝肋下 3cm,脾肋下 4cm,质地中等,四肢未及皮疹,无浮肿。神经系统检查阴性。

【辅助检查】　入院当天我院门诊血常规:WBC 0.39×10⁹/L,N 0.14×10⁹/L,Hb 87g/L,PLT 17×10⁹/L,CRP 157.97mg/L。

【入院诊断】　1.脓毒血症;2.血三系减少待查:急性白血病? 噬血细胞综合征?

【入院检查】

1.三大常规、胸片、心电图、腹部 B 超。

2.血生化五项、血清铁蛋白、凝血谱、血气电解质、降钙素原、T 细胞亚群。

3.血培养、血清 EB 病毒、CMV 病毒 DNA 测定、EB 病毒抗体五项、TORCH、细胞因子,可溶性 CD25 测定。

4.骨髓常规。

【诊疗计划】

1.一般治疗:一级护理,注意卧床休息。

2.抗感染:给予"美罗培南"静滴抗感染,"美能、思美泰"静滴护肝,"酚磺乙胺"止血。

3.输血治疗:预约输注血小板 5U。

4.对症支持治疗:维持水电解质及酸碱平衡,密切关注患儿生命体征,注意退热;

5.尽快完善相关辅助检查,明确诊断。

【诊疗经过】

1.辅助检查结果

(1)生化:白蛋白 27.3g/L,总胆红素 42.7μmol/L,直接胆红素 31.4μmol/L,丙氨酸氨基转移酶 494U/L,甘油三酯 2.47mmol/L,乳酸脱氢酶 1449U/L,铁蛋白>1500μg/L。

(2)凝血谱:PT 16.6 秒(正常对照 11.9 秒),APTT 38.5 秒(正常对照 25.5 秒),纤维蛋白原1.03g/L。

(3)EB 病毒 DNA:4.3×10⁴ 拷贝/ml;TORCH 阴性;EB 病毒抗体谱:VCA-IgM(+)、VCA-IgG(+)、EA-IgG(-)、NA-IgG(-)。

(4)降钙素原 15.3ng/ml。

(5)细胞因子:IL-2 1.2pg/ml,IL-4 1.1pg/ml,IL-6>5000.0pg/ml,IL-10 4197.9pg/ml,TNF 6.7pg/ml,IFN-γ 4844.0pg/ml。可溶性 CD25 17185 IU/ml。

(6)骨髓常规:感染骨髓象,噬血现象易见。幼稚细胞比例无明显增高。

41

(7)腹部 B 超:肝肋下 2.8cm,脾肋下 3.3cm,胆囊壁水肿,腹腔积液(4.1cm)

2.下一步治疗措施

(1)继续美罗培南抗感染,加用阿昔洛韦抗病毒,注射用丙种球蛋白静滴增强抗病毒。

(2)给予 DEX 10mg/m² 每日静滴、VP-16 150mg/m² 静滴治疗噬血细胞综合征。

(3)每日监测血常规,每 2～3 天监测血气电解质、凝血谱、生化、细胞因子等治疗,密切评估病情,根据病情调整治疗方案。

3.疾病转归

经积极抗感染和针对 HLH 的治疗后,患儿体温在入院后 3 天恢复正常,一般情况改善。肝功能损伤和凝血谱异常在一周左右恢复正常。血常规在 10 天左右恢复到正常水平。患儿治疗两周后出院,DEX 改为 5mg/m² 每日口服治疗。

【出院诊断】 1.脓毒血症;2.噬血细胞综合征(EB 病毒相关)。

【出院建议】

1.血液科门诊继续完成 HLH-2004 方案 8 周疗程。每周一血液科门诊随诊,行 VP-16 化疗,复查生化、铁蛋白、凝血谱、细胞因子、EB 病毒 DNA 等指标。

2.DEX 口服期间注意补钙补钾,监测血压。

3.如有发热、腹痛、恶心呕吐、出血等不适,及时就诊。

第八章 神经系统疾病

第一节 癫痫

 一 概　述

癫痫(epilepsy)是一种慢性、反复发作的脑功能障碍性疾病,该病影响各年龄段人群,目前全世界约有 7000 万患者,每年约有 500 万人被诊断为癫痫,是最常见的、严重的神经系统疾病之一。中国癫痫的总体患病率约为 7‰,儿童期癫痫的年发病率为(5～8)/10000 人。癫痫是一种与正常大脑功能持续性紊乱相关的疾病,可能由各种遗传性、结构性、代谢性、免疫性、感染性或未知因素引起。反复的癫痫发作可引起智力、运动发育迟缓,精神异常及认知障碍,且常合并痴呆、焦虑及抑郁症等共患病,导致生活质量低下,与普通人群相比,过早死亡风险增高近 3 倍,占全球疾病负担的 0.5%。

 二 诊断与评估

(一)癫痫基本概念

1.癫痫发作

癫痫发作是指由主要位于大脑皮层的神经元异常、过度或同步放电引起的临床表现。这种异常阵发性放电活动呈间歇性,通常具有自限性,持续几秒到几分钟。癫痫发作的脑电图特征是持续、异常的电活动,具有相对独立的发作起始和结束,进展过程表现为异常放电的波形和振幅(电压)变化。

(1)急性症状性癫痫发作:也称为诱发性或反应性癫痫发作,与急性全身性疾病或脑损伤有密切的时间关联。例如低钠血症、低钙血症、高热、毒物暴露、颅内出血或细菌性脑膜炎。急性症状性癫痫发作并不属于癫痫,除非在急性病程后出现反复发作。

(2)非诱发性癫痫发作:非诱发性癫痫发作没有潜在临床病因,或是与既存的脑病变或进行性神经系统疾病有关,但超出了确诊急性症状性癫痫发作的时间段。

(3)癫痫持续状态:癫痫持续状态是指发作持续时间≥30 分钟或意识尚未恢复就立即复发。

2.癫　痫

癫痫是一种以具有持久性的致病倾向为特征的脑部疾病。癫痫不是单一的疾病实体,而是一种有着不同病因基础,临床表现各异,但以反复癫痫发作为共同特征的慢性脑部疾病状态。

存在以下任何情况即可视为癫痫:①至少两次非诱发性(或反射性)癫痫发作,两次发作间隔时间＞

24 小时。反射性癫痫发作是由特定的外部（如光闪烁）或内部（如情绪或思维）刺激诱发的癫痫发作。② 一次非诱发性（或反射性）癫痫发作，且未来 10 年内再发癫痫发作的可能性与两次非诱发性发作后总体 再发风险相近（≥60%）。③诊断为癫痫综合征。

3.癫痫综合征

指由一组特定的临床表现和脑电图改变组成的癫痫疾患（即脑电临床综合征）。临床上常结合发病 年龄、发作类型、病因学、解剖基础、发作时间规律、诱发因素、发作严重程度、其他伴随症状、脑电图及影 像学结果、既往史、家族史、对药物的反应及转归等资料，做出某种癫痫综合征的诊断。诊断癫痫综合征 对于治疗选择、判断预后等方面具有一定指导意义。

4.发育性/癫痫性脑病

指由发育性因素和频繁癫痫发作和（或）癫痫样放电造成的进行性神经精神功能障碍或退化，如认 知、语言、感觉、运动及行为等方面。损伤可为全面性或具有选择性，且可表现出不同严重程度。

（二）癫痫分类

根据 2017 年国际抗癫痫联盟（International League Against Epilepsy，ILAE）多层次分类方案，对癫 痫发作和癫痫进行分类：①癫痫发作类型；②癫痫类型；③癫痫综合征（见图 8-1-1）。每个层次都涉及病 因，应尽可能通过全面评估来确定，包括病史、查体、神经影像学检查和实验室检查。

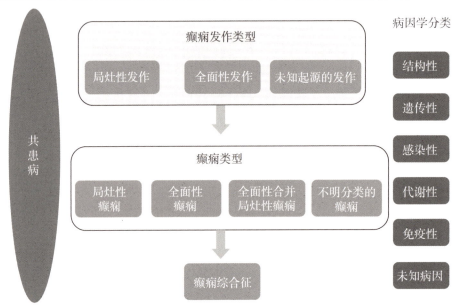

图 8-1-1 2017 年 ILAE 新版癫痫发作及癫痫分类指南

1.癫痫发作和癫痫的类型

ILAE 分类系统根据临床和脑电图资料，将癫痫发作和癫痫分为 4 个基本类别：①局灶性发作；②全 面性发作；③未知起源发作（如癫痫性痉挛）；④未分类发作（即因信息不足或无法分类）（见图 8-1-2）。

（1）局灶性（部分性）癫痫发作：局灶性癫痫发作的起源局限于一侧大脑半球神经网络。这类发作可 以是孤立散在的局部分布，也可以呈更广泛的分布。局灶性癫痫发作可以伴或不伴有发作期的意识受 损。当患者在整个癫痫发作过程意识清楚，这种发作称为无意识受损的局灶性癫痫发作（以前称为单纯 部分性癫痫发作）。伴有意识受损的局灶性癫痫发作则与之前的复杂部分性癫痫发作相对应。局灶性 癫痫发作可进一步基于临床体征和症状以及脑电图定位细分，其中包括运动性癫痫发作、感觉性癫痫发 作、自主神经性癫痫发作、不伴有意识受损的局灶性癫痫发作、伴有意识受损的局灶性癫痫发作。

（2）全面性癫痫发作：全面性癫痫发作的概念是起源于分布在双侧大脑半球网络中的某一点，并快 速扩散。意识可能受损，且可能是发作的初始表现。如果出现运动表现，则为双侧性。发作期的脑电图

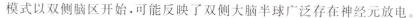

模式以双侧脑区开始,可能反映了双侧大脑半球广泛存在神经元放电。

(3)未知起源发作:某些类型癫痫的起源无法确定是全面性还是局灶性,癫痫性痉挛就是个典型例子。癫痫性痉挛,包括婴儿痉挛,是涉及颈部、躯干和四肢肌肉痉挛的癫痫发作。

(4)癫痫综合征:ILAE 分类系统确认了 30 多种癫痫综合征,每种综合征根据其独特的临床特征、症状和体征及脑电图模式组合来定义。癫痫综合征的分类对治疗和预后极具价值,对于家族性癫痫病例还可提供遗传信息。

局灶性起源

意识清楚	意识障碍

运动性
・自动症
・失张力发作
・阵挛发作
・癫痫样痉挛发作
・过度运动发作
・肌阵挛发作
・强直发作
非运动性
・自主神经性发作
・行为终止
・认知性发作
・情绪性发作
・感觉性发作

局灶性进展为双侧强直阵挛性

全面性起源

运动性
・强直-阵挛发作
・阵挛发作
・强直发作
・肌阵挛发作
・肌阵挛-强直-阵挛发作
・肌阵挛失张力发作
・失张力发作
・癫痫样痉挛发作
非运动性(失神)
・典型发作
・不典型发作
・肌阵挛发作
・眼睑肌阵挛发作

末知起源

运动性
・强直-阵挛发作
・癫痫样痉挛发作
非运动性(失神)
・行为终止

无法分类

图 8-1-2　癫痫发作新分类

2.癫痫的病因

ILAE 对癫痫的病因大致分为 6 类:结构性、遗传性、感染性、代谢性、免疫性、未知病因(见图 8-1-1)。

(1)结构性:任何大脑皮质的损伤几乎都会导致癫痫发作。急性症状性癫痫发作可由缺血、出血(脑实质内或蛛网膜下腔出血)或者轻微头部创伤(震荡)后的暂时性皮质功能紊乱引起。癫痫可由既往远期事件引起的慢性神经元功能紊乱导致,例如围生期窒息或者宫内脑卒中,或是进行性神经系统病变的表现,如肿瘤、神经变性或神经代谢疾病。

1)神经发育病变:神经发育病变(neurodevelopmental lesions,NDL)如皮质发育不良/皮质发育不全、畸形、异位以及皮质发育障碍,广义 NDL 包括无脑回、巨脑回以及带状、层状和室管膜下异位。狭义 NDL 包括局灶性皮质发育不良、脑裂畸形(裂隙从脑室延伸至皮质表面,内衬有发育不良的皮质)、多小脑回和室管膜下异位。数种 NDL 与可识别的体细胞畸形相关,部分具有明确的染色体缺陷。另外,种系突变和体细胞突变也越来越被认为是 NDL 的病因。一些更常见的致病基因包括 *DCX*、*LIS1*、*FLNA*、*TUBB2B*、*DYNC1H1*、*PIK3CA*、*AKT3*、*PTEN* 和 *MTOR*。

2)海马硬化:海马硬化是伴神经元细胞丢失和胶质增生的海马萎缩,也称为内侧颞叶硬化,是难治性局灶性癫痫发作成年患者中的最常见病变。该病变也见于儿童,特别是青少年,但它主要是成人癫痫发作的病因。

(2)遗传性:目前识别出的大多数遗传性癫痫在儿童期发病。遗传性癫痫包括遗传全面性癫痫中的特征明确的癫痫综合征,例如儿童失神性癫痫、青少年失神性癫痫和青少年肌阵挛性癫痫,以及常常与神经发育障碍和难治性癫痫发作相关的更严重的综合征,例如 Dravet 综合征。常规神经影像学检查通常正常,病因为已知或推测的遗传性离子通道或受体缺陷。

(3)感染性:感染是最常见的癫痫病因,如 HIV 感染、脑囊虫病、疟疾、结核病以及既往脑膜炎或脑炎的后遗症。急性症状性癫痫发作可见于化学刺激或感染(如脑膜炎、脑炎和脓毒症)。

(4)代谢性:许多代谢性疾病与癫痫发生风险大幅增加相关,如葡萄糖转运蛋白缺乏症、肌酸缺乏综合征及线粒体细胞病。急性症状性癫痫发作可由暂时性皮质神经元功能障碍引起,如代谢状态紊乱(如高热、低钙血症或低钠血症)。

(5)免疫性:免疫介导的中枢神经系统炎症可引起癫痫,如 Rasmussen(拉斯马森)脑炎和抗-N-甲基-D-天冬氨酸(N-methyl-D-aspartate,NMDA)受体脑炎。

(6)未知病因。

3.癫痫的诊断

(1)癫痫的诊断可分为五个步骤:①确定发作性事件是否为癫痫发作:涉及发作性事件的鉴别,包括诱发性癫痫发作和非诱发性癫痫发作的鉴别。传统上,临床出现两次(间隔至少 24 小时)非诱发性癫痫发作时就可诊断癫痫。②确定癫痫发作的类型:按照 ILAE 癫痫发作分类来确定。③确定癫痫及癫痫综合征的类型:按照 ILAE 癫痫及癫痫综合征分类系统来确定,有些病例无法归类于某种特定癫痫综合征。④确定病因:2017 年 ILAE 推荐的"癫痫发作及癫痫分类指南"将病因分类为遗传性、结构性、代谢性、免疫性、感染性以及未知病因六大类。⑤确定残障和共患病。

(2)癫痫的诊断方法:采集病史、体格检查和辅助检查。

1)采集病史:目的是描述事件特点,确定是否为癫痫发作并排除其他诊断,确定既往是否发生过类似事件,并结合既往病史、家族史和用药情况评估有无癫痫发作的潜在危险因素。主要包括发作时的环境情况,发作前即刻的行为,发作期间的外观情况,发作期间的行为,发作后的行为,病史的其他方面。

2)体格检查:癫痫发作儿童的一般病史和体格检查包括几个方面。密切关注眼科检查,寻找先天性眼部缺陷、与某种神经皮肤病和神经退行性疾病有关的视网膜改变;神经系统检查应查找有无癫痫发作相关表现的证据,如持续头和眼偏斜、偏侧空间忽视、面部或肢体局灶性肌阵挛以及自动症(重复刻板、无目的性运动,包括咂嘴、口面部颤搐以及抓取或摸索等手臂和手部运动);考虑发作是心源性原因所致,有必要心脏检查,包括心电图;腹部检查可能发现肝脾肿大,提示某种贮积病;皮肤检查对评估癫痫发作的儿童尤其重要,如结节性硬化症的皮肤特征、Sturge-Weber(斯德奇-韦伯)综合征的面部血管瘤、神经纤维瘤病的咖啡牛奶斑、线状痣综合征的痣以及伊藤综合征的螺旋状色素沉着减少;对遗传病的评估很重要,应注意畸形特征和其他先天性畸形。

3)辅助检查:脑电图检查、神经影像学检查、实验室检查、基因检测等。

①脑电图(electroencephalography,EEG):癫痫发作最本质的特征是脑神经元异常过度放电,而 EEG 是能够反映脑电活动最直观、便捷的检查方法,是诊断癫痫发作、确定发作类型最重要的辅助手段,为癫痫患者的常规检查。当然,临床应用中必须充分了解 EEG(尤其头皮 EEG)检查的局限性,必要时可延长监测时间或多次检查。

②神经影像学:MRI 对于发现脑部结构性异常有很高的价值。如有条件,建议常规进行头颅 MRI 检查。头部 CT 检查在显示钙化性或出血性病变时较 MRI 有优势。其他影像学检查,如功能磁共振(fMRI)、磁共振波谱(MRS)、单光子发射计算机断层扫描(SPECT)、正电子发射断层扫描(PET)等,均不是癫痫患者的常规检查。应注意,影像学阳性结果不代表该病灶与癫痫发作之间存在必然的因果关系。

③血液检查:包括血常规、血糖、电解质、肝肾功能、血气、丙酮酸、乳酸等有助于查找病因。定期检查血常规和肝、肾功能等指标还可辅助监测药物的不良反应。临床怀疑中毒时,应进行毒物筛查。已经服用抗癫痫药物者,可酌情进行药物浓度监测。

④尿液检查:包括尿常规及遗传代谢病的筛查。

⑤脑脊液检查:主要为排除颅内感染性疾病,对某些遗传代谢病的诊断也有帮助。

⑥心电图:对于疑诊癫痫或新诊断的癫痫患者,多主张常规进行心电图检查。这有助于发现易误诊

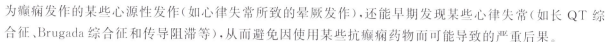

为癫痫发作的某些心源性发作(如心律失常所致的晕厥发作)，还能早期发现某些心律失常(如长 QT 综合征、Brugada 综合征和传导阻滞等)，从而避免因使用某些抗癫痫药物而可能导致的严重后果。

⑦基因检测：癫痫的基因诊断目前已经成为重要的辅助诊断手段之一，随着基因检测技术的发展而不断进步，而各基因检测方法的适用性也因癫痫的临床异质性和遗传异质性有所不同。一般用于临床诊断的基因检测策略主要包括候选基因检测，基于二代测序技术(NGS)的基因组(gene panel)、全外显子测序(whole exome sequencing，WES)检测，以及染色体微阵列分析(chromosomal microarray analysis，CMA)。CMA 可分为单核苷酸多态性微阵列(SNP array)和微阵列比较基因组杂交技术(array-based comparative genomic hybridization，aCGH)。既往利用一代测序技术，可以逐一检测已知的癫痫致病基因，仅适用于临床高度怀疑的某一种癫痫综合征，例如 Dravet 综合征等。随着高通量二代测序技术及微阵列比较基因组杂交技术的发展及应用，越来越多的癫痫致病基因被发现。aCGH 技术能高效地检测出癫痫患者相关的致病性拷贝数改变(copy number variation，CNV)。

4.癫痫的鉴别诊断

(1)可能类似于癫痫发作的非癫痫性事件：癫痫发作的诊断主要是依据临床病史，准确诊断需要鉴别癫痫发作和癫痫与其他可能类似于癫痫发作的临床事件(见表 8-1-1)。

表 8-1-1　不同年龄段常见的非癫痫性发作

新生儿和婴儿期 (0～2 岁)	呼吸异常(窒息发作/屏气发作)、运动异常(抖动或震颤/良性肌阵挛惊跳反应点头痉挛、异常眼球活动)、代谢性疾病(低血糖、低血钙、低血镁、维生素 B$_6$ 缺乏)
学龄前期 (2～6 岁)	睡眠障碍(夜惊症、睡行症、梦魇)、习惯性阴部摩擦、惊跳反应、腹痛、注意力缺陷、晕厥
学龄期 (6～18 岁)	晕厥、偏头痛及头痛、抽动症、发作性运动障碍、精神心理行为异常(焦虑、恐惧、暴怒)、睡眠障碍
成年期 (大于 18 岁)	晕厥、癔症发作、偏头痛及头痛、舞蹈症、发作性睡病、短暂性脑缺血发作、短暂性全面遗忘症、老年猝倒、多发性硬化发作性症状

(2)癫痫发作和非癫痫性事件发作期间的临床行为：一般性原则适用于大多数癫痫发作，并提供必要的信息，以鉴别真正的癫痫事件与可能类似于癫痫发作的心因性非癫痫性事件、其他阵发性行为或生理性事件，如心血管功能障碍引起的事件以及中枢神经系统起源的非癫痫性事件(如阵发性肌张力障碍、婴儿颤抖发作和抽搐)。

5.常见癫痫发作类型及诊断要点

(1)全面性发作(generalized seizures)：包括全面性强直阵挛发作、失神发作、强直发作、阵挛发作、肌阵挛发作、失张力发作。

①全面性强直阵挛发作(generalized tonic-clonic seizures，GTCS)：是一种表现最明显的发作形式，既往也称为大发作(grand mal)，以意识丧失、双侧对称强直后紧跟有阵挛动作并通常伴有自主神经受累表现为主要临床特征。

②失神发作(absence seizures)：典型失神发作突发突止，表现为动作突然中止或明显变慢，意识障碍，不伴有或伴有轻微的运动症状(如阵挛、肌阵挛、强直、自动症等)。发作通常持续 5～20 秒(<30 秒)。发作时 EEG 呈双侧对称同步、3Hz(2.5～4.0Hz)的棘慢综合波爆发。约 90% 的典型失神患者可由过度换气诱发。主要见于儿童和青少年，如儿童失神癫痫和青少年失神癫痫，成人罕见。

③强直发作(tonic seizures)：表现为躯体中轴、双侧肢体近端或全身肌肉持续性的收缩，肌肉僵直，没有阵挛成分。通常持续 2～10 秒，偶尔可达数分钟。发作时 EEG 显示双侧性波幅渐增的棘波节律(20±5)Hz 或低波幅约 10Hz 节律性放电活动。强直发作主要见于 Lennox-Gastaut 综合征。

④阵挛发作(clonic seizures)：表现为双侧肢体节律性(1～3Hz)的抽动，伴有或不伴有意识障碍，多

持续数分钟。发作时 EEG 为全面性(多)棘波或(多)棘-慢波综合。

⑤肌阵挛发作(myoclonic seizures):表现为不自主、快速短暂、电击样肌肉抽动,每次抽动历时 10～50 毫秒,很少超过 100 毫秒。可累及全身也可限于某局部肌肉或肌群,可非节律性反复出现。发作期典型的 EEG 表现为爆发性出现的全面性多棘慢波综合。肌阵挛发作既可见于一些预后较好的特发性癫痫患者(如青少年肌阵挛性癫痫),也可见于一些预后较差的、有弥漫性脑损害的癫痫性脑病(如 Dravet 综合征、Lennox-Gastaut 综合征)。

⑥失张力发作(atonic seizures):表现为头部、躯干或肢体肌肉张力突然丧失或减低,发作之前没有明显的肌阵挛或强直成分。发作持续约 1～2 秒或更长。临床表现轻重不一,轻者可仅有点头动作,重者则可导致站立时突然跌倒。发作时 EEG 表现为短暂全面性 2～3Hz(多)棘-慢波综合发放或突然电压低减。失张力发作多见于癫痫性脑病(如 Lennox-Gastaut 综合征、Doose 综合征)。

(2)局灶性发作(focal seizure):包括局灶性运动性发作、局灶性非运动性发作、局灶性继发双侧强直-阵挛发作。

①局灶性运动性发作(focal motor seizures):是一类最常见的局灶性发作,发作主要表现为各种不同的运动症状,脑电图显示发作从局部起始。根据运动症状又可以分为局灶性阵挛发作、局灶性强直发作、局灶性肌阵挛发作、局灶性失张力发作和负性肌阵挛发作、局灶性癫痫样痉挛、自动症发作和过度运动发作。

②局灶性非运动性发作:根据临床表现可以分为感觉性发作、行为终止发作、认知性发作、情绪性发作和自主神经发作。各种局灶性非运动发作很少单独出现,但如果是发作最初的突出表现,具有重要的定位意义。

③局灶性继发双侧强直-阵挛发作:起源于不同部位的各种类型的局灶性发作均可能进展为双侧强直-阵挛发作,临床表现为上述各种局灶性发作演变为双侧强直-阵挛发作,但常有不对称姿势或双侧不同步的抽动。

(3)癫痫性痉挛(epileptic spasms):在 2010 年 ILAE 分类工作报告中,明确把癫痫性痉挛作为一种发作类型。目前认为癫痫性痉挛可以是全面性起源、局灶性起源或未知起源。癫痫性痉挛表现为突然、主要累及躯干中轴和双侧肢体近端肌肉的强直性收缩,历时 0.2～2.0 秒,突发突止。临床可分为屈曲型或伸展型痉挛,以前者多见,表现为发作性点头动作,常在觉醒后成串发作。发作间期 EEG 表现为高度失律或类高度失律,发作期 EEG 表现多样化(电压低减、高幅双相慢波或棘慢波等)。癫痫性痉挛多见于婴幼儿,如 West 综合征,也可见于其他年龄。

三 治疗与管理

癫痫的最终目标不仅仅是控制发作,更重要的是提高患者生活质量。随着医学的进步,针对癫痫已发展了多种治疗方案,可在不同情况下进行优化选择或采取综合性干预措施,重在对疾病长期全面的管理。癫痫治疗方案主要包括药物治疗、外科治疗(包括神经调控治疗)、生酮饮食等。

(一)抗癫痫药物治疗

抗癫痫药物(AEDs)是目前癫痫治疗中最主要的治疗方案,常作为首选。

常用抗癫痫药物见表8-1-2。

根据癫痫发作类型的选药原则见表8-1-3。

癫痫综合征的选药原则见表8-1-4。

表 8-1-2 常用抗癫痫药物

传统 AEDs	新型 AEDs
卡马西平（carbamazepine，CBZ）	非氨脂（felbamate，FBM）
氯硝西泮（clonazepam，CZP）	加巴喷丁（gabapentin，GBP）
乙琥胺（ethosuximide，ESM）	拉莫三嗪（lamotrigine，LTG）
苯巴比妥（phenobarbitone，PB）	拉科酰胺（lacosamide，LCS）
苯妥英钠（phenytoin，PHT）	左乙拉西坦（levetiracetam，LEV）
扑痫酮（primidone，PRM）	奥卡西平（oxcarbazepine，OXC）
丙戊酸钠（valproate，VPA）	普瑞巴林（pregabalin，PGB）
氯巴占（clobazam，CLB）	卢菲酰胺（rufinamide，RUF）
	替加宾（tiagabine，TGB）
	托吡酯（topiramate，TPM）
	氨己烯酸（vigabatrin，VGB）

表 8-1-3 根据癫痫发作类型的选药原则

癫痫发作类型	一线治疗	添加治疗	可参考的治疗	不推荐的治疗
全面强直阵挛发作	丙戊酸、卡马西平、拉莫三嗪、奥卡西平、左乙拉西坦	氯巴占、拉莫三嗪、左乙拉西坦、托吡酯、丙戊酸钠	氯硝西泮苯巴比妥	—
强直或失张力发作	丙戊酸	拉莫三嗪	卢非酰胺*、托吡酯	卡马西平、奥卡西平、加巴喷丁、普瑞巴林、替加宾*、氨己烯酸
失神发作	乙琥胺*、丙戊酸、拉莫三嗪	乙琥胺*、丙戊酸、拉莫三嗪	氯巴占、氯硝西泮、托吡酯、左乙拉西坦、唑尼沙胺	卡马西平、奥卡西平、加巴喷丁、苯妥英钠、普瑞巴林、氨己烯酸、替加宾*
肌阵挛发作	左乙拉西坦、丙戊酸、托吡酯	左乙拉西坦、丙戊酸钠、托吡酯	氯巴占、氯硝西泮、左乙拉西坦、唑尼沙胺、托吡酯	卡马西平、奥卡西平、加巴喷丁、苯妥英钠、普瑞巴林、氨己烯酸、替加宾*
局灶性发作	卡马西平、拉莫三嗪、左乙拉西坦、奥卡西平、丙戊酸	卡马西平、氯巴占、加巴喷丁、拉莫三嗪、左乙拉西坦、奥卡西平、丙戊酸、托吡酯	苯巴比妥、苯妥英钠	

注：*为目前国内市场尚没有的抗癫痫药。

表 8-1-4　癫痫综合征的选药原则

癫痫综合征	一线药物	添加药物	可以考虑的药物	加重发作的药物
儿童良性癫痫伴中央颞区棘波(BECT)Panayiotopoulos综合征或晚发性儿童枕叶癫痫(Gastaut 型)	卡马西平、奥卡西平、左乙拉西坦、丙戊酸、拉莫三嗪	卡马西平、奥卡西平、左乙拉西坦、丙戊酸、拉莫三嗪、托吡酯、氯巴占吡仑帕奈、拉考沙胺	唑尼沙胺、普瑞巴林、替加宾*、艾斯利卡西平*	
West 综合征(婴儿痉挛症)	皮质激素、氨己烯酸*	氯硝西泮、丙戊酸、托吡酯、拉莫三嗪		
Lenno-Gastaut综合征	丙戊酸	拉莫三嗪	卢菲酰胺*、氨酯*、托吡酯、左乙拉西坦、大麻二酚	卡马西平、奥卡西平加巴喷丁、普瑞巴林替加宾*、氨己烯酸
Dravet 综合征	丙戊酸、托吡酯	氯巴占*、司替戊醇*、左乙拉西坦、氯硝西泮	氯苯丙胺	卡马西平、奥卡西平加巴喷丁、拉莫三嗪苯妥英钠、普瑞巴林替加宾*、氨己烯酸
癫痫性脑病伴慢波睡眠期持续棘慢波(CSWS)	丙戊酸、氯硝西泮、皮质激素	左乙拉西坦、拉莫三嗪、托吡酯		卡马西平奥卡西平
Landau-Kleffner综合征(获得性癫痫性失语)	丙戊酸、氯硝西泮、皮质激素	拉莫三嗪、托吡酯、左乙拉西坦		卡马西平奥卡西平
Doose 综合征(肌阵挛-失张力癫痫)	丙戊酸	拉莫三嗪、托吡酯、左乙拉西坦、氯硝西泮、氯巴占		卡马西平、奥卡西平苯妥英钠、加巴喷丁普瑞巴林、替加宾*氨己烯酸*

* 目前国内市场尚没有的抗癫痫药。

(二)手术治疗

癫痫外科治疗是癫痫治疗的重要部分,是一种有创性治疗手段,必须经过严格的多学科术前评估,确保诊断和分类的正确性。

(1)外科治疗的目的为提高患者生活质量,终止或减少癫痫发作。当然,具体每一例考虑进行手术治疗的癫痫患者,均需要明确手术的具体目标,包括手术希望终止癫痫发作还是减少癫痫发作,癫痫终止或减轻的概率有多少,是否能改善患者生活质量。

(2)目前癫痫手术的适应证尚不统一。切除性癫痫手术的适应证主要是药物治疗失败的且可以确定致痫部位的难治性癫痫、有明确病灶的症状性癫痫。同时还需要判定切除手术后是否可能产生永久性功能损害以及这种功能损害对患者生活质量的影响;姑息性手术主要可以用于一些特殊的癫痫性脑病和其他一些不能行切除性手术的患者。不论是切除性手术还是姑息性手术，术前均应该运用各种技术手段充分评估手术可能给患者带来的获益及风险，并且与患者及其监护人充分沟通手术的利弊，共同决定是否手术及手术方案。

（3）癫痫外科治疗的方法主要包括：①切除性手术：病灶切除术、致痫灶切除术、（多）脑叶切除术、大脑半球切除术、选择性海马-杏仁核切除术。②离断性手术：单脑叶或多脑叶离断术、大脑半球离断术。③姑息性手术：胼胝体切开术、多处软膜下横切术、脑皮层电凝热灼术。④立体定向放射治疗术：致痫灶放射治疗、传导通路放射治疗。⑤立体定向射频毁损术：致痫灶放射治疗、传导通路放射治疗。⑥神经调控手术：利用植入性和非植入性技术手段，依靠调节电活动或化学递质的手段，来达到控制或减少癫痫发作的目的。神经调控相对于切除性手术的优点是可逆、治疗参数可体外调整及创伤小。目前癫痫常用的神经调控手术有迷走神经刺激术、脑深部电刺激术、反应式神经电刺激术、微量泵的植入技术及经颅磁刺激等。

（4）癫痫外科治疗后仍应当继续应用抗癫痫药物。

（5）癫痫外科治疗后应做好患者的早期和长期随访。早期主要关注癫痫控制、手术并发症、药物治疗方案和药物不良反应，长期随访重点做好癫痫的长期疗效和患者的生活质量变化。

（三）生酮饮食

生酮饮食是一个高脂、低碳水化合物和适当蛋白质的饮食。这一疗法用于治疗儿童难治性癫痫已有数十年的历史，虽然其抗癫痫的机理目前还不清楚，但是其有效性和安全性已得到了公认。生酮饮食由于特殊的食物比例配置，开始较难坚持，但待癫痫发作控制后，患者多能良好耐受。

（四）停药原则

癫痫患者在经过抗癫痫药物治疗后，60%～70%可以实现无发作。通常情况下，癫痫患者如果持续无发作 2 年以上，即存在减停药的可能性，但是否减停、如何减停，还需要综合考虑患者的癫痫类型（病因、发作类型、综合征分类）、既往治疗反应以及患者个人情况，仔细评估停药复发风险，确定减停药复发风险较低时，并且与患者或者其监护人充分沟通减药与继续服药的风险/效益比之后，可考虑开始逐渐减停抗癫痫药物。

四 研究热点

癫痫的发病机制涉及诸多方面，但具体机制仍然不明。因此，探索癫痫发生机制从而为治疗提供参考，对提高癫痫治愈率及改善预后具有重要意义。而近年来，随着精准医学的推进，癫痫患者致病基因的探寻、易感性基因的筛查以及表观遗传学调控受到高度重视。临床研究方面，主要面向癫痫的诊断、治疗、管理等各个方面。

五 推荐文献阅读

1. Scheffer IE，Berkovic S，Capovilla G，et al. ILAE classification of the epilepsies：position paper of the ILAE Commission for Classification and Terminology[J]. Epilepsia，2017，58(4)：512-521.

2. Chen Z，Brodie MJ，Liew D，et al. Treatment outcomes in patients with newly diagnosed epilepsy treated with established and new antiepileptic drugs：a 30-year longitudinal cohort study[J]. JAMA Neurol，2018，75(3)：279-286.

（六）病例剖析

【一般情况】 患者,女,5岁3月。

【主诉】 1年内抽搐3次。

【现病史】 患儿1年前无明显诱因下在晚上入睡后不久出现抽搐1次,表现为双眼右侧凝视,右侧口角抽搐,流涎,右侧肢体抖动,呼之不应,口周发绀不明显,持续约3分钟后自行缓解,当时无发热,无呕吐,抽搐后自觉乏力,再次入睡,白天精神可,家长未重视,未诊治。3个月前于早上6点再发抽搐1次,性质同前,持续2～3分钟缓解。半月前患儿在学校午睡时再次出现抽搐,表现同前,持续1～2分钟自行缓解,当时无发热,无呕吐,无腹泻。即到我院门诊,行脑电图检查,提示痫样放电(左中央、左颞区尤著)。现为查视频脑电图,门诊拟"抽搐待查"收入住院。

患儿自患病以来,神志清,精神可,睡眠好,胃纳可,大小便如常,体重稳定增长,未见明显减轻。

【既往史】 既往体健,否认食物药物过敏史。

【个人史】 G1P1足月剖宫产,出生体重3.0kg,否认难产史及窒息抢救史。生后母乳喂养,按时添加辅食,现普食。按卡接种疫苗,2个月抬头,4个月翻身,6个月独坐,1岁会走,生长发育与正常同龄儿相仿。

【家族史】 父亲体健,否认家族中肝炎、结核等传染病史及癫痫、肿瘤、高血压等遗传病史。

【入院查体】 T 36.9℃,P 114次/min,R 30次/min,BP 108/68mmHg,体重20kg,神清,精神软,颈软,双侧瞳孔等大等圆,对光反射存在,呼吸平稳,咽红,两肺呼吸音粗,未及干湿啰音,心律齐,心音中等,未及明显病理性杂音,腹软,肝脾肋下未及肿大,神经系统检查:颈软,克尼格征(Kernig sign,简称克氏征)、布鲁斯征(Brudzinshis sign,简称布氏征)阴性,四肢肌力Ⅴ级,肌张力正常。腱反射存在,双侧巴氏征阴性。

【辅助检查】 门诊血常规+超敏CRP:WBC 9.0×10^9/L,L 28.6%,N 62.4%,Hb 124g/L,Plt 320$\times10^9$/L,CRP<1mg/L。胸片:两肺纹理增多。急诊血气+电解质:pH 7.402,PCO_2 40.9mmHg,PO_2 45.0mmHg,K^+ 4.1mmol/L,Na^+ 135mmol/L,HCO_3^- 24.9mmol/L,ABE 0.6mmol/L。

MR头颅平扫结果提示:颅脑MR平扫未见明显异常。附见:鼻窦炎。

【入院诊断】 抽搐待查:癫痫?

【进一步检查】

1.三大常规、血气电解质、乳酸、血氨、血糖等。

2.血生化、体液免疫、细胞免疫、遗传代谢疾病谱等。

3.必要时行腰穿检查,送检脑脊液常规、生化、培养。

4.头颅磁共振、视频脑电图。

【诊疗计划】

1.注意休息,保证睡眠,合理饮食,避免电子产品。

2.完善相关检查,明确诊断。

3.根据诊断决定是否予抗癫痫治疗。

4.对症治疗:维持水电解质及酸碱平衡,密切关注患儿头痛、呕吐、嗜睡、精神症状等情况,根据病情变化及时调整治疗方案。

【诊疗经过】

1.辅助检查结果

(1)血常规+CRP:WBC 7.0×10^9/L,L 20.6%,N 70.8%,E 4.8%,Hb 134g/L,Plt 310$\times10^9$/L,CRP<1mg/L;血气电解质、乳酸、血氨、血糖、大小便常规基本正常。

（2）生化五类、遗传代谢疾病谱正常。

（3）心电图：窦性心动过速。MR 头颅平扫结果提示：颅脑 MR 平扫未见明显异常。附见：鼻窦炎。

（4）视频脑电图：异常小儿脑电图：痫样放电（清醒期和睡眠期左中央区、左中颞区棘慢波发放，见图 8-1-3）。

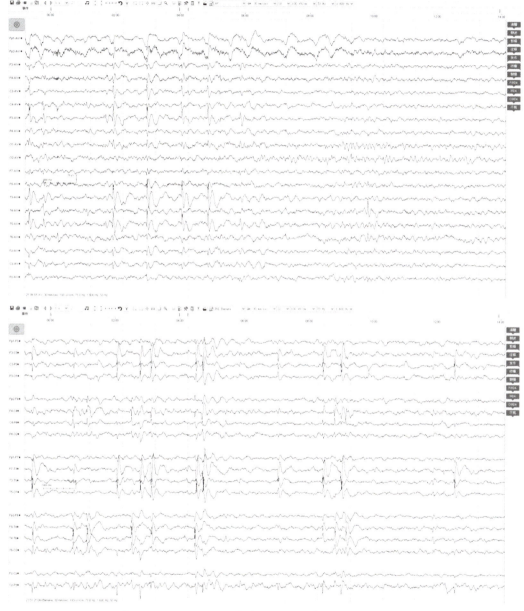

图 8-1-3 视频脑电图：痫样放电（上图清醒期，下图睡眠期）

【出院诊断】 儿童良性癫痫伴中央颞区棘波（BECT）。

【出院建议】

1.出院带药奥卡西平片每次 0.075g，bid；一周后逐渐加量至每次 0.15g，bid；密切关注皮疹等过敏情况。

2.出院 2 周复查血常规、肝肾功能、电解质、奥卡西平血药浓度，根据化验结果及临床情况调整药物剂量。

3.定期神经内科门诊随访。

第二节 颅内感染

细菌性脑膜炎

 一 概 述

细菌性脑膜炎(bacterial meningitis,BM),又称化脓性脑膜炎(purulent meningitis,PM),简称化脑,是各种化脓性细菌感染所致的脑膜炎症,部分患者病变累及脑实质。本病是儿童时期,尤其是婴幼儿时期常见的中枢神经系统感染。临床上以急性发热、惊厥、意识改变、颅内压增高、脑膜刺激症状及脑脊液呈化脓性改变为特征。我国5岁以下化脑的年发病率为12.28/10万,病死率约为18.42%,90%以上的病例发生在5岁以下,其中1岁以内,占1/2~2/3,死亡率为5%~10%,后遗症发生率为25%~50%。随着对本病诊断和治疗水平的不断提高和脑膜炎球菌疫苗、流感嗜血杆菌疫苗和肺炎链球菌疫苗的推广应用,化脑的发病率和病死率均已明显下降,但仍是目前死亡率较高的儿童感染性疾病,并有较高的致残率。早期诊断、及时合理的治疗可显著改善预后。

(一)致病菌

常见病原菌随年龄而异,新生儿及月龄<3个月婴儿,以革兰阴性杆菌(包括大肠埃希菌、铜绿假单胞菌等)、无乳链球菌、凝固酶阴性葡萄球菌和金黄色葡萄球菌多见;3个月~3岁婴幼儿,以流感嗜血杆菌、肺炎链球菌和脑膜炎双球菌多见;学龄前和学龄期儿童,以脑膜炎双球菌、肺炎链球菌、流感嗜血杆菌和金黄色葡萄球菌多见。机体免疫功能低下或血脑屏障功能受损患儿可发生表皮葡萄球菌、白色葡萄球菌和铜绿假单胞菌等条件致病菌感染。一年四季均有发病,但肺炎链球菌以冬春季多见,而脑膜炎双球菌和流感嗜血杆菌以春、秋季发病多见。

(二)入侵途径

致病菌可通过多种途径侵入脑膜:①最常见的途径是血源性播散,体内感染灶通过菌血症抵达脑膜微血管,当儿童免疫防御功能降低时,细菌通过血脑屏障侵犯至脑膜;②邻近组织器官感染蔓延或扩散,常见有头面部软组织感染、鼻窦炎、中耳炎、乳突炎等;③颅腔存在与外界直接相通的通道,如颅骨骨折、神经外科手术、皮肤窦道或脑脊膜膨出,细菌可通过异常通道直接侵入蛛网膜下腔。

(三)发病机制

细菌进入蛛网膜下腔,在细菌毒素和多种炎症相关细胞因子作用下形成以软脑膜、蛛网膜和表层脑组织为主的炎症反应,表现为广泛性血管充血、大量中性粒细胞浸润和纤维蛋白渗出,伴有弥漫性血管源性和细胞毒性脑水肿。感染进一步蔓延,可导致脑室管膜炎、脑膜脑炎。广泛性炎性病变使脑脊液循环受阻或脑脊液重吸收障碍,产生阻塞性或交通性脑积水。感染波及脑神经,或因颅内压力增高使脑神经受压、坏死,从而导致相应脑神经功能受损,或并发脑脓肿、硬膜下积液或积脓,炎症损伤可引起弥漫性脑水肿、颅内压增高,严重时发生脑疝。

二 诊断与评估

细菌性脑膜炎的诊断主要依据临床症状和体征，以及脑脊液特征，并排除其他颅内感染性疾病。发热患儿若伴有头痛、呕吐、意识障碍、惊厥、脑膜刺激征阳性或前囟饱满等均应注意本病的可能性，应进一步依靠脑脊液检查确立诊断。婴幼儿患者和经不规则抗生素治疗者临床表现常不典型，脑脊液改变也可不明显，病原学检查往往呈阴性，诊断时应仔细询问病史和进行详细的体格检查，结合病史、症状体征及治疗过程综合分析，以免延误诊治。

(一)临床症状和体征

1.典型临床表现

(1)前驱感染和中毒症状：多数患儿发病前有上呼吸道感染、中耳炎、鼻窦炎、胃肠道感染、泌尿道感染或皮肤感染等前驱感染。中毒症状可表现为高热、精神萎靡、易激惹、疲乏等。脑膜炎双球菌感染所致的流行性脑膜炎起病急骤，迅速出现皮肤瘀点、瘀斑、休克、弥散性血管内凝血及多脏器功能衰竭。

(2)中枢神经系统症状：①脑膜刺激征以颈项强直最常见，其他如 Kernig 征和 Brudzinski 征阳性。②颅内压增高表现包括头痛、呕吐，婴儿则有前囟饱满与张力增高、头围增大等。合并脑疝时，则有呼吸不规则、血压增高、心动过缓、突然意识障碍加重及瞳孔不等大等体征。③局灶神经系统体征可有偏瘫、感觉异常及脑神经受损表现。④20%～30%的患儿可伴发惊厥，以 b 型流感嗜血杆菌和肺炎链球菌多见。也可因脑实质炎症、梗死或电解质紊乱引起。

2.月龄<3 个月的婴儿和新生儿化脓性脑膜炎表现多不典型

体温可高可低或不发热，甚至体温不升；颅内压增高表现可不明显，幼婴儿可能仅有吐奶、尖叫或颅缝分离；惊厥症状可不典型，如仅见面部或肢体轻微抽搐，或呈发作性眨眼、呼吸不规则、屏气等。

(二)并发症和后遗症

1.硬膜下积液

多发生于 2 岁以下的婴幼儿，以流感嗜血杆菌最为常见，其次为肺炎链球菌及脑膜炎双球菌感染。因血浆成分外渗至硬膜下腔或硬膜下桥静脉炎性栓塞所致。凡经有效治疗 48～72 小时后脑脊液有好转，但体温不退或体温下降后再升高；或一般症状好转后又出现意识障碍、惊厥、前囟隆起或颅内压增高等症状，首先应怀疑本症。临床可行颅骨透光检查，或行头颅 CT、MRI 检查帮助诊断，当硬膜下穿刺液量>2ml，蛋白质定量>0.4g/L 可以确诊。

2.脑室管膜炎

主要发生在治疗被延误的婴儿，特别是新生儿或婴幼儿革兰阴性杆菌脑膜炎多见。患儿在有效抗生素治疗下发热不退、惊厥、意识障碍不改善、进行性加重的颈项强直甚至角弓反张、脑脊液持续异常，以及 CT 或 MRI 见脑室扩大时，需考虑本病。侧脑室穿刺液白细胞计数≥50×10⁶/L、糖<1.6mmol/L、蛋白质>0.4g/L，头颅 CT 示脑室扩大，细菌学阳性即可诊断。

3.脑积水

常见于治疗延误或治疗不当时，新生儿、小婴儿常见。炎症渗出物粘连堵塞脑室内脑脊液流出通道，如导水管、第四脑室侧孔或正中孔等狭窄处，引起非交通性脑积水；也可因炎症破坏蛛网膜颗粒或颅内静脉窦栓塞致脑脊液重吸收障碍，造成交通性脑积水。患儿出现烦躁不安、嗜睡、呕吐、惊厥发作，头颅进行性增大、颅缝分离，前囟扩大饱满、头颅破壶音和头皮静脉扩张。至疾病晚期，持续的颅内高压使大脑皮质退行性萎缩，患儿出现进行性智力减退和其他神经功能倒退。

4.抗利尿激素异常分泌综合征

炎症刺激神经垂体致抗利尿激素过量分泌，引起低钠血症和血浆低渗透压，脑水肿进一步加重，出现惊厥发作、意识障碍或昏迷。

5.其 他

由于炎症波及耳蜗迷路,10%~30%的患儿并发神经性耳聋。其他如智力障碍、脑性瘫痪、癫痫、视力障碍和行为异常等。

(三)实验室检查

1.脑脊液检查

脑脊液检查是确诊本病的重要依据,见表8-2-1。有疑似严重颅内压增高表现的患儿,腰椎穿刺有诱发脑疝的风险,建议先做头颅影像学检查评估。典型病例脑脊液外观混浊或脓性,压力增高,白细胞升高达$(500~1000)×10^6/L$以上,以中性粒细胞为主,蛋白质明显增高(常大于 1g/L),糖降低(常小于 1.1mmol/L)。明确致病菌对诊断和指导治疗均有重要意义。涂片革兰染色检查致病菌简便易行,脑脊液培养则是明确病原菌最可靠的方法。尽可能在抗生素使用之前采集脑脊液标本,留取的脑脊液标本应尽快送检,同时进行脑脊液需氧菌和厌氧菌的培养,细菌培养结果呈阳性者应做药物敏感试验。未经抗菌药物治疗患儿脑脊液培养阳性率为 70%~85%,但腰椎穿刺前已经接受抗菌药物治疗者,阳性率明显降低。以乳胶颗粒凝集试验为基础的多种免疫学方法可检测出脑脊液中致病菌的特异性抗原,对涂片和培养未能检测到致病菌的患者诊断有参考价值。脑脊液 PCR 检测技术受抗菌药物治疗的影响相对较小、检查耗时短,尤其适用于腰椎穿刺前使用了抗菌药物的患儿。高通量测序能捕捉到常规检验方法难以发现的细菌以及其他少见病原体,可能成为一项重要的病原体辅助检测手段,但其阳性率、假阳性率和假阴性率仍有待大样本研究证实。脑脊液酶学检测可检测脑脊液内的乳酸脱氢酶、乳酸、C 反应蛋白(C-reactiveprotein,CRP)、肿瘤坏死因子(TNF)等。

2.外周血常规及炎性标志物

白细胞总数明显增多,可达$(20~40)×10^6/L$,分类以中性粒细胞为主,可伴有核左移。但在感染严重或不规则治疗者,有可能出现白细胞总数减少。C 反应蛋白和降钙素原(procalcitonin,PCT)水平明显升高有助于区分细菌性与病毒性脑膜炎,血清降钙素原$>0.5ng/ml$提示细菌感染。

3.外周血培养

对所有疑似化脓性脑膜炎的病例均应做血培养,以帮助寻找致病菌。如检查前使用了抗生素,总体阳性率下降。

4.局部病灶分泌物培养

如咽拭子培养、皮肤疱疹液、新生儿脐炎分泌物等分离出致病菌对化脓性脑膜炎的病原学诊断有重要参考价值。

5.皮肤瘀点、瘀斑涂片染色

皮肤瘀点、瘀斑涂片染色是检测奈瑟脑膜炎双球菌脑膜炎感染的重要方法,阳性率在 90%以上。

6.神经影像学

颅脑 CT 及 MRI 平扫加弥散及增强扫描有助于了解颅内病变情况,发现并发症;必要时进行鼻窦及颅底高分辨 CT,脊髓 MRI 平扫或增强扫描有助于明确是否合并其他基础疾病。头颅 MRI 较 CT 更能清晰地反映脑实质病变,在病程中重复检查能发现并发症及指导干预增强显影虽非常规检查,但能显示脑膜强化等炎症改变。

(四)鉴别诊断

除化脓性细菌外,病毒、结核分枝杆菌、真菌等都可引起脑膜炎,并出现与化脓性脑膜炎相似的临床表现而需注意鉴别。当患儿临床以抽搐和精神症状为主要改变时,还需要和自身免疫性脑炎、代谢性脑病相鉴别;当出现颅内多发病灶、肉芽肿样改变时,需要和中枢神经系统脱髓鞘疾病、肿瘤性疾病、寄生虫病等相鉴别;还需与无菌性脑膜炎相鉴别。脑脊液检查,尤其是病原学检查是鉴别诊断的关键,见表8-2-1。

1.病毒性脑炎

病毒性脑炎临床表现与化脓性脑膜炎相似,初始常有呼吸道和消化道感染,脑脊液白细胞计数为(数个～数百个)×10⁶/L,早期以多核细胞为主,以后以淋巴细胞为主,蛋白轻度增高,糖、氯化物正常。病毒检测(如病毒特异性抗体和病毒 PCR)有助于鉴别。

2.结核性脑膜炎

结核性脑膜炎需与不规则治疗的化脓性脑膜炎相鉴别。结核性脑膜炎亚急性起病,不规则发热1～2周后出现脑膜刺激征、惊厥或意识障碍等表现,或于昏迷前先有脑神经或肢体麻痹。有结核接触史,结核中毒症状,结核菌素试验可阳性,多有原发结核感染灶。脑脊液外观呈毛玻璃样,白细胞计数为数百个×10⁶/L,淋巴细胞为主,蛋白明显增高,糖、氯化物明显降低。脑脊液薄膜涂片抗酸染色检测结核分枝杆菌、T-sport 检查、PCR 技术、结核分枝杆菌培养等可有助于鉴别。

3.真菌性脑膜炎

真菌性脑膜炎亚急性起病,临床症状无特异性,头痛持续而严重,有脑膜刺激征和进行性颅内压增高的表现,脑脊液检查及培养、真菌检测等可以鉴别。采用墨汁染色可检测隐球菌。

此外,还需注意与脑脓肿、热性惊厥、颅内出血、肿瘤性脑膜炎相鉴别。

表 8-2-1　常见颅内感染性疾病的脑脊液改变特点

	压力(kPa)	外观	潘氏试验	白细胞计数(10⁶/L)	蛋白质(g/L)	糖(mmol/L)	氯化物(mmol/L)	查找病原
正常	0.69～1.96	清亮透明	—	0～10	0.2～0.4	2.8～4.5	117～127	—
化脓性脑膜炎	增高	米汤样混浊	(+)～(+++)	数百～数千,多核为主	增高或明显增高	明显降低	多数降低	涂片或培养可发现致病菌
结核性脑膜炎	增高	微浑,毛玻璃样	(+)～(+++)	数十～数百,淋巴为主	增高或明显增高	明显降低	降低	涂片或培养可发现抗酸杆菌
病毒性脑膜脑炎	正常或轻度增高	大多清亮	(—)～(+)	正常～数百,淋巴为主	正常或轻度增高	正常	正常	特异性抗体阳性,病毒分离可阳性
隐球菌性脑膜炎	增高或明显增高	微浑,毛玻璃样	(+)～(+++)	数十～数百,淋巴为主	增高或明显增高	明显降低	多数降低	涂片墨汁染色可发现隐球菌

注:正常新生儿脑脊液压力 0.29～1.20kPa;蛋白质 0.2～1.2g/L;婴儿脑脊液细胞计数 0～20×10⁶/L,糖 3.9～5.0mmol/L。

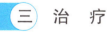

三　治　疗

1.抗生素治疗

(1)治疗原则:应选用对病原菌敏感、易透过血脑屏障在脑脊液中能达到杀菌浓度的抗生素,尽早、足量、足疗程、静脉给药。

(2)早期经验性治疗:临床疑为细菌性脑膜炎的患儿,建议入院后 1 小时内行血和脑脊液培养后开始经验性抗菌治疗;但若有任何原因使腰椎穿刺延迟,在行血培养后也应立即开始抗菌治疗。抗菌药物的选择要从患儿年龄、颅外感染灶、细菌入颅途径、该地区脑膜炎常见细菌谱几个方面综合判断可能的致病细菌并考虑这些社区获得细菌的耐药情况,做出合理选择,经验性治疗阶段可联合应用抗菌药物。1 月龄以上的患儿可选用万古霉素联合三代头孢菌素治疗;怀疑为李斯特菌感染,可选阿莫西林或氨苄西林;考虑为革兰阴性菌脑膜炎时,可选择三代头孢加氨基糖苷类,或美罗培南治疗。一旦得到脑脊液革兰染色或培养结果,应根据病原体药敏结果结合经验治疗效果调整抗菌药物。常用药物剂量:头孢噻肟 200～300mg/（kg·d）、头孢曲松 80～100mg/（kg·d）、头孢他啶 100～150mg/（kg·d）、万古霉素 40～60mg/（kg·d）、美罗培南 80～120mg/（kg·d）。

（3）针对性治疗：患儿脑脊液细菌培养明确病原菌后应根据病原和药敏试验结果，及时调整抗生素。

（4）疗程：对所有细菌性脑膜炎的患儿均应进行足疗程的抗菌药物治疗，而不同病原疗程不同。流感嗜血杆菌脑膜炎 7～10 天，肺炎链球菌脑膜炎 10～14 天，脑膜炎奈瑟菌脑膜炎一般 7 天左右，而金黄色葡萄球菌脑膜炎需 4～8 周，革兰阴性杆菌脑膜炎需 3～4 周。病原不明时疗程一般为 2～3 周。

对于常见病原菌所致无并发症的化脓性脑膜炎，无须反复复查脑脊液，仅需在接近疗程结束时复查一次以指导下一步治疗。抗生素停药指征：症状体征消失、体温正常 1 周以上，脑脊液压力、细胞计数低于 20 个且均为单个核细胞、蛋白质和糖正常，脑脊液培养阴性，没有神经系统并发症。若治疗不顺利，特别是新生儿脑膜炎则应及时复查脑脊液并行必要的影像学检查除外脑内并发症，并延长治疗疗程。

2.糖皮质激素的应用

糖皮质激素可降低血管通透性，减轻脑水肿和颅高压，抑制脑内炎症介质的产生，减少抗生素溶菌作用后继发的炎症反应。早期糖皮质激素的应用可以降低听力减退或丧失的发生率，对 b 型流感嗜血杆菌脑膜炎有肯定疗效，对儿童肺炎链球菌脑膜炎可能有效，但并不能降低细菌性脑膜炎的总体病死率。由其他病原菌引起的脑膜炎、抗菌药物治疗后的脑膜炎、耐 β 内酰胺酶类抗菌药物的肺炎链球菌致细菌性脑膜炎及小于 6 周的患儿均不推荐常规使用糖皮质激素治疗。伴有液体复苏失败的脓毒症休克的脑膜炎，推荐使用激素。常用地塞米松，推荐剂量为 0.15mg/（kg·次），q6h，2～4 天，应在抗菌治疗开始前或同时使用，在开始抗菌治疗后 4 小时内仍可应用。糖皮质激素应用时机掌握不当、使用时间过长则弊大于利。

3.并发症的治疗

（1）硬膜下积液：少量积液可自行吸收，如积液量多，有明显颅内压增高症状引起反复惊厥发作、出现神经系统局灶体征时，需行硬膜下穿刺放液。每日或隔日穿刺 1 次，每次放液一侧不超过 15ml，两侧不超过 30ml，症状好转后可延长穿刺间隔时间，一般共需 2～3 周。有硬膜下积脓、积血难以自行吸收时可请外科评估是否需要手术治疗。

（2）脑室管膜炎：全身应用抗生素疗程延长至 6～8 周，必要时侧脑室穿刺引流缓解症状，如脑室液压力增高或侧脑室积脓者，可择期行侧脑室持续引流或 Omaya 囊预埋引流，不仅能缓解颅内压力，也有利于控制脑室内细菌感染。

4.对症治疗

对所有患儿均应密切观察生命体征，维持水电解质和酸碱平衡，及时处理高热。控制惊厥发作，并防止再发，可给予止惊剂，如地西泮、苯巴比妥、左乙拉西坦等。控制脑水肿、颅高压可以显著减少患儿神经系统后遗症发生率和病死率，临床常用高渗性脱水剂，如 20% 甘露醇 0.5～1.0g/（kg·次）静脉注射，每 4～6 小时重复 1 次，可以联合利尿剂治疗。

（四） 研究热点

细菌性脑膜炎的病理生理机制复杂，不同细菌的具体致病机制仍未完全阐明。因此，探索细菌性脑膜炎的发生机制从而为治疗提供参考，对提高细菌性脑膜炎的治愈率、减少并发症及改善预后具有重要意义。近年来，细菌感染后继发免疫调控在脑炎的发病机制中受到高度重视，细菌性脑膜炎的分子诊断技术及细菌性脑膜炎的并发症及后遗症的治疗方案也是近年研究的热点。

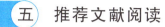

五 推荐文献阅读

1. 中华医学会儿科学分会神经学组. 儿童社区获得性细菌性脑膜炎诊断与治疗专家共识[J]. 中华儿科杂志.2019,57(8):584－591.

2. van de Beek D,Cabellos C,Dzupova O,et al. ESCMID guideline:diagnosis and treatment of acute bacterial meningitis[J]. Clin Microbiol Infect. 2016,22 Suppl 3:S37－62.

六 病例剖析

【一般情况】 患儿,男,7月10天。

【主诉】 发热4天,反复抽搐1天。

【现病史】 患儿4天前无明显诱因下出现发热,体温最高39.0℃,热型不规则,伴呕吐1次,为胃内容物,无咳嗽,无腹泻,无皮疹。3天前到当地医院就诊,予以"头孢曲松"输液治疗,发热反复,1天前患儿出现反复抽搐,表现为突然神志不清,双眼凝视,肢体抽动,持续约1分钟自行缓解,间隔1~2小时后再次出现抽搐,表现同前,当地医院先后给予"安定"静推、"水合氯醛"灌肠、"苯巴比妥"肌内注射,抽搐仍反复,抽搐间期意识清楚,但精神差,少吃,为进一步治疗转院。

起病来,患儿精神胃纳欠佳,睡眠增多,大小便无殊,体重无明显增减。

【既往史】 既往体健,否认药物食物过敏史。

【出生史】 G2P1足月顺产,出生体重3.6kg,否认窒息抢救史。

【预防接种史】 卡介苗已接种;其他按卡接种。

【家族史】 否认家族过敏性疾病、遗传病等病史。

【体格检查】 T 37.7℃,P 122次/min,R 30次/min,BP 90/60mmHg,体重10kg,神清,精神欠佳,前囟隆起,大小2cm×2cm,脑神经检查无殊,颈抵抗,双肺呼吸音清,未及明显干湿啰音,心律齐,未及病理性杂音,腹软,肝肋下1cm,质软,克氏征(＋),布氏征(＋),双侧巴氏征(＋),全身无皮疹。

【辅助检查】 外院3天前血常规:WBC 8.3×10⁹/L,L 41%,N 49%,Hb 114g/L,PLT 276×10⁹/L,CRP 90.1mg/L。1天前头颅CT:脑灰白质界欠清,脑外间隙增宽,前囟饱满。

【入院诊断】 1.急性细菌性脑膜炎;2.脓毒症。

【进一步检查】

1.血常规、CRP、前降钙素、血培养。

2.血气分析、二便常规、血生化、心电图、胸片等。

3.降颅压后给予腰穿脑脊液检查。

4.头颅磁共振平扫。

【诊疗计划】

1.卧床休息、心电监护,持续低流量鼻导管吸氧。

2.予美罗培南120mg/(kg·d)(分成q8h)加万古霉素60mg/(kg·d)(分成q6h)联合静脉用药抗感染治疗。

3.甘露醇降颅压,注意颅高压症状。

4.注意抽搐情况,如抽搐反复可考虑给予地西泮、苯巴比妥、左乙拉西坦、丙戊酸等抗惊厥治疗。

5.对症治疗:高热时布洛芬口服退热治疗,维持水电解质平衡及酸碱平衡,密切关注患儿生命体征、颅高压症状、意识状态、瞳孔变化等情况,根据病情变化及时调整治疗方案。

【诊疗经过】

1.辅助检查结果

(1)血常规+CRP:WBC 7.24×10⁹/L,L18.8%,N 75%,RBC 3.72×10¹²/L,Hb 98g/L,Plt 235×10⁹/L,CRP 107.42mg/L,PCT 12.56ng/ml。

(2)血气分析电解质、血生化、二便常规、心电图、胸片未见明显异常。

(3)脑脊液常规:潘氏球蛋白定性试验+,白细胞计数 2083.0×10⁶/L,单个核细胞 20.0%,多核细胞 80.0%。生化:腺苷脱氨酶 1.8U/L,乳酸脱氢酶 143U/L,肌酸激酶 6U/L,葡萄糖 0.31mmol/L,氯 119.9mmol/L,微量总蛋白 2512.0mg/L,涂片未找到致病菌。

(4)血培养和脑脊液培养均呈阴性。

(5)头颅磁共振平扫+增强提示:双侧额颞部脑外间隙增宽,颅板下可见条片状等 T1 长 T2 信号影及长 T1 长 T2 信号影,周围硬脑膜增厚,增强扫描可见硬脑膜及额顶部软脑膜强化,双侧额叶部分脑回可见长 T1 短 T2 信号,在 FLAIR 呈低信号,增强可见明显强化。余大脑半球、丘脑、小脑及脑干内均未见异常 MR 信号影,双侧基底节区结构对称、清晰;双侧侧脑室、第三、四脑室及导水管未见扩大及受压推移,中线结构居中;双侧桥小脑角区及鞍上池结构清晰(见图 8-2-1)。诊断及建议:结合临床考虑脑膜脑炎,双侧额部硬膜下积液。

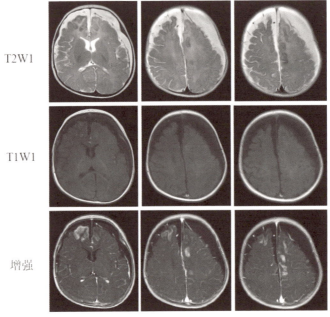

图 8-2-1 头颅磁共振平扫+增强影像学表现

2.疾病转归

入院后予鼻导管吸氧,给予美罗培南联合万古霉素抗感染 28 天,甘露醇降颅压,苯巴比妥止惊治疗,CRP 较前下降,但仍反复发热、抽搐;入院第 8 天头颅 MR 检查后请神经外科会诊后行颅内脓肿引流术,术后患儿病情恢复可;入院第 10 天起发热明显好转,未再抽搐,精神好;住院治疗 28 天,复查血常规、CRP、PCT、脑脊液常规、生化正常,脑脊液培养阴性,复查头颅磁共振硬膜下积液较前明显好转,给予出院。

出院时患儿无发热,无抽搐,无呕吐,精神好,胃纳佳,大小便无殊。查体:神志清,前囟平,心肺听诊无殊,腹软,肝脾肋下未及,四肢肌张力正常,神经系统查体无明显阳性体征。

【出院诊断】 1.急性细菌性脑膜炎伴硬膜下积液;2.脓毒症。

【出院建议】

1.注意休息,合理喂养,避免交叉感染。

2.出院 2 周神经内科门诊复诊,如有不适及时复诊。

病毒性脑炎

 ## 一　概　述

病毒性脑炎是指各种病毒感染引起的脑实质的炎症,可导致神经功能障碍,如精神状态、行为或性格改变;运动或感觉功能障碍;言语或运动障碍;偏瘫及感觉异常。脑炎可发生在病毒感染期间或之后。病毒感染不仅累及脑实质也可累及脑膜,当脑膜及脑实质受累症状明显时又称为病毒性脑膜脑炎。儿童病毒性脑膜脑炎的临床特征因年龄、免疫状态和病原体而异。与病毒性脑炎有关的病毒有:①DNA病毒:腺病毒、单纯疱疹病毒(herpes simplex virus,HSV)、巨细胞病毒和EB病毒等;②RNA病毒:包括肠道病毒、副粘属病毒和狂犬病毒等。国内占首位的是肠道病毒,以柯萨奇病毒更多见;单纯疱疹病毒紧随其后,在重症脑炎中占首位。国外单纯疱疹病毒Ⅰ型占病毒性脑炎的$10\%\sim20\%$,是最常见的病原;其次是肠道病毒(enterovirus,EV);而各种虫媒病毒则是危害最大、传播最广的病原,如西尼罗病毒、各种马脑炎病毒和加利福尼亚病毒等。

 ## 二　诊断与评估

(一)临床特征

儿童病毒性脑炎的临床特征因年龄、免疫状态和病原体而异。

1.共同特征

病毒性脑炎的表现与细菌性脑膜炎大体相似,但通常不及后者严重。

新生儿可突然发热伴有非特异性症状,如喂养困难、呕吐、腹泻、皮疹及呼吸道症状。感染人副肠孤病毒(human parechovirus,HPeV)的新生儿常见癫痫发作但不伴发热和(或)CSF细胞增多。新生儿神经系统表现很轻微,可能无症状,也可出现易激惹和嗜睡、明显的颈强直或囟门隆起。中枢神经系统疾病可进展到脑炎伴癫痫发作和(或)局灶性神经系统表现。新生儿,特别是感染单纯疱疹病毒的患儿,出现严重系统性疾病的风险增高,系统性表现可能包括肺炎、坏死性肝炎、心肌炎和坏死性小肠结肠炎。弥散性血管内凝血以及其他的脓毒症表现可类似于凶险性细菌感染。

年龄较大的儿童可表现为急性发热、头痛、恶心、呕吐、颈僵直和畏光。婴儿与年龄较大儿童的查体表现各异。颈强直、囟门隆起及特定病毒感染的临床表现(如皮疹、结膜炎、咽炎和腹泻)往往是最普遍的表现。

2.与特定病毒相关的特征

(1)肠道病毒:包括脊髓灰质炎病毒、柯萨奇病毒、埃可病毒和有编号的EV。超过50%的肠道病毒脑炎病例存在急起发热($38\sim40℃$),有时为双相热。发热通常伴有非特异性的全身症状,如厌食、恶心、呕吐、皮疹、肌痛及上、下呼吸道症状。年龄较大儿童常诉发热、头痛(通常为眶后或额部)及畏光。超过一半的$1\sim2$岁以上患儿会出现颈强直。提示EV感染的临床特征包括结膜炎、咽炎、皮疹、疱疹性咽峡炎和手足口病。常致手足口病的EV71也可能引起更严重的疾病,包括脑神经麻痹、弛缓性麻痹和肺水肿。

(2)疱疹病毒:新生儿CNS的HSV感染主要表现为脑炎,可能伴多器官受累,但此年龄组中,脑膜炎也可仅表现为发热。婴儿播散性HSV感染和(或)HSV脑炎的长期预后很差。原发性HSV感染的年龄较大儿童、青少年和成人,如进展至脑炎,通常表现为发热、精神状态改变、局灶性神经功能障碍和癫痫发作。伴脑膜炎的患者则通常表现为发热和典型脑膜炎症状(如发热、颈僵直、头痛和畏光)。HSV和其他疱疹病毒脑膜炎可能并发骶神经根病,表现为尿潴留、便秘、感觉异常和运动无力。

(3)虫媒病毒:虫媒病毒的传播媒介是节肢动物(如蚊子、蜱和沙蝇)。虫媒病毒所致脑膜炎的临床表现与其他病毒所致者相似。大多数病例表现为急性发热、畏寒、头痛、恶心、呕吐和颈强直,而不伴局灶性神经系统表现。

(4)其他病毒:如狂犬病毒、流感病毒、腮腺炎病毒。

①狂犬病毒:狂犬病毒更常引起脑脊髓炎,该感染有 2～10 天的非特异性前驱症状,如发热、头痛、肌痛、咳嗽、咽痛、恶心和呕吐。焦虑、幻觉、梦魇和失眠可能在这一早期阶段出现。1～2 周后出现快速进行性神经功能恶化,通常到病程第 3 周即引起昏迷和死亡。

②流感病毒:甲型和乙型流感 CNS 感染之前有典型流感的经典症状,如发热、流涕、咳嗽、呕吐、头痛和腹泻。起病后 1～4 天内出现神经系统表现。

③腮腺炎病毒:腮腺炎病毒感染常伴有非特异性前驱症状,包括低热、头痛、肌痛和厌食。在这之后 48 小时内通常出现腮腺炎病毒感染的标志,即疼痛性腮腺炎。1%～10% 的腮腺炎病毒感染出现脑膜炎。中枢神经系统感染通常在腮腺炎后 5 天左右出现,但也可在 2 周后或 1 周前出现。腮腺炎病毒脑膜炎通常呈良性病程,神经功能可完全恢复。

(二)诊断方法

若怀疑为病毒性脑炎,诊断侧重于识别出需要特异性治疗的疾病和病原体。根据流行病学数据、临床特征和初步脑脊液检查结果可怀疑为病毒性脑炎,但临床特征并不能可靠地区分病毒性脑炎与细菌性脑膜炎;细菌性脑膜炎与病毒性脑炎的脑脊液检查结果存在一定重叠,尤其是在细菌性脑膜炎的最早期。病毒性脑炎的诊断需要在患者的脑脊液或其他样本中(如血液、尿液、咽拭子、大便或直肠拭子)检出病毒。检出特定病毒性病原体可能影响治疗及预后。对于脑脊液常规细菌性病原体培养结果为阴性的儿童,尤其是有不典型特征时,如免疫功能受损、蜱或动物暴露史、结核接触史等,应考虑到需要特异性治疗的非病毒性脑膜脑炎。

1. 病　史

病史有助于确定病毒性脑炎可能病因的优先顺序,疑似病毒性脑炎患儿病史采集重点包括出现典型症状(发热、颈僵直、头痛、畏光),脑炎症状,如精神状态、行为或人格改变;运动或感觉功能障碍;言语障碍;轻偏瘫;感觉异常。与特定病毒相关的症状,如皮疹、咽痛、呕吐、腹泻、泌尿生殖道症状。前驱疾病,如肺炎或呼吸道疾病可能提示为肺炎支原体(mycoplasma pneumoniae)感染。之前 2～3 周有过暴露,如接触病患;蜱、蚊子或其他动物(包括啮齿类宠物);可能受啮齿动物粪便或尿液污染的水;未烹熟的肉类;在温泉里游泳(与原发性阿米巴脑膜脑炎相关)。免疫接种史。近期注射和(或)用药史,包括抗生素、非甾体抗炎药(nonsteroidal anti-inflammatory drugs,NSAIDs)、免疫球蛋白。社区中暴发人类或动物疾病,尤其是季节性疾病(如 EV、流感病毒、西尼罗河病毒、麻疹、狂犬病、西部马脑炎等)。新生儿以及小婴儿(<3 个月)的胎儿期及围生期病史,尤其与先天感染相关的病史。

2. 体格检查

疑似病毒性脑膜脑炎患者的体格检查着重于评估脑膜炎症、脑功能以及特定病毒性病因的线索。体格检查重点:①脑膜炎体征(颈强直、Kernig 征和 Brudzinski 征)。②格拉斯哥昏迷评分(Glasgow coma scale,GCS)评估精神状态,并查找有无神经系统定位体征(提示脑炎或 EV71 感染)。③EV 感染相关性表现,如结膜炎、咽炎、皮疹、疱疹性咽峡炎、手足口病。④与病毒性脑膜炎其他潜在病因相关的表现,如全身性淋巴结肿大提示 EB 病毒或 HIV 感染;口腔或生殖器溃疡提示 HSV 感染;皮疹提示水痘;腮腺肥大提示腮腺炎病毒或淋巴细胞性脉络丛脑膜炎病毒(LCMV)感染;无力或麻痹,可能发生于

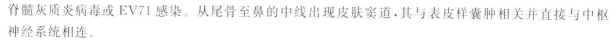

脊髓灰质炎病毒或 EV71 感染。从尾骨至鼻的中线出现皮肤窦道,其与表皮样囊肿相关并直接与中枢神经系统相连。

3.辅助检查

(1)神经影像学检查:有颅内压增高症状或体征的患者,在行腰椎穿刺前需行头颅 CT。①头颅 CT:病变广泛或局限波及大脑、脑干,病毒性脑炎的炎症病变区为低密度。②头颅磁共振成像(MRI):T1WI 为低信号,T2WI 为高信号,多在皮层及皮层下白质,多发斑片状长 T2 高信号,水肿、脱髓鞘、坏死、梗死。病灶多发、散在、两侧对称或一侧重一侧轻。两侧丘脑、小脑或脑干也可单发。

(2)脑电图检查:非特异性慢波增多,主要出现以下几种波形:δ 节律、δ、θ 节律、θ 节律,局部或双侧出现阵发或持续性尖波、慢波、尖慢复合波、棘波及棘慢复合波,低幅平坦 EEG,甚至全导低电压、电静息,部分呈正常 EEG。

(3)血液检查:包括血培养、血常规、血糖、电解质、肝肾功能、血气、凝血酶原时间(PT)、部分凝血活酶时间(PTT)、炎症介质(如 CRP、前降钙素、肿瘤坏死因子)可能有助于鉴别病毒性脑炎与细菌性脑膜炎,以及针对麻疹、腮腺炎、虫媒病毒、水痘、EB 病毒、HIV、梅毒和莱姆病进行血清学检测。

(4)脑脊液检查:脑脊液应送检革兰染色、细菌培养、细胞计数、葡萄糖及蛋白测定,必要时送检病毒检测(病毒培养、PCR)。脑脊液结果分析:细胞计数及分类计数,白细胞计数 10~500/μl(一些病毒感染可以更高)。EV 脑膜炎(尤其是小婴儿)以及少数 HSV 脑膜脑炎早期病例的脑脊液白细胞计数可为正常。大多数病毒性脑炎以单个核细胞为主,但据报道,最常见血清型 EV 所致脑膜炎的早期(最初 24~48 小时)以多形核白细胞为主。脑脊液中杆状核粒细胞(未成熟中性粒细胞)存在与否及数量均不能帮助区分病毒性脑炎与细菌性脑膜炎。葡萄糖正常或略有下降,但通常≥同步血糖值的 40%。蛋白质正常或略升高,但通常小于 150mg/dl(西尼罗病毒感染中可能高达 900mg/dl)。脑脊液分析不一定能预测是病毒性还是细菌性感染,因为两者脑脊液检查结果有很大重叠。此外,单一 EV 血清型感染暴发期间,脑脊液检查结果也可有较大差异。对于大部分疑似病毒性脑炎的患者,脑脊液样本应送检 PCR 分析 EV。在适当情况下,还应检测 HSV。对于疑似 HSV 感染的 6 周龄以下婴儿,除检测脑脊液外,还应检测其他样本,如表面培养以及血液或血浆 HSV PCR。

(三)诊 断

根据临床表现及体格检查结果,细菌培养结果阴性且通过 PCR、培养、抗原检测或血清学检查识别出病毒,可确诊病毒性脑炎。在等待脑脊液培养和 PCR 结果时,可根据临床特征和脑脊液参数暂时疑诊为病毒性脑炎。以下特征支持暂时诊断为病毒性脑炎:①脑脊液白细胞计数<500/μl,以单个核细胞为主;②脑脊液葡萄糖正常;③脑脊液蛋白含量<100mg/dl;④脑脊液革兰染色未检出细菌;⑤社区发生 EV 感染或密切接触存在 EV 感染症状者;⑥腰椎穿刺后症状改善。

(四)鉴别诊断

中枢神经系统细菌、结核、寄生虫、真菌和立克次体感染可出现与病毒性脑炎类似的表现(常见颅内感染性疾病的脑脊液改变特点见第二节表 8-2-1),这些感染常通过培养、血清学检查、核酸扩增检测(如 PCR)、血涂片检查和其他微生物学方法来诊断。

1.细菌性脑膜炎

细菌性脑膜炎与病毒性脑炎的临床表现和 CSF 指标可能有所重叠。此时,细菌性脑膜炎的诊断可通过以下方法确诊:在 CSF 中识别出细菌性病原体(通过培养或其他诊断技术),或者在有 CSF 细胞增多患者的血液中分离出细菌。

2.CNS 结核病

结核分枝杆菌感染可表现为脑炎,其 CSF 检查结果与病毒性脑炎相似。CSF 中葡萄糖含量极低(<10mg/dL)及蛋白含量升高(>200mg/dL)是结核性脑膜炎的特点,这在病毒性脑炎中罕见。需要进行结核菌素皮肤试验,但多达 40% 的病例无反应性;胸部 X 线检查在一半病例中是正常的。如果儿童被诊断结核病,需通过接触者调查来确定感染源。

3.真菌性脑膜炎

真菌性脑膜炎亚急性起病,临床症状无特异性,头痛持续而严重,有脑膜刺激征和进行性颅内压增高的表现,脑脊液检查及培养、真菌检测等可以鉴别。采用墨汁染色可检测隐球菌。

4.自由生活阿米巴

自由生活阿米巴导致的 CNS 感染包括:福氏耐格里原虫(naegleria fowleri)导致的原发性阿米巴脑膜脑炎,棘阿米巴(acanthamoeba)属或狒狒巴拉姆希阿米巴导致的肉芽肿性阿米巴脑膜脑炎。这些感染少见,却几乎总是致命的。根据对脑组织、其他组织和(或)CSF 进行 PCR 检测发现巴拉姆希阿米巴线粒体 16S rRNA 基因 DNA 而做出诊断。

5.急性播散性脑脊髓炎

急性播散性脑脊髓炎(acute disseminated encephalomyelitis,ADEM)是一种单相病程的疾病,是对前驱抗原刺激(如发热性疾病或免疫接种)的自身免疫应答。相关的前驱疾病可能包括麻疹、腮腺炎、风疹、水痘-带状疱疹、EB 病毒感染、CMV 感染、HSV 感染、甲型肝炎病毒感染、流行性感冒和肠道病毒感染。相关的免疫接种疫苗可能包括炭疽、流行性感冒、日本脑炎病毒、麻疹、狂犬病、天花和黄热病疫苗。ADEM 通常亚急性起病,在出现神经系统表现时常无发热。然而,在临床上可能难以鉴别感染后脑炎与急性脑炎。ADEM 典型的 MRI 表现包括多灶性白质病变。

6.自身免疫性脑炎

人们越来越多地发现自身免疫性脑炎(包括抗 NMDAR 抗体和抗 VGKC 抗体)是儿童脑炎的病因。研究发现自身免疫性脑炎是非感染性脑炎第二常见的病因,仅次于 ADEM。对于表现为精神症状、运动异常、癫痫发作、语言障碍、记忆障碍、自主神经失调和通气不足的儿童和青少年,应该考虑抗 NMDAR 脑炎。识别抗 NMDAR 脑炎非常重要,因为其可能与肿瘤相关(如卵巢畸胎瘤),并且特异性治疗干预经常有效。

7.中毒性代谢性脑病

必须区分脑炎与代谢障碍、药物和毒素引起的脑病。这些疾病根据以下特征通常可与病毒性脑炎区分开:不表现为急性发热,起病更缓慢,CSF 细胞无增多,并且脑显像无局灶性改变,此外有时还出现实验室检查结果异常,如电解质异常、低血糖、酸中毒、高氨血症、血铅水平升高和毒理学筛查阳性。

8.颅内病变

对于脑脓肿和其他非感染性颅内病变,如肿瘤、颅内出血或血栓形成,通常可通过神经影像学检查与脑炎相鉴别。

三 治疗与管理

病毒性脑炎是一种急性且危及生命的急症,需要立即进行干预。给予经验性抗微生物治疗和支持治疗是儿童和青少年病毒性脑炎的治疗基础。

(一)经验性治疗

对于疑似病毒性脑炎的患儿,如发热、癫痫发作、精神状态减退或神志改变、脑脊液细胞增多、神经影像学和(或)脑电图表现排除了其他病因的患儿,需接受经验性抗微生物治疗。主要的抗病毒药物:①阿昔洛韦(ACV)是治疗 HSV 脑炎的首选药物,常用剂量为 15～30mg/(kg·d),静脉滴注,连用 14～21 天。②更昔洛韦(GCV)是 ACV 的衍生物,能对抗所有的疱疹病毒,对 CMV 有强抑制作用,常用剂量 5mg/(kg·次),静脉滴注,每日 2 次。③普乐康尼(pleconaril)是一种新型的抗微小核糖核酸病毒药物,其用法为 200mg，每日 2～3 次。④利巴韦林（RBV）常用剂量为 10～15mg/(kg·d)，静滴，疗程 1～2 周。⑤阿糖腺苷（Ara-A）常用剂量 10～15mg/(kg·d)，静滴 12 小时或更长时间，疗程 2～3 周。⑥双去氧胞嘧啶核苷（DDC）通过抑制 HIV 复制周期中的逆转录酶而产生抗病毒作用。⑦其他，如泛昔洛韦、洛布卡韦、阿德福韦等，均可用于疱疹病毒性脑炎的治疗。⑧干扰素（IFN），如 α、β、γ 干扰素分别为白细胞、成纤维细胞及 T 淋巴细胞在病毒或其他刺激物作用下产生的一类具有生物活性的糖蛋白，具有抗病毒、抗增殖及免疫调节作用。

大多数情况下，初始经验性抗微生物治疗药物包括针对潜在 HSV 感染的静脉用阿昔洛韦，以及针对潜在 CNS 细菌感染的万古霉素和第三代头孢菌素。

（1）阿昔洛韦剂量：阿昔洛韦的剂量因年龄不同而不同。

①日龄≥28 日至月龄＜3 个月：一次 20mg/kg，静脉给药，每 8 小时 1 次。

②月龄≥3 个月至年龄＜12 岁：一次 10～15mg/kg，静脉给药，每 8 小时 1 次；美国 FDA 批准使用更高的剂量（一次 20mg/kg，每 8 小时 1 次）来治疗该年龄组患者的 HSV 脑炎，但肾毒性风险可能增加；如果与其他肾毒性药物一起使用，或基于体重的每次给药剂量超过 800mg，则需咨询感染科或药理学专家。

③年龄≥12 岁：一次 10mg/kg，静脉给药，每 8 小时 1 次。

（2）治疗持续时间：经验性阿昔洛韦治疗的持续时间取决于实验室检查结果。

①确诊或拟诊 HSV 感染：如果脑脊液或其他部位的 HSV PCR 检测结果为阳性，则阿昔洛韦应连用 21 天。阿昔洛韦治疗即将结束时应行腰椎穿刺，以确保 HSV PCR 结果为阴性，如果仍为阳性则应继续使用。

②HSV PCR 结果为阴性：此时必须根据个体情况确定是否继续使用阿昔洛韦。如果临床上强烈提示为 HSV 脑炎，例如脑电图显示颞叶棘波或影像学检查发现颞叶受累，则需复查腰穿以排除初始检查获得假阴性结果的可能性。即使没有 HSV 感染的临床征象，重度神经功能障碍患者也需复查腰穿，尤其是未发现其他特定病因时。

（二）支持治疗

支持治疗是脑炎治疗的关键部分。最初的支持治疗措施可能包括稳定心肺功能和治疗癫痫发作。

1. 监　测

重度脑炎患者，即癫痫发作、心肺功能受损、昏迷或重度神经功能障碍的患者，应在 ICU 接受密切监测，监测内容包括心肺功能状态、神经功能状态、液体和电解质平衡。

2. 并发症的处理

（1）癫痫持续状态，应积极处理。尚无充分证据支持或反对常规使用抗癫痫药物对病毒性脑炎患者的癫痫发作进行一级或二级预防。我们一般仅在患儿有癫痫发作的临床或脑电图证据时才给予抗癫痫药。这类患儿大多需要持续治疗，至少需渡过急性期。抗惊厥药物如下：

①地西泮：0.2～0.3mg/(kg·次)，必要时 15 分钟后重复 1～2 次，剂量可递增至 0.3～0.4mg/kg，每次总量＜10mg。

②咪达唑仑：负荷量首剂为 0.2～0.3mg/kg，以后静脉滴注维持给药，每 15 分钟，调整剂量 1 次，每分钟增加 1μg/kg，达到发作抑制或脑电图痫性放电消失的剂量为 10～15μg/(kg·min)。发作停止后维持用药 24～48h 缓慢减量停药。

（2）脑水肿：需积极降颅压处理。

①甘露醇：0.5～1.0g/(kg·次)，于 20～30 分钟内静脉推注或快速滴入，每 4～6 小时 1 次。

②呋塞米：每次 0.5～2.0mg/kg，静注或肌内注射，酌情每日 2～4 次，静注 2～5 分钟起效，作用维持 4～8 小时。

③甘油果糖:10%甘油果糖注射液每次 0.5～1.0g/kg 加于 10% 葡萄糖内静脉滴注,60～120 分钟滴完,间隔 3～6 小时。口服或鼻饲甘油果糖每次 0.5～1.0g,用等量生理盐水摇匀,每 4～6 小时重复使用。

④白蛋白或血浆静脉滴注:20%白蛋白溶液每次 1～4ml/kg;血浆每次 10ml/kg。

⑤控制性侧脑室引流:适用于脑积水引起的颅内压增高及抢救颅高压危象。

(3)液体和电解质紊乱:例如抗利尿激素不适当分泌综合征(syndrome of inappropriate antidiuretic hormone secretion,SIADH),许多方法可用于纠正 SIADH 时的低钠血症,其中最重要的是液体限制、静脉使用高渗盐水、使用尿素以及加压素受体拮抗剂。

(4)突发的中枢性心跳呼吸骤停:辅助供氧,辅助通气,循环支持,监测生命体征。

(三)辅助治疗

根据现有证据,我们不建议常规使用辅助疗法来治疗脑炎患儿,包括糖皮质激素、血浆置换、静脉用免疫球蛋白、干扰素 α 和治疗性低体温。虽然观察性报告称辅助治疗对某些特定情况有益,但目前还没有对照试验的证据。不推荐在 HSV 脑炎患儿的常规治疗中使用糖皮质激素。

四 研究热点

病毒性脑炎的发病机制复杂,具体机制仍未完全阐明。因此,探索病毒性脑炎的发生机制从而为治疗提供参考,对提高病毒性脑炎治愈率及改善预后具有重要意义。近年来,神经免疫与调控在脑炎的发病机制中受到高度重视,病毒性脑炎的分子诊断技术及病毒性脑炎的药物治疗及脑损伤后的康复也是近年研究的热点。

五 推荐文献阅读

1. McGill F,Griffiths MJ,Solomon T. Viral meningitis:current issues in diagnosis and treatment [J].CurrOpin Infect Dis,2017,30(2):248-256.

2. Kohil A,Jemmieh S,Smatti MK,et al. Viral meningitis:an overview[J]. Arch Virol,2021,166 (2):335-345.

六 病例剖析

【一般情况】 患者,男性,3 岁 3 个月。

【主诉】 发热 6 天,嗜睡 3 天,抽搐 2 次。

【现病史】 患儿 6 天前无明显诱因下出现发热,体温波动于 38.0～39.5℃。次日出现恶心、呕吐,吐出胃内容物,精神软。3 天前出现嗜睡,伴抽搐 2 次,表现为双眼凝视,呼之不应,口周发绀,四肢抽搐,持续约 7～8 分钟缓解。无腹泻,无皮疹,无四肢关节疼痛,无步态异常。即到我院门诊,脑电图检查提示中度异常,门诊拟"脑炎"收入住院。

患儿自患病以来,精神软,近 3 天嗜睡,胃纳差,大小便如常,体重无明显增减。

【既往史】 既往体健,否认食物药物过敏史,按常规预防接种。

【个人史】 G1P1 足月剖宫产,出生体重 3.5kg,否认难产史及窒息抢救史。生后母乳喂养,按时添加辅食,现普食。按卡接种疫苗,2 个月抬头,4 个月翻身,6 个月独坐,1 岁会走,生长发育与正常同龄儿相仿。

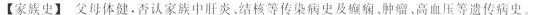

【家族史】　父母体健,否认家族中肝炎、结核等传染病史及癫痫、肿瘤、高血压等遗传病史。

【入院查体】　T 38.9℃,P 125 次/min,R 30 次/min,BP 92/62mmHg,体重15kg,嗜睡,双侧瞳孔等大等圆,对光反射存在,颈略抵抗,咽红,呼吸平稳,两肺呼吸音粗,未及干湿啰音,心律齐,心音中等,未及明显病理性杂音,腹软,肝脾肋下未及肿大,四肢肌力 Ⅴ 级,肌张力正常。腱反射存在,双侧巴氏征阳性。

【辅助检查】　门诊血常规＋超敏 CRP:WBC 7.83×10⁹/L,L 30.6％,N 65.4％,Hb 114g/L,Plt 350×10⁹/L,CRP 7mg/L,ESR 13mm/h;胸片:两肺纹理增多;急诊血气＋电解质急:pH 7.40,PCO₂ 42.9mmHg,PO₂ 46.0mmHg,K⁺ 4.0mmol/L,Na⁺ 135mmol/L,HCO₃⁻ 24.9mmol/L,ABE 0.6mmol/L。脑电图检查:中度异常。

【入院诊断】　颅内感染?

【进一步检查】

1.三大常规、血气电解质、乳酸、血氨、血糖等。

2.血生化、体液免疫、细胞免疫、遗传代谢疾病谱等。

3.行腰穿检查,脑脊液常规、生化、培养、病毒学检测等。

4.头颅磁共振平扫,脑电图。

【诊疗计划】

1.完善相关检查,明确诊断。

2.阿昔洛韦抗病毒,甘露醇降颅压治疗。

3.对症治疗:维持水电解质及酸碱平衡,密切关注患儿头痛、呕吐、嗜睡、精神症状等情况,根据病情变化及时调整治疗方案。

【诊疗经过】

1.辅助检查结果

(1)血常规＋CRP:WBC 7.6×10⁹/L,L 24.6％,N 70.8％,Hb 134g/L,Plt 350×10⁹/L,CRP＜1mg/L;血气电解质、乳酸、血氨、血糖、大小便常规基本正常。

(2)生化五类、遗传代谢疾病谱正常。

(3)脑脊液常规:潘氏蛋白定性阴性,白细胞计数 190×10⁶/L,单个核细胞 85％;脑脊液生化正常;涂片未找到抗酸杆菌,墨汁染色未找到隐球菌。脑脊液 PCR:单纯疱疹病毒Ⅰ型 DNA 1.09×10⁵ 拷贝。

(4)头颅 MRI 平扫提示(见图 8-2-2):双侧颞枕叶见片状长 T2 信号影,边缘模糊,以左侧明显,中叶旁小叶及左侧岛叶似见斑片状长 T1 长 T2 信号影,局部灰白质境界欠清。

(5)脑电图(见图 8-2-3):异常小儿脑电图:中度异常(清醒期持续性弥漫性多型δ活动)。

2.疾病转归

入院后予阿昔洛韦抗病毒治疗,甘露醇降颅压,入院第 2 天起热退,未再抽搐,精神好,住院治疗 14 天,复查血常规、CRP、PCT、脑脊液常规、生化正常,脑脊液培养阴性。脑脊液 PCR:单纯疱疹病毒Ⅰ型 DNA 阴性。复查头颅磁共振双侧颞枕叶异常信号较前明显好转,脑电图复查轻度异常,给予出院。

出院时患儿无发热,无抽搐,无呕吐,精神好,胃纳佳,大小便无殊。查体:神志清,心肺听诊无殊,腹软,肝脾肋下未及,四肢肌张力正常,神经系统查体无明显阳性体征。

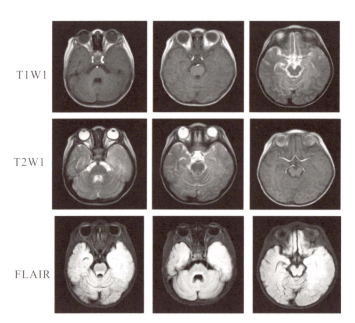

图 8-2-2　头颅 MR 平扫影像学表现

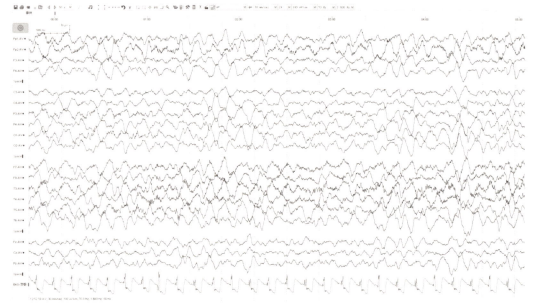

图 8-2-3　异常小儿脑电图(中度异常)

【出院诊断】　病毒性脑炎(单纯疱疹病毒Ⅰ型)。

【出院建议】

1.定期神经内科门诊随访。

2.定期复查头颅磁共振、脑电图。

第三节 脑性瘫痪

 一 概　述

脑性瘫痪(cerebral palsy,CP)简称脑瘫,是一组永久性的运动和姿势发育障碍,导致活动受限,这些障碍归因于发育中的胎儿或婴儿大脑中发生的非进行性损伤。脑瘫是儿童最常见的身体残疾,患病率约为每1000活产儿中2~3个。常见危险因素包括孕产妇危险因素(死产史、流产史等)、产前危险因素(辅助生殖技术、宫内感染、宫内生长受限等)、围产期危险因素(早产、出生窒息、新生儿呼吸窘迫综合征、胎粪吸入、器械或紧急剖宫产、新生儿癫痫发作、低血糖和新生儿感染等)以及新生儿后期危险因素(头部创伤、溺水或脑膜炎等)。脑性瘫痪脑部病理改变主要是脑白质损伤、脑部发育异常、颅内出血、脑部缺氧引起的脑损伤,主要表现为持续存在的中枢性运动和姿势发育障碍、活动受限,通常伴有感知觉和智力缺陷。脑瘫患儿70%有其他伴随症状及共患病,包括慢性疼痛、癫痫、智力残疾、肌肉骨骼问题(如髋关节脱位、关节挛缩)、行为障碍、睡眠障碍、功能失明和听力障碍及吞咽障碍等。

 二 诊断与评估

(一)诊　断

脑性瘫痪的诊断应当具备下述四项必备条件,参考条件帮助寻找病因。

1.必备条件

(1)中枢性运动障碍持续存在:婴幼儿脑发育早期(不成熟期)发生抬头、翻身、坐、爬、站和走等大运动功能和精细运动功能障碍,或显著发育落后。

(2)运动和姿势发育异常:包括动态和静态,以及俯卧位、仰卧位、坐位和立位时的姿势异常,运动时出现运动模式的异常。

(3)反射发育异常:主要表现有原始反射延缓消失和立直反射(如保护性伸展反射)及平衡反应的延迟出现或不出现,可有病理反射阳性。

(4)肌力及肌张力异常:大多数脑瘫患儿的肌力是降低的;痉挛型脑瘫肌张力增高、不随意运动型脑瘫肌张力变化(在兴奋或运动时增高,安静时减低)。可通过检查腱反射、静止性肌张力、姿势性肌张力和运动性肌张力来判断。

2.参考条件

(1)有引起脑瘫的病因学依据。

(2)可有头颅影像学佐证(52%~92%)。

(二)脑瘫的早期诊断及脑瘫高危儿

脑瘫的诊断依赖于神经系统评估、神经影像学表现和临床危险因素的识别。因此,诊断往往是复杂和延迟的,通常在1~2岁确诊,部分儿童甚至2岁后确诊。近年来认为,早期和准确的诊断脑性瘫痪可以更早地开始治疗,这可能会改善大脑快速生长和神经可塑性,得到更多的临床获益。如果临床医生怀疑脑性瘫痪但不确定诊断,建议使用"脑性瘫痪高风险"的诊断。新生儿期有可检测到脑性瘫痪危险因素的婴儿,应进行标准化的神经系统检查、运动评估和神经影像学检查,以帮助诊断,最好在5个月前做出诊断。在校正年龄5个月之前,最适合的检测工具包括磁共振成像(敏感性86%~89%)、哈默史密斯婴儿神经系统检查（Hammersmith infant neurological examination，HINE）（敏感性90%）、全身运动评估（general movements assessment，GMA）（敏感性98%）。

对所有高危儿应进行长期、全面、规范的随访管理。建议在6月龄以内每月或每2个月随访1次，6月龄～1岁期间每3个月随访1次，1～3岁期间每半年随访1次，3～6岁期间每年随访1次，根据实际需要可增加随访频度。随访内容包括生长发育、各项神经学检查、早期筛查量表及相关诊断性评估量表的运用（运动、语言、认知等）。

（三）临床分型

1.痉挛型四肢瘫

痉挛型四肢瘫（spastic quadriplegia）以锥体系受损为主，包括皮质运动区损伤，牵张反射亢进是本型的特征。四肢肌张力增高，上肢背伸、内收、内旋、拇指内收，躯干前屈，下肢内收、内旋、交叉、膝关节屈曲、剪刀步、尖足、足内外翻，拱背坐，腱反射亢进、踝阵挛、折刀征和锥体束征等。

2.痉挛型双瘫

痉挛型双瘫（spastic diplegia）症状同痉挛型四肢瘫，主要表现为双下肢痉挛及功能障碍重于双上肢。

3.痉挛型偏瘫

痉挛型偏瘫（spastic hemiplegia）症状同痉挛型四肢瘫，表现在一侧肢体。

4.不随意运动型

不随意运动型（dyskinetic）以锥体外系受损为主，主要包括舞蹈性手足徐动和肌张力障碍。该型肌张力可高可低，可随年龄改变。腱反射正常、锥体外系征TLR（＋）、ATNR（＋）。静止时肌张力低下，随意运动时增强，对刺激敏感，表情奇特，挤眉弄眼，颈部不稳定，构音与发音障碍、流涎、摄食困难，婴儿期多表现为肌张力低下。

5.共济失调型

共济失调型（ataxia）以小脑受损为主，以及锥体系、锥体外系损伤。主要特点是由于运动感觉和平衡感觉障碍造成不协调运动。肌张力可偏低、运动速度慢、头部活动少、分离动作差。闭目难立征（＋）、指鼻试验（＋）、腱反射正常。

6.混合型

混合型（mixed types）具有两型以上的特点。

（四）辅助检查

1.头颅磁共振检查

典型的磁共振表现包括白质损伤（脑室周围白质软化或脑室周围出血性梗死）、皮质和深部灰质病变（基底节或丘脑病变、多囊性脑软化）和脑发育不良（无脑回畸形、皮质发育不良、多小脑回或脑裂畸形等）。

2.脑电图、肌电图、脑干听、视觉诱发电位、骨盆平片

用于鉴别诊断及共患病的诊断。

3.遗传代谢病的检查

有脑畸形和不能确定某一特定的结构异常，或有面容异常高度怀疑遗传代谢病，应考虑遗传代谢方面的检查。

（五）脑性瘫痪的常用功能评估工具

1.粗大运动功能评估

（1）粗大运动功能评定量表（gross motor function measure，GMFM）：GMFM主要用于评定脑瘫儿童粗大运动状况随着时间或干预而出现的运动功能的改变，其标准相当于5岁以下（含5岁）正常儿童运动功能，是公认的、使用最广泛的评定脑瘫儿童粗大运动功能的量表。GMFM量表共5大类、88项，

仰卧位和俯卧位 17 项、坐位 20 项、爬和跪 14 项、站立 13 项、走跑跳 24 项,每个项目根据动作完成程度计 0～3 分。各个能区原始分与各自参考分(参考分即项数×3)相除,乘以 100%,即各能区(或各大类)的百分比。GMFM 88 分值即各能区百分比相加除以 5,范围 0～100%。

(2)粗大运动功能分级(gross motor function classification system,GMFCS):GMFCS 是基于对儿童在执行基本运动功能时的独立性的评估,如借助辅助设备行走或移动(拐杖、行走架和轮椅)。根据脑瘫儿童运动功能受限随年龄变化的规律,完整的 GMFCS 分级系统将脑瘫患儿分为 5 个年龄组(0～2岁;2～4 岁;4～6 岁;6～12 岁;12～18 岁),每个年龄组根据患儿运动功能从高至低分为 5 个级别(Ⅰ级、Ⅱ级、Ⅲ级、Ⅳ级、Ⅴ级)。GMFCS 量表为临床医生提供儿童目前运动功能水平的评估,根据不同GMFCS 分级制定相应的康复治疗策略及目标,以及儿童未来可能需要哪些移动辅助工具或设备。一般认为,GMFCS 直到 2～5 岁后才可靠,因此临床医生应谨慎使用儿童早期的 GMFCS 水平来预测其长期功能结局。

2.精细运动功能评估

(1)精细运动功能评定量表(fine motor function measure scale,FMFM):FMFM 量表可以合理地判断脑瘫儿童精细运动功能障碍,区分不同类型脑瘫儿童精细运动功能的差别,为制订康复计划提供依据。FMFM 分为五个方面,共计 61 项,包括视觉追踪(5 项)、上肢关节活动能力(9 项)、抓握能力(10项)、操作能力(13 项)、手眼协调能力(24 项),采用 0、1、2、3 四级评分法,原始分满分为 183 分,通过查表可以得出具有等距特性的精细运动能力分值,得分范围在 0～100 分。

(2)精细运动功能分级(manual ability classification system,MACS):MACS 是针对 4～18 岁脑瘫患儿在日常生活中双手操作物品的能力进行分级的系统,根据患儿手功能能力分五个级别,Ⅰ级为功能最高级,Ⅴ级为功能最低级。MACS 旨在描述哪一个级别能够很好地反映患儿在家庭、学校和社区中的日常表现,可较清晰地区别不同级别间的能力,有利于专业人员制定手功能康复计划。

3.认知功能评估工具

常用评估工具包括格塞尔发育诊断量表(Gesell development diagnosis schedules,GDDS)、贝利婴儿发展量表(Bayley scales of infant and toddler development,BSID)、格里菲斯发育评估量表(Griffiths mental development scales,GMDS)、韦氏智力评估(Wechsler intelligence scale,WAIS)、S-S 语言发育迟缓评定等。

4.肌张力评估

脑性瘫痪的肌张力评估常采用改良 Ashworth 痉挛量表(见表 8-3-1)。

表 8-3-1　改良 Ashworth 痉挛量表

等级	肌张力	标准
0 级	正常肌张力	—
1 级	肌张力略微增加	受累部分被动屈伸时,在关节活动范围之末时呈现最小的阻力,或出现突然卡住和突然释放
1+级	肌张力轻度增加	在关节活动后 50% 范围内出现突然卡住,然后在关节活动范围后 50% 均呈现最小阻力
2 级	肌张力较明显增加	通过关节活动范围的大部分时,肌张力均较明显地增加,但受累部分仍能较容易地被移动
3 级	肌张力严重增加	被动活动困难
4 级	僵直	受累部分被动屈伸时呈现僵直状态,不能活动

三 治疗与管理

脑性瘫痪有多系统并发症及共患病,因此需要包括康复科、神经科、骨科、泌尿科、营养科、消化科、心理科等多学科的共同管理。

(一)综合康复治疗

康复治疗的基础是神经可塑性,即神经系统对内部和外部刺激进行永久性结构和功能变化的能力,这些大脑在康复后"重新学习"。在中枢神经系统发育的早期阶段,大脑表现出高度的可塑性,早期发现异常表现、早期干预是取得最佳康复效果的关键。综合康复治疗可以改善脑瘫患儿的姿势异常和粗大运动功能,对精细运动、适应性、语言、个人-社会智能能区及总发育商也有显著提高作用。提倡将专业康复治疗融入脑瘫患儿日常生活活动中,并与游戏相结合。常用的康复治疗技术包括运动训练、中医康复疗法、作业疗法、语言吞咽训练、物理因子治疗、矫形支具等多种方法抑制异常的神经反射和姿势,促进正常运动功能发育。

(二)药物治疗

肉毒毒素 A(BTX-A)是肉毒梭菌在生长中产生的一种外毒素,属高分子蛋白神经毒素,分子量为 150kDa。蛋白酶将其切割为 100kDa 的重链和由二硫键连接的 50kDa 轻链并激活。BTX-A 通过作用于运动神经元突触前膜,抑制乙酰胆碱释放导致肌肉紧张性下降,降低肌张力,增加肌纤维长度、拮抗肌肌力改善,从而改善关节活动度、改善步态、改善肌力平衡,是一种缓解肌肉痉挛有效的、基本安全的方法。适用于 2 岁以上不能行走或步态姿势异常明显、严重影响正常生活且为动态痉挛的脑瘫患儿。其他缓解肌张力的药物包括地西泮、替扎尼定、巴氯芬口服或鞘内注射等。

(三)手术治疗

当患儿肢体肌肉肌腱的痉挛(挛缩)制约了运动功能的进一步发展时,可考虑手术治疗以缓解痉挛、矫正畸形、改善功能和改善生活质量。常用的手术方式包括传统的软组织松解延长手术、选择性脊神经后根切断术和选择性周围神经切断术。

(四)共患癫痫的治疗

癫痫是脑瘫患儿常见共患病之一,在脑瘫患儿中的发生率为 35%~62%,平均为 43%,其中以痉挛性脑瘫共患癫痫占大多数。癫痫发作将有可能进一步加重脑损伤,危害患儿认知和运动发育,直接影响康复疗效及预后,因此尽早控制癫痫发作将直接影响患儿的远期预后,改善患儿生活质量。

1.药物治疗

(1)用药时机:对间隔 24 小时以上先后 2 次无诱因发作的患儿应考虑癫痫诊断并启动抗癫痫治疗。对首次发作后即呈现高度失律或广泛痫样放电性脑病者,即可根据发作类型及癫痫综合征开始抗癫痫治疗。

(2)用药选择:①局灶性起源发作推荐药物:左乙拉西坦、奥卡西平、丙戊酸、托吡酯;②全面性起源发作推荐药物:左乙拉西坦、丙戊酸、拉莫三嗪、托吡酯;③肌阵挛发作推荐药物:丙戊酸、左乙拉西坦、托吡酯、氯硝西泮;④癫痫性痉挛推荐药物:促肾上腺皮质激素(ACTH)、泼尼松、氨己烯酸;⑤Dravet 综合征推荐药物:丙戊酸、左乙拉西坦、托吡酯、氯硝西泮、唑尼沙胺、司替戊醇。

(3)抗癫痫治疗原则及停药时机:一般从单药起始,如癫痫控制效果欠佳或同时呈现多种发作类型,可考虑两药联合治疗。如患儿持续无发作 2~4 年以上可考虑减停,当药物减停失败时,应在立即恢复原有药物治疗外,对原有的发作及癫痫分类和病因诊断进行仔细再评估。

(4)对无临床发作但持续存在痫样放电的处理建议:①睡眠中持续性棘慢波发放癫痫性脑病:包括

ESES/CSWS 和 Landau-Kleffner 综合征(LKS),即当 SWI≥85％或虽仅≥50％,但伴有认知或语言功能倒退或进步缓慢者尽早给予有效治疗。②临床发作控制后持续存在发作间期痫样放电(IEDs)发放指数(IS)≥10％,尤其对伴有语言认知功能进步缓慢且不能用其基础病因或其共患病解释者,可考虑试用相关药物促进对其 IEDs 的抑制。③对仅存在不频繁 IEDs 指数,尤其缺乏 IEDs 对其认知发育负面影响的患儿,暂不考虑调整当前用药。④已达抗癫痫药物减停条件但在逐渐减量过程中 IEDs 重新出现或加剧者应立即恢复原治疗方案,也可在坚持继续无发作前提下试用其他可能减少 IEDs 的药物。

2.手术治疗

(1)致痫区切除术:主要适用于经术前评估对患儿脑内致痫区获得明确定位者。

(2)姑息性手术:用于经评估后仍难以定位其致痫区或致痫灶位于脑重要功能区者。当前常用的姑息性手术包括神经纤维离断术(胼胝体切开术和多处软脑膜下横行纤维切断术)和神经调控(如迷走神经刺激术)等。

3.生酮饮食

除葡萄糖转运体I缺乏症和丙酮酸脱氢酶缺乏症外,生酮饮食也可用于无癫痫手术指征的各类型药物难治性癫痫,有效者可持续生酮饮食治疗 2～3 年。

4.脑瘫共患癫痫的康复治疗原则

根据患儿病情和体质承受能力,循序渐进地逐步增加康复项目及治疗强度。一旦出现癫痫复发或发作加重,应立即暂停现有康复治疗,在癫痫频繁发作期间应暂时回避有可能加重癫痫发作的康复治疗。

(五)其他脑瘫共患病及并发症的治疗

1.髋关节脱位

由于脑性瘫痪患儿肌张力异常,运动能力较正常儿童差,固定髋臼的韧带和肌肉得不到足够的锻炼,容易出现髋关节半脱位甚至全脱位。因此建议从 12 月龄开始,每 6～12 个月拍摄一次骨盆平片,评估髋关节发育情况,并及时骨科介入治疗。

2.疼　痛

脑性瘫痪患者的疼痛很常见,一些研究表明其患病率高达 74％,慢性疼痛严重影响患儿的生活质量。导致疼痛有多种可能的因素包括髋关节半脱位、肌张力高、肌肉痉挛、便秘和胃食管反流等。患者的疼痛是复杂和异质性的,涉及外周和中枢神经系统的多种抑制性和兴奋性机制,药物镇痛药(巴氯芬、加巴喷丁等)、热疗、水疗和按摩通常用于疼痛管理,多学科疼痛管理被认为是慢性疼痛的最佳解决方案。

3.喂养困难

大多数脑瘫患儿有进食困难和胃肠道问题,如吞咽功能障碍、胃食管疾病和便秘。而喂养困难又会导致营养不良和生长衰竭,继而引起脑功能下降、免疫功能受损、血液循环受损、伤口愈合不良和呼吸力量减弱等。脑性瘫痪儿童的喂养困难需要在康复科、营养科及消化科的共同管理下制定合理的治疗方案,如吞咽功能训练、药物治疗、胃肠造瘘、营养管理等。

4.其他功能障碍

脑性瘫痪儿童常合并有智力障碍、学习障碍、听力及视力障碍、交流障碍等,当患儿存在相关临床表现时,需要及时进行评估,早期诊断治疗。

四　研究热点

遗传学研究是目前脑性瘫痪病因学研究的热点。目前的研究发现,脑性瘫痪先天性异常的患病率约为 11％～32％,明显高于一般人群 2％～3％。常见的异常包括染色体异常(染色体片段缺失、染色体缺失、染色体数目异常)、拷贝数(CNV)变异(*GRIK2*、*LAMA1*、*DMD*、*PTPRM* 和 *DIP2C* 基因等)、单个基因突变（*KANK1*、*ADD3*、*GAD1*、*ITPR1*、*KCNC3*、*SPTBN2* 基因等）。此外，一些基因（*IL-6*、*APOE*、*TNF-α* 基因等）的多态性也与脑瘫的发病密切相关。然而，要深入了解基因和环境危险因素对脑性瘫痪临床表现的相互作用，将需要对更大的人群进行更多的研究。

神经干细胞移植是目前被认为很有应用前景的技术，免疫调节是干细胞的主要作用机制，有研究证明神经干细胞移植可以促进神经生长因子的产生。与其他干细胞治疗相比，自体脐带间充质干细胞是安全且最有效的，而在所有症状中，运动症状最容易通过干细胞治疗得到纠正。然而，在治疗其他症状，如感觉障碍、认知缺陷或视觉缺陷等方面，它并没有显示出任何明显的改善。目前，大多数的研究都是短期的，并且只使用了单一的干细胞类型，因此对干细胞治疗、长期安全性和有效性及其联合治疗脑性瘫痪还需要进行进一步的研究和临床试验。

在康复治疗技术上，机器人和虚拟现实技术与康复治疗的融合也是目前研究的热点，新型的康复机器人通过多学科融合，将主被动训练结合，模拟正常运动模式，达到功能康复的目的。而虚拟现实技术是一种由计算机技术和电子技术创造的类似真实的虚拟环境，它通过参与者沉浸式的体验，可以帮助患儿增强主动参与的积极性，提高康复治疗效果，改善预后。

五　推荐文献阅读

1. 中国康复医学会儿童康复专业委员会. 中国脑性瘫痪康复指南（2015）：第一部分[J]. 中国康复医学杂志，2015，30(7)：747-754.

2. 中华医学会儿科学分会康复学组，中华医学会儿科学分会神经学组. 脑性瘫痪共患癫痫诊断与治疗专家共识[J]. 中华实用儿科临床杂志，2017，32(16)：1222-1226.

3. Novak I，Morgan C，Adde L，et al. Early，accurate diagnosis and early intervention in cerebral palsy：advances in diagnosis and treatment[J]. JAMA Pediatr，2017，171(9)：897-907.

4. Pearson TS，Pons R，Ghaoui R，et al. Genetic mimics of cerebral palsy[J]. Mov Disord，2019，34(5)：625-636.

5. Lv ZY，Li Y，Liu J. Progress in clinical trials of stem cell therapy for cerebral palsy[J]. Neural Regen Res，2021，16(7)：1377-1382.

六　病例剖析

【一般情况】　患者，女，10月龄。

【主诉】　发育落后伴姿势异常6月余，反复抽搐2月余。

【现病史】　患儿6月余前（3月余龄）发现发育落后，表现为追视追声欠佳，竖头不稳，拉坐时头部跟随欠佳，不会侧翻身，伴姿势异常，表现为头后仰、双手握拳、拇指内收，四肢肌张力高，在当地医院就诊，髋关节B超未提示异常，头颅磁共振提示脑室旁白质软化，诊断"发育障碍"，建议康复训练，家属拒绝，患儿进步缓慢。7月龄时竖头仍不稳，家长未重视。2月余前患儿无明显诱因下出现抽搐，表现为双眼上翻凝视，面色发绀，牙关紧闭，四肢强直，持续约5分钟缓解，抽搐后神志清楚，无发热，无呕吐腹泻。5天内共计抽搐6次，表现同前，每次持续1～5分钟不等，即至我院门诊，查视频脑电图提示广泛痫样放电，诊断"脑性瘫痪、癫痫（全面性、遗传性？）"，予以"丙戊酸钠口服液2ml bid"口服，未再抽搐。现患儿10月龄，主动抓物意识欠佳，不会无意识发音，竖头尚稳，不会翻身，独坐不能，不会爬，双侧肢体肌张力增高，为求进一步康复治疗，门诊以"脑性瘫痪、癫痫（全面性、遗传性？）"收住入院。

【既往史】　生后因"早产儿、低出生体重儿、新生儿呼吸窘迫综合征、新生儿肺炎、新生儿窒息"在当地住院20余天，出院后多次呼吸道感染史，否认食物药物过敏史。

【个人史】　G1P1 28^{+3}周因"胎膜早破、足先露"剖宫产,出生体重 1.0kg,生后 Apgar 评分 1 分钟 2 分,5 分钟 7 分,10 分钟 8 分。生后人工喂养,6 月龄添加辅食。按卡接种疫苗,生长发育同上述。

【家族史】　父母亲体健。否认家族中肝炎、结核等传染病史及肿瘤、高血压等遗传病史。

【入院查体】　T 36.4℃,P 110 次/min,R 35 次/min,BP 80/53mmHg,体重 7.5kg,神清,精神可,呼吸平稳,两肺呼吸音粗,未闻及明显干湿性啰音,心律齐,未闻及明显病理性杂音,腹软,肝脾肋下未及肿大。专科查体:主动抓物意识欠佳,不会无意识发音,竖头尚稳,不会仰卧位-俯卧位翻身,手支撑坐数秒,独坐不能,不会爬,双侧肢体肌张力增高 2 级,肌力Ⅳ级,双手握拳,拇指内扣,双侧髋关节稍内收,双侧膝关节稍屈曲,双足内翻,跟腱紧,膝腱反射(＋＋＋),踝阵挛(＋)。

【辅助检查】　外院头颅磁共振:双侧侧脑室旁白质软化。髋关节 B 超:未见异常。视频脑电图:广泛痫样放电。

【入院诊断】　1.痉挛型脑性瘫痪(四肢瘫);2.癫痫(全面性、遗传性?)。

【进一步检查】

1.三大常规。

2.血气电解质、乳酸、血氨、遗传代谢谱、甲状腺功能、丙戊酸钠血药浓度、血生化等。

3.骨盆平片、心电图。

4.基因检测。

【诊疗计划】

1.继续抗癫痫治疗;根据丙戊酸钠血药浓度调整抗癫痫药物剂量。

2.请营养科评估患儿营养状况,进行营养指导。

3.综合康复训练(运动疗法、平衡功能训练、关节松动训练、水疗、中医康复疗法等)。

4.定期康复评估,根据患儿评估结果调整康复治疗方案。

【诊疗经过】

1.辅助检查结果

(1)三大常规未见明显异常。

(2)血气电解质、遗传代谢谱、乳酸、血氨、甲状腺功能、血生化未见明显异常,丙戊酸钠血药浓度60.67mg/L。

(3)心电图:窦性心律不齐。

(4)骨盆平片未见明显异常。

(5)基因检测:GAD1 基因突变。

2.疾病转归

入院后继续以"德巴金 2ml bid"抗癫痫治疗,并予以综合康复治疗 1 个月。

出院时患儿肌张力较入院前略有下降,主动抓物意识及大运动较前有进步,异常姿势较前改善。专科查体:有主动抓物意识,手眼协调欠佳,会无意识发音,竖头稳,不会仰卧位－俯卧位翻身,手支撑坐 10 秒左右,独坐不能,不会爬,双侧肢体肌张力增高 2 级,肌力Ⅳ级,双手握拳,拇指内扣,双侧髋关节稍内收,双侧膝关节稍屈曲,双足内翻,跟腱紧,膝腱反射(＋＋＋),踝阵挛(＋)。

【出院诊断】　1.痉挛型脑性瘫痪(四肢瘫);2.癫痫(全面性、遗传性)。

【出院建议】

1.出院带药:德巴金(丙戊酸钠口服溶液)300ml,12g×1 瓶,每次 2ml,每天 2 次。

2.定期神经内科门诊随诊,复查头颅磁共振、脑电图、丙戊酸钠浓度、肝肾功能、血常规等,如有抽搐,及时就诊。

3.继续康复训练,定期康复科门诊复诊,定期康复评估,复查骨盆平片。

4.定期营养科门诊评估营养状况。

第四节 吉兰-巴雷综合征

一 概 述

吉兰-巴雷综合征(Guillian-Barré syndrome,GBS)系一组免疫介导的急性炎性周围神经病,以早期描述该病的学者姓名命名。GBS是目前我国和多数国家儿童最常见的急性周围神经病,在脊髓灰质炎被消灭以后,GBS已成为我国儿童急性弛缓性麻痹最常见的原因。临床特点常为前驱感染后急性起病,主要累及脊神经根、周围神经及脑神经,表现为广泛对称性弛缓性肢体麻痹。常有脑脊液蛋白-细胞分离现象,约85%以上患儿可被检测到周围神经传导功能异常。临床症状多在2周左右达到高峰,疾病进展一般不超过4周,多呈单相性自限性病程。静脉注射免疫球蛋白(intravenous immunoglobulin,IVIG)和血浆置换治疗有效。经积极治疗,大多数患儿在数周或数月内完全恢复,但有3%～4%的患儿死于急性期呼吸肌麻痹、低血压、严重心律失常等并发症,少数患儿遗留持久的神经功能障碍。GBS在18岁及以下人群中的年发病率为(0.34～1.34)/10万,急性炎性脱髓鞘性多发神经根神经病(acute inflammatory demyelinating polyradiculoneuropathy,AIDP)是GBS中最常见的亚型,占GBS病例的85%～90%,其次为急性运动轴索性神经病(acute motor axonal neuropathy,AMAN);较少见的GBS亚型包括急性运动感觉轴索性神经病(acute motor-sensory axonal neuropathy,AMSAN)、Miller-Fisher综合征(MFS)、急性泛自主神经病和急性感觉神经病等。

二 诊断与评估

(一)GBS的诊断

GBS的诊断通常是依靠临床症状和实验室检查,并排除其他神经系统疾病后,才可确定诊断。中华医学会神经病学分会2019年提出的中国吉兰-巴雷综合征诊治指南2019中,GBS常见各亚型的诊断标准如下:

(1)AIDP的诊断标准:①常有前驱感染史,呈急性起病,进行性加重,多在4周内达高峰。②对称性肢体和延髓支配肌肉、面部肌肉无力,重者有呼吸肌无力。四肢腱反射减低或消失。③可伴有感觉异常和自主神经功能障碍。④脑脊液出现蛋白-细胞分离现象。⑤电生理检查提示运动神经传导远端潜伏期延长、传导速度减慢、F波异常、传导阻滞、异常波形离散等周围神经脱髓鞘改变。⑥病程有自限性。

(2)AMAN的诊断标准:临床参考AIDP诊断标准,突出特点是神经电生理检查提示近乎纯运动神经受累,根据电生理测定结果可以分为轴索变性和可逆性运动神经传导阻滞两种亚型。血清和脑脊液抗神经节苷脂GM1、GD1a抗体阳性。

(3)AMSAN的诊断标准:临床参考AIDP诊断标准,特点是神经电生理检查提示感觉和运动神经轴索损害。

(4)MFS的诊断标准:①急性起病,病情在数天内或数周内达到高峰。②以眼外肌瘫痪、共济失调和腱反射减低为主要症状,肢体肌力正常或轻度减退。③脑脊液出现蛋白-细胞分离。④病程有自限性。

2011年,世界卫生组织的Brighton协作组提出了GBS Brighton标准,确诊标准如下(见表8-4-1)。其中,双侧肢体迟缓性瘫痪和腱反射减弱或消失为必备条件。

表 8-4-1　吉兰-巴雷综合征 Brighton 诊断标准

1	双侧肢体弛缓性瘫痪
2	瘫痪肢体腱反射减弱或消失
3	呈单相病程,起病至症状达峰时间为 12 小时~28 天,继以临床平台期
4	电生理检查支持 GBS
5	脑脊液蛋白-细胞分离(脑脊液蛋白高于正常值,白细胞少于 $50/\mu l$)
6	排除其他病因

(二)GBS 常见的临床亚型

1. AIDP

AIDP 是 GBS 中最常见的类型,也称经典型 GBS,主要病变是多发神经根和周围神经的运动和感觉神经节段性脱髓鞘。任何年龄均可患病,病前常有呼吸道感染或腹泻史。

临床特点:①运动障碍是 AIDP 最主要的临床表现。急性起病,以四肢,尤其是双下肢对称性弛缓性瘫痪为基本特征。下肢重于上肢,远端重于近端,瘫痪可在数天或数周内由下肢向上发展,但绝大多数进展不超过 2~4 周。87% 的患儿因肢体无力而卧床,15%~40% 的严重病例累及肋间肌和膈肌,引起呼吸困难和周围性呼吸衰竭。少数患儿出现由上向下发展的瘫痪。部分患儿伴有对称或不对称性脑神经麻痹,以核下性面瘫最常见(50%~70%),其次为外展神经等支配眼球运动的脑神经(约 20%)。部分患儿两侧后组脑神经(Ⅸ、Ⅹ)麻痹,出现呛咳、声音低哑、吞咽困难和口腔唾液积聚,易引起吸入性肺炎并加重呼吸困难,可危及生命。②感觉障碍发病时患儿多有肢体感觉异常如烧灼感、麻木、疼痛和不适感等,检查可见四肢远端套状的感觉减退。少数可有肌肉压痛,特别是腓肠肌压痛较为常见。超过 2/3 的患儿有神经病理性疼痛,常见部位是背部和下肢,原因可能跟感觉过敏、神经根刺激、脑脊膜刺激以及肌肉、关节疼痛等相关。疼痛的程度与运动障碍程度及预后无关。感觉障碍维持时间比较短,大多在数日或数周内消失。

③自主神经功能障碍症状较轻微,主要表现为皮肤潮红、多汗、肢体发凉、心率增快、血压轻度增高或心律失常等。患儿还可出现膀胱和肠道功能障碍,表现为便秘,及不超过 24 小时的一过性尿潴留。

④反射异常一般腱反射减低或消失,无病理反射。由于神经根受到刺激患儿可出现脑膜刺激征阳性,甚至颈项强直。

2. AMAN

AMAN 以脑神经和脊神经运动纤维轴索病变为主,感觉神经不受累。主要发生在我国北方地区,以空肠弯曲菌感染多见,有明显的季节性,6~10 月份多发。本型除无客观感觉障碍外,其他临床特点与 AIDP 相似。肌电图提示运动神经复合肌肉动作电位(CMAP)波幅降低,但 F 波潜伏期和传导速度正常,感觉神经传导速度及电位波幅均正常,提示本型主要病变为运动神经轴索受累。

3. AMSAN

AMSAN 以周围神经运动与感觉纤维轴索病变为主,该型临床表现通常较重,病程较长,在儿童中不常见。临床特点与 AIDP 相似,同时有运动、感觉障碍,部分出现感觉性共济失调,常有自主神经功能障碍。电生理检查提示感觉和运动神经轴索损害明显。

4. MFS

MFS 占 GBS 病例的 2%~4%,以眼外肌麻痹、共济失调和腱反射消失三联征为主要临床特点。发病前空肠弯曲菌感染常见,急性起病,常以复视起病,相继出现对称或不对称性眼外肌麻痹、躯干或肢体共济失调,腱反射减弱,肌力正常或轻度减退。脑脊液可见蛋白-细胞分离现象。血清抗 GQ1b 抗体常为阳性。MFS 病程有自限性,多数在 6 个月内完全恢复。

(三)辅助检查

1.脑脊液检查

80%~90%的GBS患者脑脊液中蛋白质含量增加,但白细胞计数及葡萄糖和氯化物正常,脑脊液蛋白-细胞分离是GBS的特征之一。这种蛋白-细胞分离现象一般要到起病后第2周才出现,第3~4周最明显,之后逐渐下降。有10%~20%的患儿脑脊液蛋白质含量始终正常,另有15%患儿同时有脑脊液白细胞计数轻度增多,一般小于$50 \times 10^6/L$,如脑脊液内白细胞计数明显升高,需要考虑中枢感染性病变。

2.神经电生理检查

神经传导速度和肌电图检测在GBS诊断中具有重要价值。一般认为神经传导速度减慢与髓鞘受损有关,复合肌肉动作电位(CMAP)波幅降低与轴索损害有关。约85%以上患儿可被检测到周围神经传导功能异常,于起病1周后明显。AIDP患儿,以节段性髓鞘脱失为主,主要表现为运动和感觉神经传导速度减慢(通常低于正常的20%)、远端潜伏期延长和反应电位时程增宽,但CMAP波幅减低不明显。AMAN患儿,以运动神经轴索病变为主,主要表现为运动神经CMAP波幅显著下降,但神经传导速度基本正常。AMSAN患儿则同时有运动和感觉神经电位波幅减低,而传导速度基本正常。

3.血清免疫学检查

部分AMAN和AMSAN患儿血清中可检测到抗神经节苷脂(GM1、GD1a)抗体,MFS患儿血清中常可检测到GQ1b抗体。而对于AIDP患儿,目前尚没有特异性生物学标志物可以检测。

4.脊髓MRI

脊髓MRI的T2相可见脊神经根和神经丛粗大、肿胀,增强MRI可显示脊神经根强化,可支持GBS诊断,并对受累部位的定位有帮助,同时有助于排除急性横贯性脊髓炎或脊髓占位等其他引起肢体瘫痪的原因。

三 治疗与管理

(一)一般治疗

1.心电监护

对有明显自主神经功能障碍的患儿,应给予以心电监护,密切监测患儿的生命体征;如果出现低血压、高血压、心动过速、心动过缓、严重心脏传导阻滞等情况时,及时采取相应措施处理。窦性心动过速很常见,通常不需要治疗。由于自主神经损伤后,对药物的反应较为敏感,使用血管活性药物或镇静药时必须谨慎。

2.呼吸道管理

有呼吸困难和后组脑神经麻痹的患儿,应注意保持呼吸道通畅,尤其注意加强吸痰及防止误吸。对于病情进展快、有明显呼吸肌或后组脑神经麻痹的患儿,应严密观察病情;对于出现呼吸衰竭,或后组脑神经麻痹致咽喉分泌物积聚导致呼吸功能障碍的患儿,应及时行气管插管或气管切开,机械辅助通气。

3.营养支持

后组脑神经麻痹的患儿有吞咽困难和饮水呛咳,需给予鼻饲,保证足量水分、热量和电解质供应,以保证营养。合并有胃肠麻痹者,应给予静脉营养支持。

4.其他对症支持治疗

耐心细致的护理工作是降低病死率,减少并发症的重要环节。勤翻身,拍背,注意室内温度、湿度,严格执行消毒隔离制度,做好无菌操作,防止交叉感染。对有神经痛的患儿,应适当应用药物缓解疼痛。如出现肺部感染、泌尿系感染、褥疮等,应给予相应的积极处理,防止病情加重。

(二)免疫治疗

可选择的免疫治疗药物包括 IVIG 和血浆置换,二者均有效且疗效无明显差异。一旦 GBS 诊断明确,应尽快开始应用。有研究表明,IVIG 和血浆置换联合应用的疗效并不优于其中一种单独应用。

1. IVIG

其总体疗效与血浆置换相当,但 IVIG 比血浆置换更安全并且易于给予,故对 GBS 患儿优先选择 IVIG。一般按 400mg/(kg·d),连用 5 天。也有按 1g/(kg·d),连用 2 天的。有报道 IVIG 对于存在抗神经节苷脂 GM1、GQ1b 或 GD1a 抗体的轴索型 GBS 疗效更好。

2. 血浆置换治疗方案

一般在 1~2 周内进行 3~5 次血浆置换,每次血浆置换量按 30~50ml/kg 计算。疗效较肯定,安全,但需专用设备且价格昂贵,使儿科临床应用受到限制。

3. 免疫治疗的原则

GBS 发病后应尽早采用免疫治疗,可有助于控制疾病进展,减少残疾。IVIG 为治疗 GBS 的首选,对于急性重症的 GBS 患儿,在有条件的单位也可选择血浆置换治疗。病情轻微、发病 2 周以上的患儿,免疫治疗选择上尚缺乏充分的循证证据支持,可根据患儿具体情况,个体化选择治疗方案。对于免疫治疗后效果不佳或出现症状波动的患儿,可在第 1 次 IVIG 结束后 2 周再次使用 IVIG,但目前尚缺乏充分的循证证据支持,建议根据具体临床情况个体化选择。IVIG 治疗后不建议再使用血浆置换,因后者会将近期输入的 IgG 清除。

(三)糖皮质激素在 GBS 治疗中的价值

国外多项临床试验结果均显示单独应用糖皮质激素治疗 GBS 无明确疗效,糖皮质激素和 IVIG 联合治疗与单独应用 IVIG 治疗的效果也无显著差异。因此,国外的 GBS 指南均不推荐糖皮质激素治疗 GBS。故目前认为糖皮质激素对 GBS 无益。

(四)神经营养

可使用 B 族维生素治疗,包括维生素 B_1、维生素 B_6、维生素 B_{12}(甲钴胺、氰钴胺)等,以及 ATP、辅酶 A、胞磷胆碱及神经生长因子等,以促进神经修复。

(五)康复治疗

病情稳定后,尽早进行正规的神经功能康复治疗(包括针灸、按摩、体疗等),以促进神经功能恢复,预防失用性肌萎缩和关节挛缩。

四　研究热点

GBS 系一类免疫介导的急性炎性周围神经病,经过近百年的研究,人们对 GBS 病理学和发病机制的认识取得了很大进展。抗神经节苷脂抗体的发现,使人们对轴索型 GBS 抗体和补体介导引起神经元细胞膜破坏的机制有了充分了解,并不断促进开发更灵敏的抗体检测手段。但在经典型的 AIDP 中,尽管多种病原体感染均可能诱发 AIDP,但迄今尚未明确可以导致 AIDP 的共同抗原决定簇,也未在 AIDP 患者中发现相关抗体。因此,GBS 的免疫发病机制仍未完全阐明。对 GBS 发病机制的进一步探索仍是当前的研究重点和热点。

IVIG 和血浆置换是目前治疗 GBS 的有效免疫治疗手段,可以使大部分 GBS 患者获益,但仍有一部分患者疗效不佳。因此,临床上需要不断探索新的免疫治疗方法,寻找可以准确评价患者病情、预测患者预后的高效生物学标志物。由于抗体介导的补体活化最终产生攻膜复合物是 GBS 病理机制的重要一环,抑制补体系统激活在 GBS 中的疗效成为当今研究热点。依库珠单抗等抗补体的单克隆抗体已在临床试验中。因此对 GBS 患者的新兴免疫治疗及预后预测指标的研究是今后的研究热点。

五 推荐文献阅读

1. 中华医学会神经病学分会,中华医学会神经病学分会周围神经病协作组,中华医学会神经病学分会肌电图与临床神经电生理学组,中华医学会神经病学分会神经肌肉病学组.中国吉兰-巴雷综合征诊治指南 2019[J].中华神经科杂志,2019,52(11):877-882.

2. Korinthenberg R,Trollmann R,Felderhoff-Müser U,et al. Diagnosis and treatment of Guillain-Barré Syndrome in childhood and adolescence:An evidence-and consensus-based guideline[J]. Eur J Paediatr Neurol,2020,25:5-16.

3. Shahrizaila N,Lehmann HC,Kuwabara S. Guillain-Barré syndrome[J]. Lancet,2021,397 (10280):1214-1228.

4. 包新华,姜玉武,张月华.儿童神经病学[M].3 版.北京:人民卫生出版社,2021.

六 病例剖析

【一般情况】 患儿,女,5 岁 2 个月。

【主诉】 咳嗽 8 天,步态不稳 6 天。

【现病史】 患儿 8 天前无明显诱因下出现咳嗽,不多,有鼻塞,无流涕,无头晕头痛,无发热,初未注意。6 天前患儿步态稍有不稳,咳嗽无好转,至当地医院就诊,查血常规白细胞计数 13.3×10⁹/L,中性粒细胞 46.3%,血红蛋白 140g/L,血小板 350×10⁹/L,予以"阿奇霉素"口服 2 天,患儿出现恶心,明显腹部不适感,且步态不稳加剧,再次至当地医院复查,复查血常规正常,嘱停药观察。2 天前患儿觉双下肢步态不稳加剧,有无力感,伴双侧大腿活动后疼痛,坐位仍疼痛,有头晕,至我院就诊,就诊过程中患儿呕吐 3 次,非喷射性,初为水样液体,末次含暗红色血凝块,量不多,予完善头颅 CT 无殊,查血常规白细胞偏高,予以"头孢曲松 1.5g,一天一次"静滴抗感染治疗,患儿呕吐、咳嗽好转,无发热,现为进一步诊治,门诊拟"跛行待查"收住入院。

起病来,患儿神志清,精神软,胃纳可,睡眠可,大便因疼痛不敢解,小便无殊,体重未见明显增减。

【过去史】 有咳嗽气喘史,患儿既往有多次喘息史,孟鲁司特钠长期口服,呼吸科门诊随访中;否认食物药物过敏史。

【个人史】 G1P1 足月顺产,出生体重 3kg,否认难产史及窒息抢救史,生后母乳喂养,按时添加辅食,现普食。按卡接种疫苗,无漏种,2 月抬头,4 月翻身,6 月独坐,1 岁会走,生长发育与正常同龄儿相仿。

【家族史】 父母亲体健。否认家族中肝炎、结核等传染病史及肿瘤、高血压等遗传病史。

【入院查体】 T 36.7℃,P 104 次/min,R 24 次/min,BP 132/95mmHg,体重 24kg,神清,精神偏软,双侧瞳孔等大等圆,对光反射灵敏,咽无充血,呼吸平,两肺呼吸音粗,未及干湿啰音,心音中,心律齐,心前区未及明显病理性杂音,腹软,无压痛,肝脾肋下未及肿大,神经系统检查:颈稍抵抗,布氏征、克氏征阳性,脑神经检查无殊,双上肢肌力Ⅲ级,双下肢肌力Ⅱ级,膝腱、跟腱反射未引出,双侧巴氏征阴性。

【辅助检查】 门诊血常规+超敏 CRP:WBC 7.4×10⁹/L,N 36.2%,Hb 142g/L,Plt 362×10⁹/L,CRP<1mg/L。

【入院诊断】 1.跛行待查:吉兰-巴雷综合征? 脊髓炎? 2.急性支气管炎。

【进一步检查】

1.三大常规及心电图等。

2.血生化、抗核抗体、肌电图、脊髓 MRI 等。

3.脑脊液常规、生化及病原学检查。

4.血外周神经病抗体谱检查。

【诊疗计划】

1.予以阿昔洛韦 0.24g q8h 静滴抗病毒治疗。

2.尽快完善脑脊液检查、脊髓 MRI、肌电图检查,根据结果调整治疗方案。

3.病情变化及时调整治疗方案。

【诊疗经过】

1.辅助检查结果

(1)血常规+超敏 CRP:WBC 9.20×10⁹/L,N 33.4%,Hb 134g/L,Plt 374×10⁹/L,超敏 C 反应蛋白 0.93mg/L。

(2)生化五类+ASO+RF:总蛋白 72.6g/L,白蛋白 39.7g/L,丙氨酸氨基转移酶 67U/L,天门冬氨酸氨基转移酶 35U/L,肌酐 28μmol/L,尿素 7.5mmol/L,乳酸脱氢酶 274U/L,肌酸激酶 80U/L,肌酸激酶-MB 活性 14U/L,ASO 2.6IU/ml,类风湿因子 9.4IU/ml。

(3)脑脊液检查:无色,透明度清晰,潘氏球蛋白定性试验(++),白细胞计数 5.0×10⁶/。脑脊液生化:葡萄糖 3.85mmol/L,微量总蛋白 1588.5mg/L。

(4)血周围神经病抗体谱均阴性。

(5)肌电图:上、下肢神经源性损害,运动、感觉纤维均受累,以脱髓鞘改变为主。

(6)颅脑、脊髓、髋关节 MR 平扫未见明显异常。

2.疾病转归

入院后予以 IVIG 输注共 10g×5 天调节免疫,阿昔洛韦 0.24g q8h 静滴抗病毒 2 天,明确诊断后停用,维生素 B₁、B₆ 口服,甲钴胺静推营养神经,雾化止咳、维持水电解质稳定等对症治疗。入院 16 天起患儿四肢乏力、疼痛情况逐渐好转,无头痛,无发热,无抽搐,无吐泻,一般情况可,今予以出院。

出院时,患儿四肢乏力、疼痛明显改善,尚不能行走,无发热,无抽搐,无头痛呕吐,无咳嗽,大小便无殊。查体:神清,精神可,双侧瞳孔等大等圆,对光反应灵敏,呼吸平,两肺呼吸音对称,未闻及明显干湿性啰音,心音中,心律齐,心前区未闻及病理性杂音,腹平软,无压痛,肝脾肋下未及,神经系统:颈软,布氏征阴性,克氏征阴性,脑神经检查无殊,双上肢肌力Ⅳ级,双下肢肌力Ⅲ~Ⅳ级,肌张力正常,膝腱、跟腱反射未引出,双侧巴氏征未引出。

【出院诊断】　1.吉兰-巴雷综合征;2.急性支气管炎。

【出院医嘱】

1.维生素 B₁,每次 1 片,一天 2 次,口服;维生素 B₆,每次 1 片,一天 2 次,口服;甲钴胺片,每次 1 片,一天 1 次,口服;建议当地医院进行康复训练,适量休息和锻炼。

2.注意冷暖,及时增减衣物,疾病流行期间少去人多的场所,避免感染。

3.建立合理健康的饮食习惯,多吃蔬菜水果,补充必要的营养。

4.如有乏力加剧,呼吸困难等不适,及时就诊。

5.出院 14 天神经内科门诊复诊。

第五节　重症肌无力

 一　概　述

重症肌无力(myasthenia gravis,MG)是一种自身抗体介导的获得性神经肌肉接头(neuromuscular junction,NMJ)传递障碍自身免疫性疾病,乙酰胆碱受体(acetylcholine receptor,AChR)抗体为最常见致病性抗体。此外,针对突触后膜其他组分,包括肌肉特异性受体酪氨酸激酶(muscle specific tyrosine kinase,MuSK)、低密度脂蛋白受体相关蛋白 4(low-density lipoprotein receptor-related protein 4,LRP4)及兰尼碱受体(RyR)等抗体也可参与 MG 发病,干扰 AChR 聚集、影响 AChR 功能及 NMJ 信号传递。MG 主要表现为骨骼肌无力、易疲劳,活动后加重,但肌肉很少发生永久性损伤,休息和应用胆碱酯酶抑制剂后症状明显缓解。MG 在各个年龄阶段均可发病,30 岁和 50 岁左右呈现发病双峰,中国儿童及青少年 MG(juvenile myasthenia gravis,JMG)患病高达 50%,构成第 3 个发病高峰。JMG 以眼肌型(ocular myasthenia gravis,OMG)为主,部分可向全身型(generalized myasthenia grvis,GMG)转化。经治疗后大多数 MG 患者病情稳定,只有轻微肌无力表现,可恢复日常功能。随着免疫抑制剂应用、胸腺切除及辅助通气、重症监护技术等治疗水平提高,目前 MG 病死率已降至 5% 以下。

 二　诊断与评估

(一)临床表现及分型

1.临床表现

全身骨骼肌均可受累,表现为波动性无力和易疲劳性,症状呈"晨轻暮重",活动后加重,休息后可减轻。OMG 常因眼外肌无力和提上睑肌无力引起复视和上睑下垂,眼肌无力呈现不对称。GMG 所致延髓和呼吸衰竭可危及生命,需重症监护支持。

2.分　型

美国重症肌无力基金会(myasthenia gravis foundation of America,MGFA)发布的 MG 临床分型,旨在评估疾病严重程度,并指导治疗及评估预后。但此分型对患者的配合要求较高,目前成人神经内科使用较多,或可用于较大儿童,但不适合于年幼儿童患者,目前国内儿科仍多采用 Osserman 分型。

(1)Ⅰ型(眼肌型 OMG):临床及电生理检查仅限于眼肌而无其他肌群受累的证据。

(2)Ⅱ型(全身型 GMG):有一组以上肌群受累,其中Ⅱa 型(轻度全身型)以四肢肌群轻度受累,伴或不伴有眼外肌受累,无明显球肌受累的症状如吞咽、咀嚼和构音困难;Ⅱb 型(中度全身型)则四肢肌群中度受累,伴或不伴有眼外肌受累,常有球肌受累症状如吞咽、咀嚼和构音困难。

(3)Ⅲ型(重症激进型):起病急,进展快,发病数周或数月内累及球肌和呼吸肌,伴有或不伴有眼外肌受累。

(4)Ⅳ型(迟发重度型):隐袭起病,缓慢进展,2 年内从Ⅰ型或Ⅱ型发展致呼吸肌受累。

(5)Ⅴ型(肌萎缩型):发病半年内常出现肌肉萎缩。

(二)诊　断

在具备典型 MG 临床特征(波动性肌无力)的基础上,同时满足以下 3 点中的任意 1 点即可做出诊断,包括药理学检查、电生理学特征以及血清抗 AChR 等抗体检测,并完善胸腺影像学与头颅 MRI

检查。

1.药物诊断性试验

甲基硫酸新斯的明试验。成人肌内注射 1.0～1.5mg，同时予以阿托品 0.5mg 肌内注射，以消除其 M 胆碱样不良反应，儿童则按 0.02～0.04mg/kg，最大用药剂量不超 1.0mg。注射后每 10 分钟记录 1 次，持续记录 60 分钟。OMG 眼睑下垂的明显改善为阳性。

2.肌电图检查

对充分合作完成肌电图检查的儿童，可进行重复神经电刺激检查。重复神经电刺激中反应电位波幅快速降低，可辅助诊断重症肌无力，但一般情况下重症肌无力患儿周围神经传导速度显示为正常。

（1）重复经电刺激（repetitive nerve stimulation，RNS）：采用低频（2～3Hz）重复电刺激神经干，在相应肌肉记录复合肌肉动作电位（compound muscle action potentials，CAMP）。常规检测神经包括面神经、副神经、腋神经和尺神经。持续时间为 3 秒，结果以第 4 或第 5 波与第 1 波的波幅比值进行判断，波幅衰减 10% 以上为阳性，定义为波幅递减。与突触前膜病变鉴别时需进行高频 RNS（30～50Hz）或大力收缩后 10 秒以观察 CMAP 波幅变化，递增 100% 以上为异常，定义为波幅递增。

（2）单纤维肌电图（SFEMG）：使用特殊的单纤维针电极测量同一神经肌纤维电位间的间隔是否延长来反映 NMJ 处的功能，通过测定"颤抖"（jitter）研究神经－肌肉传递功能。"颤抖"一般为 15～35μs，超过 55μs 为"颤抖增宽"，一块肌肉记录 20 个"颤抖"中有 2 个或 2 个以上大于 55μs 则为异常。检测过程中出现阻滞（block）也判定为异常。SFEMG 并非常规的检测手段，主要用于眼肌型 MG 或临床怀疑 MG 但 RNS 未见异常的患者。

3.血清抗体检测

AChR 抗体检查阳性可提示 MG 诊断，50%～60% 的 OMG、85%～90% 的 GMG 血清中可检测到 AChR 抗体。放射免疫沉淀法（radioimmunoprecipitation nassay，RIA）是 AChR 抗体的标准检测方法，可进行定量检测。ELISA 法较 RIA 法敏感性低。部分 MG 患儿 AChR 抗体阴性，但可以检测到体内 MuSK 抗体、抗 LRP4 抗体、抗横纹肌抗体，因此不可忽视。

4.胸部影像学检查

胸片可能遗漏 25% 的胸腺肿瘤，胸部 CT 或 MRI 可明显提高胸腺肿瘤的检出率。CT 为胸腺瘤的常规检查方法，检出率达 94%，MRI 有助于区分一些微小胸腺瘤和以软组织包块为表现的胸腺增生，必要时也可行 CT 增强扫描。

（三）鉴别诊断

1.与 OMG 的鉴别诊断

（1）Miller-Fisher 综合征：属于 Guillain-Barré syndrome（GBS）变异型，表现为急性眼外肌麻痹、共济失调和腱反射消失，也可表现为单纯的眼外肌麻痹型，易误诊为 OMG。肌电图检查示神经传导速度减慢，脑脊液检查可见蛋白-细胞分离现象，部分患者血清可检测出抗 GQ1b 抗体或 GT1a 抗体。

（2）脑干病变：包括脑干缺血性卒中、肿瘤、副肿瘤综合征、Wernicke 脑病、视神经脊髓炎谱系疾病、Bickerstaff 脑干脑炎及其他感染性脑炎，均可以急性双睑下垂为首发症状，易于与 MG 混淆，但结合病史、头颅 MRI 以及特异性抗体检测有助于明确诊断。

（3）OMG 另需与眶内占位病变、脑神经麻痹（Ⅲ、Ⅳ、Ⅵ）、先天性肌无力综合征、Graves 眼病等鉴别：眼眶 MRI、CT 或超声检查有助于诊断眶内占位病变，头颅 MRI 及脑脊液检查有助于鉴别脑神经麻痹。而先天性肌无力综合征多在出生时、婴幼儿期出现眼睑下垂、睁眼困难、喂养困难及运动发育迟滞等症状可加以鉴别。青春期逐渐出现眼球固定与 MG 在临床及电生理表现类似，鉴别主要依靠血清学抗体检测及全外显子测序。Graves 眼病的眼眶 CT 或 MRI 检查显示眼外肌肿胀，甲状腺功能亢进或减退，抗甲状腺球蛋白抗体、抗甲状腺微粒体抗体或抗促甲状腺激素受体抗体阳性。

2.与 GMG 的鉴别诊断

(1)GBS:为免疫介导的急性炎性脱髓鞘性周围神经病,表现为弛缓性肢体无力,感觉丧失、腱反射减低或消失。肌电图示运动感觉神经传导末端潜伏期延长,传导速度减慢,传导波幅降低。脑脊液检查可见蛋白-细胞分离现象。咽颈臂丛型 GBS(PCB)以延髓性麻痹、抬颈及双上肢近端无力为主要表现,多有前驱感染病史,查体可见双上肢腱反射减低或消失,脑脊液蛋白-细胞分离现象,血清抗 GT1a 抗体可呈阳性,与 Fisher 综合征共病时,GQ1b 抗体也可呈阳性。

(2)低钾血症:严重低钾血症可表现为肌无力,但常以颈、腹部肌群和心肌首先受累,心电图、血清钾离子测定可鉴别。

GMG 同样需与先天性肌无力综合征、慢性炎性脱髓鞘性多发性神经病、炎症性肌病、代谢性肌病等少见神经肌肉疾病鉴别,可通过肌肉活检及高通量全外显子测序、周围神经活检等进行鉴别诊断。肉毒中毒也可累及眼外肌及呼吸肌,电生理检查以及对血清、粪便及食物进行肉毒杆菌分离及毒素鉴定可协助明确诊断。

三 治疗与管理

重症肌无力为慢性病程,其间可有症状缓解和复发。眼肌型起病 2 年后仍无其他肌群受累者,日后将很少发展为其他型。多数患儿经数月或数年可望自然缓解,但仍有部分持续到成年。因此,对有症状者应长期服药治疗,以免肌肉肌无力症状和失用性萎缩进一步加重。具体治疗流程见图 8-5-1。

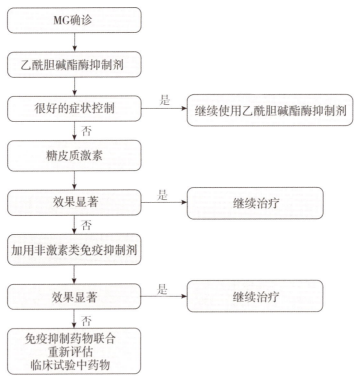

图 8-5-1 MG 治疗流程

1.胆碱酯酶抑制剂

溴吡斯的明适用于所有类型 MG 的一线药物,可缓解或改善绝大部分 MG 患者的临床症状,并依据病情与激素及其他非激素类免疫抑制联合使用。一般成人服用溴吡斯的明的每次剂量为 60mg,口服,3～4 次/d,每次最大剂量不超过 180mg。新生儿每次口服 5mg,剂量 10～15mg/d,年长儿每次口服 20～30mg,最大剂量每次不超过 60mg,3 次/d 或每 6 小时 1 次。根据症状控制与否和腹痛、黏膜分泌物增多、瞳孔缩小等毒蕈碱样不良反应是否发生,可适当增减每次剂量与间隔时间。

2. 免疫抑制治疗

免疫抑制药物包括糖皮质激素如醋酸泼尼松和其他口服非激素类免疫抑制剂,如硫唑嘌呤(azathioprine,AZA)、他克莫司(tacrolimus)、吗替麦考酚酯(mycophenolate mofetil,MMF)、环孢素、甲氨蝶呤(methotrexate)及环磷酰胺(cyclophosphamide)等。非激素类免疫抑制剂在糖皮质激素减量以及预防 MG 复发中发挥重要作用。

(1)糖皮质激素:基于自身免疫性疾病的发病机制,推荐糖皮质激素作为各种类型重症肌无力免疫治疗的一线首选药物,主要药物为口服醋酸泼尼松以及甲泼尼龙。醋酸泼尼松按体重 0.5～1.0mg/(kg·d)清晨顿服,最大剂量不超过 100mg/d,一般 2～3 周内起效,6～8 周效果最为显著,一般以 20mg 起始,每 5～7 天递增 10mg 直至目标剂量。达到治疗目标后,维持 6～8 周后逐渐减量,酌情隔日口服最低有效剂量,但过快减量可致病情复发。儿童起始剂量一般为 1mg/(kg·d),症状完全缓解后,按原剂量维持治疗 3～4 个月,以后递减至隔日口服 0.5mg/kg 维持 1.0～1.5 年,总疗程 1.5～2.0 年。用药期间应定期随访,注意预防药物副作用发生。

(2)非激素类免疫抑制剂:如糖皮质激素治疗无效或仍需长期治疗且不能减到安全剂量时,应开始非类固醇类免疫抑制剂治疗。

①硫唑嘌呤:与糖皮质激素联合使用,有助于激素减量以及防止疾病复发,作为 GMG 及部分 OMG 的一线用药。硫唑嘌呤起效较慢,多于服药后 3～6 个月起效,1～2 年后可达全效,可使 70%～90%的 MG 患者症状得到明显改善。使用方法:从小剂量开始,50mg/d,每隔 2～4 周增加 50mg,至有效治疗剂量为止。儿童按体重 1～2mg/(kg·d),成人 2～3mg/(kg·d),分 2～3 次口服。如无严重或(和)不可耐受的不良反应,可长期服用。主要副作用包括骨髓抑制(白细胞减少、贫血、血小板减少)、肝功损害、脱发、流感样症状及消化道症状等,多发生在启动治疗 6 周左右。若白细胞计数$<4.0\times10^9$/L,应将硫唑嘌呤减量,但若白细胞计数$<3.0\times10^9$/L 或肝功能检测指标为正常值上限的 3 倍,应立即停药。

②环磷酰胺:用于其他免疫抑制剂治疗无效的难治性及伴胸腺瘤的 MG,与激素联合使用可显著改善肌无力症状,并在 6～12 个月时使激素用量减少。使用方法:成人静脉滴注 400～800mg/周,或分 2 次口服,100mg/d,直至总量 10～20g,个别患者需要服用到 30g,儿童按体重 3～5mg/(kg·d)分 2 次口服(不大于 100mg),好转后减量,2mg/(kg·d)。副作用包括白细胞减少、脱发、恶心、呕吐、腹泻、出血性膀胱炎、骨髓抑制、致畸以及远期肿瘤风险等,每次使用前均需要复查血常规和肝肾功能。

其他药物如环孢素 A、MMF、FK-506、甲氨蝶呤也有相关报道。此类免疫抑制剂一旦治疗起效应维持 6 个月～2 年,缓慢减至最低有效剂量,但目前尚无临床研究比较不同非激素类免疫抑制剂的疗效。

3. 靶向生物制剂

目前临床用于 MG 治疗的靶向生物制剂包括美国 FDA 已经批准使用的靶向补体的依库珠单抗(eculizumab),以及适应证外用药靶向 B 细胞的利妥昔单抗(rituximab,RTX)。此外还有一些靶向免疫系统不同组分的生物制剂仍处临床前研究,如靶向 B 细胞激活因子(B lymphocyte stimulating factor,BLyS)的 belimuab 以及靶向 FcRn 的 efgartigimod 等。

4. 胸腺切除术

胸腺在诱导 MG 患者 AChR 抗体产生中起着关键作用,MG 合并胸腺瘤患者需要手术切除。早期胸腺切除术也可使全身型 MG、AChR 抗体阳性、抗胆碱酯酶药物不能完全缓解症状的成年患者获益。对 AChR 抗体阴性、MuSK 抗体或抗 LRP4 抗体阳性患者,不主张行胸腺切除术。胸腺切除术对发病年龄在 0～18 岁 JMG 的疗效尚不明确,因此手术指征仍有争议。

5. 大剂量静脉注射免疫球蛋白(IVIG)和血浆置换(plasma exchange,PE)疗法

主要用于重症全身型 MG 或 MG 危象的抢救,绝大部分患者的病情可得到快速缓解。为达到持续缓解,可同时启动免疫抑制治疗(非激素类免疫抑制剂)。因激素早期可一过性加重病情,甚至诱发肌无力危象,于 IVIG 与 PE 使用后症状稳定时添加激素治疗。IVIG 剂量按 400mg/(kg·d),连用 5 天,循环中抗 AChR 抗体滴度增高者可能疗效更佳。多数患者用药后第 3～4 天可见临床好转,但作用时间短,因而重症患儿可在 1 个月后重复使用。PE 使用方法:剂量为 1.0～1.5 倍总血浆容量,在 10～14 天内进行 3～6 次置换,置换液可用健康人血浆或白蛋白。多于首次或第 2 次 PE 后 2 天左右起效,作用可持续 1～2 个月。IVIG 与 PE 在严重 MG 中的疗效相当,但需注意的是使用 IVIG 治疗后 4 周内不建议进行 PE,很可能影响 IVIG 效果。

6. 肌无力危象

(1)肌无力危象:表现为临床症状迅速恶化,并出现危及生命迹象,或因辅助通气引起气道受损或延髓功能障碍。注射新斯的明可使症状迅速改善。

(2)胆碱能危象:由胆碱酯酶抑制剂过量引起,除明显肌无力外,尚有面色苍白、腹泻、呕吐、高血压、心动过缓、瞳孔缩小及黏膜分泌物增多等严重毒蕈碱样症状。

两种肌无力危象的鉴别可通过肌内注射依酚氯铵 1mg,胆碱能危象者出现症状短暂加重,应立即予阿托品静脉注射以拮抗 AChR 的作用;肌无力危象者则会因用药而减轻。患者一旦确诊为危象前状态或肌无力危象,应积极给予快速起效治疗(IVIG 或 PE),同时评估其呼吸功能,监测动脉血气,并进一步判断肌无力危象的类型(如上述)。若为肌无力危象,酌情增加胆碱酯酶抑制剂剂量,直到安全剂量范围内肌无力症状改善为止,不主张静脉给予胆碱酯酶抑制剂,可增加呼吸道分泌物,导致气道管理困难;若为胆碱能危象,应停用胆碱酯酶抑制剂,酌情使用阿托品,一般 5～7 天后再次使用,从小剂量开始逐渐加量,目前胆碱能危象已很少见。

7. 避免/慎用药物

奎宁、氨基糖苷类、大环内酯类及氟喹诺酮类抗生素、普鲁卡因胺等麻醉药品、普萘洛尔、β 受体阻断药、青霉胺、肉毒杆菌毒素、他汀类、碘化放射对比剂等药物有加重神经肌肉接头传递障碍的作用,加重病情甚至引起呼吸肌麻痹,应避免或者谨慎使用,需在出院医嘱中备注强调。

四 研究热点

MG 是一种由抗体介导的自身免疫性疾病,B 细胞作为产生抗体的主要免疫细胞,是 MG 基础研究中的重点。在 AChR-MG 患者中,自身抗体激活经典补体通路,并触发补体介导的神经肌肉接头损伤。阻断经典补体激活通路的药物的主要治疗对象为 AChR-MG 患者,而对 MuSK-MG 患者的效果欠佳。2019 年度美国 MG 基金会科学会议内容发现 MuSK-MG 仍是 MG 研究中的热门领域,MuSK-MG 的临床研究、临床药物研究以及基础实验研究均是重点研究内容。此外,LRP-4 抗体阳性 MG 和 Agrin 抗体阳性 MG 也逐渐引起学者的重视。MG 的临床表型和循环抗体类型目前对治疗决策和结果有很大的影响。在过去的 5 年里,靶向分子治疗作为传统重症肌无力治疗的替代疗法得到了迅猛的发展,生物制剂正在成为重要的治疗工具,提供了靶向免疫疗法和开发更具体疗法的机会。

以下列举在难治性重症肌无力中具有治疗前景的生物制剂。第一种是利妥昔单抗,为一种抗 B 淋巴细胞抗原 CD20 的嵌合单克隆抗体,主要存在于 B 细胞表面。第二种,eculizumab,是一种针对补体 C5 的人源单克隆抗体,可防止膜攻击复合物的形成,减少补体固定乙酰胆碱受体抗体造成的损伤。第三种,efgartigimod (ARGX 113),是人 IgG1 抗体 Fc 片段,新生儿 Fc 受体(FcRn)的配体。因 FcRn 可从溶酶体降解中回收 IgG,efgartigimod 加快自身抗体的去除,缩短了它们的半衰期。另有一些补体抑制剂和 FcRn 拮抗剂已进入了 3 期临床试验。

MG 研究的主要挑战是明确病因,并开发一种抗原特异性治疗,以恢复对关键肌肉抗原的耐受性。新的敏感、特异的诊断工具和生物标记物来预测疾病的病程和治疗反应也同样重要。展望未来,针对 B 细胞和补体的单克隆抗体药物有望改变 MG 治疗对不同免疫机制覆盖不足的现状,随着不同作用机制的单克隆抗体药物的出现,MG 有望获得有越来越好的治疗效果。

五 推荐文献阅读

1.中国免疫学会神经免疫分会.中国重症肌无力诊断和治疗指南(2020 版)[J].中国神经免疫学和神经病学杂志,2021,28(1):1-12.

2.冉昊,刘卫彬.2019 年美国重症肌无力基金会科学会议研究热点和进展[J].中华神经科杂志,2021,54(5):532-534.

3.Dalakas MC. Immunotherapy in myasthenia gravis in the era of biologics[J]. Nat Rev Neurol,2019,15(2):113-124.

4.Narayanaswami P,Sanders DB,Wolfe G,et al. International Consensus Guidance for Management of Myasthenia Gravis:2020 Update[J]. Neurology,2021,96(3):114-122.

5.Gilhus NE,Tzartos S,Evoli A et al. Myasthenia gravis[J]. Nat Rev Dis Primers,2019,5(1):30.

6.Suzuki S. Targeted molecular therapy for myasthenia gravis[J]. Lancet Neurol,2021,20(7):499-500.

六 病例剖析

【一般情况】　患儿,男,4 岁。

【主诉】　发现左侧眼睑下垂 20 余天。

【现病史】　患儿 20 余天前无明显诱因下出现左侧眼睑下垂,晨轻暮重,睡眠后缓解,无眼球活动障碍,无视物重影,无斜视,无饮水呛咳,无抬头困难,无表情淡漠,无四肢乏力等不适,发病前后无发热,无咳嗽,无腹泻,至当地医院就诊,具体诊断不详,予以“普拉洛芬、玻璃酸钠滴眼液”治疗,患儿左侧眼睑下垂较前加重。遂至我院门诊就诊,查新斯的明试验阳性,为进一步治疗,门诊拟“重症肌无力,眼肌型”收住入院。

起病来,患儿神志清,精神可,胃纳可,睡眠可,大小便正常,体重无明显增减。

【既往史】　患儿既往有“花粉”过敏史,否认重大疾病及治疗史,否认手术外伤及传染病史。

【个人史】　G2P2 足月剖宫产,出生体重 3kg,否认难产史及窒息抢救史。

生后人工喂养,按时添加辅食,现普食。按卡接种疫苗。生长发育史同正常同龄儿。

【家族史】　父亲有“甲状腺切除术”史,母亲体健,姐姐 13 岁,体健。否认家族中肝炎、结核等传染病史及肿瘤、高血压等遗传病史。

【入院查体】　T 36.1℃,P 98 次/min,R 24 次/min,BP 96/63mmHg,体重 20kg;神清,精神可,呼吸平,两肺呼吸音清,未闻及干湿啰音,心音中,律齐,未及杂音,腹软,无压痛,无反跳痛,肝脾肋下未及;神经系统:左侧眼睑下垂,眼球活动无障碍,双侧瞳孔等大等圆,对光反应灵敏,颈软,克氏征、布氏征阴性,腱反射存在,双侧巴氏征阴性,四肢肌力Ⅴ级。

【辅助检查】　我院门诊新斯的明试验阳性。

【入院诊断】　重症肌无力(眼肌型)。

【进一步检查】

1.三大常规、动脉血气、肌无力抗体谱、甲状腺功能、抗核抗体谱等。

2.肌电图、头颅 MRI、胸部 CT 等。

【诊疗计划】

待相关检查回报予进一步治疗。

【诊疗经过】

1. 辅助检查结果

(1)甲状腺功能检测 7 项无殊。肌无力抗体谱:抗 AchR 抗体 IgG 1.57nmol/L(阳性)。

(2)胸部 CT:胸腺密度尚均匀,两肺纹理模糊。心电图:窦性心动过速。

(3)肌电图:左侧眼轮匝肌低频重复电刺激 CMAP 波幅递减达 17.9%～21.6%,呈阳性。

(4)头颅 MRI:脑实质 MR 平扫未见明显异常。

2. 疾病转归

入院后完善检查,入院后第 2 天加用溴吡斯的明片 30mg tid、醋酸泼尼松片 20mg 清晨顿服,同时予以补钾补钙对症治疗。患儿于入院第 5 天出院,出院随访 2 周左右左侧眼睑下垂开始好转,无视物重影,无眼球活动障碍,无肢体无力。查体:神清,精神可,呼吸平,两肺呼吸音清,未闻及干湿啰音,心音中,律齐,未及杂音,腹软,无压痛,无反跳痛,肝脾肋下未及,神经系统:左侧眼睑下垂好转,眼球活动无障碍,双侧瞳孔等大等圆,对光反应灵敏,颈软,克氏征、布氏征阴性,腱反射存在,双侧巴氏征阴性,四肢肌力 V 级。

【出院诊断】　重症肌无力(眼肌型)。

【出院建议】

1. 出院带药

(1)溴吡斯的明片(60mg/片),0.5 片/次,3 次/天,口服。

(2)醋酸泼尼松片(5mg/片),4 片/次,1 次/天,清晨顿服。

(3)10%氯化钾口服溶液,5ml/次,3 次/天,口服。

(4)醋酸钙颗粒(0.2g/片),1 包/次,2 次/天,口服。

2. 如有眼睑下垂加重、眼球活动障碍、四肢无力等不适及时就诊。

3. 避免使用"氟哌啶醇、氨基糖苷类、普鲁卡因胺、普萘洛尔、奎宁、镇静药"等药物。

第六节　进行性肌营养不良

 一　概　述

进行性肌营养不良(progressive muscular dystrophy)是一组遗传性肌肉变性疾病。临床特点为进行性加重的对称性肌无力、肌萎缩,最终完全丧失运动功能。根据遗传方式、发病年龄、肌无力分布、病程及预后可分为假肥大型肌营养不良、Emery-Dreifuss 肌营养不良、面肩肱型肌营养不良、肢带型肌营养不良、眼咽型肌营养不良、远端型肌营养不良、强直型肌营养不良及先天性肌营养不良。

假肥大型肌营养不良(pseudohypertrophicmuscular dystrophy)是进行性肌营养不良中最常见,也是小儿时期最常见、最严重的一型。Duchenne 和 Becker 肌营养不良 (Duchenne/Becker muscular dystrophy,DMD/BMD)代表假肥大型肌营养不良的两种不同类型,均为肌营养不良蛋白基因(dystrophin,DMD)突变所致,分别在学龄前和学龄期发病。DMD/BMD 肌营养不良蛋白位于肌细胞膜脂质层中,对稳定细胞膜、防止细胞坏死、自溶起重要作用。DMD 是最常见的 X 连锁隐性遗传性肌肉变性疾病,由 Xp21.2 区的 DMD 基因突变所致,可用"阅读框规则"来解释。DMD 通常是由 DMD 基因中大片段框移缺失引起,过早截断的 DMD mRNA 产生缺乏 β-去糖醛酸结合域的非功能性肌营养不良蛋白。DMD 患者肌细胞内肌营养不良蛋白几乎完全缺失,故临床症状严重,患者常在幼儿期出现爬楼困难和频繁摔倒,大多数患者在 10～12 岁左右开始依赖轮椅,在 20 岁左右需要辅助通气,即使给予全面护理,大多数患者在 20～40 岁仍将死于心脏和(或)呼吸衰竭。DMD 在男性新生儿中的发病率约为 1/3500,全球男性中发病率为(6.1～19.5)/10 万。而有症状的女性携带者估计为 1/100000～1/45000。DMD 患者如能在发病早期得到最佳的多学科管理其症状可得到部分改善,但仍不能阻止肌肉组织和功能的持续丧失,最终导致过早死亡。

BMD 比 DMD 发病更晚、进展更慢、临床表型相对较轻。BMD 通常是由 DMD 基因的框内大缺失引起,DMD mRNA 产生的肌营养不良蛋白虽缺少部分内部结构域,但可以产生具有较少光谱样重复且同时具有 F-actin 和细胞外基质结合域的肌营养不良蛋白。因此,BMD 患者的肌营养不良蛋白仍保留部分功能,进而比 DMD 发作晚、症状轻、进展慢。BMD 患病率为 2.38/10 万,发病率为 5.42/10 万。大部分患者在 5 岁后起病,16 岁以前并不丧失行走能力,50 岁左右死亡。轻者无明显肌无力、肌萎缩症状,或仅有高肌酸激酶血症,常表现为运动后肌肉痛、运动不耐受等,但重者可与 DMD 临床表现类似。BMD 患者预后相对良好,生存时间较长。

DMD/BMD 的病理是由功能性肌营养不良蛋白的缺乏引起,恢复肌营养不良蛋白的功能或表达是主要的治疗方法。许多旨在恢复肌营养不良蛋白或改善肌肉质量的治疗方法目前正处于临床试验中。DMD/BMD 目前尚无特效治疗,但高质量的多学科管理减缓了疾病的进展,延长了患者的预期寿命。DMD 患者长期康复及多学科管理等所产生的费用、患者及其家庭成员的心理问题给社会和家庭带来沉重的负担,开发有效的 DMD 疾病修正治疗方法是目前最亟待解决的问题。

二　诊断与评估

(一)诊　断

血清 CK 显著增高是诊断本病的重要依据,结合男性幼儿期起病、体检发现腓肠肌假性肥大等典型临床表现,可建立临床表型诊断。通过遗传学检查,必要时肌肉活体组织检查可明确诊断。详细诊断流程见图 8-6-1。

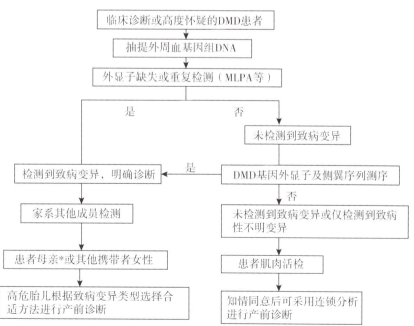

图 8-6-1　DMD 患者的遗传学和产前诊断流程(*患者母亲无论是否为携带者都应进行产前诊断)

1.临床表型诊断

DMD 的临床表型诊断主要关注以下 3 个方面

（1）病史特点：表现为进行性、对称性肌无力。3岁前主要表现为运动发育延迟，学龄前期主要表现为走路易摔跤、爬楼梯、跳跃等运动能力较同龄儿落后，学龄期出现上楼困难、下蹲后起立困难，并逐渐出现行走困难或不能，青少年期需借助轮椅，成年期将出现呼吸衰竭或心力衰竭。

（2）临床体征：包括假性腓肠肌肥大、Gower征、翼状肩胛等。

（3）辅助检查：包括血清酶学检测、神经肌肉电生理检测、肌肉活体组织检测。①血清酶学检测：包括CK、乳酸脱氢酶（lactate dehydrogenase，LDH）和肌酸激酶同工酶（creatine kinaseisoenzyme-MB，CK-MB）。DMD患者早期的CK水平明显增高，但晚期随着肌细胞的坏死，CK水平反而会较前明显降低，LDH和CK-MB水平则呈轻、中度升高。对于早期症状不典型或无症状但怀疑为DMD的患儿，可先期进行血清酶学筛查，若发现CK水平达正常值的20～50倍，建议直接通过基因检测确诊。②神经肌肉电生理检测：通常表现为典型的肌源性损害征象。③肌肉活检：对肌细胞进行免疫组织化学染色或蛋白质印记通常观察不到肌营养不良蛋白表达。若基因检测能够发现致病变异，也可不做肌肉活检。

2. 分子诊断技术

DMD基因的突变以外显子缺失/重复为主，基因内部外显子及侧翼区域的点突变次之（见图8-6-2）。针对外显子缺失/重复，首选多重连接探针扩增（multiplexligation-dependentamplification，MLPA），高分辨比较基因组微阵列杂交（arraycomparative genomehybridization，aCGH）也是可选的方法；针对基因内部外显子及侧翼区域点突变，常用方法为Sanger测序，也可考虑采用靶向捕获测序的方法，但需要向受检者及家属说明该方法的局限性，例如存在因未捕获到致病变异而导致假阴性的较低概率。

值得注意的是，即使综合应用MLPA和基因测序，仍有约6.9%的患者找不到致病变异。应考虑以下的可能性：①突变位于内含子深处或表达调控区，此时可通过RT-PCR方法直接检测患者DMD基因的表达水平；②患者临床诊断不准确，需重新进行详细临床评估，必要时进行肌肉活检。

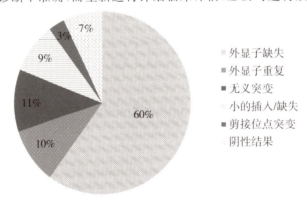

图8-6-2 DMD基因的变异类型

3. 女性携带者的诊断

检测指征：①患者已通过基因检测找到致病变异，现需评估家系中女性成员是否为携带者，以便指导其生育；②患者未进行基因检测就已死亡，可对其母亲或其他经系谱图推测为携带者的女性进行检测。

检测方法：①分子诊断，方法同患者；②外周血CK水平。若CK增高，则支持该女性为携带者，但需注意CK水平正常并不能排除其为携带者。

针对发病较早或有严重的肌无力等症状的女性，首先进行核型分析，排除X染色体大片段缺失、Turner综合征、X染色体与常染色体易位、雄激素不敏感综合征等；其次可考虑进行基因组拷贝数变异分析，以排除Xp21.2区的染色体微缺失；最后，需完善分子检测，排除DMD基因纯合或复合杂合突变的可能性。

4. 产前诊断

通常将根据家系中患者或携带者已明确的致病变异，采用合适方法对绒毛、羊水、脐带血等胎儿样本进行检测,之后结合性别信息来判断胎儿是否患病(见图8-6-1)。对于男性患病胎儿,应建议其终止妊娠。对于不愿意终止妊娠者,应详细告知家属胎儿出生后可能出现的症状、预后及现有的治疗方法,使胎儿在出生后能够得到及时、合理的护理;对于女性携带者胎儿,通常不建议终止妊娠,但应向家属说明女性携带者可能出现的症状、预后及现有的治疗方法。

对于临床诊断为DMD,但因患者已死亡或患者MLPA和基因测序均为阴性者,若家系足够大、遗传方式明确可应用连锁分析,发现男性胎儿携带有高风险X染色体时,应建议终止妊娠,并考虑对胎儿的肌肉组织进行肌营养不良蛋白的染色检测。此外,已明确致病变异的DMD患者及其家系成员也可以选择胚胎植入前诊断来降低生育风险。

(二)鉴别诊断

1.与其他神经系统疾病鉴别

①脊髓性肌萎缩症(spinal muscular atrophy,SMA):本病是由于染色体5q13上的运动神经元存活基因缺失而引起脊髓前角细胞变性,临床表现为进行性肌萎缩和肌无力。其中Ⅲ型SMA发病于18个月以后,最初仅表现为下肢近端肌无力,进展缓慢,需与本病鉴别。根据SMA肌电图提示神经源性损害,两者鉴别并不困难。②肌张力低下型脑性瘫痪:根据婴儿期即有肌无力症状,血清CK不增高,无假性肌肥大,可与进行性肌营养不良鉴别。

2.与其他类型肌营养不良鉴别

因其他类型肌营养不良也具有进行性肌萎缩和肌力减退这一基本临床特征,需注意与本病鉴别。①Emery Dreifuss肌营养不良:X连锁隐性遗传,病变基因位于Xq28,可在儿童期发病。但该病罕见,进展缓慢,肩胛肌和心肌受累明显,但面肌运动正常,智能正常,无假性肥大,血清CK仅轻度增加。②面肩肱型肌营养不良:常染色体显性遗传,故男女均受累。起病较晚,多在青少年期。面部肌肉最先受累,呈特征性肌病面容,以后逐渐波及肩胛带肌群。由于DMD、BMD几乎都从下肢起病,并有假性肥大,因而容易区别。③肢带型肌营养不良:常染色体隐性或显性遗传,主要影响骨盆带和肩胛带肌群,也可有远端肌萎缩和假性肥大。但起病晚,多在青少年或成年期起病,男女均受累,很少有心肌、面部肌肉和智力受损。

三　治疗与管理

迄今尚无特效治疗,但积极的对症和支持治疗措施有助于提高患儿的生活质量与延长生命。国内外指南推荐,针对DMD患者的治疗主要为药物治疗与包括康复治疗、呼吸并发症治疗、心脏病治疗与外科矫形治疗等在内的多学科管理。

(一)药物治疗

1.抑制肌肉炎症疗法

目前最有效药物为糖皮质激素。泼尼松的作用机制尚未完全阐明,可能为减少细胞毒性T细胞生成、抗炎作用、调节基因翻译、增加层粘连细胞表达和肌膜修复、控制细胞钙内流。应在早期独走期(多选择45岁),开始口服泼尼松0.75mg/(kg·d)或地夫考特0.9mg/(kg·d),改善DMD患者的力量和肺功能,减少脊柱手术的需求和延缓心肌病的发生。但需注意激素治疗可能引起的副作用,包括肥胖、Cushing面容、多毛症、骨质疏松等。为减少副作用,必要时可将剂量减少1/3。此外,维生素E、辅酶Q等药物可能有一定的帮助。

2.外显子跳跃疗法

2016年9月,美国FDA通过了跳跃外显子51的eteplirsen的加速批准;2019年12月,美国FDA通过了跳跃外显子53的golodirsen加速批准;viltolarsen(跳跃外显子53)在日本于2020年3月获批后,2020 年 8 月,美国 FDA 加速批准 viltolarsen 用于治疗 DMD 患者;美国 FDA 于 2021 年 2 月加速批准 casimersen(跳跃外显子 45)用于治疗 DMD 患者。这些基因治疗均已在国外开展临床试验,有望对 DMD 精准治疗带来希望。

3.通读阅读框疗法

2014 年,欧洲药品管理局(European Medicines Agency,EMA)批准通过了促进无义(停止)突变核糖体通读的 ataluren,用于治疗 2 岁以上可行走的 DMD 患者。但由于尚未提供数据证明 ataluren 可提高患者的肌营养不良蛋白水平,FDA 曾两度拒绝批准该药上市。

4.基因疗法

包括 AAV 介导的微型/微肌营养不良蛋白转移、人工染色体介导的肌营养不良蛋白转移为主的载体介导的基因治及 CRISPR/Cas9 介导的基因编辑疗法,这些疗法增加了肌营养不良蛋白的表达,但尚未确定临床益处。目前我国尚无获批的 DMD 基因治疗药物。

(二)多学科管理

1.康复治疗

根据患者的病情和成长阶段,采用不同类型的康复治疗,需持续终身。在学龄前期,应以肌肉阻力训练为宜,不宜进行离心性耐力训练;应尽量维持日常活动,可做小运动量的游戏;行走困难时可用呼吸训练器锻炼肺功能;应注重手指功能的训练;职能方面,可进行运动量小的技艺训练,例如绘画、雕刻等。此外,在康复训练时应注意避免关节挛缩或骨骼变形,运动训练时可穿矫形鞋,行动困难时可使用站立床。

2.呼吸系统

控制感染、改善通气、避免误吸。当患者肺活量过低(<50)时,可使用无创呼吸机;发生肺部感染时,应及时使用抗生素;不能自行排痰时,应考虑气管切开吸痰;2 岁以上的患儿可接种肺炎及流感疫苗。

3.心血管系统

针对扩张型心肌病,可选用血管紧张素转化酶抑制剂(angiotensin-converting enzyme inhibitor,ACEI)或血管紧张素受体Ⅱ阻滞剂;心动过速可使用 β 受体阻滞剂;心肌损害明显者可使用洋地黄。

4.内分泌系统

对于长期口服激素治疗的 DMD 患者,需监测皮质类固醇的副作用,如青春期延迟、高血压、糖尿病、皮肤变化以及感染等,并且需要及时识别肾上腺功能不全及突然停药导致的肾上腺危象。

5.外科矫形

前期可使用矫形器延缓脊柱侧凸或后凸的进展,必要时可进行手术治疗;步行期间发生骨折时应以内固定手术稳定骨折,尽快恢复行走,失去行动能力后骨折,可用夹板、石膏等材料固定骨折部位;严重的马蹄内翻足可进行手术纠正。

6.其 他

良好的营养管理可预防营养不良和肥胖;每年检测一次骨密度,及时补充维生素 D 和钙;应注意心理辅导,促进患者健康心理发育;注重家庭护理。

由于少数女性携带者也可能出现部分症状,因此对于家系中的女性携带者应注意进行追踪随访,尤其在心脏病方面,以便及时进行治疗。对于发病较早或有严重肌无力的女性携带者,应查明其发病原因,并根据结果调整治疗方案。

四 研究热点

DMD 是由 Xp21.2 区的抗肌萎缩蛋白基因(dystrophin,DMD)突变所致。DMD 患者的表型与

DMD 基因突变是否影响开放阅读框有关。若 DMD 基因的致病变异未改变开放读码框，即非框移缺失或重复，患者通常仅有轻微的表型，但当致病变异改变开放读码框时，患者将出现更严重的表型。然而，上述规则仅能解释大多数病例，仍有一些例外病例存在。此外，以开放读码框规则来预测患者预后或表型严重程度时，必须考虑患者发病年龄、与表型预测相关的检测结果、肌营养不良蛋白的表达量等因素。肌营养不良蛋白的缺失可导致多种病理途径，包括炎症反应、钙稳态失衡、功能性缺血和受损肌肉再生。vamorolone（艾美龙）的Ⅱb 期临床试验已完成有望减缓疾病进展，但仍不太可能阻止或逆转病理过程。迄今为止，肌肉组织和功能的丧失仍是不可逆的，早期干预至关重要。针对 DMD 的基因治疗主要聚焦于 DNA、pre-mRNA 或 mRNA 水平研究，包括外显子跳跃、终止密码子通读、基因替代和基因组编辑疗法。研究热点主要集中于外显子跳跃疗法和基因替代治疗，相关临床试验正在开展。

反寡义核苷酸可通过覆盖参与该外显子识别和剪接的重要区域而导致靶外显子在剪接过程中无法被识别，最后恢复通读阅读框，合成部分功能的肌营养不良蛋白。大多数 DMD 患者存在一个或多个外显子的删除，这些删除通常集中于第 43～55 外显子。近年来外显子跳跃疗法进展迅速，美国萨雷普塔公司研发了第一代 PMO（一种反义寡核酸）实现外显子跳跃，用于可适用外显子 51、53、45 跳跃的患者，但治疗目的在于缓解 DMD 症状而非根本性治愈。尽管 PMO 的外显子跳跃试验使人们看到了治疗 DMD 的希望，但其他类型核酸的临床试验结果却不尽人意。

DMD 基因替代疗法是通过非病毒或病毒载体将 DMD 基因导入靶细胞，通过纠正或补充缺陷基因来治疗或预防疾病。抗肌营养不良蛋白基因的分子量很大使得基因替代疗法极具挑战性，现已有近 30 种抗肌营养不良蛋白的基因治疗药物被开发，并在多个临床试验中取得良好疗效。目前，DMD 的基因治疗已取得实质性进展，但其可能存在的安全性仍有待探讨，且有效性也有待观察。

RGX-202 是一种新型微肌萎缩蛋白转基因，保留了抗肌萎缩蛋白的关键元素，其中包括抗肌萎缩蛋白 C 端（CT）结构域的扩展编码区。CT 结构域的存在已被证明可以向肌肉细胞膜募集几种关键蛋白质，从而改善营养不良小鼠对收缩诱导的肌肉损伤的抵抗力。RGX-202 旨在使用 NAV AAV8 载体（许多临床试验中使用的载体）和表征良好的肌肉靶向启动子（Spc5-12）来支持整个骨骼和心肌中基因的递送和靶向表达。2021 年 11 月 22 日，REGENXBIO 宣布 FDA 授予 RGX-202 孤儿药称号。

目前 DMD 药物治疗进展非常迅速，众多基因治疗方法正在研发中。然而 DMD 的治疗方法始终不能恢复已丧失功能的肌肉组织，因此，早期治疗至关重要。此外，肌营养不良蛋白恢复疗法的疗效很大程度上依赖于肌肉质量，在未来，期待有多种疗法用于恢复肌营养不良蛋白，保持肌肉质量，并尽可能地减缓疾病的进展。

五　推荐文献阅读

1. 中华医学会医学遗传学分会遗传病临床实践指南撰写组. 杜氏进行性肌营养不良的临床实践指南[J]. 中华医学遗传学杂志，2020，37(3)：258-262.

2. Fox H, Millington L, Mahabeer I, et al. Duchenne muscular dystrophy[J]. BMJ, 2020, 368：l7012.

3. Verhaart IEC, Aartsma-Rus A. Therapeutic developments for Duchenne muscular dystrophy[J]. Nat Rev Neurol, 2019, 15(7)：373-386.

4. Duan D, Goemans N, Takeda S, et al. Duchenne muscular dystrophy[J]. Nat Rev Dis Primers, 2021, 7(1)：13.

5. Sheikh O, Yokota T. Developing DMD therapeutics：a review of the effectiveness of small molecules, stop-codon readthrough, dystrophin gene replacement, and exon-skipping therapies[J]. Expert Opin Investig Drugs, 2021, 30(2)：10.

六 **病例剖析**

【一般情况】 患儿，男，3 岁 5 个月。

【主诉】 发现谷丙转氨酶升高 7 天。

【现病史】 患儿 7 天前入园体检时检查"谷丙转氨酶 227U/L"，无皮肤黄染皮疹，无恶心、呕吐，无腹痛、腹泻，无发热，无排陶土样便，5 天前复查肝功能提示"谷丙转氨酶 246U/L"，遂至我院就诊，考虑"肝功能损害"，予以"美能 20ml 静滴"护肝治疗，现为进一步治疗，拟"肝功能损害"收住入院。

起病来，患儿神志清，精神可，胃纳可，睡眠可，大小便正常，体重无明显下降。

【既往史】 无殊。

【个人史】 G2P2 足月顺产，出生体重 2.5kg，否认难产史及窒息抢救史。生后母乳喂养，按时添加辅食，现普食。按卡接种疫苗。13 个月可扶站，17 个月独走，现不会双脚跳，语言发育与同龄儿童相仿。

【家族史】 父母体健，否认近亲结婚，有一 11 岁哥哥，体健。否认家族中肝炎、结核等传染病史及肿瘤、高血压等遗传病史。

【入院查体】 T 36.1℃，P 85 次/min，R 20 次/min，BP 89/52mmHg，体重 13.4kg，身高/年龄 Z 值 $-2.07SD$，神清，精神可，巩膜皮肤无黄染，呼吸平，两肺呼吸音清，未闻及干湿啰音，心音中，律齐，未及杂音，腹软，无压痛、反跳痛，肝脾肋下未及肿大，腓肠肌稍肥大，质偏硬，Gower 征阳性。

【辅助检查】 肝功能（外院）：谷丙转氨酶 227U/L，谷草转氨酶 175U/L。血常规＋超敏 CRP：WBC $4.59×10^9$/L，L 59.8%，N 31%，Hb 124g/L，Plt $253×10^9$/L，CRP 0.2mg/L。乙肝定性：乙肝表面抗体阳性。腹部超声：无殊。

【入院诊断】 肝功能损害原因待查，进行性肌营养不良？

【进一步检查】

1.三大常规，生化包括肌酸激酶、肌酸激酶同工酶、转氨酶异常相关病因检查等。

2.肌电图、基因检测 DMD-MLPA、心脏超声、心电图等。

【诊疗计划】

完善相关检查，暂予以"美能 20ml qd"静滴护肝，待检查结果调整方案。

【诊疗经过】

1.辅助检查结果

(1)心电图：窦性心动过缓伴不齐；右心室高电压。

(2)心超：三尖瓣轻度反流。

(3)生化：丙氨酸氨基转移酶 368U/L，天门冬氨酸氨基转移酶 380U/L，肌酸激酶 34601U/L，肌酸激酶-MB 活性 783U/L。

(4)肌电图：肌源性损害。

(5)DMD-MLPA：*DMD* 基因 51 号外显子纯合缺失。

2.疾病转归

入院后无发热，无腹痛，无肌肉疼痛，完善基因检测后转至康复科进行康复治疗。

【出院诊断】 进行性肌营养不良。

【出院建议】

1.醋酸泼尼松 2 片(10mg)/次，每日 1 次口服；3 个月后调整至 1.5 片(7.5mg)/次，每日 1 次口服。口服激素期间注意补充维生素 D、碳酸钙、氯化钾。

2.神经内科、康复科门诊规律随访。

3.每年至少 1 次多学科门诊随访，评估呼吸功能、心肌受累、脊柱侧弯等情况。

第七节 急性横贯性脊髓炎

 概　述

　　急性横贯性脊髓炎(acute transverse myelitis，ATM)是一累及脊髓的获得性免疫性疾病，ATM急性起病，呈急性或亚急性病程，以双侧肢体无力、脊髓病变节段以下的感觉障碍及自主神经功能障碍为主要临床表现。ATM可作为一种独立的疾病发生称之为特发性ATM(idiopathic ATM)，也可以是某些神经炎症性疾病或全身系统疾病中的一种表现，称之为疾病相关性ATM(disease-associated ATM)，常见的疾病有急性播散性脑脊髓炎、多发性硬化、视神经脊髓炎谱系疾病等。尽管本病发病率较低，为每年(1.34～24.7)/百万，儿童约占20%，但有1/2～2/3患儿遗留不同程度的神经功能损害，严重影响患儿的生活质量，及早诊断和治疗对疾病恢复至关重要。不同种类的ATM病因和发病的免疫机制不同，部分特发性ATM患者发病前有呼吸道、消化道病毒感染的病史，推测是通过分子相似性及超抗原等机制导致ATM的病理改变的。部分患者于疫苗接种后发病，可能为疫苗接种引起的异常免疫反应。体液免疫紊乱也是ATM的发病机制之一，在疾病相关性ATM(如视神经脊髓炎谱系疾病)和复发性脊髓炎中自身抗体在其中发挥着重要的作用。

二　诊断与评估

　　ATM诊断主要依靠临床表现，急性起病，病前有感染或预防接种史，迅速出现的脊髓横贯性损害的临床症状和体征，结合脑脊液检查和脊髓磁共振影像学检查特点，并排除其他导致脊髓功能损害的疾病。

(一)临床表现

　　本病好发于冬春季节，各个年龄段均可发病，但以10～19岁和30～39岁多见，儿童时期有两个发病高峰，分别是5岁以下和10～17岁。疾病起病后可呈急性或亚急性过程，约2/3特发性ATM患者发病前有感染史，相关病原包括病毒(如单纯疱疹病毒、水痘-带状疱疹病毒、巨细胞病毒等)、细菌(如李斯特菌)及某些原虫等。ATM还可与疫苗接种有关，如狂犬病、破伤风、麻疹、乙肝疫苗等。外伤、劳累、受凉等可为发病诱因。前驱感染与神经系统症状出现的时间间隔通常为5～10天，临床表现有后背及下肢痛、肢体瘫痪(多为双下肢，可快速进展累及双上肢)及感觉障碍(多数患者存在感觉平面)、括约肌功能障碍(排尿、排便困难或不能排尿、排便)等，其他表现还可有颈强直、呼吸功能障碍及性功能障碍等。疾病相关性ATM除脊髓受累的表现外，具有相应疾病的其他表现，应注意鉴别，如视神经脊髓炎谱系疾病可有视神经炎表现。

1.运动障碍

　　急性起病迅速进展早期为脊髓休克期，出现肢体瘫痪、肌张力减低、腱反射消失、病理反射阴性，一般持续2～4周则进入恢复期，肌张力、腱反射逐渐增高，出现病理反射。因脊髓受累部位不同其肢体瘫痪可有特征性表现：如果颈膨大(C5～T2)受累上肢呈下运动神经元瘫痪(肌张力降低、腱反射减弱或消失、病理征阴性等)，下肢呈上运动神经元瘫痪；如果腰膨大(L1～S2)受累，双下肢呈下运动神经元瘫痪。肢体肌力的恢复常始于下肢远端，然后逐步上移。脊髓休克期长短取决于脊髓损害严重程度和有无发生肺部感染、尿路感染、压疮等并发症。

2.感觉障碍

　　病变节段以下所有感觉减退或丧失，在感觉缺失平面的上缘可有感觉过敏或束带感，多数患者可有感觉平面,轻症患者可不明显。随病情恢复,感觉平面逐步下降,但较运动功能的恢复慢且差。部分患者可伴有颈肩部、腰背部、腹部等部位疼痛。

3.自主神经功能障碍

早期表现为尿潴留,病变平面以下少汗或无汗、皮肤脱屑及水肿、指(趾)甲松脆和角化过度等。

(二)辅助检查

1.脑脊液检查

约一半患者脑脊液检查异常,脑脊液压力正常,细胞数和蛋白含量正常或轻度增高,以淋巴细胞为主。感染后 ATM 患者可有鞘内 IgG 合成率升高,寡克隆区带阳性。

2.影像学检查

ATM 常见的脊髓 MRI 表现为脊髓肿胀,纵行梭形 T2 高信号,可有结节状、弥漫性或周边的强化,与成人相比,儿童 ATM 长节段损害(受累脊髓≥3 个椎体节段)较常见。

3.神经电生理检查

(1)视觉诱发电位(VEP):正常,可作为与视神经脊髓炎及多发性硬化的鉴别依据。

(2)下肢体感诱发电位(SEP):常有异常,波幅可明显减低。

(3)运动诱发电位(MEP)异常,可作为判断疗效和预后的指标。

(4)肌电图:可正常或呈失神经改变。

4.其他检查

血抗 AQP4-IgG、抗 MOG-IgG、ANA、ANCA、SSA、SSB 等检查,以鉴别特发性 ATM 和疾病相关性 ATM。

(三)诊断与鉴别诊断

1.诊断标准

2002 年,横贯性脊髓炎协作组(Transverse Myelitis Consortium Working Group,TMCWG)提出了 ATM 的诊断标准(见表 8-7-1),特发性 ATM 应满足所有纳入标准且不具备任何排除标准,疾病相关性 ATM 诊断需要满足所有纳入标准且具备排除标准中的某一特异性疾病特点。在临床上,根据 ATM 可有双侧对称性或不对称性脊髓损害的症状和体征,分为急性完全性横贯性脊髓炎和急性部分性横贯性脊髓炎。

2.鉴别诊断

(1)视神经脊髓炎:属于脱髓鞘疾病,除有横贯性脊髓炎的症状外,还有视力下降或 VEP 异常,视神经病变可出现在脊髓症状之前、同时或之后,脊髓 MRI 长节段损害多见,头颅 MRI 和视神经 MRI 可见颅内和视神经病灶,血清 NMO-IgG 检测可呈阳性。

(2)脊髓血管病:①缺血性:脊髓前动脉闭塞综合征容易和急性脊髓炎相混淆,病变水平相应部位出现根痛、短时间内出现截瘫、痛温觉缺失、尿便障碍但深感觉保留。②出血性:脊髓出血少见,多由外伤或脊髓血管畸形引起,起病急骤伴有剧烈背痛,肢体瘫痪和尿便潴留。可呈血性脑脊液,MRI 检查有助于诊断。

(3)急性脊髓压迫症:脊柱结核或转移癌,造成椎体破坏,突然塌陷而压迫脊髓,出现急性横贯性损害。脊柱影像学检查可见椎体破坏、椎间隙变窄或椎体寒性脓肿等改变,转移癌除脊柱影像学检查外可做全身骨扫描。

(4)急性硬脊膜外脓肿:临床表现与急性脊髓炎相似但有化脓性病灶及感染病史,病变部位有压痛,椎管有梗阻现象,外周血及脑脊液白细胞增高,脑脊液蛋白含量明显升高,MRI 可帮助诊断。

(5)急性炎症性脱髓鞘性多发神经病:肢体呈弛缓性瘫痪,末梢型感觉障碍,容易与 ATM 的脊休克期相混淆,前者无感觉平面,括约肌功能障碍少见,即使出现,一般也在急性期数天至 1 周内恢复。

表 8-7-1　特发性横贯性脊髓炎的诊断标准

纳入标准	1. 由于脊髓原因引起的感觉、运动及自主神经功能障碍； 2. 症状和(或)体征的双侧性(不必完全对称)，有明确的感觉平面； 3. 通过影像学检查排除脊髓受压(MRI或脊髓造影)； 4. 脑脊液细胞增多/鞘内IgG合成率增高/MRI显示增强信号均提示脊髓内炎症，如起病时不符合上述炎症特点，应在起病2～7天内重复MRI或腰穿； 5. 出现症状后4小时至21天进展至高峰(假如患者因症状从睡眠中觉醒，症状应在醒后更加加重)
排除标准	1. 在过去10年中有脊髓放射史； 2. 符合脊髓前动脉血栓的明确血管分部区的功能障碍； 3. 与脊髓动静脉畸形相符合的脊髓表面异常血管流空影； 4. 结缔组织病的血清学及临床证据，如类肉瘤病、白塞病、干燥综合征、系统性红斑狼疮、混合结缔组织病等； 5. 中枢神经系统梅毒、莱姆病、HIV、HTLV-1、支原体及其他病毒感染(HSV-1、HSV-2、EBV、HHV-6、肠道病毒等)临床表现； 6. 脑MRI异常提示多发性硬化； 7. 视神经炎病史

诊断和鉴别诊断流程图(见图8-7-1)。

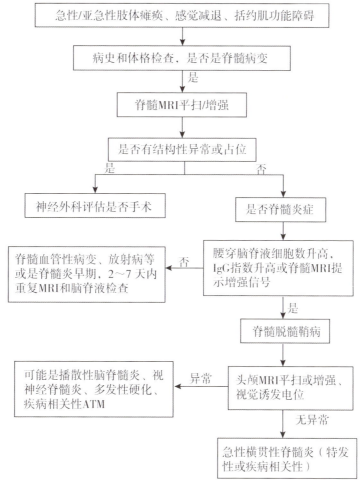

图8-7-1　急性横贯性脊髓炎诊断和鉴别诊断流程图

注：急性或超急性病程，在数分钟或数小时病情达高峰；亚急性病程，在数天或数月内病情达高峰；慢性病程，在数月或更长时间病程达高峰。

三　治疗与管理

(一)治　疗

对 ATM 患者应做到早期诊断、尽早治疗、精心护理以及尽早行康复训练,以改善预后。

1.糖皮质激素治疗

虽然目前缺乏大规模前瞻性对照研究,但对于特发性 ATM 静脉应用糖皮质激素是目前比较认可的标准治疗和一线治疗,是 ATM 的主要治疗手段。国内外许多研究证实糖皮质激素可缩短病程、改善预后。目前无统一的用药方法,可用甲基泼尼松龙 15～30mg/(kg·d)(最大量<1g),应用 3～5 天,继之口服泼尼松 1.0～1.5mg/(kg·d),逐渐减量,总疗程 1～2 个月。

2.免疫球蛋白

采用静脉注射丙种球蛋白(IVIG)400mg/(kg·d),连用 3～5 天。也有学者主张,急性期给予 IVIG 联合糖皮质激素治疗,较单用激素疗效好。

3.血浆置换

病情较严重的中-重度患者(即不能行走,典型的自主神经功能障碍,双下肢感觉障碍)或静脉注射应用糖皮质激素 5～7 天后症状无改善时则应首选血浆置换。

4.免疫调节治疗

对于使用静脉激素冲击治疗后病情仍进展的患者,可考虑行环磷酰胺冲击治疗,剂量为 500～1000mg/m²,应用时需警惕血细胞减少症及出血性膀胱炎等并发症的发生。而对于脊髓炎复发患者,可考虑口服免疫调节剂如硫唑嘌呤、甲氨蝶呤、霉酚酸酯等。

5.其他对症支持治疗

脊髓肿胀者可使用甘露醇等脱水剂减轻水肿。B 族维生素有助于神经功能恢复,常用维生素 B_1 和维生素 B_{12}。并发或伴发细菌感染时,根据病原学检查和药敏选用抗生素。伴呼吸和吞咽功能障碍者予以呼吸及营养支持,同时需预防坠积性肺炎、褥疮、深静脉血栓等长期卧床相关并发症的发生。

6.康复治疗

对预防并发症和提高患者的实用技能非常重要,早期应将患者瘫肢置于功能位,进行被动活动、按摩等;肌力部分恢复时,应鼓励患者主动运动,积极锻炼;针灸、理疗有助于康复。

7.护　理

ATM 患者的护理极为重要。保持患者皮肤清洁,在骶尾部、足跟及骨隆起处放置气圈,防止压疮。注意保暖,鼓励咳嗽,注意按时翻身拍背、排痰和转换体位,防治坠积性肺炎。排尿障碍者应无菌导尿,留置尿管并用封闭式集尿袋,定期放尿,尿失禁者应勤换尿片,保持会阴清洁,预防尿路感染。对于高位脊髓炎伴有呼吸肌麻痹者应尽早气管切开或使用人工呼吸机辅助呼吸,吞咽困难者应给予放置胃管。

(二)预　后

ATM 患者的预后取决于病变的程度及合并症的情况。约 44% 的患者预后较好,完全无后遗症或仅有轻度感觉异常或锥体束征;可独立行走但存在痉挛性步态、感觉障碍或括约肌功能异常者占 33%;存在严重后遗症,不能独立行走者占 23%。ATM 病程中经达峰及平台期后神经系统的症状恢复多开始于病后 1 个月内,恢复过程可持续半年。研究发现约 1/4 的特发性 ATM 出现复发,而在疾病相关性 ATM 中复发率高达 70%。

四　研究热点

ATM 被认为是一种获得性免疫性疾病,但具体的病因和免疫机制不是很明确,且不同种类 ATM

发病的免疫机制不同。目前认为多数特发性ATM发病前有前驱感染或全身性疾病史,通过分子相似性(molecular mimicry)及超抗原(superantigen)等机制导致ATM的病理改变的。分子相似性是指多种病原含有与脊髓相似的抗原决定簇,从而导致机体产生针对脊髓的交义免疫反应。另外,微生物的超抗原可激活大量淋巴细胞从而导致免疫介导的组织破坏。超抗原可直接与TCR的V_β链CDR_3外侧区域结合可诱导T细胞激活,产生大量的自身免疫性T细胞,分泌细胞因子从而引起组织损伤。体液免疫紊乱也是ATM的发病机制之一,特别是在视神经脊髓炎谱系疾病和复发性横贯性脊髓炎中自身抗体在其中发挥着重要的作用。近年来,ATM的生物标志物(AQP4-IgG、抗MOG-IgG)的发现对疾病的诊断、治疗和预后有重要的评估价值,有关这些抗体的机制研究应该是未来重要热点。研究发现某些ATM患者血和脑脊液IgE水平升高,脊髓病理检查提示血管周围淋巴细胞套,形成IgE沉积以及嗜酸性细胞浸润。

ATM的治疗目前缺乏大规模前瞻性对照研究,糖皮质激素作为目前较为公认的一线治疗,但具体的剂量、疗程和疗效报道不一致,到目前仍缺乏循证医学的证据。IVIG、血浆置换及其他免疫调节治疗(环磷酰胺、硫唑嘌呤、甲氨蝶呤、霉酚酸酯)应用指针和疗效目前基本上是一些小样本的回顾性研究。多中心、大规模、前瞻性对照研究将为ATM的诊断、治疗和管理等方面提出更有力的证据。

五 推荐文献阅读

1. Abkur T,Saeed M. Transverse myelitis:a diagnostic challenge[J]. Clin Med (Lond),2021,21(6):e682.

2. 包新华,姜玉武,张月华. 儿童神经病学[M]. 3版. 北京:人民卫生出版社,2021.

3. Absoud M,Greenberg BM,Lim M,et al. Pediatric transverse myelitis[J]. Neurology,2016,87(9 Suppl 2):S46-52.

4. Barnes G,Benjamin S,Bowen JD,et al. Proposed diagnostic criteria and nosology of acute transverse myelitis[J]. Neurology,2002,59(4):499-505.

六 病例剖析

【一般情况】 患儿,男,14岁3个月。

【主诉】 发热6天,下肢乏力伴排尿排便困难3天。

【现病史】 患儿6天前无明显诱因下出现发热,体温波动于38～39℃,少许咳嗽,3天前患儿出现双下肢无力,并逐渐加重,1天前卧床不起,双下肢无法活动、感觉消失,伴排尿困难,未解大便,无皮疹,无四肢关节疼痛。到当地医院查颈胸髓MRI示"颈胸髓肿胀,颈椎曲度变直",即转我院,门诊拟"脊髓炎"收入住院。

患儿自患病以来,神志清,精神可,睡眠可,胃纳差,小便无殊,大便未解,体重无明显增减。

【既往史】 既往体健,否认食物药物过敏史,按常规预防接种。

【个人史】 G1P1足月剖宫产,出生体重3.6kg,否认难产史及窒息抢救史。生后母乳喂养,按时添加辅食,现普食。按卡接种疫苗,生长发育与正常同龄儿相仿。

【家族史】 父母体健,否认家族中肝炎、结核等传染病史及癫痫、肿瘤、高血压等遗传病史。

【入院查体】 T 38℃,P 110次/min,R 21次/min,BP 92/62mmHg,神清,颈略抵抗,脑神经检查无殊,呼吸平稳,咽红,两肺呼吸音粗,未及干湿啰音,心律齐,心音中等,未及明显病理性杂音,腹软,肝脾肋下未及肿大,上肢肌力Ⅳ级,下肢肌力0级,肌张力减弱,上肢腱反射减弱,下肢腱反射未引出,腹壁反射、提睾反射均未引出,剑突平面以下感觉消失,双侧巴氏征阴性,肛门括约肌松弛。

【辅助检查】

1.门诊血常规+超敏 CRP:WBC $8.73×10^9/L$,L 30.6%,N 65.4%,Hb 124g/L,Plt $350×10^9/L$,CRP 6mg/L,ESR 13mm/h;急诊血气+电解质:PH 7.410,PCO_2 41.9mmHg,PO_2 48.0mmHg,K^+ 4.10mmol/L,Na^+ 138mmol/L,HCO_3^- 22.9mmol/L,ABE 1.6mmol/L。

2.当地医院颈胸髓 MRI:颈胸髓肿胀,颈椎曲度变直。

【入院诊断】 脊髓炎?

【进一步检查】

1.三大常规、血气电解质、乳酸、血氨、血糖等。

2.血生化、体液免疫、细胞免疫、遗传代谢疾病谱、脱髓鞘相关自身抗体等。

3.行腰穿检查,脑脊液常规、生化、培养、病毒学检测等。

4.头颅+脊髓磁共振平扫,脑电图。

【诊疗计划】

1.完善相关检查,明确诊断。

2.糖皮质激素免疫治疗,阿昔洛韦经验性抗病毒治疗。

3.对症治疗:维持水电解质及酸碱失衡,甘露醇、维生素等治疗,密切关注患儿症状变化,根据病情变化及时调整治疗方案。

【诊疗经过】

1.辅助检查结果

(1)血常规+CRP:WBC $6.6×10^9/L$,L 26.6%,N 71.8%,Hb 12.4g/L,Plt $350×10^9/L$,CRP<1mg/L;血气电解质、乳酸、血氨、血糖、大小便常规基本正常。

(2)生化五类、遗传代谢疾病谱正常,脱髓鞘相关自身抗体阴性。

(3)脑脊液常规:潘氏蛋白定性阴性,白细胞计数 $90×10^6/L$,单个核细胞 85%,生化正常,涂片未找到抗酸杆菌,墨汁染色未找到隐球菌。脑脊液 PCR:HSV/EBV DNA 阴性,肠道病毒通用型(RNA)阴性。

(4)脊髓 MR 平扫(见图 8-7-2)提示:颈髓局部肿胀,内见斑片状长 T1 长 T2 信号。脑磁共振检查未见异常。

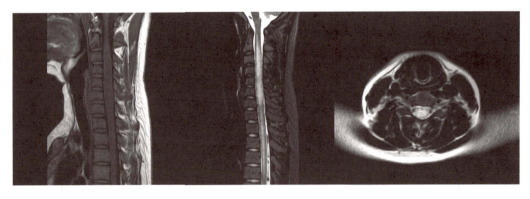

图 8-7-2 脊髓 MR 平扫影像学表现(治疗前)

2.疾病转归

入院后,大剂量甲泼尼龙静滴,静脉丙种球蛋白、阿昔洛韦抗病毒治疗,维生素 B_6、维生素 B_1、甲钴胺口服,留置导尿等治疗。入院半月后患儿上肢肌力恢复 V 级,下肢肌力逐渐开始恢复,复查脊髓磁共振(见图 8-7-3)较前明显好转。

出院时患儿无发热,精神好,胃纳佳,仍留置导尿。查体:神志清,心肺听诊无殊,腹软,肝脾肋下未及，颈无抵抗，布氏征阴性，克氏征阴性，双上肢肌力级Ⅴ级，下肢Ⅳ级，肌张力正常，下肢腱反射亢进，腹壁反射、提睾反射未引出，双侧巴氏征阳性，双下肢触觉和痛觉存在。

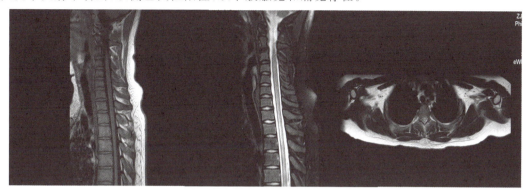

图 8-7-3　脊髓 MR 平扫影像学表现(治疗后)

【出院诊断】　急性横贯性脊髓炎。

【出院建议】

1. 继续口服醋酸泼尼松片，逐渐减量。康复科康复治疗，定期神经内科门诊随访。

2. 随访复查脊髓磁共振。

第八节　热性惊厥

 一　概　述

热性惊厥(febrile seizure，FS)是婴幼儿时期最常见的惊厥性疾病，儿童期患病率为 3%~4%，是年龄依赖性的神经发育性疾病，发作多见于 6 月龄~5 岁。根据 2011 年美国儿科学会(American Academy of Pediatrics，AAP)标准，FS 为发热状态下(肛温≥38.5℃，腋温≥38℃)出现的惊厥发作，无中枢神经系统感染证据及导致惊厥的其他原因，既往也没有无热惊厥病史。FS 通常发生于发热后 24 小时内，部分 FS 患儿以惊厥起病，发作前可能未察觉到发热，如发热 3 天以上才出现惊厥发作，一般不考虑热性惊厥，更应注意寻找其他导致惊厥发作的原因。

二　病因与发病机制

FS 的确切发病机制未明，主要系脑发育未成熟、发热、遗传易感性三方面因素交互作用所致。FS 为年龄依赖性，婴幼儿期(即发育中的脑)存在惊厥易感性。发热是 FS 的重要促发因素，病因包括急性上呼吸道感染、鼻炎、中耳炎、肺炎、急性胃肠炎、幼儿急疹、尿路感染以及个别非感染性的疾病等。病毒感染是主要原因，多种病毒均可引发 FS，包括流感病毒 A/B、呼吸道合胞病毒、肠道病毒、轮状病毒、疱疹病毒(单纯疱疹病毒、水痘-带状疱疹病毒、EB 病毒、巨细胞病毒、人类疱疹病毒 6 型)等，某些研究发现人类疱疹病毒 6 型更易引发 FS。FS 具有明显的家族遗传倾向，常为多基因遗传或常染色体显性遗传伴不完全外显，有 25%~40% 的 FS 患儿具有阳性家族史，患儿的同胞发生 FS 的危险性为 9%~22%，同卵双胎同病率高于异卵双胎(62%：16%)。FS 发病的遗传相关机制涉及个人与家族易感性、炎症与免疫调节反应、神经元兴奋与抑制以及机体与病毒等病原体的相互作用。已报道多个基因和(或)染色体异常与 FS 相关,有些变异和癫痫重叠,包括细胞因子基因、离子通道以及受体相关基因等。对首发年龄小或发作频繁者可行基因检测,为精准治疗及预后评估提供参考。

三 诊断与评估

(一)诊 断

FS 的诊断主要依据特定的发生年龄以及典型的临床表现,最重要的是要除外可能导致发热期惊厥的其他各种疾病。

1.临床特征

FS 多数发生于 6 月龄～3 岁,高峰期为 18 月龄,仅 6%～15% 发生于 4 岁以后,终止年龄绝大多数为 6 岁,发作通常表现为全面性强直阵挛发作,发作持续时间大部分小于 10 分钟。

2.临床分型

根据临床特点可以分为单纯性和复杂性两种。

(1)单纯性热性惊厥(simple febrile seizures,SFS):占 FS 的 70%～80%,满足以下所有特征。①发作表现为全面性发作,通常是强直阵挛发作;②发作持续时间≤15 分钟;24 小时之内仅发作 1 次,发作后无异常神经系统体征。

(2)复杂性热性惊厥(complex febrile seizures,CFS):占 FS 的 20%～30%,具有以下特征之一。①发作时间长(>15 分钟);②局灶性发作;③一次热程或者 24 小时内发作次数≥2 次,发作之后可有神经系统异常表现,如 Told's 麻痹等。热性惊厥持续状态((febrile status epilepticus,FSE),是指 FS 发作时间≥30 分钟,或者反复发作、发作间期意识未恢复时间≥30 分钟,约占 FS 的 5%。

(二)鉴别诊断

FS 应与发热寒战、婴幼儿屏气发作及晕厥等鉴别。以下情况不应诊断为 FS:既往有癫痫病史者因感染诱发惊厥发作、中枢神经系统感染、中毒性脑病、新生儿发热伴惊厥、全身代谢紊乱、急性中毒或遗传代谢病所致的惊厥。

(三)辅助检查

1.实验室检查

对于 SFS 患儿通常无须进行过多的实验室检查。为寻找导致发热的病因可以进行血常规检查。根据情况酌情进行血、尿或便培养。对于伴有腹泻或呕吐,尤其是具有脱水征象的患儿可以酌情进行血电解质检查。

2.头颅影像学检查

对首次 SFS 发作者,不建议常规进行头颅 CT 或 MRI 检查。对于 CFS 患儿,出现以下情况需进行头颅 CT 或 MRI 检查寻找病因:头围异常、皮肤异常色素斑、局灶性神经体征、神经系统发育缺陷或惊厥发作后神经系统异常持续数小时。通常 MRI 较 CT 更敏感,但检查时间相对较长。

3.腰椎穿刺

腰椎穿刺的目的是检查是否存在中枢神经系统感染,尤其是脑膜炎。对于发热伴惊厥的婴幼儿,如存在以下情况应考虑腰椎穿刺:①不明原因的嗜睡呕吐,病理征或脑膜刺激征阳性;②6～12 月龄未接种流感疫苗或者肺炎链球菌疫苗;③已经使用抗生素治疗,尤其 18 月龄内临床表现及体征不典型者;④CFS。

4.脑电图

SFS 患儿不需常规进行脑电图检查,但局灶性发作或有局灶性神经体征者应进行脑电图检查。在 FS 发作后 1 周内,脑电图监测可见痫样放电或后头部非特异性慢波,不能用于 FS 的复发或继发癫痫的预测。因此,在 FS 急性发作期,不推荐进行脑电图检查来评估。对于有继发癫痫危险因素的 CFS 及 FSE 患儿需要检查和随访脑电图,至少检测 30 分钟常规＋睡眠脑电图。局灶性发作伴有脑电图局灶性持续异常痫样放电可作为癫痫发生的预测指标,如果患儿有癫痫高危因素,随访时进行脑电图检查。

(四)复发风险评估

FS 首次发作的复发率为 30％～40％,多在发病后 1 年内复发;发作次数≥2 次后的复发率为 50％。复发的危险因素:①起始年龄小(≤18 月龄);②发作前发热时间短(＜1 小时);③一级亲属中有 FS 史;④低热时出现发作(＜39℃)。

无任何上述危险因素者 2 年复发率为 14％,具备 1 项危险因素者复发率＞20％,有 2 项危险因素者复发率＞30％,有 3 项危险因素者复发率＞60％,有 4 项危险因素者复发率＞70％。年龄越小,复发风险越高,1 岁以下的 FS 患儿有 50％的复发可能,而首发年龄＞3 岁者复发率降至 20％。FSE 与 SFS 相比,其再发为 FSE 的风险明显增高,表明长时程 FS 发作后易再次发生惊厥持续状态。头颅 MRI 异常者复发风险增高。

(五)与 FS 相关的癫痫或癫痫综合征

FS 总体预后良好,是年龄依赖性自限性疾病,95％以上的 FS 患儿日后并不患癫痫。但 10％～15％的癫痫患者既往有 FS 史,FS 后继发癫痫的比例不一,与临床类型和随访时间不同有关。SFS、CFS 发展为癫痫的概率分别为 1.0％～1.5％与 4.0％～15.0％。FS 继发癫痫的主要危险因素:①神经系统发育异常;②一级亲属有特发性或遗传性癫痫病史;③CFS。

无上述危险因素者约占所有 FS 患儿的 60％,其患癫痫的可能性为 0.9％;存在 1 个危险因素,癫痫发生率为 2％;存在上述 2 个或以上危险因素,癫痫发生率增至 10％。长时程惊厥发作,癫痫发生率为 9.4％。另外,惊厥发作前发热时间短以及 FS 发作次数多也是继发癫痫的危险因素。

一些癫痫及癫痫综合征可以 FS 起病,表现为发热容易诱发,具有"热敏感"的特点或早期呈 FS 表现,不易与 FS 鉴别,需引起重视。热敏感相关的癫痫综合征包括 Dravet 综合征和遗传性癫痫伴热性惊厥附加症(GEFS＋)。临床上根据患儿发病年龄、发作表现、脑电图特点、病程演变及家族史等进行诊断。

Dravet 综合征是一种难治性癫痫综合征,2001 年国际抗癫痫联盟(International League Against Epilepsy,ILAE)将其归为癫痫性脑病。其特征为:①1 岁以内起病,常因发热诱发首次发作;②主要表现为发热诱发的全面性或半侧阵挛发作,1 次热程中易反复发作;③具有热敏感的特点,易发生惊厥持续状态;④1 岁以后出现多种形式的无热发作;⑤智力、运动发育倒退;⑥初期脑电图多数正常,1 岁以后出现全导棘慢波或多棘慢波,或局灶性,或多灶性放电。多数患儿药物疗效不佳,发作难以控制。Dravet 综合征是遗传性癫痫常见类型之一,70％～80％的患儿与 SCN1A 基因突变有关。SCN9A、PCDH19 等基因突变也可导致 Dravet 综合征。

GEFS＋为家族性遗传性癫痫综合征,具有表型异质性,最常见的表型是 FS,发病年龄 3 月龄～6 岁;其次是热性惊厥附加症(FS＋),表现为 6 岁后仍出现有热或无热全身强直阵挛发作;其他表型包括 FS 和(或)FS＋伴其他全面性发作或局灶性发作。目前通过对家系研究已发现多种离子通道蛋白亚单位基因(SCN1A、SCN2A、SCN1B、GABRG2)突变与 GEFS＋发病有关。

伴 FS 病史的其他癫痫或癫痫综合征有内侧颞叶癫痫、儿童失神癫痫、早发型良性儿童枕叶癫痫(panayiotopoulos 综合征)、特发性儿童枕叶癫痫(Gastaut 型)、癫痫伴肌阵挛-站立不能发作(epilepsy with myoclonicastatic seizures,EMS,又称 Doose 综合征)、少年肌阵挛癫痫、伴中央颞区棘波的儿童良性癫痫等。对于反复的 FS 发作、局灶性发作或惊厥持续状态、家族史阳性的患儿应警惕热敏感相关的癫痫综合征,进行必要的遗传学检测,同时进行发育评估、脑电图及神经影像学监测。

四 治疗与管理

(一)FS 治疗

FS 绝大多数是良性病程,多表现为时程短、单次发作,可自行缓解,应避免过度治疗。而对于发作时间≥5 分钟的患儿,因其发展为 FSE 的风险大大增加,或短时间内多次反复发作,故应立即予以止惊药物进行抗惊厥治疗。惊厥的治疗分为急性发作期治疗、间歇性预防及长期预防治疗。需根据患儿个体情况和家长意愿进行综合评估与选择(见表 8-8-1)

表 8-8-1 FS 的治疗和预防

类型	处理指征	药物(各项举例药物选择其中一种)
惊厥发作期	惊厥发作持续时间>5 分钟	地西泮 0.3mg/kg,缓慢静脉推注,单次最大剂量≤10mg
	若用药后 10 分钟发作仍持续,可重复静脉推注地西泮或咪达唑仑	咪达唑仑肌内注射或静脉推注 0.3mg/kg(≤10mg 每次);10%水合氯醛溶液 0.5ml/kg 灌肠
FSE	惊厥持续时间>30 分钟	按癫痫持续状态处理指南,丙戊酸 15mg/kg 缓慢静脉推注,持续至少5 分钟,然后静脉滴注每小时 1~2mg/kg
间歇性预防	短时间内频繁惊厥发作(6 个月内发作次数≥3 次或 1 年内发作次数≥4 次)或既往惊厥持续状态	发热性疾病初期间断用药,地西泮口服 0.5mg/(kg. 次),发热 24 小时内,q8h,≤3 次;氯硝西泮口服 0.1~0.3mg/(kg·d),qd;水合氯醛灌肠,年龄<3 岁,250mg/次,年龄>3 岁,500 mg/次;左乙拉西坦口服 15~30mg/(kg·d),分 2 次
长期预防	间歇性预防无效或 1 年内发作次数>5 次或 FSE、CFS 等预测癫痫高风险	持续治疗 1~2 年,丙戊酸 20~30mg/(kg·d),分 2 次;左乙拉西坦 15~30mg/(kg·d),分 2 次

1. 急性期治疗

FS 急性期处理流程(见图 8-8-1)。

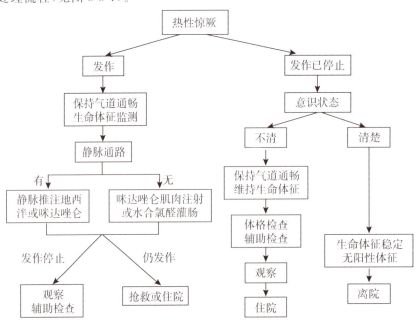

图 8-8-1 FS 发作急性期处理流程

(1)通常 FS 发作可以在 5 分钟内自行缓解,不必止惊药物治疗。急性发作期,应保持气道通畅、监测生命体征，保证正常心肺功能，必要时吸氧和建立静脉通路。

（2）如果超过5分钟仍未缓解需进行处理。静脉注射地西泮是一线止惊治疗，如难以建立静脉通路，可以地西泮灌肠、咪达唑仑肌内注射或水合氯醛灌肠液。一线止惊药物应用后仍有发作，按惊厥持续状态处理。

（3）患儿发作停止后需观察病情变化，完善相关检查，寻找并处理发热和惊厥的原因。

（4）如患儿来院发作已停止，注意患儿的意识状态，如有意识不清，保持气道通畅、维持生命体征，完善体格检查和相关辅助检查后再次评估是否需住院或离院。

2. 间歇性预防

（1）预防指征：短时间内惊厥频繁发作（6个月内发作次数≥3次或1年内发作次数≥4次）；或发生惊厥持续状态，需止惊药物治疗才能终止发作。

（2）方法：在发热性疾病早期及时口服地西泮，剂量为每次0.3mg/kg，可每间隔8小时应用1次，最多连续应用3次。这种方法常见的不良反应是嗜睡、共济失调等中枢神经系统症状，这有可能掩盖严重疾病，如脑膜炎、脑炎等。有报道新型抗癫痫药物左乙拉西坦间歇性用药可预防FS复发。卡马西平和苯妥英钠间歇性用药对预防复发疗效欠佳。有些FS发生在发热初期很短的时间内，甚至出现惊厥后才发现发热，因此应用临时口服药预防经常不能及时，导致预防失败。

3. 长期预防

SFS远期预后良好，不推荐长期抗癫痫药物治疗。FSE、CFS等具有复发或存在继发癫痫高风险的患儿，可考虑长期抗癫痫治疗。用药前应和监护人充分沟通，告知可能的疗效和不良反应。虽然研究证实长期口服苯巴比妥与丙戊酸对防止FS复发有效，但临床应权衡其利益与药物不良反应的风险。对于长期口服左乙拉西坦预防FS复发尚需大样本研究进一步评估。

(二)健康教育

需要对家长进行FS疾病诊断、防治及管理的系统性指导，减轻家长对疾病的焦虑和担忧，并掌握FS家庭救治的基本知识。重点强调以下内容。

（1）FS的疾病特点：FS的发生与年龄、发热和神经系统易感性相关，虽然人群中患病率较高，但SFS远期预后良好。

（2）FS的治疗原则和预防：没有证据表明对FS患儿进行预防性抗癫痫药物治疗可降低远期癫痫发生率或改善远期认知结局，但根据惊厥发作频率、程度并结合家长治疗意愿，可给予阶梯式预防治疗。

（3）FS的复发与疾病预后：复发与首发年龄相关，12月龄以下婴儿首次SFS后复发率高于12月龄以上幼儿；两次SFS后不管发病年龄复发率均为50%。SFS患儿继发癫痫发生率仅轻度增高，CFS患儿癫痫发生率增高。

（4）惊厥发作期的家庭处理：多为短暂的自限性发作，家长应镇定，将患儿安置于侧卧位防止意外伤害，不应刺激患儿，清除口腔异物或分泌物防止误吸；若发作超过5分钟或发作后意识不清需尽快就医。

(三)疾病管理中的相关问题

1. 退 热

退热药不能防止FS发作，也不会降低FS复发的风险，而且退热药物有相应的不良反应，应按常规使用退热药物，不应过分积极。在处理惊厥的同时应积极查找发热的病因，制定相应的治疗方案，防止惊厥的反复发作。

2. 疫苗接种

预防接种是疾病管理中常遇到的问题之一。FS患儿原则上无预防接种禁忌。一些疫苗如三价灭活流感疫苗、肺炎球菌疫苗、百白破、麻风腮疫苗可能引起发热进而导致惊厥，其惊厥发生主要与自身遗传机制有关（如SCN1A、PCDH19等基因突变等），并非疫苗本身对大脑的直接作用。由疫苗诱发的FS

与其他发热疾病诱发的 FS，在发作严重性、复发率、远期预后等各方面均无明显差异。应告知家长一些疫苗可能会引起发热并导致惊厥，但不必因此禁忌接种疫苗，否则，患儿将面临更大风险，其预后可能更严重。

五 研究热点

虽然 FS 是儿童神经系统常见病，但发病机制尚不明确，目前倾向于是多种因素相互作用的结果，遗传相关机制涉及个人与家族易感性、炎症与免疫调节反应、神经元兴奋与抑制以及机体与病毒等病原体的相互作用。

本病具有明显的家族遗传倾向，目前已报道的至少有 20 多种 FS 易感基因。从热性惊厥相关基因 FEB1 至 FEB11，目前已经有 11 个基因位点被证实与热性惊厥相关。在某些癫痫家族，尤其是 GEFS+ 的家系中，发现了多种电压门控钠通道基因突变，包括 SCN1A、SCN1B，以及 GABA 受体 r-2 亚单位基因突变 GABRG2 等。细胞因子基因 IL1B、IL1A、IL4、IL1RA、IL10 等也证明和 FS 易感性相关。随着精准医学的发展，不断有新的易感基因被报道，易感基因的致病机制也在不但探索。

感染是 FS 发作重要因素，而上呼吸道病毒感染是最主要的诱因。研究表明 FS 患儿血清中 IL-1β、IL-6、TNF-α 等细胞炎性因子以及人高迁移率族蛋白 B1（HMGB1）相对于单纯发热患儿明显升高。炎性因子作用于星形胶质细胞、小胶质细胞调节神经元，IL-1β、IL-6 可增加谷氨酸盐的传递，进而降低惊厥发作阈值，延长惊厥发作痫性放电时间；而 TNF-α 则主要存在于神经胶质细胞溶酶体中，可直接诱发中枢系统脱髓鞘疾病发生，另一方面，TNF-α 会增加神经元兴奋性突触后传递时间，从而降低 GABA 抑制性，影响突触传递最终导致惊厥发生。近年细胞炎性因子在 FS 发病机制的作用成为研究热点。

研究表明锌、硒等微量元素在神经系统疾病中起着重要的作用。FS 患儿血清锌水平明显减少，锌可抑制 γ-氨基丁酸合成酶的活性，使 γ-氨基丁酸减少，抑制性神经递质 GABA 减少，而易引起惊厥发作。惊厥发作会导致自由基生成以及细胞毒性损伤，而硒具有明显的抗氧化作用，故有研究显示体内硒水平在 FS 患儿应激期及急性期显著低于恢复期水平。

除了致病机制的基础研究外，临床上对于 FS 的急性期和预防用药也开展了多中心研究。

六 推荐文献阅读

1. 中华医学会儿科学分会神经学组. 热性惊厥诊断治疗与管理专家共识（2016）[J]. 中华儿科杂志，2016，54（10）：723-727.

2. Subcommittee on Febrile Seizures, American Academy of Pediatrics. Neurodiagnostic evaluation of the child with a simple febrile seizure[J]. Pediatrics, 2011, 127(2): 389-394.

3. Natsume J, Hamano SI, Iyoda K, et al. New guidelines for management of febrile seizures in Japan[J]. Brain Dev, 2017, 39(1): 2-9.

4. Mosili P, Maikoo S, Mabandla MV, et al. The pathogenesis of fever-induced febrile seizures and its current state[J]. Neurosci Insights, 2020, 15: 2633105520956973.

七 病例剖析

【一般情况】 患儿，男，1 岁 3 个月。

【主诉】 发热 2 天，抽搐 2 次。

【现病史】 患儿 2 天前无明显诱因下出现发热，体温最高 39.5℃，伴鼻塞、流涕，有少许咳嗽，无声音嘶哑,无气促,无恶心呕吐,无腹泻,无皮疹。发热约 4 小时后突然出现抽搐,表现为神志不清,双眼凝视,四肢抖动,持续约 1 分钟后缓解,测体温 39.7℃,家长自行给予"布洛芬混悬液"口服退热治疗,患儿热退后,精神好。间隔 5 小时后患儿又再次发热,伴抽搐 1 次,表现同前,持续约 2 分钟后自行缓解,抽搐后测体温 39.2℃,家长再次给予"布洛芬混悬液"口服后到我院就诊。

起病来,患儿抽搐间期精神可,胃纳欠佳,睡眠可,大小便无殊,体重无明显增减。

【既往史】　患儿自 8 个月开始有发热抽搐 3 次,每次抽搐均在热程的第一天发生,每次热程抽搐 1 次。

【个人史】　G1P1 足月顺产,出生体重 3.67kg,否认窒息抢救史。生长发育同正常同龄儿。预防接种史:卡介苗已接种;其他按卡接种。

【家族史】　母亲小时候有发热抽搐史。

【入院查体】　T 39.0℃,P 122 次/min,R 32 次/min,BP 86/54mmHg,体重9kg,神志清,精神可,脑神经检查无殊,颈软,咽充血,未见疱疹,心肺腹查体无殊,全身无皮疹,克氏征阴性,布氏征阴性,双侧巴氏征阴性,全身无皮疹。

【辅助检查】　门诊血常规:WBC 4.55×10⁹/L,N 31.4%,L 65.6%,Hb 112g/L,Plt 246×10⁹/L,CRP 2mg/L。

【入院诊断】　1.抽搐待查:热性惊厥? 颅内感染? 2.急性上呼吸道感染。

【进一步检查】

1.三大常规、胸片、心电图。

2.血气分析电解质、血生化、前降钙素。

3.病原学检查:咽拭子培养+药敏、咽拭子呼吸道免疫荧光检测、血培养。

4.头颅 MRI。

5.腰穿脑脊液检查:常规、生化+培养。

【诊疗计划】

患儿就诊时抽搐已停止,一般情况好,暂观察,注意病情变化,完善相关检查,如发热等给予对症治疗。

【诊治经过】

1.辅助检查结果

(1)WBC 5.65×10⁹/L,N 33.2%,L 60.6%,Hb 114g/L,Plt 286×10⁹/L,CRP<1mg/L;大小便常规正常,心电图和胸片未见明显异常。

(2)血气分析电解质、血生化、前降钙素、呼吸道免疫荧光、血培养、咽拭子培养均未见明显异常。

(3)头颅 MRI 检查未见明显异常。

(4)脑脊液常规、生化正常,培养阴性。

2.疾病转归

入院后无抽搐再发,精神好,一般情况良好,入院第 2 天热退,完善检查后入院第 5 天予出院。

【出院诊断】　1.复杂性热性惊厥;2.急性上呼吸道感染。

【出院建议】

1.健康宣教,告知再发风险,和热性惊厥发作时家庭处理。

2.地西泮片 2.5mg/次,发热 24 小时内,每 8 小时口服 1 次。

第九节　急性坏死性脑病

一　概　述

　　儿童急性坏死性脑病(acute necrotizing encephalopathy，ANE)是一种全球分布的罕见并且独特的急性脑病。常年可见，冬季高发，男女均可患病，无明显性别差异，4岁以下多见。患者多有前驱感染，以病毒感染最为常见，包括A型和B型流感病毒、副流感病毒、人类疱疹病毒6、柯萨奇病毒等，此外支原体引发的ANE也有报道。患者以高热症状起病，随后迅速恶化，出现抽搐、意识障碍、局灶性神经功能障碍，并迅速进展为昏迷，甚至并发休克、多脏器功能障碍(multiple organ disorder syndrome，MODS)、弥散性血管内凝血(diffuse intravascular coagulation，DIC)等，在放射学上具有双侧丘脑等部位多灶性、对称性病变的特点。目前尚无针对ANE的特异性治疗方法，预后较差，大多伴随不同程度的神经系统后遗症，甚至死亡，病死率高达30%以上，且死亡多发生在起病后第1周，只有约10%的患者可以完全恢复，是儿童流感的主要死亡原因之一。

二　诊断与评估

1.诊　断

　　1995年，Mizuguchi等首次提出ANE的诊断标准：①病毒感染相关性发热后出现抽搐、意识障碍等急性脑病症状；②脑脊液蛋白升高，无细胞数增多；③影像学提示多部位对称性病变，主要累及双侧丘脑、基底节区、脑室周围白质、内囊、脑干被盖等；④转氨酶不同程度升高，乳酸脱氢酶、肌酸激酶和尿素氮亦有增高，无高氨血症；⑤排除相似疾病。

2.鉴别诊断

　　1997年，Mizuguchi又补充了ANE的鉴别诊断。

　　(1)基于临床症状的鉴别：严重的细菌和病毒感染、急性重型肝炎、脓毒症休克、溶血尿毒综合征和其他毒素介导性疾病；瑞氏综合征、失血性休克、脑病综合征和热射病。

　　(2)基于影像学特点的鉴别：亚急性坏死性脑病(Leigh病)及相关线粒体细胞病变；戊二酸血症、甲基丙二酸血症和遗传性婴儿双侧纹状体坏死；韦尼克脑病和一氧化碳中毒；急性播散性脑脊髓炎、急性出血性白质脑炎、其他类型的脑炎和血管炎；动静脉炎，以及严重缺氧或头部创伤的后遗症。

3.家族性或复发性ANE的诊断标准

　　2009年Neilson在ANE诊断标准的基础上，提出了家族性或复发性ANE的诊断标准，增加了以下3条：①家族中有相似的神经系统症状者；②复发性脑病伴发热者；③头颅MRI显示病灶也可累及颞叶内侧病变、岛叶、屏状核、外囊、杏仁核、海马、乳状体、脊髓。

4.严重程度评估

　　2015年，Yamamato等开发了ANE严重程度量表(见表8-9-1)，并给出严重程度评分，得分越高，预后越差。

表 8-9-1 ANE 严重程度量表

序号	项目	分数
1	年龄＞2 岁	2
2	休克	3
3	脑干损伤	2
4	血小板计数＜100×10^9/L	1
5	脑脊液蛋白含量＞60mg/dl	1

注：0～1 分为低风险；2～4 分为中风险；5～9 分为高风险。

三 治疗与管理

目前无特殊治疗方案，以抗感染、免疫调节治疗和对症支持治疗为主。

1.抗感染治疗

大部分 ANE 与流感病毒感染相关，一旦拟诊或明确诊断，可直接予奥司他韦等抗流感药物治疗，少部分病例与副流感病毒、人类疱疹病毒、麻疹病毒、肠道病毒、肺炎支原体等有关，待明确后再根据不同病原体调整抗感染治疗方案。

2.免疫球蛋白

静脉注射免疫球蛋白 1g/（kg·d），连用 2 天。

3.大剂量糖皮质激素治疗

大剂量糖皮质激素冲击治疗被推荐早期应用，但是具体的用药方案目前未达成共识，大部分临床试验采用甲泼尼龙 15～30mg/（kg·d）的治疗方案，并取得一定疗效。

4.血浆置换

通过置换出血浆内的炎症介质和病原体毒素，能减轻急性期脑组织的损害，在临床试验中已被证明有效，单次血浆置换量 50～100ml/kg，但目前尚无治疗时机及次数的推荐方案。

5.对症支持治疗

主要是多个脏器功能的维护，包括：①地西泮、咪达唑仑、苯巴比妥、丙戊酸钠等镇静止惊，甘露醇、3％浓钠、呋塞米等减轻脑水肿，必要时头部亚低温治疗；②有呼吸衰竭或难治性休克的患儿应用呼吸机辅助通气治疗；③适当补充晶体、胶体液，酌情使用强心及血管活性药物纠正休克；④保护肝肾功能；⑤纠正凝血功能等。

四 研究热点

ANE 发病机制目前尚不完全明确，部分家族聚集性或复发性病例的存在提示这部分患者具有遗传易感性。2003 年 Neilson 等详细研究了一个家系六代中的 74 人，表明家族性或复发性 ANE 呈常染色体显性遗传，外显率约 50％。2009 年 Neilson 等研究了不同地域不同家系的 35 例 ANE 患者，其中 16 例为家族性或复发性 ANE，19 例为散发性 ANE，75％的家族性或复发性 ANE 存在 RNABP2 基因错义突变，即 ANE I 型。RANBP2 基因编码的蛋白为 RANBP2 蛋白，是核孔复合体（nuclear pore complex，NPC）的组成成分之一，Ibarra 和 Hetzer 的研究表明 RANBP2 蛋白影响复制叉的前进、DNA 修复和染色体的准确分离。此外，RANBP2 蛋白在能量维持等方面也发挥相关作用，RANBP2 基因突变引起蛋白功能改变可能影响细胞内线粒体的运输及能量的产生。除了 RANBP2 基因以外，CPT II 基因突变也在部分 ANE 患者中被发现。CPT II 基因编码的 CPT II 蛋白主要参与脂肪酸氧化和脂质代谢，CPT Ⅱ蛋白缺乏导致脂肪酸代谢途径的能量危机，推测线粒体能量的利用可能为 CPT Ⅱ基因突变影响的靶点。

遗传易感性仅能解释部分 ANE 患儿的发病原因，由于绝大多数 ANE 患儿发病前有上呼吸道感染或发热，因此很多研究中心提出了"细胞因子风暴"理论。在 ANE 患儿的血清和脑脊液中，细胞因子[白细胞介素(interleukin6,IL-6)和肿瘤坏死因子 α(tumor necrosis factor α,TNF-α)]水平明显升高，两种细胞因子为促炎因子，能够诱导细胞凋亡和内皮损伤，从而破坏血脑屏障。神经影像学发现丘脑损伤呈同心圆状改变，扩散加权成像外周为高表观扩散系数(apparent diffusion coefficient,ADC)信号，提示为血管源性水肿，中心区域呈高 ADC 信号提示为出血和坏死，支持血脑屏障破坏。因此"细胞因子风暴"破坏血脑屏障也可能是 ANE 患儿发病的重要机制。

ANE 的发病机制复杂，可能与遗传、感染及代谢等的异质性有关，ANE 的遗传学和分子生物学研究领域仍有许多未知有待探索。

五 推荐文献阅读

1. 金瑞峰.急性坏死性脑病[J].中华实用儿科临床杂志,2017,32(24):1848-1853.

2. 王叶青,钱素云,李科纯,等.儿童急性坏死性脑病的流行病学特点及预后研究进展[J].中国小儿急救医学,2021,28(10):910-913.

3. Yamamoto H,Okumura A,Natsume J,et al. A severity score for acute necrotizing encephalopathy[J].Brain Dev,2015,37(3):322-327.

六 病例剖析

【一般情况】 患儿，女，10 岁 10 个月。

【主诉】 反复抽搐伴发热 1 天余，意识不清半天。

【现病史】 患儿 1 天余前无明显诱因下突然出现抽搐，表现为意识丧失、口唇青紫、牙关紧闭、四肢强直，无大小便失禁，持续约 5 分钟自行缓解，缓解后意识清，诉头晕，并出现发热，测体温 38.8℃，无咳嗽，无气促气喘，无呕吐腹泻，无皮疹。至当地医院就诊，查血常规、CRP 无明显异常，诊断"病毒性脑炎"，予以"阿莫西林克拉维酸钾"抗感染，患儿仍反复抽搐发作，形式同前，伴反复高热，外院先后予"地西泮、咪达唑仑、苯巴比妥"镇静止惊，小剂量甲强龙抗炎及甘露醇降颅内压，患儿病情无好转，半天前患儿抽搐逐渐频繁，发作间期意识不能恢复，外院予紧急气管插管后，转往我院，急诊以"重症脑炎、癫痫持续状态"收治入院。

起病来，患儿精神差，近半天禁食镇静状态，大小便无殊，体重无明显变化。

【既往史】 既往体健，否认药物食物过敏史。

【个人史】 G1P1 足月剖宫产，出生体重 2.4kg，否认生后产伤窒息史。生长发育与同年龄儿童相仿，按卡预防接种。

【家族史】 父亲 3 岁患"脑炎"后出现智力落后，母亲幼年误服药物后出现智力下降，均能生活自理。

【入院查体】 T 38.9℃,P 160 次/min,R 20 次/min,BP 117/69mmHg,镇静状态,GCS 评分 2+T,气管插管中，双侧瞳孔等大等圆，直径 2mm,对光反射迟钝，球结膜水肿，双肺呼吸音粗，可闻及痰鸣音，心音中、律齐，未及明显杂音，腹部平软，肝脾肋下未及，颈软，双侧巴氏征、克氏征阴性，四肢肌张力中，肌力不配合，四肢端偏凉，毛细血管充盈时间 3 秒。

【辅助检查】

1. 外院血常规+超敏 CRP:WBC12.0×10⁹/L,L 12.1%,N 86.8%,Hb 116g/L,Plt 130×10⁹/L,

CRP<0.499mg/L。

2. 急诊血气＋电解质:pH 7.422,PCO_2 40.7mmHg,PO_2 159.0mmHg,K^+ 3.4mmol/L,Na^+ 136mmol/L,Lac 3.2mmol/L,HCO_3－26.1mmol/L,ABE 2mmol/L。

3. 头颅 CT:未见明显异常。

【入院诊断】 1.重症脑炎;2.癫痫持续状态。

【进一步检查】

1. 三大常规。

2. 心电图、心超、肝胆胰脾超声、胸片。

3. 脑脊液常规、生化、培养及外送高通量病原体 DNA 测序。

4. 痰液呼吸道病毒免疫荧光、血单纯疱疹病毒抗体、血 EB 病毒抗体、血肺炎支原体＋衣原体抗体、粪便肠道病毒抗原检测。

5. 遗传代谢图谱分析、肝肾功能、凝血谱、血氨。

6. 头颅 MRI。

【诊疗计划】

1. 心电监护,呼吸机辅助通气。

2. 咪达唑仑＋丙戊酸钠维持镇静止惊治疗。

3. 静脉滴注丙种球蛋白 1g/(kg·d),连用 2 天。

4. 甘露醇＋3％浓氯化钠联合降颅内压治疗。

5. 阿昔洛韦抗病毒治疗。

【诊疗经过】

1. 辅助检查结果

(1)血常规＋超敏 CRP:WBC $10.9×10^9$/L,L 6.5％,N 91.4％,Hb 109g/L,Plt $112×10^9$/L,CRP< 0.5mg/L;大小便常规无明显异常。

(2)心电图、心超、肝胆胰脾超声无明显异常;胸片:双肺纹理增粗。

(3)脑脊液常规:潘氏球蛋白定性试验(＋＋),白细胞计数 $2×10^6$/L。脑脊液生化:微量总蛋白 5166mg/L。脑脊液培养阴性。脑脊液外送高通量病原体 DNA 测序阴性。

(4)痰液呼吸道病毒免疫荧光、血单纯疱疹病毒抗体、血 EB 病毒抗体、血肺炎支原体＋衣原体抗体、粪便肠道病毒抗原均阴性。

(5)遗传代谢图谱分析未提示特异性改变;血肝肾功能、凝血功能无明显异常;血氨 48μmol/L。

(6)头颅 MRI:双侧丘脑肿胀,呈长 T1 长 T2 信号改变,脑干信号不均匀,见片状长 T2 信号影;双侧大脑半球局部灰白质界限模糊(见图 8-9-1)。

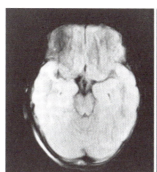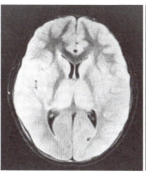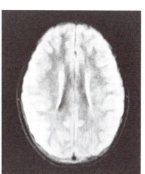

图 8-9-1 患儿头颅 MRI

2.疾病转归

患儿完善头颅 MRI 后,加用"甲基泼尼松龙 15mg/(kg·d)",连用 5 天,继续呼吸机辅助通气,"咪达唑仑+丙戊酸钠"镇静止惊,"丙种球蛋白"静脉滴注,"阿昔洛韦"抗病毒及"甘露醇、3%浓氯化钠"降颅内压治疗。患儿于入院第 4 天体温恢复正常,第 6 天撤离呼吸机,"咪达唑仑及丙戊酸钠"分别改口服维持治疗后无抽搐发作,住院 7 天出院转康复医院康复治疗。

出院时患儿无发热,无抽搐,无咳嗽气促,无呕吐腹泻,大气呼吸下血氧饱和度>95%,大小便无明显异常。查体:神志淡漠,精神软,反应差,不能对答,双侧瞳孔等大等圆,直径 4mm,对光反射灵敏,双肺呼吸音粗,未闻及干湿性啰音,心音中,律齐,未闻及明显杂音,腹软,肝脾肋下未及,颈软,四肢肌张力适中,肌力不配合,双侧巴氏征、克氏征阴性,四肢端温,毛细血管充盈时间 2 秒。

【出院诊断】　1.急性坏死性脑病;2.癫痫持续状态。

【出院建议】

1.转康复医院康复治疗。

2.德巴金 6ml/次,每天 2 次,口服;氯硝西泮 0.3mg/次,每天 2 次,口服。

3.神经科门诊随访。

第九章 内分泌系统疾病

第一节 儿童糖尿病

 一 概 述

糖尿病(diabetes mellitus,DM)是一种多病因的代谢性疾病,因胰岛素分泌缺陷或胰岛素活性下降引起的糖、脂肪和蛋白质代谢紊乱,此疾病主要的特点是慢性高血糖,典型的临床表现为多尿、多饮、多食和体重下降(即"三多一少")。根据 2019 年 WHO 公布的分类标准,糖尿病可分为 1 型糖尿病(diabetes mellitus type 1,T1DM);2 型糖尿病(diabetes mellitus type 2,T2DM);混合型糖尿病;其他特殊类型糖尿病;未分类型糖尿病;妊娠期首诊的糖尿病(见表 9-1-1)。

表 9-1-1 2019 年 WHO 的糖尿病分型标准

分型		标准
1 型糖尿病		多数起病急,可伴酮症酸中毒;病初 C 肽低于正常或检测下限;抗谷氨酸脱羧酶(GAD65)、胰岛抗原-2(IA-2)、ZnT8 转运体或胰岛素抗体阳性;无黑棘皮病;家族史 2%～4%。可伴其他自身免疫性疾病,如 Graves 病、桥本甲状腺炎等
2 型糖尿病		起病偏慢,酮症酸中毒少见;病初 C 肽正常或增高;自身抗体通常阴性;超重或肥胖;常伴黑棘皮病;T2DM 家族史>80%
混合型糖尿病		(1)成人隐匿性自身免疫性糖尿病:GAD 抗体阳性,诊断后 6～12 个月不需要胰岛素治疗;通常 35 岁以上起病,儿童少见; (2)酮症倾向性 T2DM;病初患有严重胰岛素缺乏和 DKA,缓解后不需要胰岛素治疗,90%约 10 年内再次出现 DKA 发作
其他	单基因糖尿病	(1)单基因遗传性 β-细胞功能缺陷:青少年起病的成人型糖尿病有 GCK、HNF1A、HNF1A、ABCC8 等基因变异;HNF1B 基因变异有肾囊肿伴糖尿病;线粒体 c. mtDNA3243 突变有母系遗传性糖尿病伴听力损伤;KCNJ11 基因变异有永久性新生儿糖尿病、新生儿糖尿病伴精神发育迟缓和癫痫;6q24 低甲基化有暂时性新生儿糖尿病;INS 基因变异有永久性新生儿糖尿病;WFS1 基因变异有 Wolfram 综合征;FOXP3 基因变异有 IPEX 综合征;EIF2AK3 基因变异有 Wolcott-Rallison 综合征; (2)单基因胰岛素作用缺陷:INSR 基因变异有 A 型胰岛素抵抗、矮妖精貌综合征、Rabson-Mendenhall 综合征;LMNA 基因变异有家族性部分性脂肪营养不良;PPARG 基因变异有家族性部分性脂肪营养不良;AGPAT2 基因变异有先天性全身性脂肪营养不良;BSCL2 基因变异有先天性全身性脂肪营养不良
	胰腺外分泌疾病	胰腺纤维化病变、胰腺炎、外伤或胰腺切除术、肿瘤、囊性纤维化、血色素沉积症、其他

续表

分型		标准
其他	内分泌疾病	库欣综合征、肢端肥大症、嗜铬细胞瘤、胰高血糖素瘤、甲状腺功能亢进症、生长抑素瘤、其他
	药物或化学诱发	糖皮质激素、甲状腺激素、噻嗪类、α-肾上腺素能激动剂、β-肾上腺素能激动剂、苯妥英钠、喷他脒、烟酸、吡喃隆、干扰素等
	感染	先天性风疹病毒、巨细胞病毒、其他
	少见免疫介导型特殊类型糖尿病	胰岛素自身免疫综合征(胰岛素抗体)、抗胰岛素受体抗体、僵人综合征、其他
	与糖尿病相关的其他遗传综合征	唐氏综合征、遗传性共济失调、亨廷顿舞蹈症、47,XXY 克氏综合征、劳蒙毕综合征、肌强直性营养不良、卟啉病、普拉德-威利综合征、特纳综合征、其他
	其他临床亚组	糖尿病伴有重度高甘油三酯血症

未分类型糖尿病:仅在没有明确的糖尿病分型特别是在糖尿病初诊时暂时使用

妊娠期首诊的高血糖:妊娠期诊断的 T1DM 或 T2DM;妊娠糖尿病

儿童糖尿病中 T1DM 约占 90%,T2DM 约占 7%。近几十年来,T1DM 发病率在全球有增加趋势。我国近年 T1DM 发病率约为 2/10 万～5/10 万。目前儿童青少年肥胖已成为全球性的严重公共卫生问题,随之而来的是儿童青少年 T2DM 发病率的急剧上升,流行病学研究提示其发病率为(1～51)/1000。T1DM 和 T2DM 占了儿童糖尿病中绝大部分,因此本节主要重点介绍这两个类型的糖尿病。

二 诊断与评估

(一)糖尿病的诊断

依据美国糖尿病协会和国际儿童青少年糖尿病协会共同制定的诊断标准,符合该标准以下 4 条中的 1 条即可诊断糖尿病:①空腹血糖≥7.0mmol/L;②糖耐量试验(oral glucose tolerance test,OGTT)(用 1.75g/kg 无水葡萄糖溶于水作为糖负荷,最大不超过 75.0g)2 小时血糖≥11.1mmol/L;③有糖尿病的"三多一少"症状且随机血糖≥11.1mmol/L;④糖化血红蛋白(HbA1c)≥6.5%。

必须注意:作为诊断的 HbA1c 检测必须采用美国 HbA1c 标准化计划组织或糖尿病控制和并发症研究认证的方法进行,在儿童中单独以 HbA1c 诊断仍有争议,需慎重。以上任何一种检测方法,如果没有糖尿病典型症状,必须于次日再加以复查才能确诊。儿童青少年糖尿病的诊断路径见图 9-1-1。

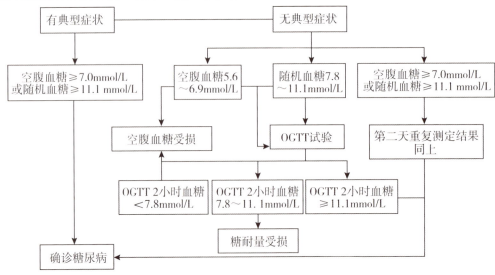

图 9-1-1 儿童青少年糖尿病的诊断路径图

(二)糖尿病的分型诊断

儿童糖尿病诊断后,还需根据发病年龄、临床表现、家族史等特征进行糖尿病的分型诊断。常见糖尿病分型鉴别诊断见表 9-1-2。

表 9-1-2　糖尿病分型诊断要点

鉴别指标	T1DM	T2DM
遗传学	多基因	多基因
发病年龄	任何年龄	多见于较大儿童
家族史	通常无家族史	常有阳性家族史
起病方式	起病急	通常缓慢
症状	多尿、多饮、烦渴、体重减轻、疲乏明显	较轻或缺如
营养状态	体重正常或消瘦	肥胖或超重
胰岛病理	有胰岛炎,β细胞破坏	无
免疫学指标	有自身免疫性胰岛炎,可检测到自身抗体	大部分无自身抗体阳性
遗传学改变	与 HLA 关联,孪生子患病一致性 35%～50%	与 HLA 无关联,孪生子患病一致性 95%～100%
胰岛素和 C 肽水平	分泌低平	稍低、正常或升高,高峰延迟
胰岛素抵抗相关表现	无或少见	常见
酮症倾向	常见	少见,感染、手术等应激时出现
胰岛素治疗	必须,依赖	代谢不稳定时或多年病史后胰岛素分泌减少时需要

1. T1DM

病因是多因素的,确切的发病机制仍未完全明确,认为是在遗传易感基因的基础上,外界环境因素介导引起的自身免疫反应,导致胰岛 β 细胞损伤和破坏。T1DM 可见于大部分年龄儿童,但是 1 岁以下婴儿少见,小于 6 月龄起病的患儿应注意单基因糖尿病可能。T1DM 起病较急,典型的临床表现为多尿、多饮、多食和体重下降。部分患儿有夜间遗尿表现。初次就诊时常合并急性并发症(如糖尿病酮症酸中毒),可有脱水表现,可有恶心、呕吐、腹痛等消化道症状,亦可有嗜睡、昏迷等神经系统症状。T1DM 患儿可能合并其他自身免疫性疾病,如 Addison 病、恶性贫血、自身免疫性胃炎、类风湿性关节炎、系统性红斑狼疮、自身免疫性甲状腺疾病。

2. T2DM

T2DM 是胰岛素抵抗,引起胰岛素分泌相对不足导致血糖升高,后期 β 细胞功能衰竭,最终也可导致胰岛素分泌绝对不足。T2DM 发病年龄较大、起病缓慢、症状不明显,常喜高热量饮食,体力活动不足,易合并代谢综合征表现,包括肥胖、高血压、高脂血症、黑棘皮病、脂肪肝和多囊卵巢综合征等,也可能合并酮症或酮症酸中毒。

(三)糖尿病的并发症评估

1. 急性并发症

糖尿病患者由于感染、胰岛素注射过多、胰岛素注射过少、运动过多、进食偏少等因素可引起低血糖、糖尿病酮症酸中毒、高血糖高渗状态、高乳酸血症等糖尿病急性并发症,可出现相应的脱水表现、深大呼吸、恶心、呕吐、腹痛等消化道症状、嗜睡、昏迷、抽搐等神经系统症状。

2.慢性并发症

病程较久、血糖控制不佳的儿童青少年可出现糖尿病慢性并发症,是影响患儿长期生存的主要因素,常见有糖尿病肾病、糖尿病眼病变、糖尿病神经病变、大血管并发症。

(四)辅助检查

1.血　糖

依据美国糖尿病协会和国际儿童青少年糖尿病协会共同制定的诊断标准,糖尿病患者血糖至少符合以下 3 条中的 1 条:①空腹血糖≥7.0mmol/L;②OGTT 2 小时血糖≥11.1mmol/L;③随机血糖≥11.1mmol/L。空腹血糖受损(impaired fasting glucose,IFG)为空腹血糖 5.6~6.9mmol/L。糖耐量受损(inpaired glusose telerauce,IGT):OGTT 2 小时后血糖 7.8~11.1mmol/L。

2.糖化血红蛋白

与血糖浓度呈正相关,反映的是过去 8~12 周的平均血糖水平,可作为患者长期血糖控制的评价指标。

3.血气分析

糖尿病患者静脉 pH<7.3 或者血 HCO_3^-<15mmol/L 时,提示代谢性酸中毒。

4.尿酮体、血酮体

阳性时提示存在酮症。

5.血清 C 肽

C 肽血中浓度较稳定,提示残存胰岛 β 细胞分泌功能,其测定值也用于糖尿病分型的鉴别。T1DM 分泌偏低,T2DM 常分泌正常或升高。

6.糖尿病相关自身抗体

主要包括胰岛细胞抗体(islet cell antibody,ICA)、胰岛素抗体(insulin autoantibody,IAA)、谷氨酸脱羧酶抗体(glutamic acid decarboxylese antibody,GADA)、锌转运蛋白 8(zinc transpoter 8,ZnT8)抗体等多种抗体。50%~70%T1DM 可测到糖尿病相关自身抗体,但是亚洲人群 T1DM 患儿抗体阳性率往往比较低,因此抗体阴性时不能除外 T1DM。大部分 T2DM 无糖尿病相关自身抗体。

7.血　脂

糖尿病患者可能存在脂代谢紊乱,T2DM 更常见。

(五)鉴别诊断

1.非糖尿病性葡萄糖尿

有些先天性代谢病如 Fanconi 综合征、肾小管酸中毒、胱氨酸尿症或重金属中毒等患儿都可发生糖尿,常有相关病史或肾小管损伤表现,如血尿、蛋白尿等。主要依靠空腹血糖或葡萄糖耐量试验鉴别。

2.应激性高血糖症

常见于严重感染、重大手术、创伤的患儿,为应激所诱发的一过性高血糖。原发疾病控制后血糖可好转,糖化血红蛋白正常。

3.甲状腺功能亢进症

该病也可表现为多食、消瘦,控制不佳时可出现血糖升高。但该病常有高代谢表现,伴有甲状腺肿大,部分有突眼表现。可行甲状腺功能检查以鉴别。

4.尿崩症

该病也可有多饮多尿表现,但该病无高血糖,尿比重减低。可行血糖监测、尿常规以鉴别。

三 治疗与管理

(一)治疗原则

糖尿病是慢性内分泌代谢性疾病,需综合性、个体化治疗,包括饮食管理、运动治疗、药物治疗、血糖监测和宣教管理("五驾马车")。

(二)急性并发症的处理

1.低血糖

糖尿病患儿血糖<3.9mmol/L即为需临床干预的阈值,血糖<3.0mmol/L可出现中枢神经系统及认知功能障碍。发生低血糖的主要原因有胰岛素注射过多、进食偏少、运动或睡眠过多。严重低血糖指低血糖发作同时伴有认知功能障碍(包括昏迷、抽搐),需有其他人协助补充葡萄糖、碳水化合物或注射胰高血糖素等以纠正低血糖。低血糖处理方法为血糖<3.9mmol/L且意识清醒,给予葡萄糖10～15g或其他含等量葡萄糖碳水化合物,如15分钟后仍低血糖则需重复上述剂量。严重低血糖不伴昏迷予以10%葡萄糖注射液2ml/kg静脉推注,伴抽搐昏迷予以10%葡萄糖4ml/kg静脉推注;胰高血糖素静推、肌内注射或皮下注射(体重≥25kg为1mg,体重<25kg为0.5mg)。反复低血糖给予10%葡萄糖2～5mg/(kg·min)维持,治疗过程中需密切监测患儿血糖以及有无其他症状。

2.糖尿病酮症酸中毒

糖尿病酮症酸中毒(diabetic ketoacidosis,DKA)是以高血糖、高血酮、酮尿、脱水、电解质紊乱、代谢性酸中毒为特征的一组症候群。DKA是糖尿病患儿血循环中胰岛素缺乏、胰岛素抵抗、反调节激素增加,导致代谢紊乱进展,病情不断加重的结果,是儿童糖尿病最常见的死亡原因之一。DKA诊断的生化标准:血糖≥11.1mmol/L,静脉pH<7.3,或血HCO_3^-<15mmol/L,酮血症和酮尿症。根据静脉血气酸中毒的程度DKA严重程度分度:①轻度:pH<7.3,或HCO_3^-<15mmol/L。②中度:pH<7.2,或HCO_3^-<10mmol/L。③重度:pH<7.1,或HCO_3^-<5mmol/L。DKA的治疗目标:纠正脱水、酸中毒,维持血糖接近正常,避免相关的并发症,注意识别和处理突发事件。中心内容是补液和小剂量胰岛素应用等降低血糖、纠正酮症酸中毒的相关处理。

(三)长期管理

1.饮食管理

糖尿病的饮食管理是进行计划饮食而不是限制饮食,其目的是维持正常血糖和保持理想体重。

(1)每日总热量需要量:食物的热量要适合患儿的年龄、生长发育和日常活动的需要。每日所需热量(千卡)=1000+年龄×(70～100),决定70～100系数的因素,与年龄、胖瘦程度、活动量大小以及平日饮食习惯有关。年龄较小的用量较大,较胖儿童热量给予较低,活动量大应适当增加热能摄入。全天热卡分配为早餐20%,中餐和晚餐分别为40%,每餐中可留出少量(5%)作为餐间点心。

(2)食物的成分和比例:饮食中碳水化合物应占总能量的50%～55%,脂肪应占30%,蛋白质应占15%～20%。蛋白质中一半以上应为动物蛋白,禽、鱼类、各种瘦肉类为较理想的动物蛋白质来源。碳水化合物则应选择含纤维素高的,如糙米或玉米等粗粮。脂肪应以含多价不饱和脂肪酸的植物油为主。每日进食应定时,饮食量在一段时间内应固定不变。

2.运动治疗

运动时肌肉对胰岛素的敏感性增高,从而增强葡萄糖的利用,有利于血糖的控制。运动的种类和剧烈程度应根据年龄和运动能力进行安排,对1型糖尿病儿童青少年的建议是每天至少运动60分钟,包括每周3天强健肌肉和骨骼的力量训练。运动治疗中需注意血糖的监测、胰岛素用量和饮食的调节,以避免血糖过高时直接运动或者发生运动后低血糖。

3.药物治疗

T1DM 目前需胰岛素终身替代治疗。常用胰岛素包括速效胰岛素类似物、短效胰岛素(常规胰岛素)、中效胰岛素、长效胰岛素类似物和预混胰岛素制剂。胰岛素治疗方案目前推荐使用"基础-餐时"这种胰岛素强化治疗方式,包括每日多次胰岛素注射或胰岛素泵治疗。与每天两次或三次治疗相比,强化治疗可以更好地控制血糖,降低并发症的发生率,并延缓现有并发症的进展。胰岛素治疗方案必须个体化,胰岛素的剂量取决于年龄、体重、糖尿病持续时间、营养、体育锻炼等众多因素。合理的胰岛素剂量是指在不引起明显低血糖的情况下,使血糖控制达到最佳水平以确保儿童的正常生长发育。新发T1DM 每日胰岛素总量一般为 0.5～1.0U/(kg·d),但 3 岁以下建议 0.5U/(kg·d)起始;"蜜月期"通常低于 0.5U/(kg·d),青春期前(部分缓解期外)为 0.7～1.0U/(kg·d);青春期为 1.0～1.5U/(kg·d),个别可达 2U/(kg·d)。

尽管成年人 T2DM 有多种药物可供选择,但在儿童青少年中,全球大部分国家和地区仅批准二甲双胍和胰岛素应用。如果患者代谢尚稳定(HbA1c<9%,且随机血糖<13.9mmol/L 且无症状),应以二甲双胍开始治疗。随机血糖>13.9mmol/L 和(或)HbA1c>9%,代谢不稳定的患者需要胰岛素治疗,有利于控制血糖。如果患者代谢不稳定但没有酸中毒,用胰岛素同时可以开始合用二甲双胍。如果联用二甲双胍和基础量胰岛素(最高至 1.2U/kg)仍不能达到目标,需要逐渐加餐前胰岛素,直到血糖正常。病情稳定后胰岛素每次减量 30%～50%,过渡到单用二甲双胍,过渡期往往需要 2～6 周。

4.血糖监测

血糖监测是糖尿病管理的重要内容,血糖监测结果可以反映糖尿病患者糖代谢紊乱的程度,用于制定合理的降糖方案,评价降糖治疗效果,指导调整治疗方案。毛细血管血糖监测是糖尿病患者日常管理最基础和最有效的手段。初发患儿建议每日 3 餐前、餐后 2～3 小时、睡前和夜间 2:00～3:00、加餐前后共测血糖 6～10 次;剧烈运动前、中、后需加测,以确定是否需要加餐;有低血糖症状时及纠正后及时复测。"蜜月期"或慢性期但血糖平稳者可酌情减少测定次数,在每天不同时间段轮流测以减少痛苦。糖化血红蛋白可以反映过去 8～12 周的平均血糖水平,是目前评估糖尿病患者长期血糖控制状况的公认标准,也是调整降糖治疗方案的重要依据。动态血糖系统可较全面反映血糖波动全貌,可作为改善血糖控制、降低低血糖发生风险及提高治疗长期依从性的辅助工具。

血糖控制目标需差异化、个体化;对使用胰岛素泵、有能力进行规律血糖监测或使用动态血糖系统的患儿以及具有部分残存 β 细胞功能的新发 T1DM 患儿,建议 HbA1c 控制目标值<7%;对于不能准确识别低血糖及较频繁低血糖、既往有严重低血糖或医疗资源落后地区的 T1DM 患儿,建议 HbA1c 控制目标值<7.5%。

5.宣教和管理

糖尿病儿童的病情不稳定,血糖易波动,目前 T1DM 需要终生饮食控制和胰岛素应用,生活方式干预则是 T2DM 患者的首要治疗手段。因此,儿童糖尿病需要注重整个家庭的参与,同时还应包括营养师、心理医生、社会工作者和运动生理学家等在内的多学科教育和管理。有效的自我管理教育和支持是近年来糖尿病教育的重点,可以延缓和预防糖尿病并发症的发生。包括参与各种培训计划、心理咨询等,应作为评估、监测和治疗的一部分。患儿对疾病的态度、对治疗和预后的期望值、情感及情绪状态、与糖尿病相关的生活质量、资源(经济、社会和情感方面)以及精神病史等均与糖尿病预后密切相关。医务人员必须向患儿及家长详细介绍有关知识,帮助树立信心,使其能坚持有规律的生活和治疗,同时加强管理制度,定期随访复查。

四 研究热点

有研究通过干预、延缓自身免疫性疾病的进程,力求延迟甚或预防高血糖的发生。目前已有一些免疫抑制剂、免疫调节剂及其他药物单独或联合用药，用于降低 1 型糖尿病中发生的免疫介导的 β 细胞破坏，但疗效尚不明确。

同时单基因糖尿病也日益引起人们的关注，其占儿童糖尿病病例的 1%～6%。单基因糖尿病是由于 β 细胞发育、功能发挥或胰岛素信号通路中起关键作用的单个基因中 1 个或多个变异导致的异质性疾病。可在家系内以常染色体显性、隐性或非孟德尔方式遗传，偶有新发变异（非父母来源）。已发现 40 余种单基因糖尿病遗传学亚型，每种亚型都具有其特征性的临床表现和遗传方式。青少年起病的成年人糖尿病（maturity onset diabetes of the young，MODY）是最常见的单基因相关糖尿病，其他还有新生儿糖尿病（meonatal diabetes mellitus，NDM）、线粒体基因变异糖尿病、胰岛素抵抗综合征等。单基因糖尿病的诊断有助于患者的精准治疗、遗传咨询。

儿童糖尿病患者存在以下临床信息者提示需要进行分子遗传学检测：①6 月龄前发病；②6～12 月龄起病，自身抗体阴性；③合并有胰腺外病变（先天性心脏病、胃肠道缺陷、脑畸形、视力听力异常、严重腹泻、肾发育异常或其他自身免疫性疾病）；④家族多代（三代以上）高血糖或糖尿病史；⑤诊断 T1DM 5 年后，仍有部分胰岛 β 细胞功能保留，胰岛素需要量低，血清及尿 C 肽在正常范围或稍偏低；⑥轻度、非进展的空腹高血糖；⑦新生儿期有高胰岛素性低血糖症；⑧与肥胖程度不符合的显著黑棘皮病表现，可伴有高甘油三酯等脂代谢异常表现；⑨不寻常的脂肪分布，如中央脂肪堆积、四肢脂肪缺乏或肌肉发达。

五 推荐文献阅读

1. 中华医学会儿科学分会内分泌遗传代谢学组. 儿童青少年 2 型糖尿病诊治中国专家共识[J]. 中华儿科杂志，2017，55(6)：404-410.

2. 中华医学会儿科学分会内分泌遗传代谢学组. 儿童单基因糖尿病临床诊断与治疗专家共识[J]. 中华儿科杂志，2019，57(7)：508-514.

3. 中华医学会儿科学分会内分泌遗传代谢学组，《中华儿科杂志》编辑委员会. 儿童及青少年糖尿病的胰岛素治疗指南（2010 年版）[J]. 中华儿科杂志，2010，48(6)：431-435.

4. Mayer-Davis EJ，Kahkoska AR，Jefferies C，et al. ISPAD Clinical Practice Consensus Guidelines 2018：Definition，epidemiology，and classification of diabetes in children and adolescents[J]. Pediatric Diabetes，2018，19：7-19.

5. 中华医学会儿科学分会内分泌遗传代谢学组，《中华儿科杂志》编辑委员会. 中国儿童 1 型糖尿病标准化诊断与治疗专家共识（2020 版）[J]. 中华儿科杂志，2020，58(6)：447-454.

六 病例剖析

【一般情况】 患儿，男，9 岁 8 个月。

【主诉】 多尿多饮多食消瘦 20 余天，呕吐、腹痛 7 小时。

【现病史】 患儿 20 余天前无明显诱因下出现多尿，白天小便解 7～8 次，夜间小便解 3～4 次，色清，每次量多，无夜间遗尿，伴有多饮，烦渴，量具体不详，伴食欲增加，同时自觉有消瘦，20 余天来体重减轻 2kg，有乏力倦怠感，无恶心呕吐，无腹痛腹泻，无头痛头晕，无抽搐，无意识障碍，无气急，无心慌胸闷，无发热，无咳嗽咳痰。病初未重视，7 小时前患儿出现呕吐，共 3 次，为胃内容物，非喷射性，量不等，伴腹痛，较剧，不能忍，初为右季肋区，后左、右季肋区均有疼痛，呼吸增快，伴有乏力，无发热，遂即至我院急诊就诊，查血气＋乳酸＋糖＋电解质，提示"代谢性酸中毒，血糖明显升高"。予以生理盐水 500ml 扩容，为进一步治疗，急诊拟"糖尿病酮症酸中毒"收住入院。

起病来，神清，病初精神尚可，近 7 小时精神差，睡眠欠安，大便无殊，食欲、小便、体重改变如上述。

【既往史】 无殊,否认湿疹史。

【个人史】 G1P1 足月顺产,出生体重 2.75kg。无窒息抢救史。生后母乳喂养,按时添加辅食,现普食。按卡接种疫苗,3 月抬头,4 月翻身,6 月独坐,1 岁会走,生长发育与正常同龄儿相仿。

【家族史】 外公有高血糖病史,具体不详,余亲属无糖尿病病史。

【入院查体】 T 36.7℃,P 140 次/min,R 50 次/min,BP 119/84mmHg,身高 139cm,体重 25kg,嗜睡,精神差,颈软,咽充血,呼吸促,呈深大呼吸,可见吸气性三凹征,两肺呼吸音粗,未及明显干湿啰音,心律齐,心前区未闻及病理性杂音,腹平软,全腹轻压痛,无反跳痛,肝脾肋下未及肿大,神经系统检查未见阳性体征,全身未见皮疹,肢端凉,毛细血管充盈时间 4 秒。

【辅助检查】 我院急诊查随机血糖:28mmol/L,血气+乳酸+糖+电解质:pH 6.983,PCO$_2$ 20.3mmHg,PO$_2$ 48.4mmHg,K$^+$ 4.4mmol/L,Na$^+$ 148mmol/L,Glu(电极法)28.0mmol/L,Lac 2.9mmol/L,HCO$_3^-$ 4.6mmol/L,ABE −28.4mmol/L。

【入院诊断】 糖尿病伴有酮症酸中毒。

【进一步检查】

1. 血气+乳酸+葡萄糖+电解质、血酮体、尿酮体等。

2. 血脂、甲状腺功能、糖化血红蛋白、血清胰岛素、血清 C 肽、糖尿病自身抗体、ACTH+皮质醇等。

3. 心电图、胸片、肝胆脾胰肾 B 超等相关检查。

【诊疗计划】

1. 紧急评估和对症处理:诊断糖尿病酮症酸中毒后,立即评判生命体征,急诊化验血糖、血酮、电解质和血气分析,判断脱水和酸中毒的程度以及给予心电、血氧监测,吸氧等对症治疗,必要时呼吸支持。

2. 补液治疗:估计脱水程度,计算补液量,48 小时均衡补液法治疗。

3. 药物治疗:小剂量胰岛素的应用,暂不予纠酸治疗。

4. 治疗中的评估:内容包括生命体征、意识状态、出入量、胰岛素用量、尿和血糖及酮体浓度、电解质和渗透压以及血气,及时调整用药剂量。

5. 并发症治疗:在使用胰岛素后应该注意低血糖的情况,注意及时处理,防止血糖的大幅波动;酮症酸中毒的液体疗法中应注意及时补钾,以防止低钾血症的发生;注意血浆渗透压和 Na$^+$ 的变化,预防脑水肿等其他合并症的发生。如出现头痛、血压升高和心率减慢,氧饱和度下降,以及躁动、激惹、嗜睡、大小便失禁或特异的神经征象,应限制液量,予甘露醇 2.5~5ml/kg,20 分钟输入,必要时重复应用,甚至给予呼吸支持等治疗。

【诊疗经过】

1. 辅助检查结果

(1)血气+乳酸+糖+电解质:pH 6.907,PCO$_2$ 18.9mmHg,PO$_2$ 101mmHg,K$^+$ 3.6mmol/L,Na$^+$ 145mmol/L,Glu(电极法)25.0mmol/L,Lac 2.0mmol/L,HCO$_3^-$ 5.0mmol/L,ABE −27.2mmol/L。

(2)血酮体:10mmol/L。血 C 肽:39pmol/L。血胰岛素:30pmol/L。糖尿病自身抗体:ICA(−)、IAA(−)、GADA(+)、ZnT8A(−)。糖化血红蛋白:14%。

(3)甲状腺功能:三碘甲状腺原氨酸 0.51nmol/L,甲状腺素 51.03nmol/L,游离三碘甲状腺原氨酸<1.64pmol/L,游离甲状腺素 9.71pmol/L,促甲状腺素 0.248mIU/L;后复查正常。

(4)ACTH 41pg/ml;皮质醇 20.7μg/dl。心电图、胸片、肝胆脾胰肾 B 超未见异常。

2. 疾病转归

入院后予以鼻导管吸氧、心电、经皮血氧饱和度监测,再次予以生理盐水 250ml 扩容,并予以甘露醇 70ml 泵注预防脑水肿。按重度脱水算累计损失量,以 48 小时均衡补液法治疗(总液体量＝累积损失量(25×10%×1000＝2500ml)+48 小时生理需要量(3200ml)＝5700ml,1/2 张液体,速度约为 118ml/h),

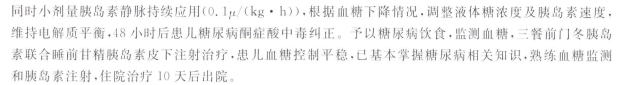

同时小剂量胰岛素静脉持续应用(0.1μ/(kg·h)),根据血糖下降情况,调整液体糖浓度及胰岛素速度,维持电解质平衡,48 小时后患儿糖尿病酮症酸中毒纠正。予以糖尿病饮食,监测血糖,三餐前门冬胰岛素联合睡前甘精胰岛素皮下注射治疗,患儿血糖控制平稳,已基本掌握糖尿病相关知识,熟练血糖监测和胰岛素注射,住院治疗 10 天后出院。

【出院诊断】 1.糖尿病性酮症酸中毒;2.1 型糖尿病。

【出院建议】

1.出院后继续监测血糖,注意饮食、运动,根据血糖情况调整胰岛素剂量,及时处理低血糖。

2.内分泌科门诊随访,监测糖化血红蛋白,注意并发症筛查。

第二节 性早熟

 概 述

性早熟(precocious puberty)是指男童在 9 周岁前、女童在 7.5 周岁前出现内外生殖器官快速发育并呈现第二性征的一种常见儿科内分泌疾病。性早熟根据下丘脑-垂体-性腺轴(hypothalamic-pituitary-gonadal axis,HPGA)是否提前启动,分为中枢性性早熟(GnRH 依赖性、真性、完全性性早熟)、外周性性早熟(非 GnRH 依赖性、假性性早熟)和不完全性性早熟(部分性性早熟)。

中枢性性早熟(central precocious puberty,CPP)的发病原因是 HPGA 功能提前启动、成熟,导致内外生殖器发育,第二性征出现,直至生殖系统成熟。CPP 发病率为 1/10000~1/5000,女孩发病人数为男孩的 5~10 倍。其对机体的影响主要表现为性发育过早,引起女孩早初潮;骨骼成熟较快,甚至骨骺提前愈合,最终影响患儿的终身高;第二性征过早发育及性成熟,可能带来相应的心理问题或社会行为异常。外周性性早熟是各种原因引起的体内性激素升高至青春期水平,故只有第二性征的早现,不具有完整的性发育程序性过程。不完全性性早熟又称变异型青春期(pubertal variants),包括单纯性乳房早发育(premature thelarche)、肾上腺功能早现(premature adrenarche)、单纯性阴毛早现(premature pubarche)和单纯性早初潮(premature menarche)。此章节着重就 CPP 进行讲述。

 诊断与评估

(一)CPP 的诊断

1.CPP 诊断标准

①第二性征提前出现,女孩 7.5 岁前出现乳房结节,男孩 9 岁前出现睾丸容积增大;②性腺增大,盆腔 B 超显示女孩子宫、卵巢容积增大,且卵巢内可见多个直径≥4mm 的卵泡;男孩睾丸容积≥4ml;③血清促性腺激素及性激素达青春期水平;④骨龄提前,骨龄超过实际年龄 1 岁或 1 岁以上;⑤线性生长加速,年生长速率高于正常儿童。

2.性腺发育的评估

女孩盆腔 B 超:子宫长度 3.4~4.0cm,卵巢容积 1~3ml(卵巢容积=长×宽×厚×0.5233),并可见多个直径≥4mm 的卵泡,提示青春期发育。一般认为青春期前女孩的子宫长度最大不超过 4.5cm,内膜厚度小于 1cm;如在 8 岁之前子宫长度>3.7cm 在 CPP 诊断中灵敏性和特异性分别达到 88% 和 95%。

但需要重视的是经腹盆腔超声检查单一指标并不能诊断 CPP。男孩睾丸容积≥4ml(睾丸容积=长×宽×厚×0.71)或睾丸长径>2.5cm,提示青春期发育。

3.HPGA 评估

在 CPP 的诊断过程中,黄体生成素(luteinizing hormone,LH)较卵泡刺激素(follicle-stimulating hormone,FSH)更具有临床意义,现多用免疫化学发光法测定。但由于 LH 呈脉冲式分泌,缺乏不同年龄的正常值,且约 50%左右 Tanner 2 期的女孩 LH 基础值可在青春期前的水平,因此基础 LH 水平在诊断上的意义受限。2019 国际共识中提到 LH 基础值>0.2 IU/L 可作为筛选性发育启动的指标,但也提到即使 LH 基础值<0.2IU/L 并不能排除 CPP,而需要进行激发试验。目前公认促性腺激素释放激素(gonadotropin-releasing hormone,GnRH)激发试验是诊断 CPP 的金标准,也是鉴别 CPP 和外周性性早熟的重要依据,GnRH 剂量为 2.5μg/(kg·次),最大剂量 100μg。LH 峰值≥5.0U/L 提示性腺轴启动。LH 峰值/FSH 峰值可用于快进展型与非进展型 CPP 的鉴别(快速进展型 CPP 患儿的 LH 峰值/FSH 峰值比值较高),但不宜单纯以 LH 峰值/FSH 峰值≥0.6 作为 CPP 诊断指标。GnRH 类似物(gonadotropin-releasing hormone analogue,GnRHa)的激发作用比天然 GnRH 强数十倍,峰值在 60~120 分钟出现,目前也用于 CPP 的诊断,但需有实验室自己的药物剂量及试验数据。特别需要强调的是,在判断结果时,必须结合患儿性发育状态、性征进展情况、身高和骨龄的变化等综合分析,不能单纯以激发试验结果做出 CPP 诊断。

4.头颅影像学检查

荟萃分析表明,在 CPP 患者中有 6.3%的女孩和 38%的男孩患有颅内病变,中国一项单中心研究显示中国 CPP 男童有 16.3%存在颅内病变。因此所有男孩或 6 岁以下女孩在诊断 CPP 时应进行中枢神经系统磁共振成像等以排除颅内病变;6~8 岁的 CPP 女孩如出现快速性发育迹象或神经系统异常时也应该考虑行头颅影像学检查,进一步确定 CPP 的潜在病理原因。

(二)病因诊断

在诊断 CPP 明确后,尚应进行 CPP 的病因诊断,区分特发性 CPP 和继发性 CPP(继发于中枢神经系统异常、继发于外周性性早熟)。

1.中枢神经系统异常

多种中枢神经系统病变和 CPP 相关,常见的为下丘脑错构瘤等具有内分泌功能的肿瘤或占位性病变。下丘脑错构瘤是胎儿发育过程中发生的下丘脑先天性非渐进性病变,患病率为 1/100 万~1/50 万,临床表现除 CPP 外还可伴有痴笑样癫痫发作和发育迟缓。其他肿瘤或占位如胶质瘤、生殖细胞瘤、囊肿以及外伤、颅内放疗化疗等均有可能导致 CPP 发生。

2.原发性甲状腺功能减退症

本病继发 CPP 可能和 HPGA 调节紊乱有关。甲状腺功能减低时,下丘脑分泌 TRH 增加,由于分泌 TSH 的细胞与分泌催乳素、LH、FSH 的细胞具有同源性,TRH 不仅促进垂体分泌 TSH 增多,同时也促进催乳素和 LH、FSH 分泌。也有学者认为 FSH 和 TSH 的糖蛋白受体结构相似,甲状腺功能减低时升高的 TSH 可产生类 FSH 样作用。患儿临床出现性早熟的表现,如女孩出现乳房增大、泌乳和阴道出血等,但不伴有线性生长加速及骨龄增长加快。严重而长期未经治疗者可转变为 CPP。

3.性发育相关基因突变

随着基因检测技术提高,多种基因突变相关 CPP 被逐一认识。2013 年家族性 CPP 患者 MKRN3 基因突变的鉴定标志着遗传性 CPP 认知的转折,目前研究已经明确 MKRN3 失活突变是家族性 CPP 最常见的原因。其他 CPP 相关基因突变包括 DLK1、KISS1/KISS1R、Lin28b/Let-7 等。随着基因检测技术的进步,越来越多的基因被发现与 CPP 相关,如有 CPP 家族史患儿应考虑基因检测指导精准化诊治。

(三)鉴别诊断

CPP 应注意与外周性性早熟和不完全性性早熟相鉴别。

1.外周性性早熟

外周性性早熟是指第二性征提前出现符合性早熟定义的年龄,但性征发育不按正常发育程序进展。性腺大小和促性腺激素均在青春前期水平。常见的外周性性早熟包括先天性肾上腺皮质增生症、纤维性骨营养不良综合征(McCune-Albright Syndrome,MAS)、家族性男性限性性早熟、性腺及肾上腺肿瘤、外源性甾体激素摄入。

(1)先天性肾上腺皮质增生症:本病大多为 21 羟化酶缺乏,是导致男孩外周性性早熟的最常见原因。表现为阴茎增大、增粗,阴囊色素沉着,睾丸容积不大或睾丸容积与阴茎发育水平不一致。早期身高增长加速,骨龄提前显著。血 17 羟孕酮、硫酸脱氢表雄酮、雄烯二酮、睾酮水平升高。长期未经正确治疗者可转变为 CPP。

(2)MAS:多见于女性,是由 Gs 基因缺陷所致,本病以性早熟、皮肤咖啡斑、多发性骨纤维发育不良三联征为特点。多数患儿可仅表现有一种或两种体征,可伴有垂体、甲状腺和肾上腺等内分泌异常,还可出现卵巢单侧囊肿。但其性发育过程与 CPP 不同,常先有阴道出血发生;乳头、乳晕着色深;血雌激素水平增高而促性腺激素水平低下;GnRH 激发试验呈外周性性早熟。随病程进展,部分可转化为 CPP。

(3)家族性男性限性性早熟:是由 LH 受体激活突变所致,患儿 2～3 岁时出现睾丸增大,睾酮水平明显增高,骨龄明显增速,但 LH 对 GnRH 刺激无反应,随病程进展可转变为 CPP。

(4)性腺及肾上腺肿瘤:由于肿瘤组织分泌性激素或促性腺激素导致外周性性早熟是少见但又是非常重要的原因,临床表现主要取决于瘤体分泌的是雄激素、雌激素或者兼有雄激素和雌激素,又或者分泌 HCG。常见的肿瘤包括卵巢颗粒细胞瘤、卵巢类固醇细胞肿瘤、卵巢性腺母细胞瘤、畸胎瘤、睾丸 Leydig 细胞瘤、Sertoli 细胞瘤、肾上腺皮质腺瘤和皮质癌、分泌 HCG 的生殖细胞瘤等等。

(5)外源性甾体激素摄入:外源性雄激素和雌激素使用均可导致第二性征发育。

2.不完全性性早熟

不完全性性早熟是指患儿有第二性征的早现,其调控机制也在下丘脑-垂体-性腺轴的发动,但仅仅是部分性的,往往呈非进展性。包括单纯乳房早发育、单纯早初潮和单纯阴毛早发育。女孩不完全性性早熟最常见类型是单纯乳房早发育,好发于 2 岁前,即除乳房发育外,不伴有其他性发育的征象,乳晕无着色,无生长加速和骨骼发育提前,不伴有阴道出血,中国女童患病率约为 4.8%。但部分患儿在 GnRH 激发试验中 LH 水平可轻度上升,因此不宜单纯以 LH 峰值鉴别单纯乳房早发育和 CPP。一般认为乳房早发育是一种良性、自限性过程,乳房多在数月后自然消退,但有 13%～18% 的患儿会发展成 CPP,应注意追踪检查。

三　治疗与管理

对外周性性早熟及继发性 CPP,应强调同时进行病因治疗。有中枢神经系统病变的 CPP 可考虑手术或放疗,如鞍区肿瘤特别是出现神经系统症状的肿瘤多需手术。对继发于其他疾病的 CPP 应同时针对原发病治疗。

特发性中枢性性早熟(idiopathic CPP,ICPP)患儿的治疗目的是抑制性发育进程,防止或缓解患儿及家长因性早熟所致的相关社会或心理问题(如早初潮);改善因骨龄提前而减损的成年身高也是重要的目标,但并非所有的 ICPP 都需要治疗。

ICPP 最常用药为 GnRHa。GnRHa 的作用机制是与垂体前叶促性腺细胞的 GnRH 受体结合,初期可短暂促进 LH、FSH 一过性释放增多(点火效应),继而使垂体靶细胞中的 GnRH 受体发生下降调节,抑制 HPGA，使 LH、FSH 和性腺激素分泌减少，从而有效控制 CPP 患儿性发育进程，延迟患儿的骨骼成熟。GnRHa 目前有曲普瑞林（triptorelin）、亮丙瑞林（leuprorelin）、布舍瑞林（buserelin）、戈舍瑞林（goserelin）和组氨瑞林（histrelin）等多种药物，其药效是天然 GnRH 的 15～200 倍。制剂有 3.75mg 的缓释剂（每 4 周肌内注射或皮下注射）、11.25mg 的长效缓释剂（每 3 个月注射 1 次）等，国内以3.75mg的曲普瑞林和亮丙瑞林缓释制剂最为常用。目前中国 12 周剂型和 6 月剂型两种缓释剂型应用较少，尚未获得大规模临床数据。GnRH 拮抗剂目前也在临床试验中，有望在今后进入临床应用。

1.治疗方案

治疗方案宜个体化，国内推荐缓释剂首剂 3.75mg，此后剂量为 $80～100\mu g/(kg \cdot 周)$，或采用通常剂量3.75mg，每 4 周注射 1 次。可根据性腺轴功能抑制情况进行适当调整。

2.治疗监测

治疗过程中应每 3 个月监测性发育情况、生长速率、身高标准差积分（HtSDS）、激素水平等；每半年监测 1 次骨龄。治疗过程中可监测任意或激发后的促性腺激素和性激素水平，以评估性腺轴抑制情况，但监测方法目前尚未形成共识。治疗有效的指标包括生长速率正常或下降、乳腺组织回缩或未继续增大、男孩睾丸容积减小或未继续增大、骨龄进展延缓、HPGA 处于受抑制状态。

3.治疗疗程

为改善成年身高，疗程至少 2 年，骨龄 12～13 岁（女孩 12 岁，男孩 13 岁），但具体疗程需个体化。停药应考虑到患儿身高的满意度、依从性、生活质量以及性发育与同龄人同期发育的需求，以及患儿及其家长的愿望。

4.疗效判断

GnRHa 治疗对 HPGA 的抑制作用已获得公认，但关于 GnRHa 治疗改善 CPP 终身高及身高获益的报道不一。目前研究普遍认为 6 岁以前开始 GnRHa 治疗的 CPP 女孩身高获益明显，8 岁以后的女童即使 GnRHa 应用对 FAH 的改善作用有限，6～8 岁进入青春期的女孩是否能从 GnRHa 的治疗中终身高获益目前仍不确定。

5.不良反应

GnRHa 治疗过程中偶尔出现皮疹、潮红、头痛，但通常短暂轻微，不影响治疗，10%～15% 的患儿可出现局部反应，过敏反应罕见。部分患儿首次应用 GnRHa 治疗 3～7 天后可出现少量阴道出血，与 GnRHa 的"点火效应"导致短暂雌激素水平增高、滤泡生长、囊泡形成有关。此外，零星报道的不良反应还包括抽搐、QT 间期延长、股骨头滑脱、垂体卒中等。但 GnRHa 的长期治疗安全性良好。目前研究认为 GnRHa 治疗不影响女性卵巢功能及生殖功能，停药后 HPGA 功能迅速恢复，促性腺激素以及雌激素水平升高，子宫、卵巢恢复发育；GnRHa 对男性 CPP 患者生殖功能长期影响的研究数据有限，但亦普遍认为影响不大。

四 研究热点

目前同时越来越多的证据支持青春发育启动年龄有普遍提前趋势，大约为每 10 年提前 3 个月左右，近年来我国的流行病学研究结果也有类似趋势，有学者提出性早熟的年龄界定应根据不同国家、不同种族的标准进行，把性早熟的年龄界定放于正常人群青春发育启动年龄的 P_3 或 $-2SD$。近期涉及我国 13 个省份218185 名健康儿童青少年体格发育的横断面调查显示：中国城镇女童的青春期启动平均年龄为 9.65 岁，男童的青春期启动平均年龄为 10.65 岁，但女童出现乳房发育和男童出现睾丸发育年龄 P_3 百分位年龄分别为 6.30 岁和 7.72 岁，重要的是尽管普遍青春发育启动年龄提前，但最终成年身高并未受到影响。目前我国尚未将 CPP 诊断年龄界值提前，但大多数专家普遍认为需要重新修订年龄界值。

近期一项全球的儿童青少年流行病学研究证实，全球肥胖流行的同时青春期开始的年龄也随之提

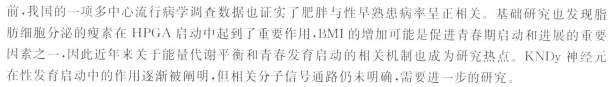

前，我国的一项多中心流行病学调查数据也证实了肥胖与性早熟患病率呈正相关。基础研究也发现脂肪细胞分泌的瘦素在 HPGA 启动中起到了重要作用，BMI 的增加可能是促进青春期启动和进展的重要因素之一，因此近年来关于能量代谢平衡和青春发育启动的相关机制也成为研究热点。KNDy 神经元在性发育启动中的作用逐渐被阐明，但相关分子信号通路仍未明确，需要进一步的研究。

鉴于儿童这一特殊群体的特点，近年来另一研究热点是无创性检测技术，如唾液和尿液的促性腺激素水平检测。韩国一项研究认为，随机尿检促性腺激素可能可以在临床上用于 CPP 女童的筛查，我国 CPP 女童的横断面研究结果也说明 CPP 患儿尿 LH 水平及 LH/FSH 比值与性发育程度正相关，与 GnRH 激发试验血清中 LH 水平呈正相关。诸多研究显示，尿 LH 水平可能在将来用于 CPP 诊断和疗效监测的无创指标，但目前尚缺乏多中心大样本的高质量研究。

目前 ICPP 治疗的主要药物 GnRHa 临床使用近 40 年，其短期和中期疗效已获得数据支持，但长期的疗效及不良反应的数据仍然有限，仍需进一步研究其对成年身高、体块指数、骨密度、妊娠情况、社会心理改变、代谢综合征、肿瘤等长期影响。

（五） 推荐文献阅读

1. Cheuiche AV，da Silveira LG，de Paula LCP，et al. Diagnosis and management of precocious sexual maturation：An updated review[J]. Eur J Pediatr，2021，180(10)：3073-3087. .

2. Maione L，Bouvattier C，Kaiser UB. Central precocious puberty：Recent advances in understanding the aetiology and in the clinical approach[J]. Clin Endocrinol (Oxf)，2021，95(4)：542-555.

3. Bangalore Krishna K，Fuqua JS，Rogol AD，et al. Use of Gonadotropin-releasing hormone analogs in children：Update by an international consortium[J]. Horm Res Paediatr，2019，91(6)：357-372.

4. 中华医学会儿科学分会内分泌遗传代谢学组，《中华儿科杂志》编辑委员会. 中枢性性早熟诊断与治疗共识（2015）[J]. 中华儿科杂志，2015，6(53)：412-418.

5. Fu J，Zhang J，Chen R，et al. Long-term outcomes of treatments for central precocious puberty or early and fast puberty in chinese girls[J]. J Clin Endocrinol Metab，2020，105(3)：dgz027.

6. Sinthuprasith P，Dejkhamron P，Wejaphikul K，et al. Near final adult height，and body mass index in overweight/obese and normal-weight children with idiopathic central precocious puberty and treated with gonadotropin-releasing hormone analogs[J]. J Pediatr Endocrinol Metab，2019，32(12)：1369-1375.

（六） 病例剖析

【一般情况】 患儿，女，6 岁 8 个月。

【主诉】 发现双侧乳房增大 6 月余。

【现病史】 患者 6 月余前发现双侧乳房增大，触之有小块状物，初起有触痛，无红肿溢乳。无发热，无头痛呕吐，无皮疹及色素沉着，无阴道流血。无口服避孕药及其他药物史。6 月前在我院门诊就诊，查骨龄提示"左手腕骨化中心出现 10/10 颗，尺骨茎突出现，豌豆骨出现，拇指内侧籽骨未出现，各掌指骨骨骺线未闭合，尺桡骨远侧骨骺线未闭合"，查性激素"雌二醇 256.00pmol/L，卵泡刺激素 1.15IU/L，黄体生成素 0.13IU/L"，予以"大补阴丸"口服，乳房无明显缩小，今日来我院门诊复诊，查骨龄"左手腕骨化中心出现 10/10 颗，尺骨茎突出现，发育良好，钩骨钩出现，拇指内侧籽骨未出现，各掌指骨骨骺线未闭合，尺桡骨远侧骨骺线未闭合"，双乳 B 超提示"右侧胸大肌前方可探及 2.0cm×1.8cm×0.8cm 乳腺回声；左侧胸大肌前方可探及大小 2.4cm×2.2cm×0.9cm 乳腺回声"，为求进一步诊治，门诊拟"性早熟"收治入院。

起病来，神清，精神可，胃纳可，二便正常，体重增加 2kg。

【既往史】 既往体健。

【个人史】 G1P1，出生体重 3.1kg，出生过程顺利。饮食习惯正常，智能及运动发育同正常同龄儿。

【家族史】 否认家族遗传病史。父亲身高 171cm，母亲身高 163cm，母亲初潮 13 岁。

【入院查体】 T 37.0℃，P 90 次/min，R 20 次/min，BP 105/70mmHg。一般可，体形偏胖，心肺腹查体无殊。身高 129.5 cm，体重 33.0 kg，BMI 19kg/m²，腰围 66cm，臀围 74cm，双乳 B3 期，脂肪堆积，乳晕色素无明显加深，外阴幼稚，未见阴毛腋毛生长。

【辅助检查】 骨龄片:左手腕骨化中心出现 10/10 颗，尺骨茎突出现，发育良好，钩骨钩出现，拇指内侧籽骨未出现，各掌指骨骨骺线未闭合，尺桡骨远侧骨骺线未闭合，提示骨龄提前。

【入院诊断】 性早熟。

【进一步检查】

1.性激素、ACTH+COR、17α羟孕酮、甲状腺功能、肿瘤标志物等。

2.子宫卵巢超声检查。

3.垂体 MRI。

4.GnRH 激发试验。

【诊疗经过】

1.性激素基础值 LH 0.32IU/L，FSH 3.71IU/L，PRL 170.0mIU/L，E2 108.62pmol/L，HCG<1.0mIU/ml，T<0.69nmol/L;甲状腺功能、肿瘤标志物正常;ACTH 12.0pg/ml;皮质醇（8am,4pm）20.7μg/dl，5.15μg/dl;17α-OHP 1.31nmol/L;

2.子宫卵巢超声:子宫 3.2cm×2.0cm×0.6cm，宫颈 1.8cm，肌层回声均匀，宫腔线清晰，右卵巢 2.8cm×1.2cm×0.8cm，左卵巢 2.7cm×1.3cm×0.7cm，滤泡直径为 0.6cm。

3.垂体磁共振:下丘脑错构瘤可能。

4.GnRH 激发试验:LH 峰值 22.89IU/L，FSH 峰值 16.99IUL，LH/FSH 比值 1.35。

【出院诊断】 1.中枢性性早熟;2.下丘脑错构瘤病。

【出院建议】

1.可考虑用 GnRHa 治疗，曲普瑞林 3.75mg 肌内注射或亮丙瑞林 3.75mg 皮下注射 28 天一次。

2.内分泌门诊随访，3 个月复查骨龄、身高、盆腔 B 超、性激素等检查;6 月复查垂体 MRI。

3.平衡膳食，多做纵向运动。

第三节　先天性甲状腺功能减退症

一　概　述

先天性甲状腺功能减退症(congenital hypothyroidism，CH)，简称甲减或甲低，是因患儿甲状腺激素产生不足或其受体缺陷所致的先天性疾病，主要临床表现为智能发育障碍、生长发育迟缓和生理功能低下。

二 诊断与评估

(一)先天性甲状腺功能减退症的病理生理

1.甲状腺激素的合成和释放

甲状腺位于气管上端两侧,甲状软骨的下方,分为左右两叶,中间由较窄的峡部相连,呈"H"形。甲状腺的基本构成单位是腺泡,滤泡由单纯的立方腺上皮细胞环绕而成,中心为滤泡腔。腺上皮细胞是甲状腺激素合成和释放的部位,滤泡腔内充满均匀的胶性物质,是甲状腺激素复合物,也是甲状腺激素的贮存库。甲状腺激素的合成和释放需经过以下步骤:①甲状腺聚碘,滤泡上皮细胞从血液中摄取碘离子(iodide ion,I^-),I^-经过过氧化物酶的作用而活化。②活化后的I^-进入滤泡腔与甲状腺球蛋白(thyroglobulin,Tg)结合,形成碘化的甲状腺球蛋白,即一碘酪氨酸(monoiodotyrosine,MIT)和二碘酪氨酸(diiodotyrosine,DIT)。③MIT、DIT耦联结合成三碘甲状腺原氨酸(triiodothyronine,T_3)和甲状腺素(thyroxine,T_4),贮存于胶质腔内,滤泡上皮细胞在促甲状腺激素(thyroid stimulating hormone,TSH)作用下,胞吞滤泡腔内的碘化甲状腺球蛋白,成为胶质小泡。④胶质小泡与溶酶体融合,碘化甲状腺球蛋白被水解酶分解成大量T_4和少量T_3。⑤T_3和T_4于细胞基底部释放入血,主要与血浆中甲状腺素结合球蛋白(thyroxine-binding globulin,TBG)结合以利转运和调节,约0.03%的总T_4(total thyroxine,TT_4)和0.3%的总T_3(total triiodothyronine,TT_3)呈游离状态发挥生理作用。T_4在外周组织经脱碘形成生物活性较强的T_3和无生物活性的反三碘甲状腺原氨酸(reverse triiodothyronine,rT_3)。脱下的碘可被重新利用。

2.甲状腺激素的调控和反馈

甲状腺素分泌量由垂体细胞分泌的TSH通过腺苷酸环化酶-环磷酸腺苷(cyclic adenosine monophosphate,cAMP)系统调节,而TSH则由下丘脑分泌的促甲状腺激素释放激素(thyrotropin-releasing hormone,TRH)控制(见图9-3-1)。血清T_4和T_3水平的增高可抑制TSH和TRH的分泌,为负反馈调节(见图9-3-1)。甲状腺的自身调节,碘化物的摄入量对甲状腺的功能起直接调节作用。自主神经对甲状腺活动的调节。

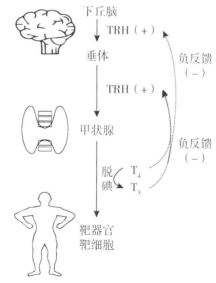

图9-3-1　下丘脑-垂体-甲状腺轴的正向调控与负反馈

3.甲状腺激素的生理作用

(1)中枢神经系统的发育:在胚胎期或婴幼儿期,大脑皮层的分化成熟过程必须有甲状腺激素的参与,甲状腺激素对神经细胞树突、轴突及髓鞘的形成,胶质细胞的生长,神经系统机能的发生与发展,以及脑的血流供应具有重要作用。缺乏甲状腺激素神经细胞发育不良,大脑皮质细胞的数量和大小均低于正常,髓鞘不能形成,从而出现精神、神经发育障碍,智力发育迟缓。

(2)体格发育:甲状腺激素能促进生长激素的分泌和IGF-1的合成,促进骨、软骨的生长发育、钙磷沉积,协助生长激素促进机体生长发育。年龄越小,这种作用越明显。甲状腺激素不足使长骨骨骺发育不全,骨化中心出现延迟,骨龄落后于实际年龄,牙齿发育延迟,身材矮小,出现呆小症。

(3)促进新陈代谢,氧化产热:促进蛋白质合成,增加酶活力,促进糖原和脂肪分解利用;维持组织间隙大分子物质由淋巴管吸收回血;影响钙、磷的周转率;参与维生素代谢等。

(4)对各系统的影响:提高中枢神经系统的兴奋性;加快心率、增强心肌收缩力、增加心排血量;促进消化腺分泌、保持正常肠蠕动;促进性腺发育成熟及性征出现等。

(二)先天性甲状腺功能减退症的病因和分类

1.原发性甲状腺功能减退症由甲状腺本身的疾病引起

(1)甲状腺先天性发育异常:最常见病因,占CH的85%～90%,包括甲状腺缺如、甲状腺异位、甲状腺发育不良、单叶甲状腺等,甲状腺功能完全或部分丧失,多为散发,部分为基因突变,突变可见于 *TIF-1*、*TIF-2* 和 *PAX8* 等基因。

(2)甲状腺激素合成障碍:甲状腺激素合成和分泌过程中酶(碘钠泵、过氧化物酶、耦连酶、脱碘酶及甲状腺球蛋白合成酶等)的缺陷,多为常染色体隐性遗传。

(3)地方性CH:是胎儿在胚胎期缺碘所致,多见于缺碘内陆地区,由于孕期母体缺碘,母体和胎儿竞争性摄取有限的碘化物。

2.继发性甲状腺功能减退症

继发于下丘脑或垂体病变,亦称下丘脑-垂体性甲状腺功能减退症或中枢性甲状腺功能减退症。垂体分泌TSH障碍,常见于特发性垂体功能低下或下丘脑、垂体发育缺陷,其中因TRH不足所致者较多见。分子机制包括TSH缺乏(β亚单位突变)、垂体前叶发育相关的基因(*PROP1*、*PIT-1*、*LHX4*、*HESX1* 等)缺陷、TRH分泌缺陷(垂体柄中断综合征、下丘脑病变)、TRH抵抗(TRH受体突变)等。

3.外周性甲状腺功能减退症

外周器官对甲状腺激素无反应,末梢组织β-甲状腺受体缺陷,对甲状腺激素无反应,罕见。

4.甲状腺对TSH无反应

甲状腺组织细胞膜上的GSα蛋白缺陷,使cAMP生成障碍,罕见。

5.暂时性甲状腺功能减退症

CH按疾病转归又分为持续性甲状腺功能减退症和暂时性甲状腺功能减退症。暂时性甲状腺功能减退症原因包括母亲抗甲状腺药物治疗、母源性TSH受体阻断抗体(thyrotropin receptor-stimulating antibody,TRB-Ab)、母亲或新生儿的缺碘或碘过量等。

(三)先天性甲状腺功能减退症的临床诊断

临床上主要依据是新生儿筛查发现TSH增高、出生后黄疸延迟消退、腹胀、便秘、儿童期智力体格发育落后、代谢功能低下等主诉,结合以下病史采集及体格检查要点进行临床诊断及鉴别诊断。

1.对临床诊断有帮助的病史采集

根据主诉和相关鉴别诊断询问:

(1)病史:是否有病理性黄疸,是否有喂养困难、身高和体重增长不良、语言运动发育落后,是否伴有颈部增粗。

(2)出生史:是否过期产,出生体重是否过小或过大,是否伴有腹胀、便秘、嗜睡、脐疝、反应迟钝、喂养困难、体温不升、哭声低下等。

（3）母亲孕期情况：母孕期胎动是否减少，孕母有无甲状腺功能异常，是否服用相关药物等。

（4）家族史：两系三代内是否有先天性甲状腺功能减退患者。

2.对临床诊断有帮助的体格检查

（1）新生儿期：反应差、哭声低、体温低、前、后囟门大、病理性黄疸、腹胀、脐疝、身高、体重增长不良等。

（2）儿童期典型症状：多数 CH 患儿出生半年后出现。①特殊面容和体态：表情呆滞、面部及全身臃肿、颈短、眼距宽、眼睑裂小、鼻梁宽平、发际低、毛发稀疏、皮肤粗糙、面色苍黄、舌大而宽厚、常伸出口外。身材矮小、四肢短而躯干长、上下部量不匀称、囟门闭合及出牙延迟。②智力、运动发育落后：智力发育低下、表情呆板；运动发育迟缓、坐、立、走时间延迟。

（3）低生理代谢状态：精神差、食欲差、嗜睡、少哭、少动、低体温、脉搏与呼吸均缓慢、心音低钝、心脏扩大、腹胀及便秘等。

3.地方性甲状腺功能减退症

因在胎儿期缺乏碘而不能合成足量甲状腺激素，影响中枢神经系统发育。体格检查可见两种不同的临床综合征，但可相互交叉重叠。

（1）"神经性"综合征：共济失调、痉挛性瘫痪、聋哑、智能低下，但身材正常。

（2）"黏液水肿性"综合征：生长发育和性发育落后、智能低下、黏液性水肿，约 25% 患儿有甲状腺肿大。

4.继发性性甲状腺功能减退症

常有其他垂体激素缺乏的症状如低血糖（促肾上腺皮质激素缺乏）、小阴茎（促性腺激素缺乏）、尿崩症（加压素缺乏）等。

（四）先天性甲状腺功能减退症的鉴别诊断

1.新生儿期及婴儿期（<6 月龄）

患者常因病理性黄疸、低生理代谢状态、喂养困难、体格发育落后等就诊。需与以下疾病进行鉴别（见表 9-3-1）。

表 9-3-1　先天性甲状腺功能减退症常见鉴别诊断（新生儿期及婴儿期）

疾病	病因和诱因	症状	体征	辅助检查
新生儿败血症	免疫功能减低,细菌感染	少吃少哭少动,体温改变	精神差,黄疸,腹胀,肝脾肿大,末梢循环差等	血白细胞和中性粒细胞、CRP 增高,血培养
先天性巨结肠	远端肠管神经节细胞缺如或功能异常,肠管痉挛狭窄	腹胀、顽固性便秘、营养不良,面容、反应和哭声正常	腹胀,脐疝,肛检直肠空虚感	腹部立位平片示低位肠梗阻,钡剂灌肠可见结肠痉挛段和扩张段
21-三体综合征	染色体病	智能、骨骼和动作发育均迟缓,特殊面容,常合并先天性心脏病	身材矮小,眼距宽,外眼角上斜,鼻梁低,舌伸出口外	染色体检查示:标准型核型为 47,XX/XY,+21,也可有异位型和嵌合型,常合并甲状腺功能减退症
软骨发育不全	FGFR3 基因突变,常染色体显性遗传	明显身材矮小,智力正常	"三叉"手,不匀称矮小,头大,四肢短,躯干正常,腹部膨隆,臀后翘	X 线示长骨骨干变短,干骺端变宽;基因检测可助诊
黏多糖 I 型	常染色体隐性遗传,溶酶体酶缺陷导致黏多糖积聚	身材矮小,智力落后	头大,鼻梁低平,毛发浓密,肝脾肿大	X 线示肋骨飘带状,椎体前部呈楔形,长骨骨骺端增宽;尿黏多糖阳性;基因检测可助诊

续表

疾病	病因和诱因	症状	体征	辅助检查
佝偻病	维生素D不足等致钙、磷代谢紊乱,以骨骼病变为特征的全身慢性营养性疾病	可有动作发育迟缓和生长落后,但智能正常、皮肤正常,无特殊面容	"乒乓颅""方颅""手镯""脚镯",肋骨串珠	血生化提示血钙、血磷及维生素D降低,碱性磷酸酶升高;骨骼X线片出现特征性干骺端病变

2. 婴儿期(>6月龄)和儿童期

患者常因体格、运动及智力发育落后等就诊。需注意与以下疾病进行临床鉴别(见表9-3-2)。

表9-3-2　先天性甲状腺功能减退症常见鉴别诊断(婴儿期及儿童期)

疾病	体格发育	智力运动发育	面容特点	其他特点	实验室检查
甲状腺功能减退	迟缓、躯干长四肢短小	智力障碍、运动发育落后、肌张力低	面部黏液性水肿、颈短、眼距宽、眼睑裂小、鼻梁宽平、发际低、毛发稀疏、皮肤粗糙、面色苍黄、舌大而宽,常伸出口外	腹胀、便秘、脐疝、低代谢	甲状腺功能提示甲状腺激素水平下降,原发性CH可见TSH明显升高
苯丙酮尿症	迟缓	智力障碍、运动发育落后、行为异常、可有癫痫小发作	头发由黑变黄,皮肤白皙,皮肤湿疹较常见	可有明显鼠尿臭味	血苯丙氨酸增高,尿喋呤分析及基因监测可助诊
21-三体综合征	迟缓	智力障碍、运动发育落后、肌张力低、关节过伸	脸裂小、眼距宽、双眼外眦上斜,可有内眦赘皮、鼻梁低平、外耳小、硬腭窄小,常张口伸舌、流涎多,头小而圆、前囟大且关闭延迟、颈短而宽	常合并其他先天畸形,如先天性心脏病,原发性CH、胃肠道畸形等	染色体检查示:标准型核型为47,XX/XY,+21,也可有异位型和嵌合型
软骨发育不全	迟缓、不匀称、四肢短、躯干正常	智力正常、早发性关节炎、步态不稳	头大,鼻梁塌陷,下颌突出及前额宽大,可见"三叉"手	腹部膨隆,臀后翘	X线示长骨骨干变短,干骺端变宽;基因检测可助诊
黏多糖I型	迟缓	智力障碍、肌无力、肌张力低	头大、鼻梁低平、毛发浓密	骨骼发育畸形肝脾肿大	X线示肋骨飘带状,椎体前部呈楔形,长骨骨骺端增宽;尿黏多糖阳性;基因检测可助诊
生长激素缺乏	迟缓	智力正常、运动发育正常	头颅呈圆形、面容幼稚、脸圆胖、皮肤细腻、头发纤细、下颌和颏部发育不良、牙齿萌出延迟且排列不整齐	青春期发育延迟,可能合并其他垂体激素缺乏	生长激素刺激试验提示峰值低下,IGF-1低

(五)辅助检查

1. 新生儿筛查

(1)筛查的必要性:对新生儿进行群体筛查以早期诊断CH,并进行早期治疗,避免神经系统不可逆损害。

(2)筛查方法:足月新生儿出生72小时后,充分哺乳后,7天之内足跟采血,测定干血滤纸片TSH值。

(3)确诊方法:血TSH增高者召回检测血清甲状腺功能,除TSH外,还应测定游离甲状腺素(free

thyroxine,FT_4),并进行 B 超等影像学检查(见图 9-3-2)。

(4)筛查的局限性:能检出原发性 CH 和高 TSH 血症,无法检出继发性(中枢性)CH。由于技术及个体差异,约 5%的 CH 患儿无法通过新生儿筛查检出。对 CH 筛查阴性病例,如有可疑症状,临床医生仍然应该采血再次检查甲状腺功能。

(5)假阴性问题:危重新生儿或接受过输血治疗的新生儿可能出现筛查假阴性;低或极低出生体重儿、早产儿由于下丘脑-垂体-甲状腺轴反馈建立延迟,可能出现 TSH 延迟升高,可在生后 2~4 周或体重超过 2500g 时重新复查测定 TSH 和 FT_4。

(6)假阳性问题:保证实验质控,避免因为采血时间过早(出生 24~48 小时内)、血片质量不佳(反复滴血)、筛查方法、实验室操作程序等,出现筛查假阳性。

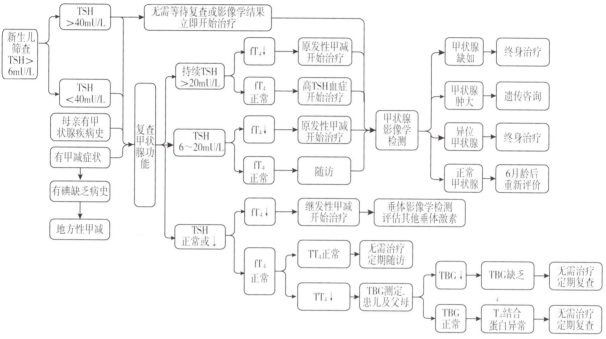

图 9-3-2 CH 筛查、诊断及治疗流程

2.甲状腺功能检查

FT_4 浓度不受甲状腺结合球蛋白(TBG)水平影响。若血 TSH 增高、FT_4 降低者,诊断为原发性 CH;若 TSH 增高、FT_4 正常,可诊断为高 TSH 血症;若 TSH 正常或降低、FT_4 降低,诊断为继发性或者中枢性甲状腺功能减退症(见表 9-3-3)。

表 9-3-3 临床患儿甲状腺功能检测结果判读

临床判读	TSH	FT_4	TT_4	甲减症状
原发性 CH	↑	↓	↓	有
继发性 CH	正常或↓	↓	↓	有
外周性 CH	↑	↑	↑	有
高 TSH 血症	↑	正常	正常	可无症状
甲状腺结合球蛋白缺乏	正常或↓	正常	↓↓	无
原发性甲状腺功能亢进	↓	↑	↑	无
中枢性甲状腺功能亢进	↑	↑	↑	无

3.影像学检查

(1)甲状腺 B 超:可评估甲状腺发育情况,对于原发性 CH,可能提示甲状腺偏小或异位。但对异位甲状腺判断不如放射性核素显像敏感，甲状腺肿大常提示甲状腺激素合成障碍或缺碘。

（2）X线摄片：新生儿膝关节正位片显示股骨远端骨化中心出现延迟，幼儿和儿童手腕部摄片可显示骨成熟明显延迟，提示骨龄落后。

三　治疗与管理

(一)治疗原则

CH一旦确定诊断应该立即治疗。对于新生儿筛查初次结果 TSH 值超过 40mU/L，同时 B 超显示甲状腺缺如或发育不良者，或伴有先天性甲减临床症状与体征者，可不必等静脉血检查结果立即开始左旋甲状腺素钠(levothyroxine sodium,L-T$_4$)治疗。不满足上述条件的筛查阳性新生儿应等待静脉血检查结果后再决定是否给予治疗(见图9-3-2)。

(二)药物替代治疗

1.治疗首选 L-T$_4$

根据患儿 CH 的严重程度决定 L-T$_4$ 起始剂量(见表9-3-4)，每日一次口服，尽早使 fT4 和 TSH 恢复正常(fT4 在开始治疗后 2 周内恢复正常，TSH 在开始治疗后 4 周内恢复正常)。对于伴有严重先天性心脏病患儿，初始治疗剂量应减少。开始治疗后 2 周复查甲状腺功能，根据血 FT$_4$ 和 TSH 浓度调整治疗剂量。

表 9-3-4　L-T4 起始剂量选择

疾病程度	甲状腺激素水平	L-T$_4$ 剂量	L-T$_4$ 用法
重度 CH	治疗前血清 FT$_4$＜5pmol/L 或总 T$_4$ 浓度极低，同时 TSH 升高	使用最高起始剂量 10～15μg/(kg·天)治疗	口服 每日一次
轻度 CH	FT$_4$＞10pmol/L 伴 TSH 升高	使用较低初始剂量 5～10μg/(kg·天)治疗	
	FT$_4$ 浓度在年龄特异性参考区间内	使用低起始剂量 5μg/(kg·天)治疗	

2.TSH 大于 10mU/L，而 FT$_4$ 正常的高 TSH 血症

复查后 TSH 仍然增高者应给予治疗，L-T$_4$ 起始治疗剂量可酌情减量，4 周后根据 TSH 水平调整。

3.TSH 始终维持在 6～10mU/L 的婴儿处理方案目前仍存在争议

在出生头几个月内 TSH 可有生理性升高。对这种情况的婴儿，需密切随访甲状腺功能。

4.FT$_4$ 和 TSH 测定结果正常、而总 T$_4$ 降低者

一般不需治疗，多见于 TBG 缺乏、早产儿或者新生儿有感染时。

5.幼儿及年长儿下丘脑-垂体性甲状腺功能减退症

L-T$_4$ 治疗需从小剂量开始。如伴有肾上腺糖皮质功能不足者，需同时给予生理需要量糖皮质激素治疗，防止突发性肾上腺皮质功能衰竭。如发现其他内分泌激素缺乏，应给予相应替代治疗。

6.依从性

向家长解释病因、早期诊治防止智力低下和生长迟缓，须长期规律治疗。

7.正确的服药方法

对小婴儿，L-T$_4$ 片剂应压碎后在勺内加少许水或奶服用，不宜置于奶瓶内喂药。空腹或餐后均可。避免与豆奶、铁剂、钙剂、维生素 D、纤维素和硫糖铝等可能减少甲状腺素吸收的食物或药物同时服用。

1.随访周期

治疗开始后第 2 周和第 4 周应该复查 1 次；前半年每 1～2 个月 1 次；6 月龄～3 岁每 3～4 个月 1 次；以后每 6～12 个月 1 次；每次调整剂量后 4 周测定甲状腺功能。

2.维持剂量需个体化

定期监测甲状腺功能和生长发育情况，进行骨龄及智力发育评估，根据静脉血 FT_4、TSH 调整药物治疗剂量，血 FT_4 应维持在平均值至正常上限范围之内，TSH 应维持在正常范围内。药物过量患儿可有颅缝早闭和甲状腺功能亢进表现，如烦躁、多汗等，需及时减量，4 周后再次复查。

3.永久性甲状腺功能减退症的评估

（1）B 超示有原位甲状腺且大小形态均无明显异常：在 6 个月时需要的 $L-T_4$ 剂量 $<3\mu g/(kg \cdot d)$，此时可以进行重新评估，或者在 2～3 岁龄后进行重新评估。如使用的 $L-T_4$ 剂量较小，在 4～6 周内逐步撤减 $L-T_4$ 治疗或直接停止治疗，4 周后应进行全面的重新评估，包括甲状腺功能检测（FT_4 和 TSH 检测）。如检测 fT4 及 TSH 正常则为暂时性甲状腺功能减退症，可随访观察；若 FT_4 低，TSH 升高，即为永久性甲状腺功能减退症，应立即恢复治疗。

（2）B 超示甲状腺无明显异常：在正规治疗至 3 岁后，如 $L-T_4$ 维持用量仍较大，或甲状腺缺如者，均需要考虑永久性甲状腺功能减退症，持续治疗。

4.先天性甲状腺功能减退症患者的预后

与甲状腺激素治疗开始时间、治疗剂量、治疗前的甲状腺激素水平、骨成熟度等有关，其中以治疗开始时间最为重要，越早治疗效果越好。未经及时治疗的患者在智力和生长发育方面均受到损害。

智力落后诊断延迟或依从性差，3 岁内未接受正规治疗者，可能出现中枢神经系统不可逆损害，有智力落后表现要及时作智力评估和康复训练。生长迟缓晚发现、晚治疗的 CH 患者体格发育仍有可能逐步赶上同龄儿童，但多落后于遗传靶身高，伴发中枢性性早熟的患者应予促性腺激素释放激素的类似物治疗。伴有肾上腺糖皮质功能不足者需同时给予生理需要量皮质素治疗，防止突发性肾上腺皮质功能衰竭。

四 研究热点

甲状腺激素在中枢神经系统的发育和成熟过程中起着决定性的作用。人类脑发育有两个关键期，一是胚胎发育的第 10～18 周（妊娠早期），主要是神经母细胞增殖、迁移、分化，主要神经元的发育成熟；二是出生前 3 个月～生后 2 年内（妊娠晚期至婴幼儿期），主要为神经胶质细胞增殖、分化发育、髓鞘形成，神经细胞的分支及突触形成。脑发育关键时期的甲状腺功能减退更可导致不同程度的语言、认知、行为、运动、学习记忆等功能障碍。

甲状腺激素影响脑发育的机制，目前尚未完全明确，目前认为主要通过调节基因转录和蛋白质合成，从而影响脑结构形态发育的各个环节，包括神经细胞增殖分化、神经元发育移行、轴突延伸及髓鞘化和突触形成等，同时也影响了与神经元及胶质细胞相关的其他蛋白基因的表达，包括脑内神经递质及其受体。

胎儿期或婴儿早期的甲状腺功能减退，特别是亚临床甲状腺功能减退，引起中枢神经系统不可逆损害或其他脏器合并症的机制以及新的治疗方法，一直是 CH 相关的研究热点。更好的新生儿筛查方法及随访管理模式，也是另一个受到广泛关注的研究方向。

五 推荐文献阅读

1. van Trotsenburg P，Stoupa A，Léger J，et. al. Congenital hypothyroidism：a 2020 - 2021 consensus guidelines update-an ENDO-European Reference Network Initiative Endorsed by the European Society for Pediatric Endocrinology and the European Society for Endocrinology[J]. Thyroid，2021,31(3)：387-419.

2. Léger J，Olivieri A，Donaldson M，et. al. ESPE-PES-SLEP-JSPE-APEG-APPES-ISPAE：Congenital Hypothyroidism Consensus Conference Group. European Society for Paediatric Endocrinology consensus guidelines on screening，diagnosis，and management of congenital hypothyroidism[J]. J Clin Endocrinol Metab,2014,99(2)：363-384.

六 病例剖析

【一般情况】 患儿,男,1月3天。

【主诉】 皮肤黄染、腹胀4周,加重伴喂养困难2周。

【现病史】 患儿4周前出现皮肤黄染,持续不退,伴腹胀,当时未重视,未予诊治。2周前患儿腹胀进行性加重,伴喂养困难,纳奶量少,母乳喂养,每次奶量30～50ml,每日6～8次,喂奶时易呛咳,食后溢奶较多,哭声略低,皮肤黄染持续未退。无发热,无咳嗽气喘,无气促发绀,无呕吐腹泻,无血尿黑便,无抽搐,无皮疹。至当地医院就诊,考虑"母乳性黄疸、消化不良",予以"茵栀黄、妈咪爱口服"及"停母乳,改用配方奶粉喂养"等治疗,症状无缓解。

起病来,神志清,饮食情况同上,小便正常,大便6～7天1次,体重增加缓慢,2个月来体重增加0.7kg。

【既往史】 否认食物药物过敏史。

【个人史】 G1P1孕42^{+6}周因"过期产"剖宫产,出生体重4.1kg。母乳喂养,喂养情况见现病史。尚不会抬头。未进行常规新生儿筛查。

【家族史】 父母体健,否认家族遗传病史。

【入院查体】 T 35.8℃,P 82次/min,R 30次/min,体重4.35 kg,腹围(经脐)34cm,最大腹围40cm,神志清,反应差,营养欠佳。皮肤、巩膜中度黄染,前囟平,肺听诊无异常,心音低钝,心律齐,胸骨左缘第3～4肋间可闻及Ⅲ/6级收缩期杂音。腹胀,见脐疝,腹壁静脉显露,肝、脾未及明显肿大,四肢肌力、肌张力偏低,肢端凉。

【辅助检查】

1. 血常规:WBC 8.2×10^9/L,L 62%,N 28%,Hb 108g/L,PLT 286×10^9/L,Ret 1.0%,CRP 3mg/L。

2. 血气电解质:PH 7.383,PCO$_2$ 40.3mmHg,PO$_2$ 98.4mmHg,K$^+$ 4.4mmol/L,Na$^+$ 145 mmol/L,Glu(电极法)5.0mmol/L,Lau 1.5mmol/L,HCO$_3^-$ 20.6mmol/L,ABE 3.4mmol/L。

3. 肝功能:总胆红素221μmol/L,直接胆红素17.5μmol/L,间接胆红素203.5μmol/L,总蛋白53g/L,白蛋白36.4g/L,球蛋白16.6g/L,ALT 22IU/L,总胆汁酸38μmol/L。

4. 甲状腺功能:TT$_4$ 15.63nmol/L(62.68～150.8),TT$_3$ 0.42nmol/L(0.88～2.44),TSH＞100mIU/L(0.35～4.94),FT$_3$ 0.85pmol/L(2.63～5.70),FT$_4$ 2.08pmol/L(9.01～19.05)。

5. 腹部X线:腹膨隆,大小肠积气,肠管扩张,未见阶梯样液平面,双膈下未见游离气体。

【入院诊断】 1.先天性甲状腺功能减退症;2.先天性心脏病?

【进一步检查】

1. 实验室检查：尿常规、皮质功能、糖化血红蛋白、甲胎蛋白（alpha fetal protein，AFP）+癌胚抗原（carcinoembryonic antigen，CEA）、肝炎系列。

2. 影像学检查：甲状腺 B 超、腹部 B 超、心超、心电图、垂体磁共振。

【诊疗计划】

1. 一般治疗合理喂养，注意保暖及清洁，避免感染。

2. 对症治疗注意肠道内环境，保持排便通畅。

3. 药物治疗给予补充甲状腺素，考虑患儿合并先天性心脏病可能，予以优甲乐（L-T$_4$）起始剂量 37.5μg，口服，每日 1 次。

4. 复查甲状腺功能调整甲状腺素剂量。

5. 检查心脏 B 超监测心率，评估心功能，必要时择期手术。

【诊疗经过】

1. 辅助检查结果

尿常规：尿蛋白－，尿白细胞－，尿红细胞－，尿糖－，尿比重 1.010。

皮质功能：ACTH 4.2pg/ml，皮质醇（8am，4pm）分别为 7.8μg/dl、5.46μg/dl。

糖化血红蛋白：5.5%。

AFP+CEA：正常。

肝炎系列：阴性。

甲状腺超声：甲状腺左侧缺如、右侧发育不良。腹部 B 超：肝、脾未见异常。

心超示：室间隔缺损。

垂体磁共振：平扫未见明显异常改变。

心电图：窦性心律不齐。

2. 疾病转归

该患儿优甲乐治疗 2 周后，腹胀及喂养困难较前明显好转，黄疸较前消退，监测心率等生命体征均正常范围。

复查甲状腺功能：TT$_4$ 60.99nmol/L（62.68～150.8），TT$_3$ 1.45nmol/L（0.88～2.44），TSH 25.2mIU/L（0.35～4.94），FT$_3$ 3.52pmol/L（2.63～5.70），FT$_4$ 8.31pmol/L（9.01～19.05）。

【出院诊断】 1.先天性甲状腺功能减退症（原发性）；2.甲状腺发育不良；3.先天性心脏病：室间隔缺损。

【出院建议】

1. 出院带药：优甲乐，37.5μg/次，每日 1 次，口服。避免与豆奶、铁剂、钙剂、维生素 D、纤维素和硫糖铝等同时服用。

2. 出院两周内分泌科门诊复诊，复查甲状腺功能（与药物应用间隔 4 小时以上）。

3. 监测心率，心血管科随诊，必要时心脏外科就诊。

第四节　生长激素缺乏症

一　概　述

生长激素缺乏症(growth hormone deficiency,GHD)是因垂体前叶分泌的生长激素不足导致的矮小症。矮小症是指身高处于同年龄、同性别正常健康儿童生长曲线 P_3 以下或低于均数的 $-2SD$。导致矮小的因素众多,包括遗传因素、营养因素、全身各系统性疾病以及社会心理问题等,亦有不少疾病导致矮小症的机理迄未阐明。

生长激素是由 191 个氨基酸组成的单链多肽,主要功能是促进人体各种组织细胞增大、增殖和再生,促使骨骼、肌肉和各系统器官生长发育,促进身高增长。生长激素由垂体前叶的生长素细胞分泌和贮存,是腺垂体中含量最多的激素,约占腺垂体激素的 50%。生长激素的释放受到下丘脑分泌的两个神经激素 GHRH 和生长抑素的调节。在 24 小时中,生长激素呈脉冲式分泌,白天分泌量少于夜间,在入睡后 GH 分泌增加,尤其是慢波睡眠(Ⅲ～Ⅳ期)时相 GH 分泌达高峰;饥饿和运动时出现分泌高峰。而在生长发育过程中,青春期后生长激素分泌增加(脉冲幅度增加而频率不变),生长速率加快,出现生后身高增长的第二高峰期。GH 促进长骨生长的作用并不是 GH 的直接作用,而是刺激机体产生胰岛素样生长因子(IGF),其主要合成部位在肝脏。

GHD 是垂体性矮小症中最常见的类型,以男孩多见。国外报道原发性 GHD 的发病率占活产儿的 $1:10000～1:4000$,其中由遗传因素引起的占 3%～30%。1987 年北京协和医院调查结果显示北京市东城区、西城区中小学生 GHD 发病率为 $1:8644$。目前缺乏全国大样本量 GHD 发病率或患病率数据,而部分国内外研究显示特发性 GHD 占所有矮小儿童的 30%～50%。如 GHD 未治疗,会导致成年后身高显著矮小、肥胖和心血管疾病风险增加。而早期治疗除改善身高外,对维持肌肉活力、改善心脏功能、延缓衰老和防治骨质疏松等也起着重要作用。

二　诊断与评估

(一)生长激素缺乏症的诊断

诊断生长激素缺乏症之前首先要符合身材矮小或矮小症的诊断标准,即身高处于同年龄、同性别正常健康儿童生长曲线 P_3 以下或低于均数的 $-2SD$。其次在诊断生长激素缺乏症前需要排除其他原因导致的矮小症(见表 9-4-1)。

GHD 的诊断是一个多步骤的过程,需要依据临床病史、生化指标以及头颅 MRI、基因检测等综合诊断。

表 9-4-1　矮小症的病因诊断

系统性疾病	心血管系统:先天性心脏病
	泌尿系统:慢性肾衰、肾小管疾病、肾病综合征
	呼吸系统:囊性纤维化、哮喘
	消化道系统:克罗恩病、炎症性肠病
	神经系统:颅内肿瘤、外伤和脑积水等
	精神心理因素:神经性厌食、虐待

续表

内分泌因素	生长激素相关因素:孤立性 GHD 或多垂体激素缺乏、GH 抵抗、IGF-1 缺乏
	甲状腺功能减退
	假性甲状旁腺功能减退症
	皮质醇增多症、库欣综合征
	先天性肾上腺皮质增生症
	外源性激素摄入
染色体或基因异常	特纳综合征、唐氏综合征等
	不对称性矮小-性发育障碍综合征(Russell-Silver 综合征)、普达-威利综合征等
	骨骼发育不良:软骨发育不良(不全)、脊椎骨骺发育不良
	低磷酸酯酶血症、黏多糖病等
	努南综合征、德朗热综合征(Cornelia de Lange 综合征)、鲁宾斯坦-泰比综合征等
其他	体质性发育延迟、家族性矮小、营养不良、低出生体重儿等

1.病　史

病史应特别关注患儿母亲的妊娠情况和患儿出生身长和体重,生长发育史,特别是出生前 2 年的身高增长情况和近几年的身高年增长速度,还需要关注智力和性发育情况。既往疾病史,特别是慢性系统性疾病史以及用药史。家族史和遗传疾病史,特别是父母的青春发育以及家族中矮身材情况,可根据其父母身高测算父母中位数身高/靶身高。

2.体格检查

除常规体格检查外,应正确测量当前身高和体重的测定值和百分位数,计算 BMI。应检查第二性征,进行性发育分期。要特别关注有无畸形特征,包括特殊面容、指趾畸形、四肢或躯干不成比例的短小、脊柱弯曲、咖啡牛奶斑、盾形胸和肘外翻等。

3.辅助检查

(1)常规检查:常规进行血、尿检查和肝、肾功能检测;疑诊肾小管酸中毒者宜作血气及电解质分析;女孩均需进行核型分析以排除 Turner 综合征,尤其是体征不典型的嵌合型;为排除亚临床甲状腺功能减退,应常规检测甲状腺激素水平。

(2)骨龄:骨龄与年龄的差距在±1 岁之间,超前或落后过多均为异常。GHD 者骨龄常落后于生理年龄 2 年或 2 年以上,青春期 GHD 由于性激素的作用,骨龄可以不落后,甚至可出现提前。

(3)胰岛素样生长因子 1(insulin-like growth factor 1,IGF-1)和胰岛素样生长因子组合蛋白 3(insulin-like growth factor binding protein 3,IGFBP3):GH 的促生长作用主要是通过 IGF-1 介导的,GH 是 IGF-1 的主要调节激素。IGFBP3 是 IGF-1 的主要结合蛋白。IGF-1 和 IGFBP3 是诊断 GHD 以及鉴别 Laron 综合征有价值的指标。不同年龄儿童血清 IGF-1 和 IGFBP3 有不同的正常参考值,可作为 GHD 的筛查指标;而基于青春发育分期的 IGF-1 水平有很好的阳性预测能力,可以减少行 GH 药物激发试验。但 IGF-1 受年龄、营养、性发育程度和甲状腺功能以及实验室条件等因素的影响,每个实验室应该建立自己的参考数据。

(4)GH 药物激发试验:生理状态下 GH 呈脉冲式释放分泌,其基础值常处于低值,而且波动较大,单次测定无助于 GHD 的诊断,饥饿加运动可促进 GH 释放,但其结果常常不可靠,仅可做筛查。因此,临床多采用药物激发来判断垂体分泌 GH 的功能是否正常。

GH 激发试验的适应证:①身高低于正常参考值－2SD(或低于 P_3)者;②骨龄低于实际年龄 2 岁以上者;③身高增长率在 P_{25}(按骨龄计)以下者,即:年龄＜2 岁者,身高增长率＜7cm/年,4 岁～青春期前身高增长率<5cm/年,青春期身高增长率<6cm/年;④临床有内分泌紊乱症状或畸形综合征表现者;⑤其他原因需进行垂体功能检查者。

GH 激发试验的实施:因为任何一种激发试验都有约 15% 的假阳性率,所以最好选择作用方式不同的两种药物做激发试验,其中一种应为静脉给药(见表 9-4-2)。精氨酸和左旋多巴联合激发试验灵敏度、特异度更高,相对较为常用。

表 9-4-2　常用的 GH 药物激发试验

药物	方法	备注
胰岛素	普通胰岛素 0.05~0.1U/kg,静脉滴注后 15 分钟、30 分钟、45 分钟、60 分钟和 90 分钟取血检测 GH、血糖、皮质醇(60 分钟)	血糖较基础值下降一半为有效刺激,注意低血糖反应。相对方法敏感性和特异性均最高
精氨酸	10%精氨酸 0.5g/kg 静脉滴注(30 分钟内,不超过 30g),30 分钟、60 分钟、90 分钟和 120 分钟取血测 GH	不良反应较少见
可乐定	4μg/kg,1 次口服,30 分钟、60 分钟、90 分钟和 120 分钟取血测 GH	可见疲倦、思睡,少数恶心、呕吐等不良反应
左旋多巴	10mg/kg(极量 500mg),1 次口服,30 分钟、60 分钟、90 分钟和 120 分钟取血测 GH	可有恶心、呕吐等不良反应,1h 内消失

GH 激发试验结果的判断:两项 GH 药物激发试验 GH 峰值均低于参考值才能判断为 GHD。一般认为 GH 峰值<5μg/L 为 GH 完全性缺乏,介于 5~10μg/L 之间的为部分性缺乏。

GH 激发试验的不足:值得注意的是生长激素激发试验是目前诊断生长激素缺乏应用最广的检查,但远非完美的检查,其敏感性和特异性均不够理想,导致重复性较差,尤其对于部分性缺乏的患者。约 85% 青春前期诊断为 GHD 的矮小患者(GH 峰值<10μg/L),在 1~6 个月后重复 GH 激发试验示 GH 分泌正常;60%~85% 诊断为 GHD 的患者在青春晚期或成年时被证实 GH 分泌正常。

(5)生长激素释放激素(growth hormone releasing hormore,GHRH)刺激试验:主要用于鉴别下丘脑和垂体性 GHD。方法:GHRH 1μg/kg,静脉注射,注射后 30 分钟、60 分钟、90 分钟、120 分钟取血测 GH,如 GH 上升则表明病变在下丘脑,如无反应说明垂体或 GHRH 受体功能异常。

(6)IGF-1 生成试验:对疑为 GH 抵抗的患儿,以此检测 GH 受体功能。空腹 6 小时以上,于第一日上午 8 时单次取血测定 IGF-1 和 IGFBP3 和 GH 结合蛋白的基础值。当日及第 2、3、4 日下午 4~7 时,皮下注射 GH 0.1U/kg。与第 5 日晨 8 时,再次取血测定上述指标,健康者的血清 IGF-1 在注射后会较其基础值增高 3 倍以上,而 GH 抵抗的 Laron 型侏儒的 IGF-1 仍然为低水平。

(7)其他内分泌功能评估:根据临床表现可以选择测定甲状腺功能、肾上腺皮质功能以及性腺功能(必要时进行促性腺素释放激素(gondotropin releasing hormone,GnRH)激发试验)等检查,以排除是否存在甲状腺、肾上腺和性腺功能的问题。

(8)影像学检查:根据临床需要,选择进行垂体 MRI 检查,必要时行四肢长骨或脊柱影像学检查。

(9)遗传学检测:随着遗传学技术的不断进展,已发现很多与矮身材相关的遗传病因。2018 年 Werner F. Blum 等进行一项 917 例严重儿童 GHD 基因变异筛查的国际队列研究发现,10%的患者检测到基因变异,其中 52% 为新发变异。常采用的检测技术包括①染色体核型分析:染色体 G 染色、荧光原位杂交和微阵列分析等;②分子诊断:单基因分析、全外显子测序(whole exome sequencing,WES)检测、全基因组测序等。建议对严重身材矮小、GH 峰值特别低、多垂体激素联合缺乏、明确的 GH 不敏感、合并其他先天性畸形、骨骼发育不良、伴有智力障碍及未达到追赶的小于胎龄儿的患者进行遗传学检测,但需要选用适当检测技术和谨慎分析检测结果。矮小儿童遗传学检测流程见图 9-4-1。

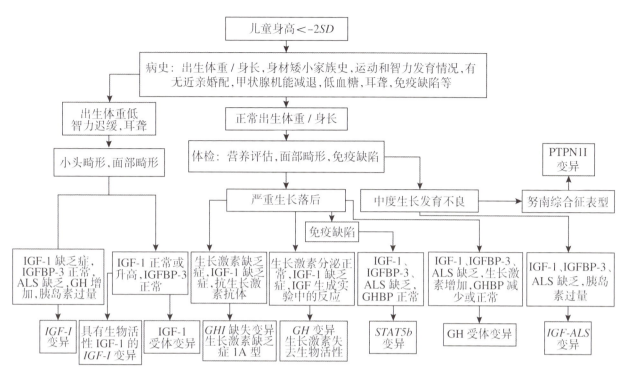

图 9-4-1　矮小儿童遗传学检测流程

注:IGF,类胰岛素生长因子。IGFBP-3,类胰岛素生长因子结合蛋白 3。ALS,acid-labile subunit,指 IGF 的酸不稳定亚基。

(二)与其他常见矮小症的鉴别诊断

1. 体质性青春期延迟

在矮小男孩中多见,生长速率一般为 4~5cm/年;骨龄落后;家族中常有青春发育延迟病史;青春期启动的年龄迟于平均数(女性 10 岁左右,男性 11 岁左右),但能正常发育,无需干预,成年终身高仍在正常范围之内,但部分研究显示仍会稍低于平均身高。需要注意,如果女孩超过 13 岁、男孩超过 14 岁仍无第二性征者,要注意排除 GHD 伴随低促性腺激素性性腺发育不良。

2. 家族性矮小

矮小儿童存在父母身高均矮小或一方矮小。因此预计成年终身高在遗传身高范围内,年增长率一般为 5cm 左右,智力正常,无生长激素缺乏。现多把家族性矮小归入特发性矮小,但随着研究深入,发现 10% 左右的家族性矮小有单基因病因,如 ACAN 基因、NPR2 基因等。

3. 特发性矮小

身高符合矮小诊断标准,但是无生长激素缺乏,经全面检查也找不到任何病理性原因。但是,特发性矮小的诊断需要相当慎重,因为随着研究的深入,越来越多以往诊断特发性矮小的患者最终找到了特定病因。

4. 其他常见内分泌疾病

如自身免疫性甲状腺炎,部分起病隐匿,常表现为生长迟缓,时间久者可出现矮小,常有肥胖、面色苍黄、学习成绩下降、心率缓慢等代谢低下表现,常伴颈部甲状腺肿大。甲状腺功能检查可鉴别。

(三)生长激素缺乏症的病因诊断及分类

生长激素缺乏症根据不同的病因分成原发性(先天性)和获得性两大类(见表 9-4-3)。

表 9-4-3 生长激素缺乏症的病因

原发性(先天性)		获得性	
遗传因素	孤立性生长激素缺乏症	创伤	围产期创伤
	多垂体激素联合缺乏症		脑创伤
与大脑结构缺陷有关	胼胝体发育不良	感染	脑膜炎/脑炎
	视中隔发育不良	中枢神经系统肿瘤	颅咽管瘤
	前脑无裂畸形		垂体生殖细胞瘤
	脑疝		组织细胞增多症
	脑积水	化疗术后/颅内放疗术后	
中线面部缺陷相关	唇腭裂	垂体梗死	
	单中切牙	神经分泌功能障碍	
	特发性	暂时性	围青春期
			精神心理性剥夺
			甲状腺功能减退

原发性生长激素缺乏症主要是遗传、垂体发育异常导致的 GH 分泌不足引起的。孤立性生长激素缺乏症较少,多数为多种垂体激素缺乏(combined pituitary hormone deficiency,CPHD)。后者除了生长激素缺乏外,还可同时有 TSH、ACTH、促性腺激素(gonadotropin,Gn)的其中一种或多种缺乏。原因多为早期转录因子基因变异导致垂体发育异常所致,常见致病基因见表 9-4-4。

获得性 GHD 主要是各种下丘脑、垂体前叶的病变,如肿瘤(生殖细胞瘤、脑膜瘤、神经胶质瘤、第三脑室胶体囊肿、室管膜瘤、视神经胶质瘤、颅咽管瘤、淋巴瘤)、外伤、感染、浸润性病变(郎格罕细胞组织细胞增生症)以及放射损伤等直接影响了 GHRH 和(或)GH 的合成和分泌,导致继发性 GHD。

表 9-4-4 生长激素缺乏症和多垂体激素缺乏症的常见致病基因

基因名称	定位	临床表型	遗传模式
HESX1	3p14.3	变异大:视中隔发育不良,CPHD,IGHD 伴 EPP	AD 或 AR
SOX3	Xq27.1	IGHD/CPHD 伴精神发育迟滞,常有 EPP	X 连锁隐性
SOX2	3q26.33	GHD,HH,严重的眼部异常(无眼/小眼球)常伴痉挛性双侧瘫痪,发育迟缓,食管闭锁	AD
OTX2	14q22.3	CPHD 或 GHD,包括无眼畸形等眼畸形	AD
LHX3	9q34.3	GH、TSH、LH、FSH 联合缺乏(垂体发育不良),颈椎强直,耳聋	AR
LHX4	1q25.2	GH、TSH、COR 缺乏,颅咽管永存,小脑扁桃体异常	AD
PROP1	5q35.3	GH、TSH、PRL、Gn(LH、FSH)、ACTH 缺乏,伴垂体后叶增大	AR
POU1F1(Pit 1)	3p11.2	垂体前叶发育不良伴 GH、TSH、PRL 缺乏	AD/AR
GHRHR	7p14.3	GHD 伴垂体前叶发育不良	AR
GH1	17q23.3	GHD	AD/AR

注:特发性生长激素缺乏症(idiopathic growth hormine deficiency,IGHD)。

三　治疗与管理

（一）基因重组人生长激素

基因重组人生长激素（recombinant human growth hormone，rhGH）自 1985 年上市后，大量的临床数据显示其可有效提高 GHD 患儿的生长速率、改善最终成年身高。治疗效果具有剂量依赖效应，且存在个体差异。

剂量应根据需要和观察到的疗效进行个体化调整。目前国内常用剂量是 0.1～0.15U/（kg·d）（每周 0.23～0.35mg/kg）。青春期 GHD 的 rhGH 治疗推荐剂量 0.13～0.2IU/kg，注射部位多为大腿中部 1/2 的外、前侧面，也可在上臂或腹部脐周。每次注射应更换注射点，避免短期内重复注射而导致皮下组织变性。短效为每晚睡前皮下注射 1 次。聚乙二醇重组人生长激素注射液为长效制剂，推荐剂量为每次 0.2mg/kg，每周给药 1 次，皮下注射。疗程视身高落后程度和治疗效果而定，改善身高的治疗可持续至骨骺闭合为止。

（二）其他合并情况治疗

如同时有多垂体激素缺乏，建议进行相关激素补充治疗，顺序如下：糖皮质激素→甲状腺激素→GH →性激素，需注意不可在肾上腺皮质功能不全的情况下补充甲状腺素，也不可在甲状腺激素缺乏的情况下进行 GH 激发来判定是否有 GHD。

伴性早熟者或快进展青春期，导致没有足够时间进行追赶生长，预计 GHD 患者成年终身高受损者，可联合 GnRHa 治疗以抑制性发育进程，延缓骨骼过快成熟，从而改善终身高。GnRHa 疗程至少 2 年以上，常需要 3～4 年，才能有效改善终身高。目前 rhGH 联合 GnRHa 治疗改善 GHD 患者成年终身高的长期获益尚不明确，鉴于 GnRHa 远期作用尚不清楚，需要慎重权衡两药联合治疗的成本、收益及风险。

（三）随访与监测

随访与监测 rhGH 治疗的患儿应定期在儿科内分泌门诊监测治疗的有效性和安全性。主要监测内容有生长发育指标、实验室检查指标（见表 9-4-5）。

表 9-4-5　rhGH 治疗过程中的监测指标及监测频率

监测指标		监测频率
生长发育指标	身高、体重、性发育	每 3 个月
	生长速率	每 3 个月
	身高标准差	每 6 个月～1 年
实验室指标	甲状腺功能	每 3 个月，若治疗中生长速率降低，及时复查
	血清 IGF-1、IGFBP3	每 3～6 个月
	空腹血糖、胰岛素	每 3～6 个月，若出现空腹血糖受损，及时行糖耐量试验
	肝肾功能、肾上腺皮质功能、糖化血红蛋白等	每 6～12 个月或根据病情
	骨龄	每 6 个月
	下丘脑垂体 MRI	用药前或停药后间隔 1 年以上再用药者

四 研究热点

(一)GHD 的遗传学诊断

随着遗传学新技术的快速发展和广泛临床应用,越来越多的 GHD 得到了明确的病因诊断,提高了临床医师对疾病的认识和诊断水平。在胚胎发育过程中,多种转录因子调控下丘脑垂体的正常发育。如早期转录因子 *HESX1*、*SOX2*、*SOX3*、*LHX3*、*LHX4*、*PTX1*、*PTX2* 基因以及晚期转录因子 *PROP1*、*POU1F1* 基因等。这些转录因子的异常,除可导致生长障碍、其他垂体激素缺乏通常还伴有相关发育异常,如视中隔发育不良和(或)眼部缺陷(*HESX1*、*OTX2*、*SOX2*、*SOX3* 基因)、骨骼缺陷(*LHX3*、*PITX2* 基因)、智力缺陷(*SOX3* 和 *SOX2* 基因)等。*PROP1*、*POU1F1*、*HESX1* 基因异常相对常见。近年来还发现 *GLI2*、*FGF8*、*FGFR1*、*PROKR2*、*PROK2*、*ARNT2* 和 *IGSF1* 等基因与下丘脑垂体发育相关,患儿可出现身材矮小、多种垂体激素缺乏、垂体发育不良等。*GLI2* 基因变异的患儿易出现多指畸形,腭裂等面中部发育不良;*IGSF1* 基因变异的男性患者还可出现巨睾症。因此,GHD 患儿若同时伴有多垂体激素缺乏,应注意下丘脑、垂体发育相关基因的检测和重点分析。

此外,迄今已证实了 40 余个和生长激素-IGF-1 轴相关的基因,可影响生长激素分泌、IGF-1 生物利用度和作用。这些基因缺陷可导致生长激素缺乏症、生长激素不敏感、IGF 不敏感等。包括 *GH1* 基因缺陷可导致单纯性生长激素缺乏症;编码 Ghrelin 受体的 *GHSR* 基因变异可致 ISS、生长激素缺乏症、体质性生长和青春期发育延迟。*GHR* 基因纯合或复合杂合变异可致完全性生长激素不敏感,如 Laron 综合征。IGF-1 变异可致严重的宫内及生后生长障碍、小头畸形、智力发育障碍等,患儿 IGF-1 水平显著降低,生长激素水平正常或升高。*STAT5B* 基因编码 GHR 激活下游细胞内信号途径的主要蛋白,变异可导致生长激素不敏感。

(二)过渡期 GHD 诊断和治疗

过渡期是指从青春期后期线性生长结束(生长速率<1.5~2cm/年)到完全成熟为成年个体之间的阶段,此阶段的青少年线性身高增长停止但体成分进一步改善,骨量在此期间逐渐达到峰值,此阶段历时 6~7 年。儿童期特发性孤立性 GHD,尤其是部分性 GHD 患者,有相当一部分在过渡期或成年期生长激素分泌趋于正常,足以维持机体代谢需求,因此在过渡期再次进行 GH 激发试验非常重要,建议在停药至少 1~3 个月的洗脱期后重新评估 GH 分泌,一般采用胰岛素低血糖刺激试验更为可靠。如果儿童期为完全性生长激素缺乏,包括影像学证实鞍区和(或)鞍上区先天性结构异常、获得性下丘脑-垂体疾病如颅咽管瘤、直接影响下丘脑-垂体区域的手术或大剂量放疗以及由明确基因突变导致的生长激素分泌功能异常者,则无需进行 GH 试验。

过渡期生长激素缺乏症(transition growth hormone deficiency,TGHD)如终止生长激素替代治疗,可能导致过渡期或成年期出现多种并发症,在过渡期可出现身体组分的改变,包括肌肉组织减少、脂肪组织增加、向心性肥胖、血清总胆固醇、低密度脂蛋白胆固醇和甘油三酯水平升高、高密度脂蛋白胆固醇水平降低、胰岛素抵抗及心血管疾病风险增加、骨量减少、骨密度降低、疲劳、虚弱、精力不济、情绪低落、记忆力下降等。

胰岛素低血糖刺激试验(insulin tolerounce test,ITT),GH 峰值<5μg/L 诊断为 GHD,GH 峰值<3μg/L 为严重 GHD,需要继续 rhGH 治疗,GH 峰值在 3~5μg/L 需要在成年人内分泌科治疗随访。

五 推荐文献阅读

1.梁雁,罗小平.儿童矮身材遗传学诊断与研究的挑战和机遇[J].中华儿科杂志,2020,58(6):

443-446.

2. 中华医学会儿科分会内分泌遗传代谢学组. 矮身材儿童诊治指南[J]. 中华儿科杂志,2008,46(6):428-430.

3. 罗小平. 身材矮小症儿童诊疗规范[M]. 北京:人民卫生出版社,2019.

4. 中华医学会儿科学分会内分泌遗传代谢学组. 基因重组人生长激素儿科临床规范应用的建议[J]. 中华儿科杂志,2013,51(6):426-431.

5. Grimberg A,Di Vall SA,Polychronakos C,et al.,Guidelines for growth hormone and insulin-like growth factor-I treatment in children and adolescents:growth hormone deficiency,idiopathic short stature,and primary insulin-like growth factor-I deficiency[J]. Horm Res Paediatr,2016,86(6):361-397.

6. Collett-Solberg PF,Ambler G,Backeljauw PF,et al. Diagnosis,genetics,and therapy of short stature in children:A growth hormone research society international perspective[J]. Horm Res Paediatr,2019,92(1):1-14.

六 病例剖析

【一般情况】 患儿,男,10 岁 3 个月。

【主诉】 发现身高落后 9 年余。

【现病史】 9 年前即发现身高落后,1 周岁时身高 73cm,此后每年身高增长 4~5cm。每晚九点左右睡觉,睡眠质量尚可,胃纳一般,无挑食偏食。活动量可。无慢性头痛、恶心呕吐或视物模糊,无多饮多尿消瘦,无反复发热、咳嗽、喘息、腹泻或其他慢性病史。为求进一步诊治,门诊拟"矮小症"收入院。

起病来,患儿精神好,睡眠安,胃纳一般,大小便正常。

【出生史】 G1P1,出生体重 3.15 kg,足月顺产儿,否认出生窒息史。

【既往史】 无殊。

【家族史】 父亲身高 169cm,体重 80kg,母亲身高 158cm,体重 47kg,爷爷身高 169cm,有痛风、高血压病史,奶奶身高 158cm,外公身高 173cm,外婆身高 155cm。

【入院查体】 T 36.6℃,P 85 次/min,R 30 次/min,BP 90/80mmHg,一般情况可,面容无殊,身材匀称,心肺听诊无殊,腹平软,肝脾肋下未及,神经系统无阳性体征,身高 130cm,体重 32.5kg。无脊柱侧弯及其他骨骼畸形,指间距 128cm,双侧睾丸容积 2ml,阴茎长 2cm,未见阴毛生长。皮肤未见异常。

【辅助检查】 2020 年甲状腺功能检测、微量元素检测均在正常范围。

【入院诊断】 矮小症。

【诊疗计划】 完善生长激素激发试验及矮小相关检测,如骨龄、生殖系 B 超、垂体 MRI、性激素全套、皮质功能、血糖、胰岛素、三大常规、血气、肝肾功能、ECG 等。

【诊疗经过】

入院后完善相关检查,检查结果如下。

骨龄片:左手腕骨化中心出现 9/10 颗,尺骨远端骨化中心未出现,豌豆骨未出现,各掌指骨骨骺线未闭合,尺桡骨远侧骨骺线未闭合。

B 超:左侧阴囊内扫查可探及睾丸回声,大小为 1.3cm×0.9cm×0.7cm,右侧阴囊内扫查可探及睾丸回声,大小为 1.4cm×0.9cm×0.7cm。CDFI:内未见异常血流信号。肝、脾、胰、双肾未见明显异常。

垂体磁共振、ECG、肝肾功能、血常规、尿常规、AFP+CEA、血气基本正常。

性激素基础值:LH 0.05IU/L,FSH 0.14IU/L,PRL 168.6mIU/L,E2<36.7pmol/L,T<0.45nmol/L,HCG<1.2mIU/ml。

皮质功能：ACTH<5pg/ml，皮质醇(8am)7.84μg/dl。

血糖 5.16mmol/L；胰岛素 74pmol/L；IGF-I 206ng/ml。

生长激素(精氨酸＋左旋多巴复合)激发试验：GH(0 分钟、30 分钟、60 分钟、90 分钟、120 分钟)分别为：0.1ng/ml、2.2ng/ml、0.92ng/ml、0.29ng/ml、1.72ng/ml。

【出院诊断】 生长激素缺乏症。

【出院建议】

1. 平衡膳食；保证夜间睡眠时间充足；多做纵向运动。

2. 可考虑用生长激素治疗，1 个月复查空腹血糖，IGF-1、甲状腺功能。

3. 监测性发育情况，定期复查骨龄。

第十章　遗传代谢性疾病

第一节　21-三体综合征

 一　概　述

21-三体综合征又称唐氏综合征（Down syndrome，DS），是人类最早被确定的染色体病。1866 年 Down 首先描述了该病而得名；1959 年人类 21 号染色体三体与 DS 之间的联系被发现是医学遗传史上的一个里程碑。DS 以智力低下、特殊面容和生长发育迟缓为特征，伴发多系统功能异常。

DS 的总体患病率为活产新生儿的 1/800～1/600，患病率随母亲年龄增大而增高。产前筛查及产前诊断技术的逐渐成熟，一定程度减少了 DS 患儿出生。美国 2013 年 3400 例选择性终止妊娠，减少 33% 当年出生 DS 患者，欧洲的减少比例为 54%，我国 2003—2011 年，选择性终止妊娠减少 55%DS 患者出生。然而，随着全球人口的增长和生存质量改善，DS 患者绝对数大幅增加，美国 DS 患者从 1950 年的 5 万例（3.3/万）上升到 2010 年的 21.2 万例（6.7/万），患者的平均预期寿命也从 1950 年 26 岁升到 2010 年的 53 岁。

二　诊断与评估

DS 特殊面容、皮纹特点和智能低下具有显著的临床辨识度，但诊断必须依靠染色体核型分析、荧光原位杂交（FISH）或其他分子细胞生物学技术，各系统的器质性或功能性病变的评估有赖于其他辅助检查。

(一)临床特征

DS 症状和体征涉及全身各个系统，遗传基础和环境因素的不同，个体表型会存在差异。

1.特殊面容

头颅小而圆，眼距宽，眼裂小，外眼角上斜，有内眦赘皮，鼻梁低平，外耳小，硬腭窄，舌常伸出口外，流涎较多。

2.神经精神系统

智能低下是最突出、最严重表现，智商通常在 25～50，运动发育迟缓，语言发育障碍，小脑发育不良；精神症状包括焦虑或抑郁；可伴癫痫，阿尔茨海默病临床症状出现在 30 岁以后。

3.骨骼肌肉系统

身材矮小，骨龄滞后，出牙迟且常错位，四肢短，韧带松弛，四肢关节可过度弯曲，手指粗短，小指向内弯曲。肌张力低,寰枢椎不稳。

4．心血管系统

约 50％的患儿伴有先天性心脏病,多数为房室间隔缺损。

5．免疫系统

免疫功能低下,易患各种感染;易患自身免疫性疾病,如桥本甲状腺炎、1 型糖尿病、银屑病、脱发、乳糜泻等。

6．血液系统

白血病的发生率增高 10～30 倍,暂时性骨髓增生障碍好发于 3 月龄前的婴儿,通常不需要治疗就会消失,但会增加发生白血病的风险。

7．呼吸系统

阻塞性睡眠呼吸暂停综合征,反复呼吸道感染。

8．消化系统

胃肠道畸形,肠道功能紊乱。

9．内分泌及生殖系统

先天性甲状腺功能减退或高 TSH 血症,男性不育,部分女性可受孕。

10．视听损害

传导性或感音神经性聋、屈光不正、白内障、圆锥角膜、弱视。

11．指纹改变

通贯手,atd 角增大;第 4、5 指挠箕增多;脚拇指球区胫侧弓形纹和第 5 指只有一条指褶纹。

(二)细胞遗传学诊断

1．诊断方法

(1)染色体核型分析:是经典的细胞遗传学方法,是诊断 DS 的金标准,缺点是需要细胞培养,耗时较长。正常人染色体核型为 46,XX(或 XY)。

(2)荧光原位杂交(fluorescence in situ hybridization,FISH):以 21 号染色体的相应片段序列作探针,与外周血中的淋巴细胞或羊水细胞进行原位杂交,可以对 21 号染色体的异常部位进行精确定位,可快速、准确进行诊断,DS 患儿的细胞中呈现 3 个 21 号染色体的荧光信号。

(3)微阵列-比较基因组杂交(arrau-comparative genomic hybridization,Array CGH):Array CGH 是将基因芯片和 CGH 相结合的一种分子细胞遗传学技术,用微阵列取代传统 CGH 的中期分裂相,使荧光标记的测试 DNA 探针和参照 DNA 探针竞争性地与微阵列上的短片段靶序列杂交,具有高通量、高自动化、高分辨率等优点,能对小到 1 Mb 拷贝数异常进行检测,可对包括 DS 的全基因组染色体异常包括非整倍体、微缺失、微重复进行诊断。

2．染色体分型

根据染色体核型可分为标准型、易位型和嵌合型三型。

(1)标准型:占患者总数的 95％,患儿体细胞染色体有 47 条,有一条额外的 21 号染色体,核型为 47,XX(或 XY),＋21。其发生机制为亲代(多为母亲)的生殖细胞在减数分裂时染色体不分离。

(2)易位型:占总数的 2.0％,指发生在近端着丝粒染色体的一种相互易位,多为罗伯逊易位,即着丝粒融合,患儿的染色体总数为 46 条,其额外的 21 号染色体长臂易位到另一近端着丝粒染色体上。最常见为 D/G 易位,D 组中以 14 号染色体为主,核型为 46,XX(或 XY)-14,t(14q;21q),少数为 15 号染色体易位,这种易位型约半数为遗传性,即亲代中有平衡易位染色体携带者;另一种为 G/G 易位,少见,是由于 G 组中两个 21 号染色体发生着丝粒融合,形成等臂染色体,核型为 46,XX(或 XY)-21,t(21q;21q),或 1 个 21 号易位到 1 个 22 号染色体上。

(3)嵌合型：占总数的 2.5%～5%，因受精卵在有丝分裂期染色体不分离所致，因此只是部分而不是所有的细胞存在 21 号染色体三体。核型为 46,XX(或 XY)/47,XX(或 XY),+21。

标准型和易位型在临床上不易区别，嵌合型的临床表现因正常细胞所占比重不同可以从接近正常到典型表现；此外，还有部分性 21 号染色体三体(即只有部分 21 号染色体的拷贝数增加)，罕见，症状取决于 21 号染色体三体部分的长度。

(三)各系统评估

1.智力发育评估

用与年龄相适应的各种量表测试患者认知、运动、语言发育、视觉听力、适应社会能力等，评估 DS 患者的智力和运动发育水平，有助于针对性康复训练及分层教育。

2.其他实验室和辅助检查

血常规、甲状腺功能检测及自身免疫性抗体和体液免疫功能等。超声心动图检查诊断房室间隔缺损等心脏结构畸形；B 超、X 线、CT/MR 检查腹部异常、骨龄、颈部寰枢椎半脱位等；脑电图检查有无癫痫。

三　治疗与管理

(一)治　疗

随着医疗保健和社会经济的发展，DS 患者的生活质量和预期寿命得到了改善，但无根本性治疗，需要医疗、社会护理和教育团队的综合帮助，以智力残疾的康复训练和各系统的对症治疗为主。

1.智力和社会适应能力的康复训练

包括早期干预、康复训练促进患儿大运动、精细运动、语言、适应行为的发育，学龄前及学龄期的特殊教育等。DS 患者的认知能力表现为视觉学习能力强，但在语言表达、言语工作记忆和情景记忆方面较弱，需要加强教育和训练，创造多元化的交流场景，提高社交技能，培养患者兴趣，使其主动学习，可以自理生活，从事力所能及的劳动，更好地适应社会。患者通常伴孤独谱系障碍、注意缺陷多动障碍、精神问题，特别是抑郁症和焦虑症，需要对症治疗。

2.各系统对症治疗

DS 先天性心脏病的矫治；睡眠呼吸暂停在 DS 患者中很常见，患病率为 54%～90%，建议 4 岁前常规进行夜间多导睡眠图检查，治疗包括持续气道正压的使用、下颌前移装置和减重、扁桃体和腺样体切除术；先天性甲状腺功能减退约 1%，自身免疫性甲状腺疾病的发生风险也会随年龄增加而增加，需定期检查甲状腺功能，部分需药物治疗；癫痫约 8%，发病年龄呈双峰(3 岁前或 30 岁后)，婴儿发作最常见的是婴儿痉挛症，抗惊厥药物能有效减少发作；传导性听力损失和分泌性中耳炎在 DS 患者中常见，感音神经性听力丧失在成年期普遍，可使用助听器和人工耳蜗有助于语言交流；屈光不正、白内障(先天性和发育性)、圆锥角膜和弱视的风险增加，应在出生时就进行眼科检查，应及时治疗和矫正；1%～2% 的 DS 发生寰枢椎半脱位(第一、第二颈椎错位)，参加体育活动会增加孩子脊髓损伤的风险，颈部疼痛、无力、痉挛、步态困难和反射亢进等症状应通过颈椎造影进行评估；由于患儿免疫力低下，注意预防感染性疾病和各种传染病，积极抗感染治疗。

(二)预　防

1.高危因素

孕妇高龄是 21 号染色体三体和所有人类常染色体三体的主要危险因素，在卵母细胞的形成过程中，减数分裂的同源染色体或染色单体发生不分离，孕妇高龄与 21 号染色体不分离错误在第一次减数分裂(M I)和第二次减数分裂(M II)期均可发生，其中源自母亲卵子形成 M I 不分离 66%，M II 不分离

21%；父亲精子形成 MⅠ不分离 3%、MⅡ不分离 5%。

环境因素也会导致 21 号染色体不分离，但很难界定每个因素的暴露、剂量和时间。这些因素包括吸烟、过量补充叶酸、口服避孕药、母亲的职业和社会经济地位等。母亲在工作和家庭环境中接触有毒物质，如干扰内分泌的化学物质双酚 A 会致生殖系统畸变。病毒感染也是导致染色体变异原因之一。

2.一级预防（孕前）

（1）遗传咨询：DS 风险增加因素包括高龄父母，母年龄＞35 岁，父年龄＞55 岁；已生育过一个 DS 患者，其再生育风险为 1%～1.3%；父或母为平衡易位携带者，t(Dq21q)易位者，女性下一代患病率为 10%～15%，男性为 3%～5%，女性 t(21q21q)易位者为 100%，不建议妊娠；双亲中一方为 DS 嵌合体，生育 DS 的风险增高，一般认为嵌合型有遗传性，再发率高；有 DS 家族史并具有 DS 皮纹特征的孕妇；习惯性流产者。

（2）避免有害环境因素：不良的环境因素增加染色体变异发生率，包括有害的生物、化学、物理、药物因素以及母体的营养状况、吸烟、职业暴露等。应避免电离辐射和不必要的 X 线检查；避免大量用药，如过量叶酸补充；避免接触化学物质，农村育龄妇女应做好对农药和一些化学物质如水银的防护；避免病毒感染。

3.二级预防（产前）

DS 的产前筛查和产前诊断因各国文化、伦理和法律的不同仍有争议，但越来越多的国家可以遵循父母的意愿产前检查，决定是否终止妊娠。

（1）产前筛查：①超声联合母亲血清标志物筛查：超声测量胎儿颈项透明层厚度联合母亲血清标志物的产前筛查技术是传统的 DS 防控策略，其筛查方式有早孕筛查、中孕筛查、早中孕联合/序贯筛查等。②血清学筛查指利用酶联免疫吸附试验检测孕妇孕中期(13 周以后)血清学标志物：甲胎蛋白、绒毛膜促性腺激素、妊娠相关血浆蛋白 A、游离雌三醇等，存在一定的假阳性率及假阴性率。但考虑到医疗服务的可及性、患者的经济承担能力等方面，目前超声＋母亲血清标志物筛查仍是包括 DS 在内的染色体病防控的主要产前筛查技术。③无创产前筛查：指非侵入性产前筛查(non-invasive prenatal screening，NIPS)或非侵入性产前检测 NIPT(non-invasive prenatal testing，NIPT)。自 2011 年以来已在许多国家开展，已大大改变染色体病的产前筛查体系，NIPS 是利用二代测序技术通过大规模平行测序检测母亲血液中的胎儿游离 DNA，经生物信息分析该 DNA 片段的染色体来源，可在全基因组范围内筛查染色体片段的拷贝数变异，与传统的血清学筛查体系相比，具有高检出率、高阳性预测值、高敏感性、高特异度的优点，理论上可以检测全基因组范围内的染色体微缺失微重复。2016 年美国医学遗传学与基因组学会推荐 NIPS 是染色体非整倍体疾病(21-三体综合征、18-三体综合征、13-三体综合征)敏感性最高的筛查方法。目前国内传统的血清学筛查技术仍是基础筛查技术，随着临床应用经验的积累和价格的逐步降低，NIPS 将成为一线的筛查技术。

（2）产前诊断：产前筛查阳性或有 DS 生育史的夫妇再次生育时应作产前诊断，是防止 DS 出生的有效措施。产前诊断是有创确诊手段，临床上主要依靠孕中期羊膜腔穿刺、绒毛取样、胎儿脐带血穿刺获得胎儿细胞，进行细胞培养染色体核型分析、FISH、荧光定量 PCR、引物原位标记技术、多重连接探针扩增技术等明确诊断。

四 研究热点

1.遗传学机制研究

最新的 GENCODE/ENSEMBL 数据库(第 32 版)列出了 21 号染色体序列包含 233 个蛋白编码基因，423 个非蛋白编码基因(69 小基因＋330 长基因＋24 杂类)和 188 个假基因，至今尚有 48% 基因没有被注释，其中绝大多数包含重复元件(类似所有人类染色体)，既往曾认为 21 号染色体长臂 21q22.1～

q22.3存在DS关键区域,长3.8～6.5Mb,包含25～50个基因,近年来研究表明,关键区域只与DS部分而非所有的表型有关。随着单细胞技术的进展,在基因组学、转录组学、组蛋白修饰、染色质接触和蛋白质水平可以深入了解DS的分子细胞机制以及DS对基因表达的影响,即研究DS的分子病理生理。

发病机制有两个主要的假设:①基因剂量增加。21号染色体三倍体基因过度表达产生直接和间接效应,在各种组织中的表达量预计是平均值的1.5倍。如21号染色体上编码淀粉样前蛋白的APP基因剂量增加(即三倍效应),该基因过度表达或其间接效应导致早发型阿尔茨海默病。但每个21号染色体基因表达量并不一致,可能与负反馈、剂量补偿和表观遗传改变等有关,一些非21号染色体基因的表达也发生了改变。②转录调控生物稳态破坏,全基因组范围内非特异性的表达紊乱导致DS的发生。21号染色体序列上有转录调控基因,这些调控基因的三倍体产物直接或间接影响整个基因组表达;一些21号染色体三倍基因可能直接在甲基化途径中发挥作用,或通过改变转录因子结合位点差异性甲基化,或通过组蛋白乙酰化和去乙酰化等表观遗传机制,直接或间接影响局部或整个基因组的表达。

研究发现,21号染色体上一些基因与具体的表型相关,如DYRK1A、SIM2、DSCAM、SYNJ1、APP基因过度表达与智力低下、学习和记忆障碍有关;CRELD1的过度表达下调细胞外基质Aggrecan的蛋白表达水平,而Aggrecan是心内膜垫形成房室瓣细胞外基质的主要成分之一,CRELD1可能与AVSD的发生有关,但具体的信号通路还未阐明;APP过表达与脑内淀粉样前蛋白增多有关,导致痴呆和阿尔茨海默病。

DS患者的表型差异(同样的基因型其表型或临床严重度不一致)机制可能与线粒体功能障碍有关。研究发现21号染色体基因如NRIP1、SUMO3、DYRK1A、RCAN1、SOD1、APP和CBS直接或间接参与线粒体功能或其关键信号通路调控。在21号染色体三体细胞(如成纤维细胞)和器官(如心脏)中观察到线粒体氧化磷酸化和ATP生成减少,呼吸功能下降,线粒体膜电位产生障碍,线粒体结构异常等,这些改变导致线粒体氧化应激和能量代谢紊乱,增加DS患者对广泛疾病的易感性,包括先天性心脏病、智力残疾和阿尔茨海默病。

2.治疗研究

改变21号染色体或其他染色体基因表达的实验可能是新的治疗方法,如在一个21号染色体拷贝上引入X染色体失活因子XIST使局部或整个染色体失活,或对HMGN1、DYRK1A或APP等的三个等位基因中的一个进行表达沉默,可以逆转或改善DS的一些表型特征;药物研制方面,已知三倍APP基因过表达、淀粉样前蛋白增多与痴呆症病理密切相关,针对淀粉样前蛋白的靶向药物可能是有益的。

3.群体研究

对DS患者进行以人群为基础的、纵向的大规模队列研究有助于进一步了解DS患者的医疗条件、家庭态度、教育成就、个人经历和社会成功,大规模群体分析方法与改进的遗传模型相结合,为DS治疗提供了更多的希望。

五　推荐文献阅读

1. 王卫平,孙锟,常立文.儿科学[M].9版.北京:人民卫生出版社,2018.

2. Antonarakis SE,Skotko BG,Rafii MS,et al. Down syndrome[J]. Nat Rev Dis Primers,2020,6(1):9.

3. Tsou AY,Bulova P,Capone G,et al. Global down syndrome foundation medical care guidelines for adults with down syndrome workgroup. Medical care of adults with down syndrome:A clinical guideline[J]. JAMA,2020,324(15):1543-1556.

4. 赵干业,代鹏,郜珊珊,等.无创产前检测在14279例单胎染色体异常筛查中的应用[J].中华医学遗传学杂志,2021,38(7):3.

六 病例剖析

【一般情况】 患儿,男,10 个月。

【主诉】 运动、智力发育落后 10 月。

【现病史】 患儿生后一直运动及智力发育落后,6 个月能抬头,现才学会翻身,目前独坐不稳,不会爬行及扶站。乳牙尚未萌出。混合喂养,开始吃饭,胃纳可,大便正常,睡眠不安,体重及身高增长缓慢。平素流涎多,无抽搐及昏迷。

【个人史】 G2P2 孕 39 周顺产,孕母 28 岁,出生体重 3900 克,羊水清,Apgar 评分 1~5 分钟 9~10 分。无胎膜早破,胎盘、脐带均正常。

【家族史】 母亲妊娠及分娩期否认激素及其他药物应用,母亲无不良妊娠史。家族中无智力低下、肢体活动障碍患者,否认家族遗传性疾病。

【体格检查】 一般可,无特殊体味,身长 65cm,体重 7kg,头围 42cm,前囟 1.5cm×1.5cm,可及第三囟门,头发细软且少,眼距宽,鼻根低平,眼裂小,眼外侧上斜,有内眦赘皮,外耳小,舌胖,颈短、皮肤宽松,四肢短,手指粗短,小指向内弯曲,指骨短,双手及通贯掌,拇趾球部呈弓形皮纹,呼吸平,双肺未及啰音,心前区可闻及Ⅳ/6 级收缩期杂音,腹部平软,肝脾肋下未及,肌张力偏低。

【辅助检查】

1. 甲状腺功能、TORCH 正常。

2. 三大常规、肝肾功能、乳酸、血氨、血气分析及肌酸激酶正常。

【初步诊断】 1.唐氏综合征;2.先天性心脏病;3.智力发育迟缓。

【进一步检查】

1. 染色体核型分析:47,XY,+21。

2. 智力发育测试(Gesell):发育商 50。

3. 心脏超声:室间隔缺损。

4. 头颅 CT、脑电图未见异常。

5. 腹部 B 超无殊。

【出院诊断】 1.唐氏综合征;2.室间隔缺损;3.智力发育迟缓。

【诊疗计划】

1. 智力康复训练,包括喂养指导、婴儿运动训练以促进患儿大运动、精细运动发育;认知、语言、适应行为的康复训练;特殊教育,提高社交技能,培养患者兴趣,使其主动学习,自理生活,更好地适应社会。

2. 患者的室间隔缺损需要专科评估,如有手术指征则择期手术。

3. 定期监测各系统疾病如甲状腺功能检测;视听检查等,对症治疗。

4. 预防感染性疾病和各种传染病。

第二节　高苯丙氨酸血症

 一　概　述

高苯丙氨酸血症（hyperphenylalaninemia，HPA）是由于苯丙氨酸代谢过程中苯丙氨酸羟化酶（phenylalanine hydroxylase，PAH）或其辅酶四氢生物喋呤（tetrahydrobiopterin，BH$_4$）缺乏，导致血苯丙氨酸（phenylalanine，Phe）和尿苯丙酮酸等增高的一组常染色体隐性遗传代谢病。BH$_4$ 是三个芳香族氨基酸 Phe、酪氨酸（tyrosine，Try）和色氨酸羟化酶的辅酶，BH$_4$ 代谢途径中的任何一种酶缺陷均可导致 BH$_4$ 缺乏，不仅阻碍 Phe 代谢，还会影响脑内神经递质的合成，出现严重的神经系统损害，其中 6-丙酮酰四氢喋呤合成酶（6-pyruvoyl tetrahydropterinsynthase，PTPS）缺乏最多见，其次为二氢蝶啶还原酶（dihydropteri-dine reductase，DHPR）缺乏，而鸟苷三磷酸环化水解酶（GTP cyclo-hydrolase，GTPCH）、墨喋呤还原酶（sepiapterinreductase，SR）和喋呤 4α-甲醇氨脱水酶（pterin-4α-carbinolaminedehydra-tase，PCD）缺乏较少见。

各个国家与地区 HPA 的发病率不同。我国发病率约为 1/12000，北方高于南方。HPA 中 85%～90% 为 PAH 缺乏，BH$_4$ 缺乏症仅占 10%～15%，并存在显著的地域差异，南部地区 BH$_4$ 缺乏症发病率较高。

 二　诊断与评估

（一）HPA 诊断

1.临床症状和家族史

出生 3～4 个月后逐渐出现皮肤毛发颜色浅淡，尿液、汗液鼠臭味；智力落后、小头畸形、癫痫发作，或行为、性格等精神异常。BH$_4$ 缺乏症除这些典型症状外，可出现运动障碍、嗜睡、躯干及四肢肌张力异常、眼震颤、吞咽困难、角弓反张等。新生儿筛查确诊病例没有临床表现。家族可有类似病患者。

2.血苯丙氨酸测定

（1）荧光定量法：检测干血滤纸片中 Phe 浓度。正常血 Phe 浓度<120μmol/L(2mg/dl)；血 Phe 浓度>120μmol/L，则提示 HPA。筛查阳性需召回复查确认，蛋白摄入不足可导致假阴性，有必要进行复查。

（2）串联质谱法：检测干血滤纸片中 Phe 及 Tyr 浓度。血 Phe 浓度>120μmol/L 及 Phe/Tyr>2.0，则提示为 HPA。排除暂时性或继发性血 Phe 增高，如早产儿肝功能不成熟、酪氨酸血症、希特林缺乏症等。

3.尿喋呤谱分析

Phe 持续增高，需要做尿喋呤谱分析进行分型实验。采用高效液相色谱分析法测定新喋呤（N）、生物喋呤（B）浓度，并计算比例 B%［B/(B+N)×100%］，主要用于鉴别 PTPS 缺乏，B% 低于 10%，多低于 5%。各种酶缺乏患儿呈现不同的尿喋呤谱，见表 10-2-1。

表 10-2-1　不同病因导致的 HPA 生化特点

检测项目	血 Phe	尿新喋呤(N)	尿生物喋呤(B)	B%(B/B+N)	血 DHPR 活性
PAH 缺乏症	↑	正常—↑	正常—↑	正常	正常
PTPS 缺乏症	↑	↑	↓	↓	正常
DHPR 缺乏症	↑	正常	正常—↑	正常—↑	↓
GTPCH 缺乏症	↑	↓	↓	正常	正常
PCD 缺乏症 *	↑	↑	正常—↓	↓	正常

注：↑增高；↓降低，＊尿中出现 7-生物喋呤。

4. 红细胞 DHPR 活性测定

红细胞 DHPR 活性测定是 DHPR 缺乏症的确诊方法。需采用双光束分光光度计测定干滤纸血片中红细胞 DHPR 活性，DHPR 缺乏症患儿 DHPR 活性显著降低。

5. BH_4 负荷试验

辅助判断 BH_4 反应性 HPA，试验前及试验过程中正常饮食，具体方法及判断如下：

血 Phe＞360μmoL/L，在喂奶前 30 分钟直接口服 BH_4 片（20mg/kg），服 BH_4 前，服后第 2 小时、4 小时、6 小时、8 小时、24 小时分别采血测定 Phe 浓度。PTPS 缺乏所致 BH_4 缺乏者，血 Phe 浓度在服用 BH4 后 4～6 小时下降至正常；DHPR 缺乏症患儿血 Phe 下降缓慢；多数苯丙氨酸羟化酶缺乏血 Phe 浓度无明显变化。

6. 基因检测

基因检测是病因的确诊方法，建议常规进行。

（1）PAH 基因：PAH 基因定位于染色体 12q22－24.1，全长约 90kb，含 13 个外显子，编码 451 个氨基酸。至今国际上已报道 1069 种 PAH 基因突变类型，具有高度遗传异质性，存在显著的地区和人种差异。我国各地患儿 PAH 基因突变的分布不同。

（2）BH_4 相关基因：至今已报道多种 BH_4 缺乏症相关基因突变。编码 PTPS 的基因 PTS 位于 11q22.3－q23.3，包含 6 个外显子，已发现 107 种 PTS 基因突变类型。中国 PTS 基因热点突变为 c.155A＞G、c.259C＞T、c.286G＞A 和 c.IVS1－291A＞G（占 76.9%），c.155A＞G、c.259C＞T、c.286G＞A 导致严重型 PTPS 缺乏症，c.166G＞A 及 c.IVS1－291A＞G 变异可能与轻型 PTPS 缺乏症有关。DHPR 基因 QDPR 位于 4p15.3，含 7 个外显子，已报道 66 种基因突变类型。

（3）DNAJC12 基因：最近发现的会导致 HPA 的单基因变异。

7. 头颅影像学检查

有助于评价患儿脑损伤的程度。MRI 对脑白质病变程度评估优于 CT。未经治疗或疗效不良的患儿可有脑萎缩及脑白质的异常，髓鞘发育不良和（或）脱髓鞘病变，脑白质空泡变性及血管性水肿。

8. 脑电图检查

未经早期治疗的患者常伴有脑电图异常，对合并癫痫患者应进行脑电图检查。HPA 的诊疗流程见图 10-2-1。

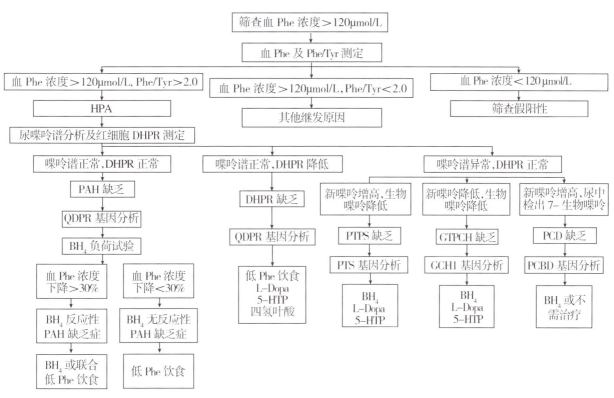

图 10-2-1　HPA 的诊疗流程

(二)分　型

所有诊断 HPA 者,通过以上尿喋呤谱分析(在低 Phe 饮食治疗前)、DHPR 活性测定,结合 BH₄ 负荷试验及基因检测鉴别不同类型。

1.PAH 缺乏症

(1)尿喋呤谱分析:B％正常。

(2)红细胞 DHPR 活性正常。

(3)BH₄ 负荷试验:部分 PAH 缺乏症口服 BH₄ 后,血 Phe 如下降 30％以上。

(4)家系基因检测 PAH 基因纯合或复合杂合突变。

2.BH₄ 缺乏症

(1)尿喋呤谱 PTPS 缺乏症 B％明显减低,常低于 5％。

(2)BH₄ 负荷试验:血 Phe 浓度在服用 BH4 后 PTPS 多数在 4~6 小时即下降至正常,DHPR 缺乏症患儿血 Phe 下降缓慢。

(3)红细胞 DHPR 活性测定 DHPR 缺乏症减低,其他 BH₄ 缺乏型正常。

(4)家系基因检测 BH₄ 各亚型基因纯合或复合杂合突变。

三　治疗与评估

(一)饮食和药物治疗

1.PAH 缺乏型

(1)治疗指征:正常蛋白质摄入下,血 Phe 浓度>360μmol/L 的患者均应在完成鉴别诊断试验后立即治疗,越早治疗越好,提倡终身治疗;血 Phe 浓度<360μmoL/L 轻度 HPA 可暂不治疗,但需定期检测血 Phe 浓度,如持续 2 次血 Phe 浓度>360μmoL/L,则应给予治疗。

（2）饮食治疗:低苯丙氨酸饮食治疗仍是目前 PAH 缺乏症的主要治疗方法。由于 PAH 残存酶活性不同,导致对 Phe 耐受量的差异,需个体化治疗。根据相应年龄段儿童每日蛋白质需要量、血 Phe 浓度、Phe 的耐受量、饮食嗜好等调整治疗方法。

（3）BH$_4$ 治疗:对 BH$_4$ 反应型 HPA 患儿,尤其是饮食治疗依从性差者,可以口服 BH$_4$ 剂量相对较大 5～20mg/(kg·d),联合低 Phe 饮食,可提高患儿对 Phe 的耐受量,适当增加天然蛋白质摄入,改善生活质量及营养状况。

2.BH$_4$ 缺乏症

按不同病因给予 BH$_4$ 或无 Phe 特殊饮食,及神经递质前体治疗,提倡终身治疗。

（1）BH$_4$ 或特殊饮食治疗:目的是降低血 Phe 浓度。PTPS 缺乏症、GTPCH 缺乏症及 PCD 缺乏症等患者在正常饮食下,补充 BH$_4$ 1～5mg/(kg·d),分 2 次口服。DHPR 缺乏症及无法使用 BH$_4$ 治疗的患儿采用低 Phe 特殊奶粉或饮食治疗(同 PAH 缺乏症)。

（2）神经递质前体等治疗:左旋多巴、5-羟色氨酸宜从 1mg/(kg·d)开始,每周递增 1mg/(kg·d),有条件时可根据脑脊液神经递质代谢产物水平或临床表现调节药物治疗剂量。血清泌乳素可作为多巴剂量调节的参考指标,多巴剂量不足也可导致泌乳素浓度增高。此外,DHPR 缺乏症患儿易合并继发性脑叶酸缺乏症,需补充四氢叶酸(亚叶酸钙)5～20mg/d。

表 10-2-2　各年龄段患儿神经递质前体治疗剂量　　　　　　　　　　　　　单位:mg/(kg·d)

药物	新生儿期	<1～2 岁	>1～2 岁
左旋多巴	1～3	4～7	8～15
5-羟色氨酸	1～2	3～5	6～9

（二）宣传及心理指导

对患儿家长需进行疾病相关知识的宣教,包括遗传方式、诊治方法及随访原则等,提高治疗依从性,达到良好的疗效。入学后需要告知学校老师,配合饮食、药物及教育指导,做好患儿的心理辅导工作。

（三）随访及监测

1.血 Phe 浓度

建议在喂奶 2～3 小时(婴儿期)或空腹(婴儿期后)后采血测定 Phe 浓度。特殊奶粉治疗开始后每 3 天测定血 Phe 浓度,根据血 Phe 浓度水平及时调整饮食,添加天然食物;代谢控制稳定后,Phe 测定时间可适当调整,如年龄<1 岁每周 1 次,1～12 岁每 2 周～每个月 1 次,12 岁以上每 1～3 个月 1 次。如有感染等应激情况,血 Phe 浓度升高或血 Phe 波动,或每次添加、更换食谱后 3 天,需密切监测血 Phe 浓度。

PAH 缺乏症各年龄段血 Phe 浓度控制的理想范围:1 岁以下,120～240μmol/L;1～12 岁,120～360μmol/L;12 岁以上患儿:控制在 120～600μmol/L 为宜。BH$_4$ 缺乏症血 Phe 控制到正常水平(<120μmol/L)。DHPR 缺乏症及 BH$_4$ 治疗困难的患儿采用低 Phe 特殊奶粉或饮食治疗,使血 Phe 浓度控制到接近正常水平(120～240μmol/L)。

2.预防 Phe 缺乏症

Phe 是一种必需氨基酸,治疗过度或未定期检测血 Phe 浓度易导致 Phe 缺乏症,表现为严重皮肤损害、嗜睡、厌食、营养不良、腹泻、贫血、低蛋白血症等,甚至死亡。因此,需严格监测血 Phe 浓度,Phe 浓度过低时应及时添加天然食物。

3.营养、体格发育、智能发育评估

治疗后每 3～6 个月测量身高、体重及营养评价等,预防发育迟缓及营养不良。1 岁、2 岁、3 岁、6 岁时进行智能发育评估,学龄儿童参照学习成绩等。

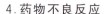

4.药物不良反应

有些患者服用左旋多巴及5-羟色氨酸后出现胃肠道反应或药物不耐受,如左旋多巴不良反应包括运动障碍、不自主或抽动症样动作、兴奋失眠等,尤其是儿童患者初始治疗时易发生,减少多巴剂量或总量分多次服用可改善上述症状;5-羟色氨酸不良反应主要为腹泻,减量或暂停药后可改善;BH_4无明显不良反应,少数有头痛、咽痛、腹泻。

(四)预 防

1.新生儿筛查

经新生儿筛查诊断、在新生儿期即开始治疗的多数患者,智力及体格发育可以达到或接近正常水平,很多患者能正常就学、就业、结婚、生育。目前我国HPA的新生儿筛查覆盖率已达99%以上,方法是采集出生72小时(哺乳6~8次以上)的新生儿足跟血,制成专用干血滤纸片,采用荧光法或串联质谱法测定血Phe浓度进行HPA筛查,阳性需召回复查鉴别诊断。

HPA的预后还与疾病轻重、胎儿期脑发育、血Phe浓度、营养状况、治疗依从性等多种因素有关。合理的个体化饮食治疗是改善患儿的远期预后的关键,但少数患者即使早期筛查诊断、早期治疗,智能发育仍落后于正常儿童,成年期存在认知、精神异常或社交能力落后等问题。

2.遗传咨询

HPA属常染色体隐性遗传,其特点是患儿父母都是致病基因突变携带者(杂合子);患儿从父母各得到一个致病基因突变,纯合子或者混合性杂合子;患儿母亲每次生育有1/4的可能性为苯丙酮尿症(phenyl ketonuria,PKU)患儿;近亲结婚的家庭,后代发病率较一般人群为高。

3.产前诊断

到具有产前诊断资质的机构进行胎儿诊断以及后续的遗传咨询,在先证者及其父母致病基因突变明确的前提下,签署知情同意书,通过对胎盘绒毛(孕10~13周)或羊水细胞(孕16~22周)进行疾病相关基因突变分析。

四 研究热点

由于无Phe食物口味欠佳,特殊饮食易导致营养缺乏等问题,饮食治疗常面临挑战。近年来,在治疗方法上进行了探索性的研究:已知大分子中性氨基酸通过血脑屏障时与Phe有竞争作用,可减轻高Phe导致的神经系统损害;苯丙氨酸解氨酶存在于肝脏中,主要参与食物中部分Phe的降解,其降解产物氨和转苯乙烯酸对人体无害,通过益生菌等载体携带苯丙氨酸解氨酶口服后可直接抑制Phe肠道吸收,一定程度降低血Phe浓度;基因治疗如携带表达PAH基因的cDNA的腺病毒置入PAH缺陷小鼠的肝循环中,10%~80%的肝PAH活性得以恢复,但存在转运效率低和抗腺病毒抗体等问题;PAH酶替代疗法也处于试验阶段。

五 推荐文献阅读

1.中华医学儿科分会内分泌遗传代谢学组.高苯丙氨酸血症的诊治共识[J].中华儿科杂志,2014,52(6):420-424.

2.顾学范.临床遗传代谢病[M].北京:人民卫生出版社,2015.

3.中华医学会医学遗传学分会遗传病临床实践指南撰写组.苯丙酮尿症的临床实践指南[J].中华医学遗传学杂志,2020,37(3):226-234.

4. Opladen T,López-Laso E,Cortès-Saladelafont E,et al. International Working Group on

Neurotransmitter related Disorders (iNTD). Consensus guideline for the diagnosis and treatment of tetrahydrobiopterin (BH$_4$)deficiencies[J]. Orphanet J Rare Dis,2020,15(1):126.

六 病例剖析

【一般情况】 患儿,女,1岁10个月。

【主诉】 间断抽搐、皮肤毛发色淡1年。

【现病史】 患儿1年前无明显诱因下出现抽搐,抽搐时表现为意识丧失、牙关紧闭、口唇发绀、四肢僵直,持续约1分钟后自行缓解,抽搐后测体温正常,每天1～2次,近一年间断发作。1年来皮肤毛发逐渐变淡,汗液、尿液有鼠尿味。平时易呕吐、腹泻,有湿疹史,无发热,无咳嗽。5月能抬头,现不会站,不会叫爸妈。

【个人史】 G1P1孕38周顺产,出生体重3200克,羊水清,Apgar评分1～5分钟9～10分。无胎膜早破,胎盘、脐带均正常。生后母乳喂养,6个月添加辅食,母亲妊娠及分娩期否认患病、接触放射线、化学药物或毒物史。母亲无不良妊娠史。

【家族史】 父母体健,否认近亲结婚,否认家族遗传性疾病。

【体格检查】 身长81cm,体重11kg,头围45cm,前囟已闭,精神可,反应慢,营养可,闻及鼠尿味。皮肤苍白,弹性可,头发稀疏偏黄,心肺腹查体未见异常,四肢肌张力偏高,双侧膝腱反射亢进,双侧巴氏征阴性,余神经系统查体无殊。

【辅助检查】

1.血乳酸、血氨、血气分析、甲状腺功能、TORCH均未发现异常。

2.脑电图提示痫样放电;头颅CT提示脑积水。

3.血Phe 1283μmol/L,明显增高。

【初步诊断】 1.高苯丙氨酸血症;2.症状性癫痫;3.智力发育迟缓。

【进一步检测】

1.尿喋呤谱及红细胞DHPR活性检测:阴性。

2.BH$_4$负荷试验:无反应。

3.基因测序:PAH基因c.155A＞G杂合母源＋c.259C＞T杂合父源。

【诊断】 1.高苯丙氨酸血症(PAH缺乏症);2.症状性癫痫;3.智力发育迟缓。

【诊疗计划】

1.低Phe饮食:饮食原则是使Phe的摄入量为能保证生长和代谢的最低需要量。限制天然蛋白饮食、无Phe特殊奶粉,1～3个月定期监测血Phe浓度,调整营养方案,使血Phe浓度下降接近在120～360μmol/L。

2.抗癫痫治疗。

3.运动等康复治疗。

4.补充脂溶性维生素。

5.定期检测肝功能、微量营养素及维生素D。

第十一章 风湿免疫性疾病

第一节 幼年特发性关节炎

一 概 述

幼年特发性关节炎(juvenile idiopathic arthritis,JIA)是儿童期最常见的慢性风湿性疾病,本组疾病异质性较大,是造成小儿致残和失明的首要原因。JIA 病因至今尚未明确,可能与免疫遗传易感性和外源性因素(感染、外伤或环境因素)有关。2001 年 8 月国际抗风湿病联盟(Internation League Against Rheumatism,ILAR)制定了 JIA 分类标准,其定义为:16 岁以前发病的不明原因持续 6 周以上的关节肿胀。其中,关节炎定义为关节肿胀/积液,或存在下列体征中的两项或两项以上:①活动受限;②关节触痛;③关节活动时疼痛;④关节表面皮温增高。JIA 包括 7 种临床亚型,分别为全身型 JIA(systemic JIA,SoJIA)、少关节型 JIA(oligoarthritis,O-JIA)、多关节型 JIA[polyarthritis,P-JIA,类风湿因子(rheumatoid factor,RF)阳性]、多关节型 JIA(P-JIA,RF 阴性)、与附着点炎性相关的关节炎(enthesitis-related arthritis,ERA)、银屑病性关节炎(psoriatic arthritis,PsA)和未分化型 JIA。2018 年,国际儿童风湿病试验组织(The Paediatric Rheumatology International Trials Organization,PRINTO)提出新的 JIA 分类标准,将发病年龄 16 岁改为 18 岁以前,并将亚型重新分为以下 6 个分类:SoJIA、RF 阳性 JIA、附着点炎/脊柱关节炎相关的 JIA、早发性 ANA-阳性 JIA、其他 JIA(不符合以上各型 JIA 的标准)、未分类 JIA(符合以上 4 型中 1 种以上)。但新的 2018 版分类标准的获益尚有待临床验证。

二 幼年特发性关节炎各亚型的诊断与评估

(一)幼年特发性关节炎各亚型的诊断

1.全身型幼年特发性关节炎

SoJIA 可发生于任何年龄段。亚洲国家发病率可以达到 JIA 的 25%~50%,高发年龄为 1~5 岁。与其他亚型比较,SoJIA 临床特征差别较大,病死率高,占 JIA 死亡病例的 2/3。

SoJIA 指 16 岁以前起病,关节炎受累关节≥1 个,同时或之前发热至少 2 周以上,其中连续弛张热时间 3 天以上,伴随以下一项或更多症状:①短暂的、非固定的红斑样皮疹;②全身淋巴结大;③肝和(或)脾大;④浆膜炎;⑤除外感染、肿瘤及其他自身炎症性疾病等疾病。

尚需除外下列情况:①银屑病患者或一级亲属有银屑病病史;②6 岁以上 HLA-B27 阳性的男性关

节炎患儿；③患强直性脊柱炎、ERA、伴炎症性肠病的骶髂关节炎、瑞特综合征或急性前葡萄膜炎，或一级亲属中有上述疾病之一；④至少2次RF-IgM阳性，两次间隔至少3个月。需注意的是，近来研究发现，许多患者疾病早期可无关节炎症状，而在疾病随访过程中出现，故早期无关节炎症状的患者仍不能排除SoJIA。

2.少关节型幼年特发性关节炎

O-JIA是JIA的常见亚型，女性多见，多于6岁之前起病，国内报道O-JIA约占JIA发病10.7%～21.9%。

O-JIA指发病最初6个月有1～4个关节受累。应排除下列情况：①银屑病患者或一级亲属有银屑病病史；②6岁以上HLA-B27阳性的男性关节炎患儿；③患强直性脊柱炎、ERA、伴炎症性肠病的骶髂关节炎、瑞特综合征或急性前葡萄膜炎，或一级亲属中有上述疾病之一；④2次RF阳性，2次间隔为3个月；⑤SoJIA。

O-JIA有2个亚型：①持续型O-JIA，指整个疾病过程中受累关节≤4个；②扩展型O-JIA，指病程6个月后受累关节≥5个。

3.多关节炎型幼年特发性关节炎

P-JIA可分为RF阴性P-JIA和RF阳性P-JIA两个分型，女孩多见。P-JIA(RF－)占新发关节炎20%～30%，起病年龄有两个高峰，一个是3.5岁左右，另一个是10～11岁。P-JIA(RF＋)占JIA的5%～10%，常于青春期发病，临床上致残发生率约为46.1%。

P-JIA指发病最初6个月有5个及以上关节受累。RF－的P-JIA应排除：①银屑病患者；②6岁以上HLA-B27阳性的男性关节炎患儿；③患强直性脊柱炎、ERA、伴炎症性肠病的骶髂关节炎、瑞特综合征或急性前葡萄膜炎，或一级亲属中有上述疾病之一；④2次RF阳性，2次间隔为3个月；⑤SoJIA。而RF＋的P-JIA应排除以上①②③⑤条标准。

4.银屑病性关节炎

本型占JIA的2%～15%，女孩更多见，男女比例为1∶2.5，起病年龄多为7～10岁，有明显的遗传倾向。银屑病可晚于关节炎起病后多年发生，但大多在关节炎起病2年内伴发。

PsA指一个或多个关节炎并银屑病，或关节炎合并以下任何2项：①指(趾)炎；②指甲凹陷或指甲脱离；③家族史中一级亲属有银屑病。应排除下列情况：①6岁以上HLA-B27阳性的男性关节炎患儿；②患强直性脊柱炎、ERA、伴炎症性肠病的骶髂关节炎、瑞特综合征或急性前葡萄膜炎，或一级亲属中有上述疾病之一；③2次RF阳性，2次间隔为3个月；④SoJIA。

5.与附着点炎症相关的关节炎

本型男性多发(男∶女为6～9∶1)，多于8～15岁起病，大多数患者存在HLA-B27阳性(占90%)和RF阴性、ANA阴性，多有家族史。

ERA指关节炎合并附着点炎症，或关节炎或附着点炎症伴有下列情况中至少2项：①骶髂关节压痛或炎性腰骶部疼痛，或既往有上述疾病。②HLA-B27阳性。③6岁以上发病的男性患儿。④急性(症状性)前葡萄膜炎。⑤一级亲属中有强直性脊柱炎、ERA、伴炎症性肠病的骶髂关节炎、瑞特综合征或急性前葡萄膜炎病史。应排除下列情况：①银屑病患者；②2次RF阳性，2次间隔为3个月；③SoJIA。

6.未分化幼年特发性关节炎

指不符合上述任何1项或符合上述2项以上类别的关节炎。

(二)幼年特发性关节炎各亚型的临床特点

SoJIA以发热、皮疹、关节炎、炎症指标升高为主要特点，典型的发热症状为弛张热，未经治疗持续时间可超过2周，高热时可伴有寒战和全身中毒症状，热退后患儿精神如常。关节痛或关节炎是主要症状之一，大小关节均可受累，通常累及多个关节。部分患者伴有肌肉骨骼疼痛，滑膜囊肿(如肱二头肌滑膜囊肿)等。其典型皮疹为"热出疹出,热退疹退",即皮疹在发热时出现,随着体温升降而出现或消退,表现为颜面、躯干、四肢的边界清楚、短暂的、橙红色的斑点样或片状皮疹。约半数病例有脾肿大,多数患儿可有全身无痛性的淋巴结肿大。患儿出现胸腔或心包积液多见,腹膜炎很少出现。SoJIA 主要表现为炎症指标明显上升,如外周血白细胞计数增多,以中性分类为主,红细胞沉降率(erythrocyte sedimentation rate,ESR)加快,CRP、血清铁蛋白升高等。

O-JIA 关节炎症常反复发作,但很少致残。主要影响下肢的关节,以膝关节最常受累,其次是踝关节、肘关节等,多为非对称性。O-JIA 可并发虹膜睫状体炎,又叫作慢性葡萄膜炎,通常无症状,但有潜在的视力损害,是患儿视力障碍,甚至失明的主要原因之一。ANA 阳性者是慢性葡萄膜炎的高危因素。实验室检查无特异性。可有 ESR 加快,持续升高预示疾病可进展为扩展型 O-JIA。外周血白细胞计数、CRP 水平可轻度升高。有 50%~70% 的少关节型患儿 ANA 检测可呈阳性。

P-JIA(RF-)患儿可同时累及大小关节。典型者为小关节滑膜炎。颈椎、下颌关节常易累及。颞颌关节受累时可致张口困难、小颌畸形。有 10%~15% 的患者最终出现严重关节炎。此分型亦可并发慢性葡萄膜炎,其中 ANA 阳性、年龄<6 岁者发病率更高。部分患儿还可以出现发热、乏力纳差等关节外表现。实验室检查多为急性期反应物升高,伴轻度贫血,约 40% 的患者 ANA 检测阳性。

P-JIA(RF+)常表现为渐进性、对称性的多关节受累,多累及手部的小关节,如近端指间关节、掌指关节、腕关节,病初可能伴有低热。部分患儿可发生 Felty 综合征(脾大伴白细胞减少)。约 10% 患儿可出现类风湿结节,常见于肘关节周围,葡萄膜炎少见。多有急性期反应物增加及贫血。抗环瓜氨酸肽(anti-cyclic citrullinated peptide,CCP)抗体更具特异性,与关节破坏相关。

PsA 多为非对称性分布,大小关节均可受累(大关节通常为膝关节和踝关节),典型症状为指(趾)炎,足趾较手指及远端指间关节更为显著。15%~37.5% 的 PsA 患儿可发生葡萄膜炎。PsA 患儿的 ESR、CRP、血小板可轻度升高,同时伴慢性疾病引起的轻度贫血,约 50% 的患儿 ANA 阳性。RF 检测通常为阴性。

ERA 常以骶髂关节、脊柱和四肢大关节的慢性炎症为主。足附着点炎是 ERA 的特征性病理改变。关节炎以髋关节、膝关节、踝关节等下肢关节为著。随病程发展,ERA 可逐渐出现中轴关节受累,1/3 的患儿可表现为骶髂关节炎和脊柱炎,部分可进展为强直性脊柱炎。有 12%~15% 的患儿在病程中会发生急性葡萄膜炎,单侧或双侧交替,一般可自行缓解,反复发作可致视力障碍。活动期患儿可见 ESR 增快、CRP 增高及轻度贫血。ANA 可阳性。虽然 HLA-B27 阳性率较高,但仅是诊断标准之一。CT、MRI 有助于早期诊断骶髂关节炎。

(三)幼年特发性关节炎的鉴别诊断

需除外感染、血液系统肿瘤如淋巴瘤和白血病、神经母细胞瘤、慢性婴儿神经皮肤关节综合征或新生儿发病的多系统炎症、川崎病等自身炎症性疾病,需与其他原发性血管炎、系统性红斑狼疮等疾病相鉴别;另外,还需与化脓性关节炎、反应性关节炎、异物性滑膜炎、色素沉着绒毛结节性滑膜炎、动静脉畸形、出血障碍(如血友病)和严重创伤(包括非意外性损伤、莱姆病)、儿童期反应性关节炎及疼痛综合征、泛发性骨骼肌痛病等疾病相鉴别。

(四)幼年特发性关节炎的评估

1.美国风湿病学会儿科评论系统

1997 年,美国风湿病学会(American College of Rheumatology,ACR)在成人 ACR 系统基础上提出了 ACR Pediatric 评价系统,分为 ACR 30/50/70,该评价标准包含 6 个核心纲要:①医生对疾病活动度的总体评价(VAS 直观类比量表);②患者/家长对疾病活动度的总体评价(VAS 直观类比量表);③功能评估;④活动性关节炎的关节数量;⑤活动受限的关节数量;⑥ESR。ACR Pediatric 30 改善定义为达到 3 项至少 30% 改善,并且不超过 1 项有>30% 的恶化。同理,如果满足至少有 3 条改善≥50% 或≥70%,

并且无任何一条≥30%的恶化,即称为 ACR 50 或 70 改善。

2.幼年特发性关节炎疾病活动性评分

2009 年,PRINTO 发布了幼年特发性关节炎疾病活动性评分(JADAS),该评价系统涵盖 4 个方面:医生对疾病活动度的评价(VAS 直观类比量表)、父母或患儿对疾病活动度评价(VAS 直观类比量表)、活动性关节个数和 ESR。根据评估的关节个数不同分为 JADAS 10/27/71(见图 11-1-1)。临床 JADAS(cJADAS)指不包含急性期反应物 ESR 指标,是 JADAS 的简化版,更适用于临床。

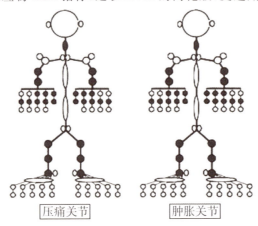

压痛关节　　　肿胀关节

图 11-1-1　JADAS 27 的 2 个关节评估图

JADAS 71,在所有 71 个关节中评估;JADAS 27 在如图所示的 27 个关节中评估。27 个关节分别为颈椎 1;肘 2;腕 2;第 1 至第 3 掌指关节 6;第 1 至第 5 近端指间关节 10;髋 2;膝 2;踝 2。

三　治疗与管理

(一)治疗原则和目标

减轻或消除关节疼痛和肿胀症状,预防感染和关节炎症加重,保持关节功能和防止关节畸形。

(二)一般治疗

急性期患儿应卧床休息。稳定期、病程长者应酌情鼓励加强功能锻炼及体育活动。物理治疗是必需和重要的治疗方法,以保持或恢复关节功能,以减少肌肉挛缩,防止畸形。家属、患儿的健康教育对慢性病管理同样尤为重要。

(三)药物治疗

1.非甾体类消炎药

NSAIDs 是 JIA 治疗的一线药物,可快速缓解关节疼痛、发热症状。单一的 NSAID 治疗多用于疾病活动性低,无关节畸形及预后不良因素者,但不能改善疾病的长期转归,应结合病情联合其他药物治疗。一种 NSAID 足量使用 1~2 周后无效才可更换另一种,避免 2 种或 2 种以上 NSAID 同时服用。

2.改善病情抗风湿药物及免疫抑制剂

改善病情抗风湿药物(disease-modifying antirheumatic drug,DMARD)可延缓病情进展,早期、积极、合理使用 DMARDs 药物治疗是减少 JIA 患儿致残的关键,建议在患儿尚未发生骨侵蚀或关节破坏时及早联合本组药物。该类药物起效慢,1~3 个月起效。常用药物有甲氨蝶呤(methotrexate,MTX)、柳氮磺吡啶(sulfasalazine,SSZ)、羟氯喹(hydroxychloroquine,HCQ)、环孢霉素 A(cyclosporin A,CsA)、硫唑嘌呤(AZA)、来氟米特(leflunomide,LEF)等。

3.糖皮质激素

作为 DMARDs 起效前的"桥梁"作用,能迅速减轻关节炎症和全身症状,但仅能缓解关节症状,不能防止关节破坏，使用的剂量和给药途径根据疾病临床分类和病情严重程度而定。适用于 JIA 患儿并发严重血管炎、多脏器损害、持续高热、严重贫血、眼及中枢神经系统损害。糖皮质激素在 SoJIA 亚型中应用最多，若足量 NSAID 不能控制发热和关节炎，可加服泼尼松 0.5～1mg/（kg·d），疾病得到控制后应早期逐渐减量至停药。P-JIA 患儿在应用 NSAID 及 DMARD 药物时如关节炎仍活动，可短暂口服小剂量糖皮质激素，症状缓解后即尽快减量停用。O-JIA 和 PsA 患儿一般不建议全身应用糖皮质激素。关节腔内注射糖皮质激素适用于 O-JIA，但 1 年不超过 4 次。合并虹膜睫状体炎时可用扩瞳剂及激素类眼药水点眼。而对严重影响视力患儿，需加用泼尼松口服。若 JIA 合并严重并发症，如心包炎、致盲性虹膜睫状体炎或巨噬细胞活化综合征（MAS）等情况，则需大剂量甲泼尼龙冲击治疗，剂量为 10～30mg/kg，每日最大量不超过 1000mg，疗程为 3～5 天，随后改为 0.5～2mg/（kg·d）维持，并根据病情调整激素用量。

4.生物制剂

生物制剂靶向治疗在缓解炎症和阻止骨侵蚀方面均有突出作用。目前常用的生物制剂有抗 IL-1 制剂（康纳单抗和阿纳白滞素）、IL-6 制剂（托珠单抗）、TNF-α 抑制剂（依那西普、阿达木单抗、英夫利昔单抗、戈利木单抗）和 JAK 抑制剂等。

而我国目前上市且常用的适用于 JIA 的生物制剂有以下几种。

（1）英夫利昔单抗（infliximab）、阿达木单抗（adalimumab）和戈利木单抗（golimumab）：为 TNF-α 单克隆抗体，可结合可溶性及膜结合性 TNF-α。英夫利昔单抗部分来自鼠源性抗体，后二者为全人源化的单克隆抗体。三者均有成人类风湿性关节炎和强直性脊柱炎的适应证。其中，阿达木单抗是唯一获批儿童 P-JIA 适应证的药物。英夫利昔单抗常用剂量为每次 3～6mg/（kg·次）静脉滴注，于第 0、2、6 周各静滴 1 次，以后每 8 周静滴 1 次。阿达木单抗剂量为 30kg 以下 20mg/次，30kg 及以上 40mg/次，皮下注射，每 2 周 1 次。戈利木单抗剂量为 50mg，皮下注射，每月一次。

（2）依那西普（etanercept）：为重组人可溶性 TNF 受体融合蛋白，能可逆性地与 TNF-α 受体结合，竞争性抑制 TNF-α 作用。美国 FDA 已批准用于 2 岁以上 P-JIA 患儿。推荐剂量为每周 0.8mg/kg，分 1～2 次皮下注射，或每 2 周 1.6mg/kg，分 3 次皮下注射，每周总量不超过 50mg，一般在 3～4 周出现疗效。

（3）托法替布片（tofacitinib）：JAK 通路抑制剂，一种新型的口服蛋白酪氨酸激酶抑制剂。推荐剂量为 5mg，每天两次，口服给药。尚无明确儿童剂量。

（4）托珠单抗（tocilizumab）：重组人类抗 IL-6 受体的单克隆抗体，通过阻止 IL-6 与其受体的结合，从而阻断糖蛋白 130 的激活。已被美国 FDA 批准用于 2 岁及以上儿童全身型及多关节型 JIA 的治疗。SoJIA 的托珠单抗剂量推荐：体重＜30kg 者，12mg/kg；体重≥30kg 者，8mg/kg，每 2 周 1 次，静脉滴注。P-JIA 的托珠单抗剂量推荐：体重＜30kg 者，10mg/kg；体重≥30kg 着，8mg/kg，每 4 周 1 次，静脉滴注。目前托珠单抗也是国内唯一获批治疗 SoJIA 的有儿童适应证的生物制剂。

（四）预　后

关节残疾、畸形是 JIA 最常见的并发症，合并葡萄膜炎者可致盲。若诊断及时，治疗得当，可减少关节功能受限程度及致残率。SoJIA 是 JIA 中病情最重、预后差的一种亚型，容易合并 MAS 而导致死亡。大多数 JIA 患儿预后相对较好，但部分患儿易反复。P-JIA 患儿容易致残，RF/CCP 阳性提示关节破坏更严重。目前关于儿童 PsA 远期预后的数据较少，此型合并葡萄膜炎发生率较高，诊治不及时可致盲。ERA 持续或反复发作较成人多见，最终可累及脊柱而发生强直。

四　研究热点

随着对 JIA 发病机制的深入研究，细胞因子在疾病中的重要作用日渐突出，生物制剂、小分子靶向药物的诞生使得 JIA 的治疗提升到更深的层次。SoJIA 发病与炎性细胞因子的产生有关,包括 IL-1、IL-6 和 IL-18 以及 S100 蛋白等,关于 SoJIA 热点研究主要着眼于其诊断生物标记物的寻找,如学者发现 SoJIA 患者血清 IL-18 水平与疾病活动性、MAS 发生等相关;具有"IFN-γ 反应"表型和 *TRIM8* 过度表达的巨噬细胞在 MAS 患者的骨髓中扩增,*TRIM8* 在 SJIA 单核细胞中也上调,并在体外增强巨噬细胞 IFN-γ 反应,为包括 MAS 在内的细胞因子风暴中单核细胞对 IFN-γ 的高反应性提供候选分子机制和潜在治疗靶点。另外,SoJIA 的生物制剂治疗、难治性 SoJIA 不同临床表现的生物制剂选择等也是近几年热门的研究方向。此外,相关细胞因子如血清和滑液中 IL-33 水平与临床和实验室特征、疾病活动和肌肉骨骼超声检查结果的相关性也在其他亚型 JIA 正在研究探讨。

目前在 ClinicalTrials.gov 网站登记注册的以 Juvenile idiopathic arthritis 为关键词的临床研究共有 230 余项,处于受试者招募阶段的临床研究有 30 余项,这些研究主要面向 JIA 不同亚型生物制剂疗效、新药的评估、后续慢性病随访管理等各个方面。其中,有包括新型 IL-6 拮抗剂 Sarilumab 在 SoJIA 和 P-JIA 中的疗效评估;JAK 抑制剂巴瑞替尼、托法替布在 SoJIA 患者、巴瑞替尼在合并葡萄膜炎 JIA 患儿中的药物疗效和副作用评估;以及其他新研生物制剂在各亚型 JIA 中的疗效等。也有部分研究着眼于 JIA 患者摄入营养与生活质量相关性、个体化治疗和基于大样本的患者临床特点分析与患者管理教育等方向。

（五）推荐文献阅读

1. Yasin S, Schulert GS. Systemic juvenile idiopathic arthritis and macrophage activation syndrome:update on pathogenesis and treatment[J]. Curr Opin Rheumatol,2018,30(5):514-520.

2. Ringold S, Angeles-Han ST, Beukelman T, et al. 2019 American College of Rheumatology/ Arthritis Foundation Guideline for the Treatment of Juvenile Idiopathic Arthritis:Therapeutic Approaches for Non-Systemic Polyarthritis, Sacroiliitis, and Enthesitis [J]. Arthritis Care Res (Hoboken),2019,71(6):717-734.

3. Angeles-Han ST, Ringold S, Beukelman T, et al. 2019 American College of Rheumatology/ Arthritis Foundation Guideline for the Screening, Monitoring, and Treatment of Juvenile Idiopathic Arthritis-Associated Uveitis[J]. Arthritis Care Res (Hoboken),2019,71(6):703-716.

（六）病例剖析

病例 1

【一般情况】 患儿,女,4 岁 10 个月。

【主诉】 反复发热伴关节疼痛 3 月余。

【现病史】 患儿 3 月余前无明显诱因下出现反复发热,体温波动在 38~39℃,伴脖子痛和双侧颞颌关节疼痛,颈部活动及张口受限,发热时关节疼痛加重,随后出现双腕、右手拇指、双踝及右膝关节肿痛及活动受限,其间出现颜面、躯干红色斑丘疹,压之褪色,热高时皮疹明显,瘙痒,时有阵发性腹痛,脐周为主,不剧能忍,腹痛与发热无关,可自行缓解。曾去当地医院就诊,多次查血常规提示"白细胞高、中性粒为主,CRP、ESR 明显升高;血培养阴性",诊断为"脓毒血症、自身免疫疾病?",先后予"头孢他啶、美罗培南、万古霉素"静滴抗感染,"丙种球蛋白"静滴支持等治疗无效,拟进一步诊治转我院并收住入院。

【既往史】 既往体健;否认药物、食物过敏及湿疹史,否认手术、外伤及输血史。

【个人史】 G3P3,足月顺产,出生体重 3kg,否认难产史及窒息抢救史。喂养史、疫苗接种史及生长发育史无殊。

【家族史】 否认家族风湿病、遗传病等病史。

【入院查体】 T 38.8℃,P 120 次/min,R 28 次/min,BP 103/70mmHg,体重 15kg,神清,精神可,颈部可触及多个肿大淋巴结,最大 2cm×2cm 大小,质韧,活动度可,无压痛,咽无充血,扁桃体无肿大。心肺听诊无殊。腹软,无压痛反跳痛,肝脾肋下未及肿大,神经系统检查未见阳性病理性体征。颜面部及躯干可见散在大小不等红色斑丘疹,压之褪色,无明显瘙痒。右肘、右肩、右膝关节活动受限,屈曲及伸直时疼痛,轻压痛,无明显红肿,皮肤温度偏高,双腕、右手第一掌指关节、双踝关节肿胀、屈曲及背伸受限,压痛明显,双侧 4 字征阴性。肌力及肌张力正常。

【辅助检查】 外院血常规:WBC 13.1~17.8×10⁹/L,N 73~78%,Hb 101~110g/L,Plt 454~526×10⁹/L,CRP 35~66mg/L;ESR 23~88mm/h;SF 872~1219ng/ml;ASO 333IU/ml。

外周血前降钙素、抗核抗体谱、1,3-β-D 葡聚糖检测、巨细胞病毒抗体、血 EB 病毒 PCR、EB 病毒抗体、结核感染 T 细胞检测、血培养、尿培养均未见异常。

【入院诊断】 发热、关节痛待查:全身型幼年特发性关节炎?

【进一步检查】

1.进一步病原学检查以除外感染:如结核菌素试验、抗链球菌溶血素 O 试验、痰培养＋药敏、血培养＋药敏、肺炎支原体抗体及核酸、呼吸道病毒检测、EB 病毒抗体及核酸、TORCH 检查、乙肝定量 HIV 梅毒丙肝等。

2.免疫学检查除外其他风湿免疫病:抗核抗体谱、CD 检测(T、B、NK 细胞分析)、类风湿因子、抗环瓜氨酸肽抗体、免疫球蛋白＋补体等。

3.影像学检查:心电图、心超(关注冠脉)、关节腔 B 超、肝胆脾胰及后腹膜 B 超、浅表淋巴结 B 超、关节 MRI、胸部 CT 等。

4.有创检查:如骨髓常规、脑脊液常规、淋巴结活检等以除外肿瘤、颅内感染等相应的疾病。

【诊疗计划】

1.对症治疗:休息,合理饮食,维持水电解质平衡,高热时降温等。

2.专科药物治疗:非甾体类消炎药,糖皮质激素,必要时联合免疫抑制剂、生物制剂。

【诊疗经过】

1.入院后完善相关检查除外感染、肿瘤,评估病情的脏器受累情况及病情严重程度。

(1)关节磁共振:右股骨远段及胫腓骨近段骨质异常信号伴右膝关节积液。双侧踝关节腔积液。右手 MRI:右手拇指第一掌骨、第二掌骨近端可见片状高信号影,右腕关节腔可见积液,周围软组织肿胀(见图 11-1-2)。

(2)关节 B 超:右腕关节内积液 1.1cm,滑膜增厚 0.19cm;左踝关节内积液 0.91cm,滑膜增厚0.24cm;右踝关节内积液 0.54cm,滑膜增厚 0.13cm。

(3)48~72 小时结核菌素试验、抗链球菌溶血素 O 试验、痰培养、血培养、肺炎支原体抗体及核酸、呼吸道病毒检测、EB 病毒抗体、TORCH 检查、乙肝定量 HIV 梅毒丙肝、抗核抗体谱、类风湿因子、抗环瓜氨酸肽抗体均呈阴性。

(4)CD 检测(T、B、NK 细胞分析):CD19 16.50%,CD3 66.55%,CD4 26.45%,CD8 35.30%,CD3⁻ CD16⁺ CD56⁺ 9.65%。

(5)免疫球蛋白＋补体:免疫球蛋白 G 10.00g/L,免疫球蛋白 A 1.25g/L,免疫球蛋白 M 1.68g/L,补体 C3 1.4g/L,补体 C4 0.492g/L,总免疫球蛋白 E 395.0IU/ml。

(6)心电图:窦性心动过速;心超:三尖瓣轻度反流;腹部 B 超:未见明显异常;浅表淋巴结 B 超:无

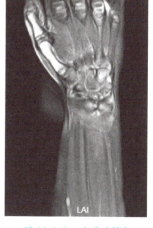

图 11-1-2 右手 MRI

殊;胸部 CT:未见明显异常。骨髓常规:粒系增生,未提示血液系统肿瘤;脑脊液常规、生化、培养正常。

2.入院后予以扶他林 25mg,每日 1 次口服抗炎 1 周,患儿仍有间断发热,关节疼痛好转不明显,故停扶他林,改用泼尼松片 15mg,每日 1 次口服,并补钙、维生素 D,患儿用激素 2 天后体温降至正常,关节疼痛逐渐好转,带药出院,门诊随访。

【出院诊断】 全身型幼年特发性关节炎。

【出院建议】

1.注意休息,避免感染,如有发热、皮疹、关节肿痛等不适,及时就诊。

2.出院 1~2 周风湿科专科门诊复诊。

3.出院带药:泼尼松片 5mg×30 片,每次 3 片(15mg),每天早晨 1 次顿服。

病例 2

【一般情况】 患儿,女,4 岁 1 个月。

【主诉】 关节肿痛 6 周。

【现病史】 患儿 6 周前在家无明显诱因下出现左膝关节痛,晨起明显,伴活动受限,屈曲及伸直不便,无法行走,无明显红肿,皮肤温度不高,无发热、咳嗽、呕吐、腹泻或皮疹,后逐渐出现右膝关节痛、右手腕关节及右手第二近端指间关节肿痛、左踝关节肿痛,有跛行、下蹲困难,至当地医院就诊,查双下肢及右手腕 X 线片未见明显异常,未予以特殊处理,为进一步诊治来我院,门诊拟"关节炎"收住入院。

起病来,患儿精神胃纳尚可,睡眠无殊,大小便无殊,体重无明显增减。

【既往史】 既往体健;否认药物、食物过敏及湿疹史,否认手术、外伤及输血史。

【个人史】 G2P2,足月顺产,出生体重 3kg,否认难产史及窒息抢救史。喂养史、疫苗接种史及生长发育史无殊。

【家族史】 否认家族风湿病、遗传病等病史。

【入院查体】 T 37.1℃,P 120 次/min,R 24 次/min,BP 106/76mmHg,神清,精神可,呼吸平,咽无充血,听诊双肺呼吸音清,双侧呼吸音对称,未及干湿啰音,心律齐,心音中,未及心杂音,腹软,无压痛反跳痛,肝脾肋下未及肿大,神经系统检查未见阳性病理性体征,全身未见皮疹。双膝关节压痛无肿胀,右手腕关节、右手第二近端指间关节、左踝关节肿胀伴压痛,关节活动受限伴活动时疼痛,关节表面无发红、皮肤温度不高,4 字征阴性,余关节查体无殊。

【辅助检查】 当地医院查 CRP 37.51mg/L。双下肢及右手腕 X 线片未见明显异常。

【入院诊断】 关节炎。

【进一步检查】

1.进一步病原学检查以除外感染:如结核菌素试验、结核感染 T 细胞检测、抗链球菌溶血素 O(TORCH)试验、痰培养+药敏、血培养+药敏、肺炎支原体抗体及核酸、呼吸道病毒检测、EB 病毒抗体及核酸、TORCH 检查、乙肝定量 HIV 梅毒丙肝等。

2.免疫学检查除外其他风湿免疫病:抗核抗体谱、CD 检测(T、B、NK 细胞分析)、类风湿因子、抗环瓜氨酸肽抗体、免疫球蛋白+补体等。

3.影像学检查:心电图、心超(关注冠脉)、肝胆脾胰及后腹膜 B 超、关节腔 B 超、关节 MRI、胸部 CT 等。

4.其他检查:骨髓常规、培养等以除外相应的疾病。

【诊疗计划】

1.对症治疗:卧床休息,活动期制动等。

2.专科药物治疗:非甾体类消炎药、免疫抑制剂、生物制剂。

3.抗感染:治疗过程中根据病情合理使用抗生素/抗病毒药物。

【诊疗经过】

1.入院后完善相关检查除外感染、肿瘤,并评估关节受累情况及病情严重程度。

(1)血常规:WBC 6.95×10⁹/L,Hb 109g/L,PLT 430×10⁹/L,CRP 145.26mg/L。

(2)ESR 100mm/h;RF 422.5IU/ml;CCP 1272.95IU/ml。

(3)抗核抗体 19 项:抗 PM-Scl 抗体 临界阳性,抗核抗体检测滴度 1∶80。

(4)关节 B 超:左侧膝关节内少量积液、左踝膝关节内积液、右侧腕关节内积液。MR 右侧腕关节平扫:关节炎可能。MR 双踝关节平扫:踝关节腔积液(见图11-1-3)。

(5)48~72 小时结核菌素试验、抗链球菌溶血素 O 试验、结核感染 T 细胞检测、痰培养、血培养、肺炎支原体抗体、呼吸道病毒检测、EB 病毒抗体、TORCH 检查、乙肝定量 HIV 梅毒内肝均呈阴性。

(6)CD 检测(T、B、NK 细胞分析):CD19 21.6%,CD3 59.5%,CD4 28.5%,CD8 31.0%,CD3⁻CD16⁺ CD56⁺ 12.5%;

(7)免疫球蛋白＋补体:免疫球蛋白 G 8.00g/L,免疫球蛋白 A 1.05g/L,免疫球蛋白 M 1.28g/L,补体 C3 1.2g/L,补体 C4 0.55g/L,总免疫球蛋白 E 56IU/ml。

(8)心电图:窦性心律,正常心电图;心超:三尖瓣轻度反流。

(9)胸腹部 CT:胸腹部平扫未见明显异常。

(10)骨髓常规:粒系增生,未提示血液系统肿瘤;骨髓培养:未培养出致病菌。

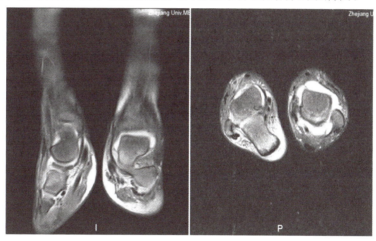

图 11-1-3　双踝 MRI

2.入院后予以"阿莫西林克拉维酸钾"抗感染,关节肿痛好转不明显,后加用"扶他林"口服消炎止痛,"MTX"口服、"雅美罗"静滴免疫治疗,患儿入院时多关节肿痛,以膝关节肿痛明显,伴发热,经治疗,患儿体温正常,关节肿痛好转,予出院。

【出院诊断】　幼年特发性关节炎(多关节型 RF 阳性)。

【出院建议】

1.注意休息,避免感染,如有发热、关节痛加剧、肿胀加剧等不适,及时来院就诊。眼科门诊定期就诊。

2.出院带药:甲氨蝶呤,每次 2 片(5mg),口服,每周 1 次(每周三)。叶酸,每次半片(2.5mg),口服,每周 1 次(每周四)。扶他林,每次半片(12.5mg),口服,每天 2 次。

3.出院后 4 周来院输注第二次雅美罗。

第二节 系统性红斑狼疮

 一 概 述

系统性红斑狼疮(systemic lupus erythematosus,SLE)是一种多系统累及和血清中出现自身抗体为特征的自身免疫性疾病。目前全球儿童 SLE 发病率为每年(0.3~2.5)/10 万儿童,12~14 岁高发,男女之比为 1∶4~5。儿童 SLE 起病急、病情重、器官损伤发生率高、病程迁延,对患儿的生理及心理发育存在极大影响。如不及时治疗,会造成受累脏器的不可逆损害,最终导致患者死亡。因此,早期诊断,快速诱导缓解以及制定个体化的缓解期维持治疗方案是本病治疗的关键。

二 诊断与评估

(一)系统性红斑狼疮的诊断

儿童 SLE 的诊断分类标准与成人相同,目前尚无统一的标准。临床广泛使用的是美国风湿病学会 ACR 1997 年 SLE 分类标准和 SLE 国际合作临床组织(Systemic Lupus International Collaborating Clinics,SLICC)于 2012 年提出的分类标准。2019 年,欧洲抗风湿病联盟(European League Against Rheumatism,EULAR)联合美国风湿病学会(American College of Rheumatology,ACR)共同发布了新的基于积分系统的 SLE 分类标准(见表 11-2-1),其将抗核抗体(ANA)阳性作为"入围"标准,将各系统/脏器受累的临床表现及多项免疫学指标异常作为附加标准,重新定义了皮肤黏膜、肾脏等系统受累的具体内容,并根据其与 SLE 的相关性设置不同权重进行评分,提高诊断的敏感性和特异性(见表 11-2-1)。但此标准存在的问题是不能诊断 ANA 持续阴性的 SLE,对于儿童 SLE 患者,与 ACR 1997 标准比较,其敏感度较高(87.7% vs. 70.5%),但特异度较低(67.4% vs. 83.2%)。因此,不同的分类标准临床并用,可以提高诊断的敏感性和特异性,避免漏诊及误诊。

表 11-2-1 2019 年 EULAR/ACR 系统性红斑狼疮分类标准

必要条件:ANA 阳性(≥1∶80,HEp-2 细胞方法)

临床领域		定义	权重(分)
临床表现	全身状况	体温>38.3℃	2
	皮肤黏膜	非瘢痕性脱发	2
		口腔溃疡	2
		亚急性皮肤型或盘状红斑狼疮	4
		急性皮肤狼疮	6
	骨骼肌肉	滑膜炎≥2 个关节或压痛≥2 个关节+晨僵≥30 钟	6
	神经系统	谵妄	2
		精神症状	3
		癫痫	5
	浆膜炎	胸腔积液或心包积液	5
		急性心包炎	6

续表

临床领域		定义	权重（分）
临床表现	血液系统	白细胞<4×10^9/L	3
		血小板<100×10^9/L	4
		自身免疫性溶血性贫血	4
	肾脏	蛋白尿>0.5g/24h	4
		肾脏活检示Ⅱ型或Ⅴ型狼疮肾炎	8
		肾脏活检示Ⅲ型或Ⅳ型狼疮肾炎	10
免疫学表现	抗磷脂抗体	抗心磷脂抗体IgG>40 GPL单位或抗β糖蛋白ⅡIgG>40单位或狼疮抗凝物阳性	2
	补体	低C3或低C4	3
		低C3伴低C4	4
	高度特异性抗体	抗dsDNA抗体或抗Sm抗体阳性	6

每个核心条目只计算最高分，总分≥10分可诊断SLE。

（二）系统性红斑狼疮危象的诊断

儿童SLE相对于成人患者，有更高的疾病活动度，更早累及重要脏器如肾脏、肺脏、心脏、神经系统等，发生急性危及生命的危重症狼疮。

1.狼疮性肾炎

儿童狼疮性肾炎（lupus nephritis，LN）发生率为40%～90%，90%在发病的第一年内出现。临床表现多样，肾病综合征最为常见，其次为急性肾炎综合征、孤立性蛋白尿和（或）血尿。2.5%的LN患者表现为急进性狼疮肾炎，多数为10岁以上的年长儿，62.8%伴高血压，66.1%病理表现为Ⅳ型LN。急进性LN患者往往贫血和血尿严重，血肌酐水平增高，57.1%患者在10年内可能进展为终末期肾病。肾脏受累是导致SLE患者死亡的重要原因。

尽早进行肾活检，依据不同肾脏病理特点治疗已是LN治疗共识。根据2003年国际肾脏病学会/肾脏病理学会（ISN/RPS），LN病理类型分为6型：Ⅰ型（轻微系膜病变LN）；Ⅱ型（系膜增生性LN）；Ⅲ型（局灶增生性LN）；Ⅳ型（弥漫增生性LN）；Ⅴ型（膜性LN）；Ⅵ型（晚期硬化性LN），免疫荧光可见大量免疫球蛋白及补体沉积。病理为Ⅲ、Ⅳ型增生性LN易发生急性肾损伤。对增生性LN在区分病理类型的同时，还应评价肾组织的LN的活动指数（AI）和慢性指数（CI），以指导临床治疗和判断预后。AI高是积极给予免疫抑制剂治疗的指征。CI的高低则决定病变的可逆程度与远期肾功能。

2.神经精神性狼疮

神经精神性狼疮（neuropsychiatric SLE，NPSLE）是指与SLE相关的一系列神经和精神症状，它可发生于SLE病初或病程的任何阶段。发病机制与血脑屏障损伤、血管栓塞、细胞因子、神经内分泌紊乱以及自身抗体损伤脑组织等多种因素相关。NPSLE最常见的症状是头痛，表现为严重、持续性头痛；其次是精神症状，包括幻听、幻视、记忆减退、注意力丧失等认知障碍以及抑郁、焦虑、情感淡漠等情绪失调；也可表现为肢体运动障碍、共济失调、癫痫发作、舞蹈症等；周围神经系统的表现比较罕见，如横贯性脊髓炎、格林-巴雷综合征、脑神经病变、单神经炎或多神经炎、重症肌无力等。

目前尚无对NPSLE诊断具有高度敏感度和特异度的实验室指标。抗核糖体P蛋白抗体对NPSLE具有良好的敏感性，但在无中枢神经系统累及的SLE患者中也经常出现。脑脊液一般表现为蛋白增多、压力增高、白细胞增多、糖和氯化物在正常范围。脑脊液中自身抗体阳性较血清中更有临床价值。脑脊液中抗SM抗体以及抗NMDA受体亚单位2（NR2）抗体与SLE急性意识障碍的发生相关，抗核糖体P

蛋白抗体与 NPSLE 的发展相关,抗神经节苷脂抗体能反映脑组织损伤的程度。影像学是诊断 NPSLE 重要的检查手段,头颅 CT、MRI 可以评价脑结构,MR 功能成像、氟代脱氧葡萄糖-正电子发射计算机断层显像(FDG-PET)、单光子发射计算机断层扫描(SPECT)可评价脑功能。NPSLE 目前尚无统一的诊断标准,对每个患者的评价均是基于临床表现、免疫学检查、脑部影像学和神经精神测评,并排除其他非 SLE 原因,如感染、原发性精神病、代谢紊乱、急性肾功能衰竭、内分泌疾病、有毒物质和创伤。

3.弥漫性肺泡出血

SLE 的肺部受累儿童发生率为 5%～67%,主要表现为胸膜炎(伴或不伴积液)、急性肺炎、间质性肺病、肺动脉高压、弥漫性肺泡出血(diffuse alveolar hemorrhage,DAH)、肺栓塞、肺萎缩综合征。DAH 是一种少见但可危及生命的肺部合并症,往往出现在疾病早期,临床表现为咳嗽、咯血、气促、呼吸困难、低氧血症,病死率为 42.1%～47.0%。SLE 如出现:①至少有 1 个肺部体征或症状,包括呼吸困难、咳嗽、咯血、低氧血症,插管或支气管镜检查显示血液回流;②与基线相比,48 小时血红蛋白下降超过 1.5g/dl;③胸部 X 线或胸部 CT 扫描表现为新的弥漫性渗出病变,可诊断为 SLE 合并 DAH。但有 1/3～1/2 的患者没有明显咯血和贫血表现,因此如出现红细胞比容骤降、低补体血症和缺氧表现,应考虑有 DAH 可能。DAH 需与免疫性血管炎、肺肾出血综合征、抗磷脂抗体综合征以及药物特别是应用抗凝治疗引起的出血等相鉴别。

4.狼疮性胰腺炎

狼疮性胰腺炎是一种罕见但可能危及生命的 SLE 表现,儿童发生率为 5%～6%,死亡率为 2%～21%。其发生与狼疮的活动性增高有关,病理机制包括血管缺血和损伤(血管炎、内膜增厚、免疫复合物沉积、微血栓、抗磷脂抗体和血管闭塞)、抗胰腺自身抗体、病毒感染和药物毒性等。腹痛、恶心、呕吐和发热是最常见的症状。狼疮性胰腺炎的诊断基于临床表现、血清淀粉酶和脂肪酶升高以及影像学的表现。

5.狼疮性肠系膜血管炎

狼疮性肠系膜血管炎(lupus mesenteric vasculitis,LMV)是一种肠系膜血管壁的急性白细胞破碎性血管炎,也称为狼疮性肠炎,为 SLE 严重的腹部表现,是 SLE 患者潜在致命性并发症之一。儿童 SLE 患者 LMV 发生率为 2.5%～3.6%。LMV 常表现为突然发作的弥漫性剧烈腹痛,有时伴有腹胀、吞咽困难、恶心、呕吐、腹泻等肠功能受损和腹膜炎的表现,也可出现肠坏死和肠穿孔。LMV 腹部增强 CT 主要表现:①局限性或弥漫性肠壁水肿、增厚、扩张,呈"靶形征"或"双晕征"样改变(见图 11-2-1A);②肠系膜血管充血,数量增加,可见"梳齿状"或"栅栏样"排列(见图 11-2-1B);③肠系膜脂肪变薄,腹腔积液。诊断 SLE 合并 LMV 时,需要排除其他引起急性腹痛的原因,如急性胃肠炎、胃肠道溃疡、急性胰腺炎、腹膜炎和引起腹痛的其他外科疾病等。

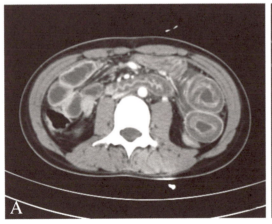
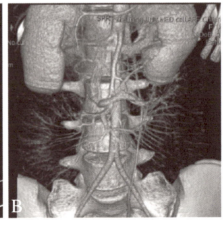

图 11-2-1 狼疮性肠系膜血管炎 CT 表现

6.心包压塞

17.8%的儿童 SLE 患者发生急性心脏病变,多数发生在 SLE 诊断后的第 1 年内,表现为心包炎、心肌炎、心瓣膜病变和冠状动脉炎等。与成人相比,儿童 SLE 患者发生心包炎和(或)心肌炎的比例更高,是成人的 4.4 倍。心包炎是儿童 SLE 患者最常见的心脏受累表现,大量的心包积液可导致心包压塞,造成心室舒张受阻和心排血量降低而危及生命。儿童 SLE 患者发生心包压塞比例为 2.5%~6.0%,可以发生在疾病的整个过程中。心包压塞表现为胸痛、呼吸短促、仰卧位时加重、坐起后症状可部分减轻,体检可发现有心动过速、心音低钝、奇脉、低血压和颈静脉怒张,X 线胸片提示心影增大,心电图通常显示 ST 段升高和 T 波峰值。心脏超声有助于明确诊断。

7.血栓性微血管病

血栓性微血管病(thrombotic microangiopathy,TMA)是累及多系统的微血管病,临床特征是血小板减少、微血管病性溶血性贫血和血管内皮严重受损导致的脏器缺血性损害。如果不及时治疗,TMA 患者的病死率高达 90%。SLE 是继发性 TMA 的常见原因,发生率为 1%~4%。但 SLE 疾病本身可表现为自身免疫性溶血性贫血和血小板减少性紫癜,容易掩盖 TMA 的表现,SLE 患儿出现贫血时反复外周血涂片检测破碎红细胞有助于及时识别 TMA。

SLE 合并 TMA 的诊断需要结合临床表现和辅助检查结果综合判断。SLE 患者中 TMA 性溶血性贫血及血小板减少为 2 个主要条件,发热、神经系统受累、肾脏受累和 vWF 裂解蛋白酶(ADAMTS13)活性降低为次要条件,符合 2 个主要条件+1 个次要条件,并除外其他原因引起的血小板减少和溶血性贫血等,可诊断 SLE 合并 TMA。ADAMTS13 活性明显降低(<5%~10%)、H 因子检测和肾脏病理活检证实肾脏 TMA 的存在可支持诊断。

8.灾难性抗磷脂抗体综合征

灾难性抗磷脂抗体综合征(catastrophic antiphospholipid syndrome,CAPS)发生于抗磷脂抗体(抗心磷脂抗体、抗 β2-糖蛋白-1 抗体)和(或)狼疮抗凝物阳性的患者,多见于原发性抗磷脂抗体综合征和 SLE 患者。临床特点为短时间内(几个小时~几天)出现多发性小血管血栓,导致急性多器官功能衰竭,病情凶险,病死率高达 37.0%~55.6%,需及早治疗。28.9%的儿童 CAPS 继发于 SLE,CAPS 也可以是 SLE 患儿的首发表现,合并感染或有外周血管血栓形成的患儿更容易发生 CAPS。

(三)疾病活动度的评估

疾病活动度评估是 SLE 治疗方案拟定的先决条件。目前采用系统性红斑狼疮疾病活动度评分(SLEDAI-2000)对 SLE 进行疾病活动度评分(见表 11-2-2)。该评分系统包括 24 小项评分项目,代表 9 个方面:中枢神经系统损害、血管炎、肾脏损害、肌肉骨骼损害、浆膜炎、皮肤损害、免疫学异常、全身症状、血液系统异常。是对患者就诊前 10 天内的情况进行评估,结果为 105 分。总分≤6 分为轻度活动,总分 7~12 分为中度活动,总分>12 分为重度活动。不同的评分,决定着的不同剂量激素的使用和不同免疫抑制剂的选择。

表 11-2-2　系统性红斑狼疮疾病活动度评分(SLEDAI-2000)

分数	项目	具体说明
8	癫痫发作	最近开始发作的,除外代谢、感染、药物所致
8	精神症状	因为对现实的感知受到严重干扰而影响正常活动能力。除外尿毒症、药物影响
8	器质性脑病	精神的改变伴定向力、记忆或其他智力功能的损害;并出现反复不定的临床表现,至少同时有以下两项:感知障碍、语无伦次、失眠或日间嗜睡、心理活动增多或减少。除外代谢、感染、药物所致
8	视觉受损	SLE 视网膜病变,除外高血压、感染、药物所致
8	脑神经异常	累及脑神经的新出现的感觉、运动神经病变

169

续表

分数	项目	具体说明
8	狼疮性头痛	严重持续性头痛,麻醉性止痛药无效
8	脑血管意外	新出现的脑血管意外。应除外动脉硬化
8	脉管炎	溃疡、坏疽、有触痛的手指小结节、甲周碎片状梗塞、出血或经活检、血管造影证实
4	关节炎	2个以上关节痛和炎性体征(压痛、肿胀、渗出)
4	肌炎	近端肌痛或无力伴肌酸激酶/醛缩酶升高,或肌电图改变或活检证实
4	管型尿	血红蛋白、红细胞或颗粒管型
4	血尿	$>5RBC/HP$,除外结石、感染和其他原因
4	蛋白尿	$>0.5g/24h$,新出现或近期增加
4	脓尿	>5 个 WBC/HP,除外感染
2	脱发	新出现或复发的异常斑片状或弥散性脱发
2	新出现皮疹	新出现或复发的炎症性皮疹
2	黏膜溃疡	新出现或复发的口腔或鼻黏膜溃疡
2	胸膜炎	胸膜炎性胸痛伴胸膜摩擦音、渗出或胸膜肥厚
2	心包炎	心包疼痛,并至少包含下列之一:心包摩擦、心包积液,或由心电图/超声心动图确诊
2	低补体	$CH50$、$C3$ 或 $C4$ 值低于实验室检查正常值下限
2	抗dsDNA抗体阳性	通过 farr 法测量 DNA 结合高于实验室测量的正常范围
1	发热	$>38℃$,需除外感染因素
1	血小板降低	$<100×10^9/L$,需除外药物因素
1	白细胞减少	$<3×10^9/L$,需除外药物因素

(四)辅助检查

SLE 辅助检查的主要目的首先是有助于明确 SLE 的诊断和鉴别诊断,其次是评估靶器官受累的情况及 SLE 病情活动度的判断,最后是了解有无合并症的发生。

1.抗核抗体谱

抗核抗体谱(antinuclear antibodies,ANAs)是自身免疫性结缔组织病的重要筛选试验。高滴度 ANA 可以作为诊断 SLE 的标准之一,随病情好转而下降,直至转阴,故连续观察滴度变化可作为疗效观察指标之一(见表 11-2-3)。

表 11-2-3 儿童 SLE 中自身抗体的意义

指标	阳性率	意义
抗 ds-DNA	65%～95%	SLE 特异性抗体,滴度与疾病活动度相关
抗 Sm	32%～34%	SLE 标志性抗体,滴度与疾病活动度无关
抗 U1RNP	27%～35%	多见于 SLE 或 MCTD,常伴有雷诺现象
抗核糖体 P 蛋白	5%～15%	多见于神经精神狼疮
抗组蛋白	SLE:42%～50%;药物性狼疮:96%	药物性狼疮的标志性抗体

续表

指标	阳性率	意义
抗 SSA(52KD/60KD)	27%～33%	与皮肤狼疮、NLE、SS 有关
抗 SSB(48KD)	13%～19%	与皮肤狼疮、NLE、SS 有关
抗核小体	50%～95%	多见于 SLE，尤其是活动性 LN
抗 scl-70	1%～15%	SSc 中更多见
抗 PM-Scl	1%～16%	重叠综合征的诊断标志
抗磷脂抗体	不详	与血管炎、血小板减少、血栓形成、溶血性贫血及神经精神症状有关。
类风湿因子	15%～35%	SLE、干燥综合征

注：U1 核糖核蛋白（U$_1$ ribonucleoprotein，U$_1$RNP）；新生儿红斑狼疮（neonatal lipus erythematosus，NLE）；干燥综合征（sjogren syndrome，SS）；混合结缔组织病（mixed connective tissue disease，MCTD）；系统性硬化症（systemic sclerosis，SSc）。

2.其他免疫学检查

可出现类风湿因子阳性、梅毒血清反应假阳性、γ球蛋白增高、补体降低等免疫学的异常。

三　治疗与管理

SLE 治疗原则为早期、个体化治疗，最大程度地延缓疾病进展，降低器官损害，改善预后。

(一)一般治疗

加强健康宣教，避免感染及危险物质，注意防晒，适度运动，注重心理支持，合理营养补充维生素 D。

(二)根据病情活动度选择激素与免疫抑制剂

1.轻度活动 SLE

针对轻度活动 SLE 的皮肤黏膜和关节症状，可选用非甾体抗炎药物、HCQ 以及 MTX 治疗，必要时给予小剂量糖皮质激素，如剂量≤0.5mg/(kg·d)的泼尼松或等效剂量的其他激素。

2.中度活动 SLE

采用口服足量糖皮质激素，如果需要长期应用 0.5～1.0mg/(kg·d)激素维持治疗，则有必要联合免疫抑制剂，常用药物为 MTX、AZA、LEF 等。

3.重度活动 SLE

因有重要器官的受累，其治疗分为诱导缓解和维持治疗两个阶段，诱导缓解阶段应用足量糖皮质激素[1.0～2.0mg/(kg·d)的泼尼松或等效剂量的其他激素，最大剂量不超过 60mg/d]联合免疫抑制剂治疗，特别是对于临床表现严重和狼疮危象的患儿，应积极给予甲泼尼龙冲击治疗，同时联合 CTX 冲击；其他免疫抑制剂可选用 MMF、CsA 和 FK-506。激素冲击治疗为静脉滴注甲泼尼龙 15～30mg/(kg·次)，最大量不超过 1g，每日 1 次，连用 3 日为 1 个疗程，每周 1 个疗程，可连用 2～3 个疗程，间隔期间及疗程结束后口服 1.5～2mg/(kg·d)的泼尼松或等效剂量的其他激素。维持治疗阶段应根据病情活动度调整激素用量，对病情长期稳定的患者，可考虑逐渐减停激素；免疫抑制剂可选用 CTX、MMF、CsA、MTX、AZA、LEF 和 HCQ 等。狼疮性肾炎的治疗流程参考 EULAR-欧洲肾病学会-欧洲透析和肾移植学会（European Renal Association-European Dialysis and Transplant Association，ERA-EDTA）制定的 2019 年狼疮肾炎诊疗指南（见图 11-2-2）。

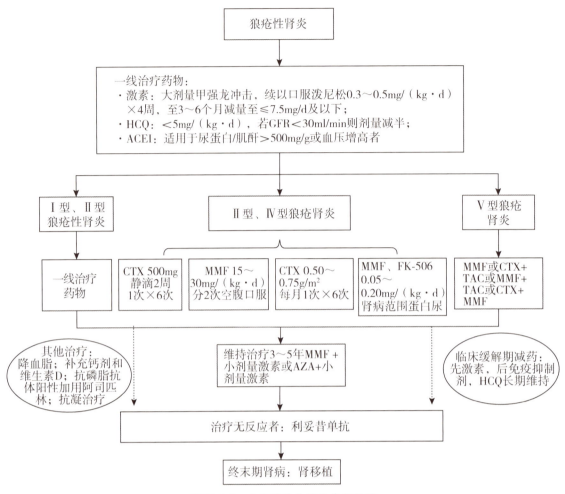

图 11-2-2 狼疮性肾炎的治疗流程图

(三)其他治疗措施

1.抗凝治疗

对抗磷脂抗体阳性的患儿可给予低剂量阿司匹林或小分子肝素抗凝治疗,对合并肺动脉高压的患儿也多主张用潘生丁抗凝治疗。

2.静脉注射丙种免疫球蛋白

静脉注射丙种免疫球蛋白可用于重症难治性或合并感染的 SLE 患者,多采用 400mg/(kg·d),连续 3~5 天为 1 个疗程,每月 1 个疗程,依病情可持续数个疗程。

3.生物制剂

经激素和(或)免疫抑制剂治疗效果不佳、不耐受或复发的 SLE 患者,可考虑使用生物制剂治疗。BAFF 抑制剂贝利尤单抗能改善患者的血清学指标,降低严重复发风险及减少激素用量。利妥昔单抗为抗 CD20 分子的鼠/人嵌合的单克隆抗体,对于对顽固性狼疮肾炎和血液系统受累的患者亦有良好效果。另外针对 CD22 的依帕珠单抗、针对 CTLA-4 的阿巴西普等也已经尝试用 SLE 的治疗且取得一定的临床疗效。

4.血浆置换和特异性免疫吸附

对重度或难治性 SLE 患者,可考虑使用血浆置换或免疫吸附辅助治疗,可明显改善临床症状和免疫学指标,但其远期效果与单纯应用药物治疗者无差别。适应证包括活动性重症 SLE、伴有心脑肾等重要脏器受累、药物治疗无效或因药物副作用而不能耐受所需的糖皮质激素及免疫抑制剂者。

5.干细胞移植治疗

干细胞移植治疗适用于常规药物治疗无效；病情进行性发展，预后不良；累及重要脏器危及生命；或不能耐受药物毒副作用者。

(四)随访及预后

治疗后的定期规律随访对防止复发和减少并发症非常重要。轻症患者或维持治疗的患者应每3个月随访1次，稳定期的患者可以6～12个月随访1次，但是重症诱导缓解期则建议每月随访，包括SLE血清学检查、器官功能评估以及治疗药物不良反应检测等。随访中应注意防治并发症，包括骨质疏松、股骨头坏死、肺动脉高压以及动脉粥样硬化等。

儿童系统性红斑狼疮发病急、进展快，起病即可表现为严重脏器受累，如不及时积极治疗，预后远比成人严重。急性期的死亡原因主要是SLE多脏器严重损害和感染，尤其见于狼疮性肾炎和神经精神性狼疮；慢性肾功能不全和药物的副作用是SLE远期死亡的主要原因。预后的改善有赖于对轻症的早期识别和早期诊断以及对SLE的正确治疗。

四 研究热点

随着测序、组学和生物信息技术的发展和微生物菌群、糖脂代谢、转录组学、单细胞研究技术的引入，SLE免疫病理机制成为研究的热点。研究发现，干扰素调节因子IRF5、肿瘤坏死因子样配体1、*TNFSF4*等与SLE的易感性关系密切。一些特定基因去甲基化的异常会导致相应的免疫细胞功能异常，从而诱发SLE。T细胞糖酵解、谷氨酰胺代谢和糖源性氧化磷酸化增加、氧化应激、糖苷神经鞘脂增加等免疫代谢因素均可导致效应T细胞功能异常增强。通过调节代谢相关蛋白酶来改变T细胞代谢可改变Th17/Treg比例，在未来SLE治疗中可能有一定前景。此外，肠道菌群与易感基因及表观遗传之间的交互作用是近年来SLE研究的热潮。多组学技术通过综合基因组、转录组、蛋白组、代谢组及宏基因组学等数据，整合分析机体内相互动态关联的生物学反应。该技术未来也有助于构建SLE免疫应答全景模式，成为揭示SLE奥秘的有力工具。

靶向治疗是未来SLE治疗的发展方向。贝利尤单抗作为B淋巴细胞刺激因子（B-lymphocyte stimulator，BLyS）抑制剂在SLE治疗的有效性和安全性在两项Ⅲ期RCT中得到验证，儿童SLE的Ⅳ期临床试验正在进行中。泰它西普（telitacicept）是一种通过双重抑制BLyS和增殖诱导配体（APRIL）来抑制B细胞增殖的融合蛋白，已在Ⅱb期RCT验证了其在高疾病活动度和血清学活动SLE患者中的有效性和安全性，该药物已于2021年获批于中国上市。此外，近期有应用抗CD38单克隆抗体达雷妥尤单抗（daratumumab）成功治疗重症SLE的病例报道，提示了这一药物在SLE中的应用前景。Janus激酶（Janus kinase，JAK）通过JAK-STAT通路介导多种细胞因子的细胞内信号传导，包括Ⅰ型干扰素和多种白介素（IL-6、IL-12、IL-23等）。JAK抑制剂巴瑞替尼（baricitinib）在一项Ⅱ期RCT中被证实对SLE患者的关节炎治疗有效。此外，IL-12/IL-23抑制剂乌司奴单抗（ustekinumab）、Ⅰ型干扰素抑制剂anifrolumab也都在临床试验中显示出了对于SLE的疗效，有望成为治疗SLE的新药。

SLE是一种预后不良、严重危害患者健康的疾病。在SLE的发病机制、临床表现异质性、精确诊断、个体化治疗、减少药物毒性、预防长期损伤等方面仍有许多亟待临床医生和研究者解决的问题。多组学研究、转化医学、大数据队列和精准医学将是今后发病机制及诊治方面研究的重要手段。跨学科、跨地区、跨国合作将为促进基础及临床研究、推进疾病规范化诊治提供广阔的合作和交流平台。

五 推荐文献阅读

1. Harry O, Yasin S, Brunner H. Childhood-onset systemic lupus erythematosus: a review and

update[J]. J Pediatr, 2018, 196(e2): 22-30.

2. Aringer M, Costenbader KH, Daikh DI, et al. 2019 European League Against Rheumatism/American College of Rheumatology classification criteria for systemic lupus erythematosus[J]. Ann Rheum Dis, 2019, 78(9): 1151-1159.

3. 中华医学会风湿病学分会, 国家皮肤与免疫疾病临床医学研究中心, 中国系统性红斑狼疮研究协作组. 2020 中国系统性红斑狼疮诊疗指南[J]. 中华内科杂志, 2020, 59(3): 172-185.

4. 中华医学会儿科学分会免疫学组, 中华儿科杂志编辑委员会. 中国儿童系统性红斑狼疮诊断与治疗指南[J]. 中华儿科杂志, 2021, 59(12): 1009-1024.

5. Fanouriakis A, Kostopoulou M, Cheema K, et al. 2019 Update of the Joint European League Against Rheumatism and European Renal Association-European Dialysis and Transplant Association (EULAR/ERA-EDTA) recommendations for the management of lupus nephritis[J]. Ann Rheum Dis, 2020, 79(6): 713-723.

六 病例剖析

【一般情况】 患儿，女，13岁。

【主诉】 面部皮疹2月余，间断发热伴皮肤黄染1个月。

【现病史】 患儿2月余前无明显诱因下出现面颊部红色皮疹，不高于皮面，日晒后明显，无瘙痒，至当地医院就诊，考虑"过敏"，予以外用药治疗。1个月前患儿出现全身皮肤黄染，伴间断发热，体温最高38℃左右，热峰1～2次/d，持续3～4天可自行降至正常，无咳嗽气促，无乏力纳差，无腹痛呕吐，无关节痛，无脱发等，未就诊。10余天前皮肤黄染加重，并出现巩膜黄染，解白陶土样大便1次，尿为浓茶色，至当地医院住院治疗，诊断为"肝功能异常、EB病毒感染、肝豆状核变性?"，予以"美能、思美泰"护肝退黄治疗，皮肤黄染无好转。4天前再次出现发热，为进一步治疗来我院，拟"肝功能异常、发热、皮疹待查"收住入院。

起病来，患儿神志清，精神尚可，胃纳一般，睡眠安，大小便如上述，体重无明显下降。

【既往史】 既往体健，否认重大疾病史，否认食物药物过敏史。

【个人史】 G2P2足月顺产，出生体重3.0kg，否认难产史及窒息抢救史。生后母乳喂养，按时添加辅食，现普食。按卡接种疫苗，生长发育与正常同龄儿相仿。

【家族史】 父亲体健，有一姐姐体健。否认家族中肝炎、结核等传染病史及肿瘤、遗传病史。

【入院查体】 T 38.4℃，P 126次/min，R 28次/min，BP 117/77mmHg，体重45kg，神清，精神软，全身皮肤巩膜黄染，双侧面颊部可见红斑，跨过鼻梁，伴少许脱屑（见图11-2-2）；颈软，颈部可及数枚肿大淋巴结，右侧较大者2cm×2cm，活动可，无触痛；上颚可见一溃疡，3cm×3cm，咽充血，扁桃体无明显肿大；呼吸平，两肺呼吸音粗，未闻及明显啰音，心律齐，心音中等，未及明显病理性杂音，腹平软，肝脾肋下未及肿大；神经系统未见阳性体征；左手第Ⅱ掌指关节及第Ⅲ近端指间关节压痛，活动受限，无红肿，其余关节无肿痛及活动受限。

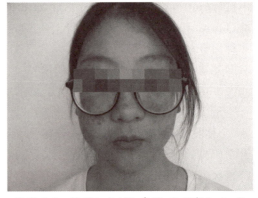

图11-2-3 蝶形红斑（额、鼻梁、面颊部红斑，呈蝶形分布，伴有鳞状脱屑）

【辅助检查】

1.外院血常规：WBC 3.7×10⁹/L，L 30.6%，N 63.9%，Hb 104g/L，Plt 105×10⁹/L，CRP<1mg/L；生化：总胆红素 138.5μmol/L，直接胆红素 84.9μmol/L，间接胆红素 53.6μmol/L，丙氨酸氨基转移酶 129U/L，天门冬氨酸氨基转移酶 427U/L。

2.EB病毒抗体五项：EB病毒核抗原抗体（IgG）>600U/ml，EBVCA-IgG 359μ/ml，EBVCA-IgM 58.9U/ml；铜蓝蛋白 0.13g/L，24小时尿酮 15.17μg。眼底检查未见 K-F 环。

【入院诊断】　1.发热、皮疹待查：结缔组织病？EB病毒感染？2.肝功能异常。

【进一步检查】

1.血常规、尿常规、便常规、血沉、生化、凝血谱、肺部CT、心电图、腹部B超、心脏超声等。

2.抗核抗体、类风湿因子、免疫球蛋白、补体、Coomb's试验等免疫学检查。

3.尿微量蛋白、24小时尿蛋白、头颅MRI、EBV-DNA、TORCH、PPD试验、血培养、骨髓常规等。

【诊疗计划】

1.卧床休息，监测生命体征。

2."更昔洛韦"抗感染，"美能"护肝，"思美泰、熊去氧胆酸"利胆退黄。

3.对症治疗，密切关注患儿关节痛、体温、血压、精神状态等情况，根据病情变化及时调整治疗方案。

【诊疗经过】

1.辅助检查结果

（1）抗核抗体 1:640，抗 ds-DNA 阳性，抗核糖体蛋白抗体阳性，抗核小体阳性，抗组蛋白抗体阳性，抗中性粒细胞胞浆抗体-核周型阳性；IgG 19.5g/L，IgA 4.36g/L，IgM 1.72g/L，C3 0.21g/L，C4 0.02g/L；直接抗人球蛋白试验阳性；类风湿因子阴性。

（2）血常规：WBC 3.66×10⁹/L，L 27.7%，N 64%，Hb 97g/L，PLT 121×10⁹/L，Ret 3.91%；尿常规：潜血（＋＋），尿胆红素（＋＋＋），尿蛋白（＋），尿红细胞 26/HP；24小时尿蛋白 683.9mg，尿蛋白/尿肌酐 1.13mg/mgCr。

（3）凝血谱、TORCH、EBV-DNA、PPD试验、血培养未见明显异常；肝胆脾胰、泌尿系B超、头颅MRI、心电图、脑电图、心脏彩超未见异常；肺部CT：两肺未见实质性病灶，两侧腋窝多发淋巴结肿大；骨穿：增生性骨髓象；眼科检查：眼底、眼压、视野未见异常。

2.诊断及疾病活动度评估

（1）患儿诊断：1.系统性红斑狼疮；2.狼疮性肾炎；3.胆汁淤积性肝炎。诊断依据：患儿，13岁，女性，慢性起病，面部蝶形红斑，口腔溃疡，关节炎，白细胞减少，溶血性贫血，血尿，蛋白尿，血胆红素增高，直接胆红素升高为主，肝功能异常，抗核抗体阳性，抗 ds-DNA 抗体阳性，直接抗人球蛋白试验阳性，排除感染及肿瘤相关疾病，根据2019年 EULAR/ACR SLE 分类标准，评分32分，故诊断。

（2）疾病活动度评分：SLEDAI-2000 评分为21分。

3.进一步治疗

予以"甲强龙 2mg/（kg·d），丙球 1g/kg"抗炎抗免疫反应，继续"美能、思美泰、熊去氧胆酸"护肝退黄治疗。2天后体温正常，10天后皮疹明显消退，皮肤及巩膜黄染逐渐好转。复查血常规正常；生化：总胆红素 43.7μmol/L，直接胆红素 20.2μmol/L，间接胆红素 23.5μmol/L，丙氨酸氨基转移酶 62U/L，天门冬氨酸氨基转移酶 63U/L；24小时尿蛋白 306mg。激素调整为甲泼尼龙片 1.5mg/（kg·d），加用羟氯喹 4mg/（kg·d），吗替麦考酚酯 20mg/（kg·d）口服联合治疗，并予以出院。

出院时患儿无发热，面部皮疹明显好转，无关节痛，无头晕，无咳嗽，无腹痛等不适。查体：神清，精神可，全身皮肤及巩膜黄染不明显，双侧面颊部红斑基本消退，口腔黏膜光滑，上颚溃疡愈合，心肺腹查体无殊，神经系统检查阴性，四肢关节无明显肿痛及活动受限。

【出院诊断】　1.系统性红斑狼疮；2.狼疮性肾炎；3.胆汁淤积性肝炎。

【出院建议】

1.注意休息,均衡营养;预防感冒,积极防治各种感染;避免皮肤直接暴露在太阳光下,避免使用香菇、芹菜、无花果等光敏感食物。

2.出院带药

(1)甲泼尼龙片(4mg/片),每次 16mg,每日 2 次口服。

(2)羟氯喹片(0.1g/片),每次 0.1g,每日 1 次口服。

(3)赛可平片(0.25/片),每次 0.25g,每日 2 次口服。

(4)维生素 D 滴剂(400U/片),每次 400U,每日 1 次口服。

(5)碳酸钙咀嚼片(0.3g/片),每次 0.3g,每日 1 次口服。

(6)氯化钾缓释片(0.5g/片),每次 0.5g,每日 2 次口服。

3.出院后定期监测血压、血糖,出院 2 周门诊复诊。

【随访及转归】

患儿出院后每半个月~1 个月门诊复诊,规律门诊随访,甲泼尼龙逐渐减量,随访 3 个月时甲泼尼龙片减量至 10mg 每日 1 次。随访 1 年时口服甲泼尼龙片 4mg 每日 1 次,羟氯喹片 0.1g 每日 1 次,赛可平片 0.25g 每日 2 次口服。患儿无发热、无关节痛、无皮疹,复查血常规、CRP、ESR、肝肾功能、C3、C4 正常,尿蛋白阴性,抗核抗体 1:320,抗 ds-DNA 抗体阴性。

第三节　川崎病

一　概　述

川崎病(Kawasaki disease,KD)于 1967 年由日本川崎富作首先报告,又称为黏膜皮肤淋巴结综合征(mucocutaneous lymphnode syndrome,MCLS),是一种以婴幼儿发病为主的急性全身性血管炎,是儿童后天性心脏病的主要病因之一,20%～25%的患者可发生冠状动脉损伤,引起冠状动脉扩张、动脉瘤及血栓形成,严重者可造成缺血性心脏病和猝死,影响成年后的生活质量。自 1970 年以来,世界各国均有发生,以亚裔人群发病率为高。本病呈散发或小流行,四季均可发病。发病年龄以 5 岁以下婴幼儿多见。我国流行病学调查表明,2000—2004 年北京 5 岁以下儿童发病率为 49.4/10 万;发病年龄在 5 岁以下者占 87.4%,男女发病比例为 1.83:1。

二　诊断与评估

(一)川崎病的诊断标准

1.川崎病的诊断标准主要依据临床表现和超声心动图等相关辅助检查结果

(1)主要表现:①发热:体温可达 39～40℃,持续 7～14 天或更长,呈稽留热或弛张热型,抗生素治疗无效。②球结合膜充血:于起病 3～4 天出现,无脓性分泌物,可自行消散。③唇及口腔表现:唇充血皲裂,口腔黏膜弥漫充血,舌乳头突起、充血,呈草莓舌。④手足症状:急性期手足硬性水肿和掌跖红斑,恢复期指(趾)端甲下和皮肤交界处出现膜状脱皮,指(趾)甲有横沟,重者指(趾)甲亦可脱落。⑤皮肤表现:多形性红斑和猩红热样皮疹,常在第 1 周出现。肛周皮肤发红、脱皮。⑥颈淋巴结肿大:单侧或双侧,表面不红,无化脓,可有触痛。

（2）心脏表现:于病程第 1~6 周可出现心包炎、心肌炎、心内膜炎、心律失常。冠状动脉损害多发生于病程第 2~4 周,但也可发生于疾病恢复期。发生冠状动脉瘤或狭窄者,可无临床表现,少数可有心肌梗死的症状。心肌梗死和冠状动脉瘤破裂可致心源性休克甚至猝死。

（3）其他:可有间质性肺炎、无菌性脑膜炎、消化系统症状（腹痛、呕吐、腹泻、麻痹性肠梗阻、肝大、黄疸等）、关节痛和关节炎。原接种卡介苗（BCG）瘢痕处再现红斑（接种后 3 个月~3 年内易出现）,对不完全型 KD 的诊断有重要价值。

2. 完全型 KD 的诊断标准

2017 年美国心脏协会（AHA）指南指出（见表 11-3-1）,满足患儿发热 5 天以上合并≥4 项主要临床表现可确诊完全型 KD;对于＞4 项上述主要临床表现,尤其是出现掌跖红斑、手足硬性水肿时,热程 4 天即可诊断。

表 11-3-1　AHA 指南完全型 KD 的诊断标准

发热 5 天以上,伴下列 4 项及以上临床表现者,排除其他疾患,即诊断川崎病
（1）颈部淋巴结肿大;
（2）多形性皮疹;
（3）眼结合膜充血,非化脓性;
（4）唇充血皲裂,口唇黏膜弥漫充血,舌乳头突起、充血呈草莓舌;
（5）四肢变化:急性期掌跖红斑,手足硬性水肿;恢复期指趾端膜状脱皮。

注:如表现≤3 项,超声心动图有冠状动脉损害,亦可确诊为川崎病。

日本卫生部 KD 研究委员会在 1970 年首次提出 KD 诊断标准后经多次修订和完善,2020 年形成了《川崎病第 6 版诊断指南》,其诊断标准（见表 11-3-2）指出:在排除其他发热性疾病的情况下,满足 5~6 项临床表现诊断或满足 4 项临床表现同时超声心动图提示冠状动脉病变均可诊断为完全型 KD。

表 11-3-2　日本卫生部完全型 KD 的诊断标准

川崎病诊断:
（1）发热;
（2）四肢变化:急性期掌跖红斑,手足硬性水肿;恢复期指趾端膜状脱皮;
（3）皮疹,包括全身多形性皮疹及卡疤红;
（4）双侧球结膜充血,非化脓性;
（5）唇充血皲裂,口咽部黏膜弥漫充血,舌乳头突起、充血呈草莓舌;
（6）颈部淋巴结肿大、非化脓性

3. 不完全川崎病的诊断标准

儿童发热天数≥5d,具备 2 或 3 项上述主要临床表现,除外其他疾病;婴儿发热天数≥7d 且无其他原因可以解释者,需要考虑不完全 KD 的可能。不完全 KD 的诊断流程图（见图 11-3-1）。

日本卫生部 KD 研究委员修订的《川崎病第 6 版诊断指南》中指出:在排除其他疾病情况下,满足 3~4 项临床表现,无冠状动脉病变但具有某些表现、实验室指标,或符合 3 项临床表现,超声心动图提示冠状动脉异常,诊断为不完全 KD。在满足 1~2 项临床表现情况下,排除其他疾病,仍可考虑不完全 KD。

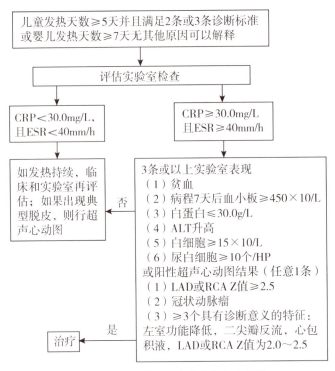

图 11-3-1　不完全川崎病的诊断流程图

注:冠状动脉左前降支(left anterior descending coronary artery,LAD);右冠状动脉(right coronary artery,RCA)

(二)IVIG 非敏感型 KD

IVIG 非敏感型 KD 也称 IVIG 无反应型 KD、IVIG 耐药型 KD、难治型 KD 等。多数认为,KD 患儿在发病 10 天内接受 IVIG 2g/kg 治疗,无论一次或分次输注 36~48 小时后体温仍高于 38℃,或给药后 2~7 天后再次发热,并符合至少一项 KD 诊断标准者,可考虑为 IVIG 非敏感型 KD。

(三)KD 合并冠状动脉病变的评估及分级

川崎病合并有冠脉病变的诊断主要依靠超声心动图。目前主张用 Z 值,即体表面积校正的冠状动脉管腔内径来评估冠状动脉异常。Z 值(Z Score)分类法,是基于正态分布数据的一个量化指标,其计算公式为(实测冠状动脉内容数值－回归方程预测值)/正常值标准差。目前多采用体表面积(body surface area,BSA)校正后 Z 值评价冠状动脉损害程度,具体分类标准如下。

(1)正常:Z 值<2。

(2)冠状动脉单纯扩张:2<Z 值<2.5,或者初始 Z 值<2,但在川崎病治疗后随访过程中变化≥1。

(3)小型冠状动脉瘤:2.5≤Z 值<5。

(4)中等冠状动脉瘤:5≤Z 值<10 或冠脉内径<8mm。

(5)大或巨大冠状动脉瘤:Z 值≥10 或冠脉内径≥8mm。

2020 年日本《川崎病第 6 版诊断指南》对 KD 冠状动脉病变进行了定义及分级,将 2.5≤Z 值<5 定义为小型动脉瘤,将 5≤Z 值<10 定义为中型动脉瘤,将 Z 值≥10 定义为巨大动脉瘤,5 岁以下儿童如果 Z 值难以评估,可采用冠状动脉内径绝对值进行定义,3mm≤内径<4mm 定义为小型动脉瘤,4mm≤内径<8 mm 定义为中型动脉瘤,内径≥8mm 定义为巨大动脉瘤,同时强烈推荐 5 岁(含)以上儿童采用 Z 值进行评估。

根据冠状动脉解剖形态的异常情况,结合是否存在心肌缺血,对川崎病冠状动脉病变进行风险分级(见表 11-3-3)。

表 11-3-3 冠状动脉病变的风险分级

风险分级	分级说明
Ⅰ	任何时期均无冠状动脉扩张（Z 值＜2）
Ⅱ	急性期仅冠状动脉轻度扩张（Z 值为 2.0～2.5），在病程 30 天内恢复正常
Ⅲ	病程 30 天后仍有冠状动脉单个小至中型冠状动脉瘤
Ⅲa	小型冠状动脉瘤（Z 值为 2.5～5）
Ⅲb	中型冠状动脉瘤（5≤Z 值＜10，且瘤体直径＜8mm）
Ⅳ	巨大冠状动脉瘤（Z 值≥10，或瘤体直径≥8mm），或 1 支冠状动脉内有多个动脉瘤，未达Ⅴ级
Ⅴ	冠状动脉瘤伴冠状动脉狭窄
Ⅴa	不伴心肌缺血
Ⅴb	伴心肌缺血

多数患儿仅为轻度扩张，大多在 4～8 周内恢复正常。巨大冠状动脉瘤发生率为 0.13%～0.70%，恢复的可能性小。值得注意的是，尽管部分患儿冠状动脉内径可恢复正常，但存在血管结构和功能持续异常，可进展为狭窄或闭塞。

(四)辅助检查

1.血液检查

周围血白细胞增高，以中性粒细胞为主，伴核左移。伴轻度贫血，血小板早期正常，第 2～3 周时增多。血沉增快，C 反应蛋白等急性时相蛋白、血浆纤维蛋白原和血浆黏度增高，血清转氨酶升高。

2.免疫学检查

血清 IgG、IgM、IgA、IgE 和血液循环免疫复合物升高；TH2 类细胞因子如 IL-6 明显增高，总补体和 C3 正常或增高。

3.心电图

早期示非特异性 ST-T 变化；心包炎时可有广泛 ST 段高和低电压；心肌梗死时 ST 段明显抬高、T 波倒置及异常 Q 波。

4.X 线

胸部 X 线可显示肺部纹理增多、模糊或有片状阴影，心影可扩大。

5.超声心动图

超声心动图是本病最重要的辅助检查手段。急性期可见心包积液，左室内径增大，二尖瓣、主动脉瓣或三尖瓣反流；可有冠状动脉异常，如冠状动脉扩张或冠状动脉瘤形成。冠脉扩张及冠脉瘤的标准根据患儿年龄及心脏超声 Z 值不同有差异，一般冠脉直径＞3mm 为扩张，＞4mm 为冠脉瘤，≥8mm 为巨大冠脉瘤。

6.冠状动脉造影

如超声检查有多发性冠状动脉瘤或心电图有心肌缺血表现者，应进行冠状动脉造影（coronary angiography，CAG），以观察冠状动脉病变程度并指导治疗。

7.多层螺旋 CT 血管成像

多层螺旋 CT 血管成像（multi-slice spiral computed tomography angiography，MSCTA）在检测冠状动脉狭窄、血栓形成、血管钙化方面明显优于超声心动图，可部分取代传统的冠状动脉造影。

(五)KD 鉴别诊断

1.感染性疾病

(1)麻疹：注意发热的同时有卡他症状、麻疹黏膜斑。发热 3～4 天后出现皮疹，且出疹后体温更高，出疹有自上而下的顺序,先于耳后、发际,渐及额、面、颈部,蔓延至躯干、四肢,最后达手掌与足底。出疹3～4天后发热开始减退,症状逐渐好转。

(2)猩红热:由A组溶血性链球菌感染所致,临床特征为发热、咽峡炎、全身弥漫性鲜红色皮疹和疹退后明显的脱屑。可有帕氏线、口周苍白圈。脱皮的特点为躯干呈糠状脱皮,手掌足底皮厚处见大片膜状脱皮,甲端皲裂样脱皮。病原学检查可有阳性,如咽拭子培养可有溶血性链球菌生长。抗生素治疗有效。

(3)传染性单核细胞增多症:常合并咽峡炎,扁桃体表面可见白色渗出物或假膜形成。血常规可见异常淋巴细胞,超过10%或绝对值超过1.0×10^9/L时有诊断意义。EBV特异性抗体及DNA检测有助于诊断。

(4)脓毒症:感染中毒症状明显,病原学检测可有阳性发现,如血培养、骨髓培养等,有效的抗生素治疗可控制症状。

(5)咽结合膜热:由腺病毒感染所致,咽部充血疼痛明显,结膜炎往往见于一侧,高热可持续3～5天,病程有自限性,对症治疗可好转。

2.肿瘤性疾病

对于长期不明原因发热的患者需警惕肿瘤性疾病。实体肿瘤相关的影像学检查、骨髓常规细胞学检查、血液肿瘤学指标的检查有助于鉴别。

3.其他风湿免疫性疾病

(1)全身型幼年特发性关节炎:该病发热时间长,需至少2周以上,伴关节炎,皮疹随体温升降而出现或消退,自身抗体检测可有阳性,如ANA可呈阳性。

(2)渗出性多形性红斑:该病皮损明显,表现为红斑、丘疹、水疱、大疱,典型的呈靶形或虹膜状红斑,多在肢端对称分布,常伴口腔、生殖器、眼部黏膜的糜烂或大疱。

4.外科急腹症

如阑尾炎、肠套叠、肠梗阻等,外科处理后并在抗生素治疗下如仍有发热不退,则需警惕,密切观察合并的临床症状,并及时检查心脏彩超观察冠脉变化,有助于川崎病的诊断。

三 治疗与管理

(一)急性期治疗

1.初始治疗

(1)主要治疗:①病程10天之内,诊断后尽早应用单剂IVIG 2g/kg,10～12小时持续静脉输入。注意在接受IVIG治疗后的11个月内不宜接种麻疹、腮腺炎、风疹和水痘疫苗。排除其他原因可解释的持续发热或冠状动脉异常合并进行性的全身性炎症,表现为ESR或CRP升高(CRP>3.0mg/dl),对发病10天后的患者应用IVIG是合理的。②阿司匹林初始剂量为30～50mg/(kg·d),在热退48～72小时或病程14天后改为小剂量3～5mg/(kg·d),6～8周且冠状动脉恢复正常后停用。

(2)辅助治疗:①糖皮质激素用于预估IVIG无反应和冠状动脉瘤高风险患者的初始治疗。醋酸泼尼松剂量为每日1～2mg/kg,2～3周逐渐减停,联合IVIG(2g/kg)以及阿司匹林治疗。②英夫利昔单抗为TNF-α单克隆抗体,能将IVIG无反应率从20%降至5%。

2.IVIG非敏感型KD的治疗

(1)继续第二剂IVIG(2g/kg):首剂IVIG后36小时仍发热(体温>38℃)者,可再次应用足量IVIG(2g/kg),可有效预防冠状动脉损伤。

(2)大剂量甲泼尼龙冲击治疗:通常是甲强龙20～30mg/kg,静脉注射3天,后续口服泼尼松逐渐减量。

（3）较长时间（2～3周）：泼尼松龙或泼尼松联合 IVIG（2g/kg）及阿司匹林。

（4）英夫利昔单抗：5mg/kg，可替代第二剂 IVIG 或激素。

（5）环孢霉素：主要抑制钙神经素-NFAT 通路。可用于第二剂 IVIG、英夫利昔单抗、激素治疗无效的难治性 KD。

（6）免疫调节单克隆抗体（除 TNF-α 拮抗剂）、细胞毒性药物、血浆置换可考虑用于第二剂 IVIG、长时间激素治疗、英夫利昔单抗无效的难治性患者。

3.冠状动脉瘤患者血栓预防及溶栓治疗

（1）抗血小板药物：对于小型冠状动脉瘤，用阿司匹林预防血栓形成；对于中型冠状动脉瘤，阿司匹林可与噻吩吡啶类（如氯吡格雷）联合；对巨大冠状动脉瘤者，应给予抗血小板联合抗凝治疗。

（2）冠状动脉血栓溶栓治疗：①冠状动脉瘤合并闭塞或即将闭塞的患者采用溶栓治疗，建议在急性心肌梗死发生的 12 小时内尽早用药，超过 12 小时溶栓意义不大。静脉药物溶栓的再通率为 70%～80%。儿科最常用的溶栓药物是纤溶酶原激活因子（tissue plasminogen activator，tPA），0.5mg/(kg·h)，共 6 小时。溶栓的同时需应用阿司匹林和低剂量肝素[10U/(kg·h)]，监测凝血谱和出血情况。tPA 结束后肝素加大至适合于年龄的剂量，同时动态复查超声心动图评估血栓情况，也可选用尿激酶（4400U/kg，10 分钟，单剂）或尿激酶（1000～4000U/kg，30 分钟，单剂），但效果不及 t-PA。患儿发生急性心肌梗死超过 12 小时者建议使用双抗血小板和抗凝 3 种药物（如阿司匹林、氯吡格雷和低分子肝素）治疗。川崎病急性和亚急性期，如果血栓为急性形成但无栓塞者，建议给予治疗量低分子肝素联合 2 种抗血小板药物治疗，至血栓溶解或明显减小并稳定，过渡至华法林口服联合 1 种抗血小板药物治疗；如果血栓为陈旧性仅在常规检查时发现，建议继续华法林联合阿司匹林治疗，控制 INR 达到目标值。②溶栓药物应与小剂量阿司匹林和小剂量肝素联合使用，并密切监测出血倾向。

4.其他治疗

（1）对症治疗：根据病情给予对症及支持疗法，如补充液体、保护肝脏、控制心力衰竭、纠正心律失常等，有心肌梗死时应及时进行溶栓治疗。

（2）心脏手术：严重的冠状动脉病变需要进行冠状动脉搭桥术。

（二）远期随访管理

川崎病为自限性疾病，多数预后良好。复发率为 1%～2%。其远期管理始于急性期末，即病程的 4～6 周。此时急性期的症状和体征已经缓解，冠状动脉受累也达到了最大程度。远期管理的目标是防止血栓形成和心肌梗死，保持理想的心血管健康。

无冠状动脉病变于出院后 1 个月、3 个月、6 个月及 1～2 年进行一次全面检查（包括体格检查、心电图和超声心动图等）。未经有效治疗的患儿，约 20% 发生冠状动脉病变，未经治疗患儿及患有冠状动脉瘤患儿应长期密切随访，每 6～12 个月一次。Ⅲb 以上患儿需终身随访，定期进行诱导性心肌缺血的评估、CAG、MSCTA 或磁共振冠状动脉成像（magnetic resonance coronary，MRCA）检查。冠状动脉扩张或冠状动脉瘤大多于病后 2 年内自行消失，但常遗留管壁增厚和弹性减弱等功能异常。巨大冠状动脉瘤常不易完全消失，可致血栓形成或管腔狭窄，因此，建议定期进行诱导性心肌缺血监测，必要时采用 CAG，以确定是否存在冠状动脉狭窄和闭塞。

四　研究热点

川崎病（KD）是一种罕见的全身性血管炎，主要影响 5 岁以下婴幼儿。尽管近五十年来，大量关于川崎病病因和发病机制的研究先后被报道，但迄今为止，对于川崎病的发病机制的解说仍存在争议。目前,有关于川崎病发病机制的研究主要集中在以下四个方面:感染因素、环境因素、免疫异常激活和遗传易感性。大量研究报道证实,川崎病急性期存在固有免疫和获得性免疫的异常激活,异常激活的免疫细胞如 CD8＋T 淋巴细胞、单核/巨噬细胞、树突状细胞等分泌 IL-6、IL-1β、TNF-α 等促炎因子和 MCP-1、MIP-1α 等趋化因子,引发内皮细胞的异常激活和功能受损,最终导致免疫性血管炎的发生。此外,大量临床证据证实川崎病存在明显的基因易感性,亚裔的发病率显著高于白种人,而有川崎病病史的父母,其子女患川崎病的风险也大大增加。多项研究通过 GWAS、连锁不平衡分析等方法对川崎病遗传易感基因进行筛查发现,接近 65％ 的基因风险集中在钙调节相关信号通路(Ca^{2+}/CaN-NFAT)、TGFβ 信号通路和人类白细胞抗原(human leukocyte antigens,HLA)。

目前除以上针对川崎病发病机制及易感因素的研究,如固有免疫反应、MMP 通路、钙离子信号通路、TNF 信号通路等在川崎病及冠脉损伤中的探索研究之外,川崎病发生发展过程中心肌炎、心肌缺血、瓣膜病变的发生也受到高度重视。除此之外,探索新的川崎病早期诊断指标,研究新的川崎病治疗药物,尤其是耐药性川崎病和难治性川崎病的治疗也一直在不断发展创新。

五 推荐文献阅读

1. McCrindle BW,Rowley AH,Newburger JW,et al. Diagnosis,treatment,and long-term management of Kawasaki disease:a scientific statement for health professionals from the American Heart Association[J]. Circulation,2017,135(17):e927-e999.

2. Kobayashi T,Ayusawa M,Suzuki H,et al. Revision of diagnostic guidelines for Kawasaki disease (6th revised edition)[J]. Pediatr Int,2020,62(10):1135-1138.

3. Cohen E,Sundel R. Kawasaki disease at 50 years[J]. JAMA Pediatr,2016,170(11):1093-1099.

4. 中华医学会儿科学分会心血管学组,中华儿科杂志编辑委员会. 川崎病冠状动脉病变的临床处理建议(2020 年修订版)[J]. 中华儿科杂志,2020,58(9):718-724.

5. 王卫平,孙锟,常立文. 儿科学[M]. 9 版. 北京:人民卫生出版社,2018.

六 病例剖析

【一般情况】 患儿,女,8 岁。

【主诉】 发热 5 天,眼红 2 天,关节疼痛 1 天。

【现病史】 5 天前患儿无明显诱因出现发热,体温 39.5℃,伴有右侧颈部出现一肿块,约 2cm×2cm,表面无红肿,局部皮温不高,痛感不明显,无皮疹,无咳嗽咳痰,无腹泻腹痛,无恶心呕吐,无抽搐等不适,在当地医院就诊,诊断为"急性淋巴结炎",给予"头孢呋辛每次 2g"静脉注射抗感染治疗 3 天,疗效不佳,患儿仍有发热,体温波动于 38.5～39.5℃ 之间,淋巴结无明显缩小,无其他伴随症状,继续抗感染治疗无好转。2 天前患儿出现双眼球结膜充血,无分泌物,未予特殊处理。1 天前患儿出现双手、双膝关节肿痛,表面不红,活动不受限,非游走性,为进一步治疗,来我院,查血常规"WBC $15.8×10^9$/L,Hb 105g/L,PLT $302×10^9$/L,CRP>160mg/L,ESR 95mm/h",门诊以"发热淋巴结肿大原因待查"收住院治疗。

发病以来,患儿精神反应稍弱,食欲欠佳,大小便正常,睡眠欠安,体重无明显增减。

【既往史】 既往体健。正规进行预防接种。无药物食物过敏史。无结核接触史,无其他传染病接触史。

【个人史】 足月顺产,生后无窒息,新生儿期体健,生长发育同同龄儿平均水平。

【家族史】 无殊。

【入院查体】　T 39.5℃,P 30 次/min,R 125 次/min,BP 92/55mmHg,体重 20kg。发育正常,营养良好,神志清楚,精神反应稍弱,呼吸平稳,全身皮肤未见皮疹,卡疤无明显红肿,双眼球结膜充血,咽充血,杨梅舌(+),口唇干红,皲裂,有血痂,右颈部可及 2~3 个肿大淋巴结,约 2.5cm×1.5cm,光滑,质软,可活动,皮肤表面无红肿,触痛不明显,双肺呼吸音粗,未闻及干湿啰音。心脏叩诊心界不大,心音有力,律齐,未闻及杂音。腹软,肝脾肋下未及,双手指(趾)端稍红、肿胀。双手掌指关节、双膝关节肿胀,压痛明显,活动无受限。神经系统查体无明显异常。

【辅助检查】　我院门诊血常规:WBC 15.8×10⁹/L,Hb 105g/L,PLT 302×10⁹/L,CRP>160mg/L,ESR 95mm/H;胸片:双肺纹理粗多,右下肺为著,心影不大。

【入院诊断】　发热淋巴结肿大原因待查:①川崎病? ②风湿热?

【诊疗计划】

1.完善相关检查,尽早明确诊断。

2.予退热补液等对症支持治疗,尽早给予丙球、阿司匹林、华法林等治疗。

3.根据相关检查结果及患儿病情变化,及时调整治疗方案。

【诊疗经过】

1.辅助检查结果

(1)血常规:WBC 16×10⁹/L,N 80.4%,Hb 100g/L,PLT 285×10⁹/L,CRP 97mg/L,ESR 90mm/h。

(2)尿常规阴性。PPD 阴性。血生化、肝肾功血钾、血钠、血钙、血氯均正常,白蛋白略低,心肌酶、肝功能正常。血培养阴性。血清病毒抗体检测病毒检测阴性、ASO、类风湿因子、支原体抗体、抗核抗体均阴性。凝血功能无殊。

(3)心电图:心电图窦性心律 ST Ⅱ、Ⅲ、V4~6 水平压低 0.05mV。心脏彩超各房室内径正常,左右冠状动脉瘤形成,左冠状动脉内径 8.0mm,前降支 5.1mm,回旋支 3.1mm,右冠状动脉起始端段 10.2mm,末段 5.4mm。

(4)手、膝关节 X 线片:双膝及手关节诸骨未见明显骨质异常,关节周围软组织稍肿。

(5)腹部 B 超及大血管 B 超未发现体动脉瘤。腹部脏器未见明显异常。

2.疾病转归

入院后完善相关检查,立即给予"丙种球蛋白 2g/kg"静脉冲击治疗,"阿司匹林[50mg/(kg·d)]、华法林[0.07mg/(kg·d)]"口服治疗。次日热退,眼红、颈部淋巴结肿大、关节肿痛等渐好转。动态复查血常规和 CRP 渐恢复正常,INR 波动在 1.5~2.0,心脏彩超冠状动脉扩张基本同前,未见血栓形成。

出院时患儿无发热,无眼红,无皮疹,无关节肿痛,胃纳可,二便无殊。查体:神清,精神可,呼吸平稳,两肺呼吸音清,未闻及干湿啰音,心律齐,心音中等,未及心杂音,腹软,肝脾肋下未及肿大,神经系统检查阴性。

【出院诊断】　1.川崎病;2.巨大冠状动脉瘤。

【出院建议】

1.注意休息,避免劳累,避免剧烈运动,11 个月内避免疫苗接种。

2.患儿需终身随访,出院后 2 周、1 个月、3 个月、6 个月、9 个月及 1 年进行一次全面检查(包括体格检查、心电图和超声心动图等)。之后每 3~6 个月随访 1 次。每 6~12 个月需进行诱导性心肌缺血的评估,必要时完善 CAG、MSCTA 或 MRCA 检查。

3.患儿合并有巨大冠状动脉瘤常不易完全消失,后期有冠脉狭窄及缺血风险,严重者需外科手术治疗。

4.如有再次发热、胸闷胸痛、心悸等不适,及时就诊。

第四节　过敏性紫癜

一　概　述

过敏性紫癜(Henoch-Schönlein purpura,HSP)是儿童期最常发生的血管炎,以非血小板减少性可触性皮肤紫癜、关节炎或关节痛、腹痛和胃肠道出血,以及肾小球性肾炎为主要临床表现。本病秋冬季多发,是一种自限性疾病,好发年龄为3~15岁儿童,其中男孩比女孩更常见(1.5∶1)。HSP病理损害属于白细胞碎裂性血管炎(leukocytoclastic vasculitis),其机制为IgA1沉积于小血管壁(主要是毛细血管、小静脉或小动脉)引起的自身炎症反应和组织损伤。IgA1糖基化异常和IgA1分子清除障碍在HSP的肾脏损害中起关键作用,患儿血清半乳糖缺乏IgA1(galactose-deficient IgA1,Gd-IgA1)水平增高,大分子的IgA1-IgG循环免疫复合物沉积于肾脏可能是导致紫癜性肾炎(HSPN)的重要机制。

对过敏性紫癜的认识经历了一个很长的时间,最早于1837年Schönlein提议以紫癜样皮疹、关节炎和尿沉渣异常作为HSP的三联诊断;1874年,Henoch则是描述了该病易出现紫癜皮疹、腹痛伴血性腹泻和蛋白尿;1948年则被命名为过敏性紫癜(anaphylactoid purpura)。到2012年,美国Chapel Hill(教堂山)举行的国际共识会议上,为了系统性地对血管炎进行定义区分,HSP被正式命名为IgA血管炎(IgA vasculitis,IgAV)。

二　诊断与评估

(一)IgAV诊断

2010年欧洲小儿风湿病学会(Paediatric Rheumatology European Society,PRES)的血管炎工作组提出儿科血管炎的新分类标准,IgAV的诊断标准为可触性下肢紫癜同时伴以下四个特征中的至少一个:①弥漫性腹痛;②活检显示典型的白细胞碎裂性血管炎或增殖性肾小球肾炎,以IgA沉积为主;③关节炎或关节痛;④肾脏受累(任何出现血尿和(或)蛋白尿的情况),具体见表11-4-1。

表11-4-1　IgAV的分类标准

标准		定义	敏感性	特异性
紫癜(必要条件)		紫癜(可触及)或瘀点,下肢为主,*与血小板减少无关	89%	86%
4项中至少一项	腹痛	弥漫性、急性绞痛;可能包括肠套叠和胃肠道出血	61%	64%
	组织病理学	以IgA沉积为主的白细胞碎裂性血管炎; 或以IgA沉积为主的增生性肾小球肾炎	93%	89%
	关节炎,关节痛	关节炎:急性关节肿胀或疼痛伴活动受限; 关节痛:没有关节肿胀或运动受限的急性关节疼痛	78%	42%
	肾脏受累	蛋白尿:>0.3g/24h;尿白蛋白/肌酐比值>30mg/mmol;或尿试纸检测≥2+; 血尿:红细胞管型;尿沉渣显示>5RBC/HP或红细胞管型	33%	70%

注:上述HSP分类的敏感性和特异性分别为100%和87%。＊如果紫癜呈非典型分布,需要活检证实有IgA沉积。

对于不典型分布的紫癜,则需要在活检中检出IgA的沉积。2019年IgAV欧洲诊治共识建议中也提到如果皮疹不典型或需排除其他诊断时应进行皮肤活检包括IgA特异性免疫荧光染色,但下肢和臀

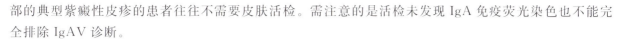

部的典型紫癜性皮疹的患者往往不需要皮肤活检。需注意的是活检未发现 IgA 免疫荧光染色也不能完全排除 IgAV 诊断。

(二)IgAV 肾炎严重度评估

在临床实践中,IgAV 肾炎(IgAV nephritis,IgAVN)严重度的评估对治疗决策包括是否行肾活检等具有重要意义。肾脏疾病的严重度评估可见表 11-4-2。肾脏的评估应使用估计的肾小球滤过率(estimated glomerular filtration rate,eGFR)和尿液分析(包括血尿和尿蛋白/尿肌酐比值(UP/UC)、尿白蛋白/尿肌酐比值(UA/UC))。如果 IgAV 患者有严重蛋白尿(UP/UC＞250mg/mmol 至少 4 周;严重蛋白尿尽管持续时间较短也是肾活检的相对指征),持续中等度蛋白尿(100～250mg/mmol)或损害的 GFR[＜80ml/(min·1.73m²)],应进行肾活检。通常 1g/d 的蛋白尿(24 小时尿量)＝晨尿 UP/UC 100mg/mmol＝晨尿 UA/UC 70mg/mmol,这也近似于 150mg/dl 的尿试纸检测的尿蛋白量,但不能替代实验室 UP/UC 或 UA/UC 比值。

表 11-4-2　IgAVN 严重度评价

IgAVN 严重度	定义
轻度	正常 GFR(＞80ml/min/1.73m²) 和轻度(晨尿 UP/UC＜100mg/mmol)或中度蛋白尿(晨尿 UP/UC 100～250mg/mmol)
中度	肾活检显示＜50％新月体 和 GFR 受损(＜80ml/min/1.73m²)或严重的持续性蛋白尿(＞250mg/mmol 至少 4 周)
重度	肾活检显示＞50％新月体 和 GFR 受损(＜80ml/min/1.73m²)或严重持续性蛋白尿(＞250mg/mmol 至少 4 周)
持续性蛋白尿	UP/UC＞250mg/mmol 持续 4 周; 或 UP/UC＞100mg/mmol 持续 3 个月; 或 UP/UC＞50mg/mmol 持续 6 个月

(三)辅助检查

1.实验室检查

目前没有诊断性的实验室特异指标。IgAV 患儿的血小板正常或增加,可与血小板减少引起的紫癜相区别;在一些儿童中发现了中度白细胞增多伴核左移;正色素性贫血常与胃肠道失血有关,80％的腹部疾病患者粪潜血试验阳性。血沉可正常或增快,C 反应蛋白升高。凝血功能通常正常,部分患儿可有纤维蛋白原、D-二聚体增高。尿常规可有红细胞、蛋白、管型,重症可见肉眼血尿,通常血尿和蛋白尿为最常见的肾脏表现。血肌酐、尿素氮大多正常,少数合并有急性肾炎或急进性肾炎者可升高。

抗核抗体(ANA)、抗中性粒细胞胞浆抗体(ANCA)和类风湿因子(RF)通常为阴性。虽然患者血清的 C1q、C3 和 C4 的水平通常是正常的,但可伴有低的总补体水平、血清备解素和 B 因子,提示补体替代激活途径的存在。血浆 von Willebrand 因子水平升高,显示内皮细胞受损;可能存在含 IgA 的循环免疫复合物和冷球蛋白。急性期有半数患者的血清 IgA 和 IgM 浓度升高,产循环 IgA 细胞的数量增加,而其他形式的白细胞碎裂性血管炎患者中通常无此表现。

2.影像学检查

超声检查对 IgAV 消化道受累的早期诊断与鉴别诊断非常重要,是排除肠套叠首选的检查方法。急性期肠道病变可见肠壁水肿增厚,肠腔呈向心性或偏心性狭窄,其黏膜层和浆膜层可有晕环状低回声表现;有时皮肤紫癜出现前就可显示肠道损害的超声表现。腹部 X 线可表现为肠黏膜折叠增厚、指纹征、肠襻间增宽以及肠胀气伴液平,同时结肠和直肠内无气体。CT 检查往往在腹部平片和超声检查有疑问时应用,当 CT 提示多节段的跳跃性肠壁增厚、肠系膜水肿、血管充血以及非特异性淋巴结肿大,需考虑 IgAV。

3.内镜检查

消化道内镜能直接观察 IgAV 患者的胃肠道改变,严重腹痛或胃肠道大出血时可考虑内镜检查。内镜下胃肠黏膜形态改变除了与检查时间有关外,也与疾病本身的严重程度相关。典型者为紫癜样斑点、孤立性出血性红斑、微隆起、病灶间可见相对正常黏膜。若内镜下可见胃肠道广泛充血水肿、糜烂及溃疡形成,特别是十二指肠降部及回肠末端的病变,应注意 IgAV 可能。

4.组织活检

典型病例皮肤活检并非常规进行。但对皮疹不典型或疑诊患者可行皮肤活检以协助诊断。典型病理改变为白细胞碎裂性血管炎,IgA(主要是 IgA1)沉积在真皮毛细血管和毛细血管后小静脉是本病的特征性表现。在某些 IgAV 病例中,可能无法检测到血管组织中的 IgA 沉积,特别是当活检标本取自病变中部时,其中的蛋白水解酶可能导致 IgA 染色呈阴性。

肾活检仅适用于有持续性或显著性肾脏表现的儿童。可呈现增生性肾小球肾炎的病理表现,既可是局灶性、节段性的,也可以弥漫性的新月体形成。荧光显微镜检查可见 IgA 的沉积,但在大多数受累的肾小球中,常同时伴有 IgG、纤维蛋白、C3 和备解素沉积;沉积物大多出现在系膜细胞中,但在一些重症病例中也可在周围的毛细血管祥中出现。

(四)鉴别诊断

典型 IgAV 病例的诊断不难,若临床表现不典型,皮肤紫癜未出现,则容易误诊为其他疾病。需与免疫性血小板减少性紫癜、急性链球菌感染后肾小球肾炎、SLE、败血症、溶血尿毒综合征以及其他类型的血管炎等相鉴别。有急腹症表现时必须与其他更常见的引起腹痛和消化道出血的原因相鉴别,如肠套叠、肠梗阻、阑尾炎、急性胰腺炎等。

三 治疗与管理

(一)治疗原则

IgAV 具有自限性,通常单纯的皮疹不需要治疗。治疗原则主要是控制患者急性症状和影响预后的因素,包括急性腹痛、关节痛和肾损害。急性期应卧床休息,要注意液体摄入量、营养以及保持电解质平衡。有消化道出血者,如腹痛不严重仅大便潜血阳性,可予以流质饮食。有明显呼吸道和消化道等感染时可酌情给予抗感染治疗,但急性期后的抗感染治疗对 IgAV 的发生并无治疗和预防作用。注意寻找和避免接触过敏原。

(二)皮疹的治疗

皮肤受累通常是自限性的,不需要特殊治疗。当出现危及皮肤完整性的大疱或坏死性皮疹时,可能需要治疗,目前基于单个病例报告或小病例系列,推荐皮质类固醇作为一线治疗,并且应在大疱或相关坏死区域出现后立即开始。也可以应用氨苯砜和(或)硫唑嘌呤来控制病变或减少皮质类固醇的暴露。

(三)关节症状的治疗

大约 2/3 的患儿会发生关节痛和(或)急性关节炎。在急性期,疼痛可能很严重,在 IgAV 不存在肾炎的情况下,或仅有镜下血尿作为 IgAV 肾炎唯一的肾脏发现时,NSAIDs 不是禁忌证。没有足够的证据在 IgAV 中应用 NSAID 会引起胃肠道出血风险增加,但存在活动性胃肠道出血时禁用 NSAID。肌肉骨骼疾病很少需要额外的免疫抑制,但包括甲氨蝶呤、羟氯喹和氨苯砜在内的任何免疫抑制剂都可能起作用。

(四)消化道症状的治疗

大多数消化道受累症状轻且持续时间短,通常不需要治疗。当有严重腹痛、胃肠道出血等情况时则需要干预。糖皮质激素可作为一线治疗(通常口服 1~2mg/(kg·d),不超过 2 周,然后逐渐减量)。如果病情危及生命或不能耐受口服,可以静脉注射甲基泼尼松龙。二线治疗包括使用吗替麦考酚酯、甲氨蝶呤、秋水仙碱、羟氯喹、单剂量静脉注射环磷酰胺、丙种球蛋白以及生物制剂如利妥昔单抗等;严重的难治性病例可行血浆置换。

(五)肺部受累的治疗

IgAV 患儿肺部受累较罕见,通常表现为弥漫性肺泡出血(DAH)。在疾病的活动期可出现肺功能异常但无呼吸道症状的亚临床肺损伤,提示 IgA 免疫复合物也可沉积在肺泡间隔血管。几乎所有肺出血儿童都有不同程度的肾脏受累,支气管肺泡灌洗液可以证实诊断。通常口服或静脉小剂量激素无效,建议高剂量甲基泼尼松龙静脉冲击治疗,可同时加用免疫抑制剂进行治疗。

(六)紫癜性肾炎的治疗

越来越多的证据支持肾素-血管紧张素阻断剂对蛋白尿患者的有益作用。因此,对于肾脏受累伴持续性蛋白尿(>3 个月)的 IgAV 儿童,无论他们是否接受泼尼松龙或其他免疫抑制治疗,应考虑使用血管紧张素受体阻滞剂或血管紧张素受体阻滞剂来预防和(或)限制继发性肾小球损伤。对于轻度 IgAVN 肾炎患者,可口服泼尼松龙应作为一线治疗,AZA 或 MMF 或 CSA 可考虑作为二线治疗或激素助减剂。对于中度 IgAV 肾炎患者,口服泼尼松龙或静脉甲基泼尼松龙冲击治疗可作一线治疗,AZA、MMF 或静脉 CTX 根据肾活检的组织病理学结果作为一线或二线治疗。重度 IgAV 肾炎的治疗与肾脏受累的全身性小血管炎相似,通常伴有高剂量糖皮质激素和静脉注射 CTX 诱导缓解,较低剂量的糖皮质激素联合 AZA 或 MMF 作为维持治疗。有关 IgAVN 的详细治疗请参见紫癜型肾炎章节。IgAV 常见的皮肤关节、胃肠道以及肾脏受累的治疗决策流程见图 11-4-1。

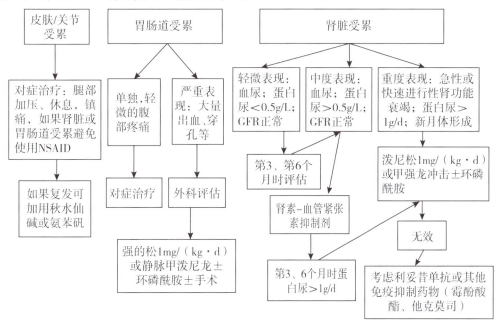

图 11-4-1 IgAV 皮肤关节、胃肠道以及肾脏受累的治疗流程图

(七)糖皮质激素的使用

大多数情况下,IgAV 只需要支持治疗和镇痛对症治疗。当 IgAV 患者出现以下情况:睾丸炎、脑血管炎、肺出血、其他严重的器官或危及生命的血管炎表现,对于严重腹痛和(或)直肠出血的患者(已排除肠套叠),可考虑激素治疗。口服糖皮质激素(泼尼松龙/泼尼松)的剂量应为 1~2mg/(kg·d),严重者可考虑静脉冲击治疗,使用甲基泼尼松龙针(10~30mg/kg,连续 3 天,最多 1g/d)。不建议使用激素来预防 IgAV 相关肾炎的发生。

(八)其他治疗

吗替麦考酚酯、环磷酰胺、硫唑嘌呤、他克莫司等免疫抑制剂常用于严重 IgAVN 患者的治疗，但尚无较高的证据级别研究证实对 IgAV 肾脏以外症状治疗的有效性。静脉丙种球蛋白能改善 IgAV 坏死性皮疹、严重消化道症状、脑血管炎等的症状，当常规激素治疗无效时可选用。当患者有急进性紫癜型肾炎或伴有严重合并症时，可选用血浆置换或血液灌流。生物制剂如 CD20 单克隆抗体(利妥昔单抗)、抗甘露聚糖结合凝集素丝氨酸肽酶的单克隆抗体(narsoplimab)等也被用于治疗难治性 IgAV 或 IgAVN。

(九)预后以及随访

大多数 IgAV 儿童预后良好。通常近期预后与消化道症状有关，远期预后与肾炎相关。而肾脏病变的严重程度是长期预后的重要决定因素。有报道显示近一半的 IgAV 儿童可出现至少有一次复发，通常表现为皮疹和腹痛，每次发作通常都很相似，但比前一次发作时间更短、症状更温和。大多数病情恶化发生在最初的 6 周内，但也可能发生在发病后 2 年，这可能与自发的或反复发作的呼吸道感染相关。皮肤血管炎的严重程度与内脏受累无关。

IgAV 是自限性疾病，大多在 8 周内痊愈。儿童 IgAV 肾脏损害 85％发生在病程 4 周内，91％发生在病程 6 周内，97％发生在 6 个月内，因此建议对尿液分析正常的患儿至少随访 6 个月，一般随访半年后尿检查无异常者少见有长期肾损害发生。通常临床上有肾炎表现者应密切随访至少 5 年，包括尿液分析与血压监测等。

四 研究热点

迄今为止，IgAV 的病因以及发病机制仍未被完全阐明，病因可能涉及感染、免疫异常、遗传等因素。目前研究显示半乳糖基化不良的 IgA1 水平升高本身似乎不足以引起 IgAVN，因此，高水平半乳糖基化不良的 IgA1 可能需要"二次打击"才能形成导致肾炎的免疫复合物。控制 IgA1 半乳糖基化的基因是未知的，其他可能调节 IgA 合成和半乳糖基化的因素包括遇到抗原时的 B 细胞编码、Toll 样受体激活和局部细胞因子的产生。应进一步探索控制这些过程的遗传机制，以更好地了解遗传对 IgAVN 发病机制的影响。尽管目前尚未发现单基因突变引起 IgAV，但人类白细胞抗原、家族性地中海、血管紧张素转换酶以及甘露糖结合凝集素等基因的多态性与 IgAV 的发病密切相关。表观遗传调控包括 DNA 甲基转移酶、组蛋白修饰等也被日益重视。

由于疾病的严重度以及脏器受累的评估对治疗决策有重大影响，因此对生物标志物的研究受到了较大的关注。研究显示 IgAV 可诱导中性粒细胞的激活，引起 TNF-α 释放从而导致内皮水平的损伤。目前中性粒细胞胞外诱捕网的形成以及中性粒细胞/淋巴细胞的比值被用来监测或评估系统损害情况。血清新喋呤、缺血修饰白蛋白、皮肤 miRNA-223-3p 水平以及尿液 NGAL、KIM-1、和 L-FABP 等变化被用于评估 IgAV 严重性；尿液 KIM-1、MCP-1 和 NAG 等与肾炎的疾病严重程度相关。目前在 ClinicalTrials 数据库注册的有关 IgAV 临床研究主要集中于免疫抑制剂对 IgAV 和 IgAVN 的疗效与安全性评价。

五 推荐文献阅读

1. Davin JC, Coppo R. Pitfalls in recommending evidence-based guidelines for a protean disease like Henoch-Schonlein purpura nephritis [J]. Pediatr Nephrol, 2013, 28(10): 1897-1903.

2. Di Pietro GM, Castellazzi ML, Mastrangelo A, et al. Henoch-Schonlein Purpura in children: Not

only kidney but also lung [J]. Pediatric Rheumatology Online Journal,2019,17(1):75.

3. Ozen S,Marks SD,Brogan P,et al. European consensus-based recommendations for diagnosis and treatment of immunoglobulin a vasculitis-the SHARE initiative [J]. Rheumatology,2019,58(9):1607-1616.

4. Pillebout E,Sunderkotter C. IgA vasculitis [J]. Semin Immunopathol,2021,43(5):729-738.

5. Sugino H,Sawada Y,Nakamura M. IgA vasculitis:Etiology,treatment,biomarkers and epigenetic changes [J]. International Journal of Molecular Sciences,2021,22(14):7538.

六　病例剖析

【一般情况】　患儿,女,6岁10个月。

【主诉】　反复皮疹伴关节肿痛1月余。

【现病史】　患儿1月余前无明显诱因出现双下肢皮疹,为散在对称性瘀点瘀斑,高于皮面,压之不褪色,伴双踝关节、双膝关节肿痛,无发热,无咳嗽、咳痰,无鼻塞、流涕,无呕吐、腹泻,无头晕、头痛,无尿频、尿急、尿痛,无肉眼血尿,无泡沫尿。患儿至当地医院住院治疗,查尿常规"白细胞(＋),潜血(—),尿蛋白(—),白细胞24/µl",诊断"过敏性紫癜",予以"甲强龙40mg每天1次静滴(7天)、维生素C静滴"等治疗,皮疹好转后出院。出院后患儿皮疹仍反复出现,性质同前,伴左腕及右踝关节肿痛,至我院门诊就诊,查血常规、尿常规无明显异常,予"醋酸泼尼松10mg每天2次口服(3天)、甲强龙40mg静滴1天、头孢克肟口服、阿莫西林克拉维酸钾静滴(12天)、美能、维生素C、西替利嗪"等对症治疗。患儿皮疹较前稍消退,仍有关节痛。为求进一步诊治,门诊拟"过敏性紫癜"收入院。

起病来,患儿神清,精神可,胃纳可,睡眠可,大小便正常,体重无明显变化。

【既往史】　既往有变应性鼻炎病史,否认其他病史;否认食物、药物过敏史。

【个人史】　G2P1,足月顺产,出生体重3.8kg,否认窒息抢救史。生后混合喂养,按时添加辅食,现普食。按卡接种疫苗。生长发育与正常同龄儿童相仿。

【家族史】　父母体健。否认家族中肝炎、结核等传染病史及肿瘤、高血压等遗传病史。

【入院查体】　T 36.8℃,P 100次/min,R 24次/min,BP 93/58mmHg,体重23.5kg,神清,精神可,呼吸平稳,咽不红,双侧扁桃体I°肿大,两肺呼吸音粗,未闻及啰音,心律齐,心音中,未闻及明显杂音,腹软,肝脾肋下未触及,未触及包块,双下肢以及臀部可见暗红色皮疹,高于皮面,压之不褪色(见图11-4-2),左踝关节稍肿胀,无压痛,左腕关节肿胀,有压痛,神经系统查体阴性。

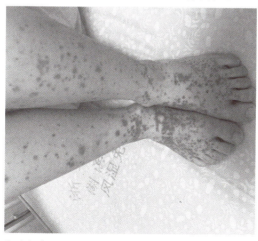

图11-4-2　IgAV典型皮疹(双下肢出血性皮疹,呈瘀点或瘀斑,高出皮面,压之不褪色)

【辅助检查】　尿常规(外院):白细胞(＋)、潜血(—)、尿蛋白(—)、白细胞24/µl,余阴性。过敏原检测阴性；抗核抗体阴性。血常规＋超敏 CRP：WBC 12.73×10⁹/L，L 16.8％，N 75.9％，Hb 133g/L，Plt 251×10⁹/L，CRP 6.6mg/L。

【入院诊断】 过敏性紫癜。

【进一步检查】

1.三大常规、血气、生化、血沉、凝血谱、胸片、心电图、肝胆胰脾 B 超、心超等。

2.24 小时尿蛋白定量、TBNK 细胞、免疫球蛋白＋补体等。

3.MP＋CP 抗体、咽拭子 MP-DNA、咽拭子培养、幽门螺杆菌现症感染蛋白、PPD 试验等。

【诊疗计划】

1.予以"甲强龙 20mg，q12h"静滴；"美能片、维生素 C"口服。

2.对症治疗：维持水电解质平衡，密切关注患儿皮疹、腹痛、关节痛等情况，根据病情变化及时调整治疗方案。

【诊疗经过】

1.辅助检查结果

(1)血常规＋CRP：WBC 12.68×10⁹/L，L 17.7％，N 77.5％，E 0.2％，Hb 121g/L，Plt 231×10⁹/L，CRP 2.99mg/L；粪便隐血试验阳性，血气、生化、血沉、凝血谱基本正常。

(2)尿常规：尿蛋白弱阳性，余阴性。24 小时尿蛋白定量：61.6mg。

(3)免疫球蛋白＋补体：免疫球蛋白 G 10.9g/L，免疫球蛋白 A 2.22g/L，免疫球蛋白 M 1.32g/L，总免疫球蛋白 E ＜18.8IU/ml；补体 C3、补体 C4 正常。CD 检测（TBNK 细胞）：CD19 10.1％，CD3 80.9％，CD4 17.1％，CD8 49.6％，CD3⁻ CD16⁺ CD56⁺ 4.5％，CD4/CD8 0.34。

(4)MP＋CP＋LG 抗体：MP-IgM 1.68 COI，余阴性；咽拭子 MP-DNA、咽拭子培养、幽门螺杆菌、PPD 试验均阴性。

(5)胸片：两肺纹理稍多。心超：三尖瓣轻度反流。肝胆胰脾、双肾、输尿管、膀胱 B 超未见明显异常。心电图：窦性心律不齐；ST-T 轻度改变。

2.疾病转归

入院后予以"甲强龙 20mg，q12h"静滴×5 天；"美能片、维生素 C"口服；患儿入院第 3 天腹痛明显，予以禁食，"洛赛克"抑酸等治疗，患儿腹痛好转，入院第 4 天停禁食，入院第 5 天改为"甲强龙 20mg，qd"静滴×5 天，患儿病情好转，无新发皮疹，无腹痛，无关节痛，无肉眼血尿、泡沫尿，予以出院。

3.出院情况

患儿无新发皮疹，无腹痛，无关节痛，无肉眼血尿，无泡沫尿，无发热，无咳嗽，胃纳精神可，二便无殊。查体：神清，精神可，呼吸平稳，咽不红，双侧扁桃体 Ⅰ°肿大，两肺呼吸音粗，未闻及啰音，心律齐，心音中，未闻及明显杂音，腹软，肝脾肋下未触及，未触及包块，双下肢散在陈旧性皮疹，无明显关节肿胀、压痛及活动受限，神经系统查体阴性。

【出院诊断】 过敏性紫癜（混合型）。

【出院建议】

1.注意休息，避免受凉，避免感染。

2.出院带药：

(1)醋酸泼尼松(5mg/片)，每次 15mg(3 片)晨起顿服×3 天；每次 10mg 晨起顿服×3 天；每次 5mg 晨起顿服×3 天。

(2)碳酸钙 D3 咀嚼片(0.3g/片)每次 0.3g(1 片)每天 1 次口服。

(3)维生素 D 滴剂(400IU/粒)每次 400IU(1 粒)每天 1 次口服。

3.出院后 1 周风湿免疫科门诊就诊。半年内规律复查尿常规。

4.如有皮疹、腹痛、关节痛、泡沫尿等不适，及时就诊。

第五节　风湿热

 一　概　述

风湿热（rheumatic fever,RF）是一种 A 组 β-溶血性链球菌（group A streptococcus,GAS）感染咽峡炎后的自身免疫性疾病，是全球欠发达地区心血管发病率和死亡率最重要原因之一。其病理特点是全身结缔组织的非化脓性炎症，主要累及关节、心脏、皮肤和皮下组织，偶可累及中枢神经系统、血管、浆膜及肺、肾等。急性发作时通常以关节炎较为明显，可伴有发热、皮疹、皮下结节、舞蹈症等；急性发作后常遗留轻重不等的心脏损害，尤其以瓣膜病变最为显著，形成慢性风湿性心脏病（rheumatic heart disease,RHD）或风湿性瓣膜病。RF 发病可见于任何年龄，最常见为 5～15 岁的儿童和青少年，3 岁以内的婴幼儿极为少见。急性风湿热（acute rheumatic fever,ARF）多见于儿童，5～18 岁儿童 ARF 的年平均发病率为 20.05/10 万。ARF 自 1950 年以来发病率逐年下降，但全球每年仍有超过 30 万例 ARF 病例发生，估计目前有超过 3000 万例 RHD 病例，是 50 岁之前死于心血管疾病的首要病因。

二　诊断与评估

ARF 临床表现多种多样，临床上沿用 1992 年修订的 Jones 诊断标准，主要依靠临床表现，辅以实验室检查。随着临床多个领域的发展，特别是多普勒超声心动图的广泛应用以及其对诊断及评估 RHD 的作用，2015 年美国心脏协会对 Jones 标准第一次进行实质性修订，增加了推荐分类以及证据级别。需要说明的是，没有单一的实验室检查或临床特征可诊断 ARF，目前该标准只是指导性的，并不意味着它是"金标准"。ARF 和 RHD 在全球的分布是不均匀的，且同一国家的不同地理区域、特定种族和社会经济群体的疾病分布也存在明显差异，为了避免低危人群的过度诊断和高危人群的漏诊，所以新的修订标准进行了相应的区分。低危人群是指 ARF 每年发病率≤2/100000 学龄儿童（通常 5～14 岁）或全年龄 RHD 每年患病率≤1/1000 所在人群；高危人群是指 ARF 每年发病率＞30/100000 学龄儿童或全年龄 RHD 每年患病率＞2/1000。

（一）急性风湿热诊断

ARF 的诊断采用主要标准和次要标准的组合。关节炎、心脏炎、舞蹈症和皮肤表现等主要表现与 ARF 密切相关，而发热和炎症标志物升高等次要表现支持诊断。心脏炎可能涉及心内膜、心肌或心包，其中瓣膜炎认为是最具特征的表现。一般来说，没有瓣膜受累的心脏炎很少被认为是风湿性的。与 ARF 相关的关节炎通常被描述为是一种游走性多关节炎，最常累及大关节（膝、踝、肘和腕），呈自限性（通常持续＜4 周），使用水杨酸盐（通常 3 天内起效）或非甾体抗炎药可迅速改善。舞蹈症为一种无意识的非节律性运动，有时伴有肌肉无力或情绪障碍，常在 ARF 发作后的 1～3 个月内出现，并且可以作为一种孤立的表现出现，可以不存在前驱链球菌感染的证据。2015 年新修订的 Jones 修订标准见表11-5-1。

表 11-5-1　急性风湿热 Jones 修订标准(2015 年)

	中、高风险人群	低风险人群
先前链球菌感染证据	以下任一项都可作为前驱感染的证据: 1.抗链球菌溶血素 O 或其他链球菌抗体效价升高。效价进行性升高要比单独一次升高的结果更可信; 2.A 组 β 溶血性链球菌咽拭子培养阳性; 3.检测前高度怀疑链球菌性咽炎的儿童,快速 GAS 抗原检测阳性。	
主要表现	1.心脏炎[临床和(或)亚临床]; 2.多关节炎或无菌性单关节炎或多关节痛; 3.舞蹈症; 4.环形红斑; 5.皮下结节	1.心脏炎[临床和(或)亚临床]; 2.多关节炎; 3.舞蹈症; 4.环形红斑; 5.皮下结节
次要表现	1.体温≥38℃; 2.单关节痛; 3.ESR≥30mm/h 和(或)CRP≥30mg/L; 4.心电图 PR 间期延长	1.体温≥38.5℃; 2.多关节痛; 3.ESR≥60mm/h 和(或) CRP≥30mg/L; 4.心电图 PR 间期延长
ARF 初次诊断	1.先前 GAS 感染证据＋两个主要表现; 2.或先前 GAS 感染证据＋一个主要＋两个次要表现	
ARF 复发诊断	2.既往有可靠的 ARF 或 RHD 病史: 1.先前 GAS 感染证据＋两个主要表现; 2.或先前 GAS 感染证据＋一个主要和两个次要表现; 3.或三个次要表现	

注:如果关节炎作为主要表现,则不能将关节痛视为同一病人的额外次要表现。如果心脏炎是主要表现,则不能将延长的
　　PR 间期视为额外的次要表现。

(二)风湿性心脏炎诊断

所有确诊和疑似的 ARF 患者都应行多普勒超声心动图检查。风湿性心脏炎是指由 ARF 引起的心内膜活动性炎症,主要累及瓣膜、心内膜,伴或不伴有心肌和心包受累。虽然 ARF 可能发生心肌炎和心包炎,但心脏炎的主要表现是心内膜受累,尤其是二尖瓣和主动脉瓣炎。在急性炎症发作消退后,风湿性心脏炎仍可导致慢性损伤。在 ARF 症状出现期间或 12 周内,超声心动图检测到瓣膜受累的证据,但心脏听诊无异常者,称为亚临床风湿性心脏炎。

(三)风湿性心脏病诊断

1.风湿性心脏病

心脏瓣膜的持续损伤导致二尖瓣和(或)主动脉瓣关闭不全,或者瓣膜狭窄。风湿性心脏病的并发症包括心力衰竭、栓塞、心内膜炎和心房颤动。

2.亚临床风湿性心脏病

在无症状人群的超声心动图筛查中检测到的风湿性瓣膜病变。由于病变较轻,心脏听诊往往无异常。

(四)亚临床心脏炎(风湿性瓣膜炎)的心超诊断

部分 ARF 患者心脏听诊无异常发现,但心超提示二尖瓣或主动脉瓣有病理性反流。而且在 2 年的随访中约 45％的患者瓣膜病理性反流仍持续或出现恶化。因此,对于识别心脏受累的患者超声心动图检查比单纯的临床检查更可靠。这也突出了亚临床心脏炎的重要性质,并作为 ARF 诊断的主要临床表现之一。风湿性瓣膜炎的心超诊断依据:①病理性二尖瓣反流(4 项均符合):至少在 2 个切面中出现,至

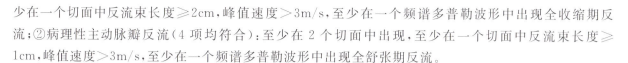

少在一个切面中反流束长度≥2cm,峰值速度>3m/s,至少在一个频谱多普勒波形中出现全收缩期反流;②病理性主动脉瓣反流(4项均符合):至少在2个切面中出现,至少在一个切面中反流束长度≥1cm,峰值速度>3m/s,至少在一个频谱多普勒波形中出现全舒张期反流。

(五)辅助检查

1.病原学诊断

咽拭子培养是诊断GAS咽炎的常规方法,也是诊断的金标准。对于未接受治疗的GAS咽炎患者,扁桃体或后咽部分泌物培养几乎均为阳性,然而阳性结果不能除外GAS为慢性定植而急性疾病的表现是其他病原体所致。咽拭子GAS培养定量检测也不能区分GAS携带或感染状态。若咽拭子培养阴性,则多数伴咽喉痛的患者无需抗生素治疗。GAS的抗原检测RADT(rapid antigen detection tests,主要检测GAS细胞壁的碳水化合物)也有助于疾病的诊断,阳性的急性咽炎患者往往需要治疗。但与咽培养一样,RADT阳性者也可能是GAS慢性定植而急性发病是其他病原体所致。多数RADT检测方法结果阴性并不能除外GAS的存在,可行咽拭子培养协诊。

2.链球菌抗体检测

链球菌抗体效价反映的是既往而非现在的免疫反应,因此不能用于鉴别患者为GAS携带者还是GAS感染者。抗链球菌抗体滴度增高提示可能近期GAS感染,有利于鉴别可疑风湿热患者的GAS感染。最常测定的抗体是ASO和抗脱氧核糖核酸酶B(ADNase B),这对可能伴有非化脓性并发症(急性风湿热或急性肾小球肾炎)的GAS感染者是非常有价值的。ASO效价大约在感染1周内上升,3～6周达到高峰;抗脱氧核糖核酸酶B效价在感染后1～2周上升,6～8周达高峰。即使是不伴并发症的GAS感染,2项试验结果的效价也可能持续数月高于正常。

3.急性炎症反应指标

ARF患者的血清CRP水平和(或)ESR升高。75%的患者WBC<15×10⁹/L,因此WBC升高并不是ARF敏感的炎症标记物。除了孤立的舞蹈症外,大多数ARF患者血清CRP水平≥30 mg/L,和(或)ESR≥30mm/h。如果血清CRP和ESR均正常,基本不支持ARF诊断。通常血清CRP比ESR上升得更快,随着发作的消退而下降得更快。尽管症状会在更短的时间内消退,但ESR可能会持续升高3～6个月。其他如免疫球蛋白G、免疫球蛋白A、补体C3可升高。

4.心电图及影像学检查

对风湿性心脏炎有较大意义。心电图检查有助于发现窦性心动过速、P-R间期延长和各种心律失常。超声心动图可发现早期、轻症心脏炎以及亚临床心脏炎,对轻度心包积液较敏感。心肌核素检查(ECT)可检测出轻症及亚临床型心肌炎。

5.症状学鉴别诊断

提示GAS是急性咽炎的病原体的临床表现有突然发作的喉咙痛、吞咽疼痛、不同程度的发烧和头痛、扁桃体红斑伴渗出物、颈前淋巴结炎、软腭瘀点、悬雍垂红肿以及猩红色皮疹等。但这些临床表现单独都不足以诊断GAS咽炎,而且只有3岁以上的儿童较为敏感。鼻炎、声音嘶哑、咳嗽、腹泻、结膜炎和特征性病毒性皮疹等则往往提示急性病毒性咽炎。

三 治疗与管理

(一)急性风湿热的治疗

ARF的治疗有三个主要目标:清除链球菌感染,去除诱发ARF的病因;控制临床症状,治疗心脏炎、关节炎、舞蹈症;减少RHD进展。

1.一般治疗

注意保暖,避免潮湿和受寒。有心脏炎者应卧床休息,待体温正常、心动过速控制、心电图改善后,继续卧床休息3~4周后恢复活动。急性关节炎早期亦应卧床休息至体温正常后开始活动。

2.消除链球菌感染灶(一级预防)

使用单剂量苄星青霉素肌内注射(≤27kg,60万IU;>27kg,120万IU)或口服苯氧甲基青霉素10天疗程可实现根除。也可口服阿莫西林(每天35~40mg/kg,连用10天)、头孢菌素、大剂量阿奇霉素[儿童12mg/(kg·d),最大量500mg,连续5天]或克拉霉素[15mg/(kg·d),最大量250mg bid,连续10天]进行治疗。对于已知青霉素有轻微超敏反应的患者,头孢菌素可能是最佳选择。服用青霉素后有血管性水肿、低血压或过敏反应史的患者应接受大环内酯类抗生素治疗。

3.对症以及支持治疗

(1)关节痛和关节炎:使用大剂量阿司匹林[50~60mg/(kg·d),最大为80~100mg/(kg·d),分3~4次口服],关节症状在治疗开始后1~3天内好转,而且对退热的效果良好。治疗疗程通常需要1~4周,甚至长达12周。基于阿司匹林的胃肠道副作用,治疗期间通常会联合使用质子泵抑制剂。其他非甾体抗炎药比如萘普生[15~20mg/(kg·d),分2次口服]显示出与阿司匹林相当的症状缓解,布洛芬也可能有效。类固醇激素治疗导致ESR下降得更快,但与阿司匹林相比,停药后ESR反弹的可能性更大,因此需在停用激素前一周加用阿司匹林,以防症状反弹。

(2)心脏炎:初始治疗主要为休息和利尿剂的应用。对于轻中度心脏炎,可应用阿司匹林[80~100mg/(kg·d),分3~4次口服],维持4~8周,然后4周内逐渐减停。糖皮质激素治疗仅用于严重心脏炎和充血性心力衰竭患者,也包括房室传导阻滞和心包积液。通常泼尼松以1~2mg/(kg·d)口服给药,持续时间通常不超过2~3周,并在2~3周内逐渐减量并停用,在终止激素治疗前一周,应开始服用阿司匹林以避免症状反弹。ARF发作期间可使用血管紧张素转换酶抑制剂、利尿剂等用于缓解症状,如发生心力衰竭,则按相应指南治疗。

(3)舞蹈症:舞蹈症通常在GAS感染后数周至数月出现,因此可以在没有ARF的其他特征的情况下出现,大多数患者会在1~6个月内自行消退。目前认为多巴胺拮抗剂(比如氟哌啶醇、匹莫齐特和氯丙嗪等)可改善症状;抗癫痫药(卡马西平和丙戊酸钠)可缓解症状,且副作用较少,可能优于多巴胺拮抗剂。在一项随机试验中,口服泼尼松龙(每天2mg/kg,持续4周)可降低舞蹈症的强度和完全缓解的时间。另外有认为静脉注射免疫球蛋白、血浆置换等也有一定效果。但鉴于其自身病程有限,轻度孤立性舞蹈症通常不需要治疗。当需要药物治疗时,卡马西平或丙戊酸钠可能是最佳选择。

4.减少风湿性心脏病的进展

没有已知的治疗可以减少或延缓风湿性心脏病的进展。既往认为ARF的抗感染治疗是最有可能降低进展为RHD的风险。但目前有研究认为类固醇激素治疗并未降低1年内瓣膜病的发生率。需要国际随机试验来严格评估免疫抑制方案在减少ARF患者疾病进展方面的效果。

(二)急性风湿热的预防

1.接种疫苗

使用疫苗预防GAS感染可能是预防ARF的最有效方法。由emm基因编码的GAS M蛋白是疫苗开发的主要目标,目前开发可行的候选疫苗的主要挑战是emm类型的多样性及其全球分布的广泛差异。疫苗的开发进展一直缓慢,目前有转向开发预防GAS咽喉炎和侵袭性感染的疫苗。

2.二级预防

二级预防包括在诊断ARF或RHD后定期使用抗生素,以防止将来发生GAS感染和ARF复发,减少慢性瓣膜损害的发生。尽管降低了ARF的复发风险,但没有随机试验证据支持二级预防可以防止疾病进展。考虑到所有可用的证据,短期的抗生素预防(在ARF或RHD诊断后10年,或直到40岁,以较晚者为准)可能是合适的。长效苄星青霉素每 4 周给药一次(体重≤27kg,60 万 IU;体重＞27kg,120 万 IU)是 ARF 预防的一线推荐。2020 年澳大利亚指南推荐的 ARF 二级预防的推荐持续时间见表 11-5-2,有关 RHD 的详细治疗以及预防请参见成人资料。

表 11-5-2 ARF 二级预防的推荐持续时间

诊断	定义	预防持续时间	停止预防的条件	停药后超声心动图的随访时间
不确定的 ARF（没有心脏受累）	整个 ARF 发作期间超声心动图和心电图正常	12 个月（然后重新评估）	1.在过去的 12 个月内没有 ARF 症状和体征；2.正常超声心动图	第 1 年
高度怀疑的 ARF	超声心动图正常	最近一次发作后至少 5 年或直到 21 岁(以较长者为准)	1.过去 5 年内没有高度怀疑或确定的 ARF；2.正常超声心动图	第 1、3、5 年
明确的 ARF 但无心脏受累	发作期间超声心动图和 ECG 正常	最近一次发作后至少 5 年或直到 21 岁(以较长者为准)	1.过去 5 年内没有高度怀疑或确定的 ARF；2.正常超声心动图	第 1、3、5 年
明确的 ARF 伴心脏炎（无残存心脏病或瓣膜疾病）		最近一次发作后至少 10 年或直到 21 岁(以较长者为准)		
明确的 ARF 伴心脏炎,且伴残存心脏疾病或持续瓣膜病变		最近一次发作后至少 10 年或直到 40 岁(以较长者为准),有时需终身预防		

四 研究热点

ARF 的发病机制尚不完全清楚,多数认为是遗传易感个体对 GAS 感染的自身免疫反应的结果。GAS 感染后是否会发生 ARF,取决于遗传易感性和感染菌株的毒力。关于风湿性心脏炎进展为 RHD 相关的免疫学和炎症途径也尚不清楚。目前认识到一些易感基因,参与 GAS 感染后固有免疫和适应性免疫蛋白质的编码。6 号染色体短臂几个 HLA-DR 等位基因,特别是 HLA-DR7 认为与 ARF 发病相关。HLA-DQA1 和 DQB1 基因的变异可能会增加澳大利亚土著人患 ARF 的风险,同时 IGH 基因片段的等位基因被证明与 RHD 有关。

单独的 ASO 和 ADNase B 抗体检测方式既不够灵敏,也不够特异,因此链球菌前驱感染的证据会存在问题。且 ASO 和 ADNase B 抗体滴度可以保持升高很长时间,因此单个结果的升高不一定和目前疑似的 ARF 表现相关;而相隔 2～4 周连续性检测又不太实际。因此,需要更好的检测方式来诊断前驱链球菌感染。所以新的免疫测定、分子微生物学测试以及宿主生物标志物等有待进一步的开发。

五 推荐文献阅读

1. RHD Australia (ARF/RHD writing group). The 2020 Australian Guideline for Prevention, Diagnosisand Management of Acute Rheumatic Fever and Rheumatic Heart Disease［M］. 3rd edn. Casuarina,NT:RHD Australia,2020.

2. Gewitz MH,Baltimore RS,Tani LY,et al. Revision of the Jones Criteria for the diagnosis of acute rheumatic fever in the era of Doppler echocardiography:a scientific statement from the American

Heart Association[J]. Circulation,2015,131(20):1806-1818.

3. ReményiB, Wilson N, Steer A, et al. World Heart Federation criteria for echocardiographic diagnosis of rheumatic heart disease—an evidence-based guideline[J]. Nat Rev Cardiol,2012,9(5):297-309.

4. Karthikeyan G,Guilherme L. Acute rheumatic fever[J]. Lancet,2018,392(10142):161-174.

六 病例剖析

【一般情况】 患儿,男,8岁6个月。

【主诉】 皮疹、关节痛1月余。

【现病史】 患儿1月余前食用深海鱼后出现红斑及风团样皮疹,伴瘙痒,高于皮面,病初为双上肢皮疹,后双下肢、背部、腹部出现皮疹,伴双膝、双肘关节活动后疼痛,关节无明显红肿,伴有大腿酸痛,手指、足底肿胀,未予以特殊治疗,患儿皮疹、关节痛好转。10天前患儿左肘部出现皮下结节,直径2~3cm,无压痛,未予特殊治疗,7天前结节消失。病程中无发热,偶有咳嗽、咳痰,无胸闷、气急,无腹痛、腹泻,无肉眼血尿,无泡沫尿,无肢体抖动。患儿至当地医院就诊,查血常规:白细胞6.1×10⁹/L,中性粒细胞59.3%,血红蛋白114g/L,血小板541×10⁹/L,CRP 24.6mg/L;ASO 1029.1IU/L;抗核抗体:抗PM-Scl弱阳性,余阴性;尿常规、生化、心电图、心超、肌电图、胸部CT未见明显异常,诊断"1.荨麻疹;2.链球菌感染;3.风湿热?",先后予以"阿莫西林克拉维酸钾静滴9天、青霉素静滴4天"抗感染,"西替利嗪"口服抗过敏,"维生素C"静滴等治疗,现患儿仍有反复皮疹,无明显关节痛,偶有咳嗽,无发热。为求进一步诊治,患儿至我院就诊,门诊拟"荨麻疹、链球菌感染"收入院。

起病来,患儿精神可,胃纳可,睡眠可,大小便正常,体重无明显变化。

【既往史】 既往有慢性鼻炎病史,否认食物、药物过敏史。

【个人史】 G3P3,足月顺产,出生体重3.8kg,否认窒息抢救史。生后母乳喂养,按时添加辅食,现普食。按卡接种疫苗。生长发育与正常同龄儿相仿。

【家族史】 外祖母有"心脏病",父母体健。否认家族中肝炎、结核等传染病史及其他遗传性疾病史。

【入院查体】 T 36.2℃,P 92次/min,R 20次/min,BP 105/60mmHg,体重36kg,神清,精神可,呼吸平稳,咽不红,双侧扁桃体Ⅰ°肿大,无渗出,两肺呼吸音清,未闻及啰音,心律齐,心音中,未闻及明显杂音,腹软,无压痛、反跳痛,肝脾肋下未及肿大,神经系统查体阴性,腹部可见陈旧性皮疹(呈环形),各关节无明显红肿、压痛及活动受限,双侧4字征阴性。

【辅助检查】 外院血常规:WBC 6.1×10⁹/L,N 59.3%,HGB 114g/L,PLT 541×10⁹/L,CRP 24.6mg/L。血沉45mm/h。抗核抗体:抗PM-Scl弱阳性,余阴性。尿常规、生化、心超、心电图、肌电图、胸部CT:未见明显异常。

【入院诊断】 1.荨麻疹;2.链球菌感染。

【进一步检查】

1.三大常规、血气、血沉、降钙素原、生化、心肌标志物、凝血谱、细胞因子、心电图、心超、腹部B超等。

2.TBNK细胞、过敏原+免疫球蛋白+补体、类风湿因子、抗核抗体、HLA-B27抗原、肿瘤标志物、骨髓细胞学等。

3.抗链球菌溶血素O、血培养、咽拭子培养等。

4.四肢长骨片、右肘关节B超、右肘关节MRI平扫等。

【诊疗计划】

1. 予以头孢曲松 2g qd 静滴抗感染。

2. 予甲强龙 20mg bid 静滴抗炎。

3. 维生素 C 静滴、瑞安吉口服、氯雷他定口服等对症治疗；

4. 进一步完善相关检查,根据病情变化及时调整治疗方案。

【诊疗经过】

1. 辅助检查结果

(1)血常规+CRP:WBC 8.49×10⁹/L,L 24.3%,N 69.7%,Hb 108g/L,Plt 470×10⁹/L,CRP 38.14mg/L。血沉:100mm/h。尿便常规、降钙素原、细胞因子、凝血谱、生化、心肌标志物、骨代谢:基本正常。

(2)过敏原+免疫球蛋白:屋尘螨/粉尘螨 3.12 IU/L,免疫球蛋白 E 250IU/ml,余正常。TBNK 细胞:CD19 11.2%,CD3 77.6%,CD4 26.1%,CD8 44%,CD3⁻ CD16⁻ CD56⁺ 10.2%,CD4/CD8 0.59。

(3)抗链球菌溶血素 O 1769.0 U/ml(明显增高);其他病原学检查均阴性。抗核抗体谱阴性,HLA-B27、类风湿因子均阴性。

(4)四肢长骨片未见异常。肝胆胰脾肾 B 超:未见明显异常;后腹膜 B 超:未见明显异常。骨髓细胞学:增生性骨髓象。右肘关节 MRI 平扫:右肘关节少量积液。

(5)心超:左室稍增大、二、三尖瓣轻度反流;间隔 5 天心超:二、三尖瓣及主动脉瓣轻度反流;间隔 6 天心超:三尖瓣轻度反流;主动脉瓣轻度反流。心电图:1. 窦性心律;2. I度房室传导阻滞。

2. 疾病转归

入院后予"头孢曲松 2g,每天 1 次×10 天"静滴抗感染,"甲强龙 20mg,每天 2 次×10 天静滴,醋酸泼尼松片 20mg 每天早上 1 次,15mg 每天晚上 1 次(3.31)口服"抗炎,"维生素 C"静滴,"瑞安吉"口服营养心肌,"氯雷他定"口服抗过敏。患儿皮疹较前消退,双足趾稍有疼痛,一般情况可,住院治疗 12 天后予出院。

3. 出院情况

患儿皮疹明显消退,双足趾稍有疼痛,其余关节无明显肿痛及活动受限,无腹痛、呕吐、腹泻,无咳嗽,无发热,精神胃纳可,二便无殊。查体:神清,精神可,呼吸平稳,咽不红,双侧扁桃体 Iº肿大,无渗出,两肺呼吸音清,未闻及啰音,心律齐,心音中,未闻及明显杂音,腹软,无压痛、反跳痛,肝脾肋下未及肿大,神经系统查体阴性,腹部可见陈旧性皮疹,各关节无明显红肿、压痛及活动受限,双侧 4 字征阴性。

【出院诊断】 1. 风湿热;2. I度房室传导阻滞。

【出院建议】

1. 注意休息,避免受凉,避免感染;如有皮疹、关节痛、发热等不适,及时就诊。

2. 出院 1 周风湿免疫科专科门诊随访,每 4 周肌内注射苄星青霉素 120 万 U。

3. 出院带药:

(1)醋酸泼尼松片(5mg×50 片),早 20mg,晚 15mg 口服(1 周)。

(2)瑞安吉(10ml:1g×10 支),每次 10ml,每天 2 次口服。

(3)补达秀(0.5g×24 片),每次 0.5g,每天 2 次口服。

(4)维生素 D 滴剂(400IU×30 粒),每次 400IU,每天 1 次口服。

(5)醋酸钙颗粒(0.2g×20 包),每次 0.2g,每天 2 次口服。

第六节　幼年皮肌炎

 一　概　述

幼年皮肌炎(juvenile dermatomyositis,JDM)是儿童期最常见的特发性炎症性肌病,临床以特异性皮疹(高春征(疹)、向阳疹)和近端肌无力为特征,其血管病变亦可累及肺、胃肠道、神经系统等脏器而出现相应临床表现。幼年皮肌炎的发病率不高,为(2～4)/10 万,死亡率<4%,经早期诊断和治疗有 30%～50%的患者在发病后 2～3 年内达到临床缓解,但是仍旧有 40%～60%的患者病情反复或处于持续活动状态,出现钙质沉着、肌萎缩和持续肌无力等并发症。

 二　诊断与评估

(一)幼年皮肌炎的诊断

1975 年 Bohan 和 Peter 制定的皮肌炎诊断标准包含 5 项:特征性皮疹、近端肌无力、肌酶升高、肌电图异常(肌源性损害)和典型的肌肉病理改变。特征性皮疹为诊断的基本条件,满足上述 5 项中的 3 项为疑似诊断,满足 5 项中的 4 项可确诊皮肌炎。Bohan/Peter 诊断标准反应了皮肌炎最典型的疾病特征,具有简便、易操作的优点,但同时也存在诊断条目定义不清晰的缺点。

为此,欧洲抗风湿病联盟(EULAR)和美国风湿病学会(ACR)联合制定了炎性肌病的分类标准,其中也包括儿童皮肌炎的分类标准(见表 11-6-1)。该分类标准采用积分制,积分≥7.5(无肌组织活检)和≥8.7(有肌组织活检)为肯定炎性肌病,积分≥5.5(无肌组织活检)以及积分≥6.7(有肌组织活检)为可能炎性肌病,满足炎性肌病的分类标准后按诊断决策树进行疾病归类(见图 11-6-1)。

表 11-6-1　2017 年 EULAR/ACR 关于成人和幼年型炎性肌病的分类标准

变量		累积评分		定义
		无肌组织活检	有肌组织活检	
发病年龄	与疾病相关的第一个症状出现时,患者年龄≥18 岁且年龄<40 岁	1.3	1.5	与疾病相关的第一个症状出现时,患者年龄≥18 且年龄<40 岁
	与疾病相关的第一个症状出现时,患者年龄≥40 岁	2.1	2.2	与疾病相关的第一个症状出现的年龄≥ 40 岁
肌肉无力	客观的上肢近端对称性肌无力,通常是进展性的	0.7	0.7	经徒手肌力评定(manual muscle test,MMT)或其他客观力量检查证实的上肢近端肌无力,双侧存在,且通常为进行性加重
	客观的下肢近端对称性肌无力,通常是进展性的	0.8	0.5	经 MMT 或其他客观力量检查证实的下肢近端肌无力,双侧存在,且通常为进行性加重
	颈屈肌无力较颈伸肌更明显	1.9	1.6	经 MMT 或其他客观力量检查评价,颈屈肌的肌力分级低于颈伸肌
	下肢近端肌无力比远端肌无力明显	0.9	1.2	经 MMT 或其他客观力量检查评价,下肢近端肌群的肌力分级低于远端肌群

续表

变量		累积评分		定义
		无肌组织活检	有肌组织活检	
皮肤表现	向阳疹	3.1	3.2	眼睑或眼眶周围分布的紫色、淡紫色或红斑疹,常伴有眶周水肿
	Gottron 丘疹	2.1	2.7	关节伸侧的红色到紫红色丘疹,常伴有鳞屑,可以存在于手指关节、肘、膝、踝和脚趾关节
	Gottron 征	3.3	3.7	关节伸侧的红色到紫红色斑疹,是非可触性的
其他临床表现	吞咽困难或食道运动障碍	0.7	0.6	吞咽困难,或客观检查证实的食道运动功能异常
实验室检查	抗 Jo-l(抗组氨酰转移核糖核酸合成酶)抗体阳性	3.9	3.8	通过标准化和验证检验检测血清自身抗体,显示阳性结果
	血清肌酸激酶(CK)或乳酸脱氢酶或天门冬氨酸转氨酶或谷丙转氨酶升高	1.3	1.4	在病程中最高实验室检测值(最高的血清酶绝对值)高于对应的指标的正常值上限
肌组织活检特征	肌纤维周围存在单个核细胞的肌内膜浸润,但没有侵入肌纤维	—	1.7	显示肌内膜的单个核细胞邻近相对正常没有坏死的肌纤维束的肌膜,但没有明确的侵入肌纤维
	肌束膜和(或)血管周围单个核细胞浸润	—	1.2	单核细胞位于肌束膜和(或)位于血管周围(肌束膜或肌内膜血管)
	束周萎缩	—	1.9	显示肌束周围的肌纤维比肌束中间位置的肌纤维体积小
	镶边空泡	—	3.1	镶边空泡在苏木精和曙红染色中是蓝色的,采用改良 Gomori 三色染色法显示为红色

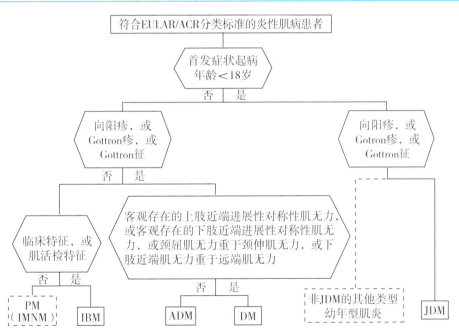

图 11-6-1　炎性肌病(包含 JDM)诊断决策树

注:PM(IMNM),多发性肌炎(免疫介导的坏死性肌炎);IBM,包涵体肌炎;ADM,无肌病性皮肌炎;DM,皮肌炎;JDM,幼年皮肌炎。

(二)疾病活动度评估

1.肌炎的评估

(1)肌力评估量表:常用的肌力评估方法包括肌炎评估量表(childhood myositis assessment scale,CMAS)和徒手肌力评定(manual muscle test,MMT),以上两种方法是 JDM 疾病诊断和治疗评估的重要参考指标。CMAS 评估量表中有个别项目有年龄限制,即便是正常儿童(尤其是年龄<9岁者)亦很难达到满分的状态(≥52分)。因此,对于年龄较小的儿童进行肌力评估需要适当降低标准。

(2)磁共振:磁共振的 T2 加权(压脂序列)是评估肌肉炎症的有效检查方法,对于疾病活动和非活动具有重要的提示作用。临床需要进行肌肉活检的患者也可通过磁共振的表现来选取活检部位。近期也有队列研究显示磁共振可以减少肌活检和肌电图等有创操作的应用。

(3)肌电图:往往提示肌源性损害,约 40% 的患者出现典型的"三联征"表现,①短时限、小型的多相运动电位;②正弦波和纤颤电位;③插入性激惹和异常的高频放电。

(4)肌肉活检:表现为肌间质和血管周围以单核细胞浸润为主的慢性炎症,可伴有肌细胞的变性、坏死和束周萎缩。

(5)B 超:超声检查在小年龄儿童中具有一定的优越性,因此有专家推荐,当磁共振和肌肉活检不易进行时可采用肌肉超声来评估肌炎的严重程度。

2.皮肤损害的评估

JDM 皮肤损害的评估工具包括 DAS(皮肤)、肌炎靶向治疗活动度指数(myositis intention to treat activity index,MITAX)、皮肤损害评估量表(cutaneous assessment tool,CAT)、皮肌炎皮肤严重程度指数(dermatomyositis skin severity index),其中 CAT 包括了甲周毛细血管病变的评估。研究发现,皮肌炎患者甲周毛细血管异常以及 Gottron 征持续时间超过 6 个月往往提示患者可能经历更长的时间达到临床缓解。

3.皮肌炎相关肺损害的评估

JDM 患者发生间质性肺病(interstitial lung disease,ILD)的概率约为 8%,与疾病预后密切相关。2017 SHARE 专家共识推荐所有 JDM 患者在疾病诊断时应进行肺功能测试来评估肺受累情况,包括一氧化碳(CO)扩散能力。肺功能测试的实施对于小年龄儿童或存在呼吸肌受累的 JDM 患者来说存在一定限制。高分辨 CT 无创、敏感,对于 JDM-ILD 的早期诊断具有现实意义,但是存在辐射风险。

4.皮肌炎相关心脏损害的评估

JDM 累及心脏多无临床表现。有学者认为,JDM 患者心肌损害与皮肤的血管病变具有一致性。专家组建议,JDM 患者心脏受累可以通过心电图和多普勒超声检查进行评估,但具体随访频率尚缺乏统一意见。JDM 心脏受累的高危因素包括高血压、疾病持续活动超过 1 年、长程大剂量激素应用和慢性低疾病活动状态的持续存在。

5.皮下钙化的监测

JDM 患者疾病晚期可出现皮下钙化,平均发生时间为诊断后的 2.9 年。皮下钙化可通过临床医师的触诊和 X 线片进行诊断,而 CT 在皮下钙化的诊断和评估过程中并不优于 X 线片。

三 治疗与管理

欧洲儿科风湿病领域的欧洲儿科风湿病单中心接入点(The Single Hub and Access Point for Paediatric Rheumatology in Europe,SHARE)组织于 2017 年发表了关于 JDM 评估和治疗的最佳实践指南,该指南的制定基于系统文献回顾以及儿童风湿领域资深专家的共识会议,并绘制了 JDM 治疗流程图(见图 11-6-2)。

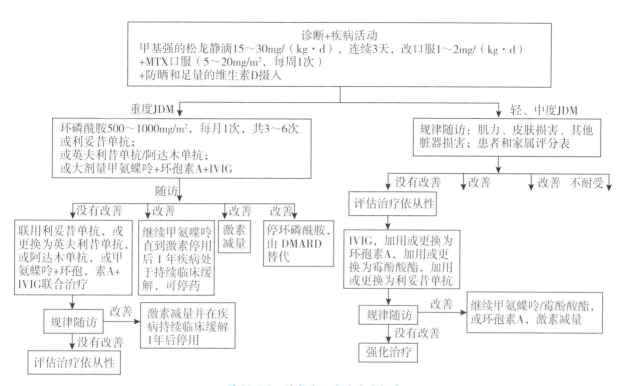

图 11-6-2 幼年皮肌炎治疗流程图

四 研究热点

1.皮下钙化相关生物标志物

皮下钙化是皮肌炎治疗过程中较为棘手的并发症,其发生率在成人约为 20%,在儿童为 20%~40%,南非 JDM 患者发生率高达 71%,提示种族和遗传背景参与了该并发症的发生。钙质沉着是不溶性钙盐在组织中的异常沉积,包括皮肤、皮下组织、肌膜或肌肉。目前皮下钙化的发生机制尚不明确,认为和肌细胞的受损导致胞内线粒体释放钙质增加有关,巨噬细胞、促炎因子的释放以及钙调蛋白的失衡也参与了疾病的发生。

针对皮下钙化发生的高危因素的研究发现,肌炎特异性抗体(myositis-specific autoantibodies,MSA)尤其是抗 NXP(nuclear matrix protein)2 和抗 PM/Scl 抗体与钙质沉着的发生密切相关。抗 NXP2 抗体在 JDM 患者中的检出率约为 20%,该抗体阳性的患者更易出现肌痛、中重度肌无力、吞咽困难、皮下水肿、关节挛缩和钙质沉着。Sugiura K 等人报道,抗 NXP2 抗体阳性的 JDM 患者中约有半数发生皮下钙化。意大利一项队列研究显示,在 74 例成人皮肌炎患者中有 21% 发生了皮下钙化,因此认为抗 NXP2 抗体是钙质沉着发生的独立风险因子。临床研究发现,抗 NXP2 抗体虽与皮下钙化的发生密切相关,但与钙质沉着的严重程度并无相关性。抗 PM/Scl 抗体在重叠综合征和系统性硬化症患者中的检出率较高。研究发现,抗 PM/Scl 抗体阳性的 JDM 患者发生皮下钙化的概率明显高于阴性患者(39% vs. 18%,$P<0.05$)。一项前瞻性的队列研究发现,抗 PM/Scl 抗体阳性的患者最终有 39% 发生了皮下钙化。有关成人皮肌炎的研究发现,抗 TIF1-γ (p155/140)抗体可能是皮下钙化的保护性抗体。尽管抗 TIF1-γ 抗体阳性患者有更为严重的皮肤损害,患者发生皮下钙化的概率确低于抗体阴性者(2% vs. 18%),但上述结论有待进一步验证。

除了体液免疫与 JDM 皮下钙化的发生密切相关外,炎症细胞及相关细胞因子也发挥了重要作用。肌组织活检病理显示,参与钙质沉着过程的炎症细胞包括巨噬细胞、淋巴细胞和嗜酸性粒细胞。矿化物本身具有单核细胞和巨噬细胞的趋化性。近期研究发现,TNFα-308A 启动子的多态性与皮下钙化的发生相关。存在 TNFα-308A 启动子多态性的患者发生皮下钙化的概率增加 7.3 倍。具有这种多态性的 JDM 患者血清中 TNFα 与 IL-10 的比值增高，这表明 TNFα-308A 多态性与更高的 TNFα 产生相关，从而导致持续的免疫炎症。针对皮下钙化相关的基因组研究发现，HLA-B * 08，DRB1 * 0301，DQA1 * 0501，DPB * 0101 和 DQA1 * 0301 可能是钙质沉着的风险因子。

2. Ⅰ型干扰素通路与幼年皮肌炎

有关 JDM 肌组织病理研究发现，患者体内 IFNα/β/γ 诱导的相关基因表达及 IFNγ 水平均较对照组升高，提示Ⅰ型干扰素通路参与了 JDM 的发病过程。Ⅰ型干扰素通路的过度活化将导致肌小管萎缩基因表达上调，肌肉修复受阻，同时抑制肌小管分化，损害内皮细胞的血管生成，与 JDM 患者的皮肤损害和肌炎病理过程相似。IFN 及其他信号因子通过与Ⅰ/Ⅱ型细胞因子受体结合，激活 JAK 蛋白酶，使 STAT 磷酸化，进而调节细胞内基因的表达。而 JAK 抑制剂通过靶向结合 JAK 蛋白酶，抑制其磷酸化，进而达到阻断 JAK/STAT 信号通路的作用。由此认为，存在持续内皮细胞损伤的皮肌炎患者可能收益于 JAK 抑制剂。

目前临床已有将 JAK 抑制剂应用于难治性 JDM 患者的治疗。JAK 蛋白家族由 JAK1、JAK2、JAK3 及 Tyk2 构成，不同的细胞因子受体激活不同的 JAK 蛋白组合来发挥特定的生物作用。已应用于临床的 JAK 抑制剂包括托法替布（选择性抑制 JAK1/JAK3）、鲁索替尼和巴瑞替尼（选择性抑制 JAK1/JAK2），上述药物已批准用于类风湿关节炎、溃疡性结肠炎等风湿病的治疗。有关皮肌炎治疗的研究发现，经鲁索替尼治疗 3 个月的皮肌炎患者其皮肤损害和肌肉炎症均较治疗前好转，而相应的，患者血清中的 IFN-α 水平也显著下降。北美已经开始对严重难治性 JDM 患者进行 JAK 抑制的临床研究，其有效性有待更多的真实世界研究。

五　推荐文献阅读

1. Enders FB，MeunierBB，BaildamE，et al. Consensus-based recommendations for the management of juvenile dermatomyositis[J]. Ann Rheum Dis，2017，76(2)：329-340.

2. Rider LG，Ruperto N，PistorioA，et al. 2016 ACR-EULAR adult dermatomyositis and polymyositis and juvenile dermatomyositis response criteria-methodological aspects[J]. Rheumatology，2017，56(11)：1884-1893.

3. Hinze CH，Oommen PT，DresslerF，et al. Development of practice and consensusbased strategies including a treat-to-target approach for the management of moderate and severe juvenile dermatomyositis in Germany and Austria[J]. Pediatric Rheumatology，2018，16(1)：40.

4. Voyer TL，Gitiaux C，Authier F，et al. JAK inhibitors are effective in a subset of patients with juvenile dermatomyositis：a monocentric retrospective study[J]. Rheumatology (Oxford)，2021，60(12)：5801-5808.

5. Kim H. Updates on interferon in juvenile dermatomyositis：pathogenesis and therapy[J]. Curr Opin Rheumatol，2021，33(5)：371-377.

六　病例剖析

【一般情况】　患者，男，11 岁。

【主诉】　面部皮疹 1 月余，下肢疼痛 1 周。

【现病史】　患儿 1 月余前无明显诱因下出现面部、眼周淡红色小片状皮疹，伴痒感，光照后加重，双眼睑明显肿胀，无发热，无关节肿痛，无口腔溃疡，无咳嗽、气急，无呕吐、腹泻，无抽搐，至当地诊所就诊，予静脉输液 3 天(具体不详)。面部皮疹及眼睑红肿用药时稍缓解,后再次加重。半月余前出现双唇肿胀,当地医院考虑"过敏",予以"西替利嗪"口服、"地奈德乳膏"外用,用药期间皮疹好转,停药后反复。1周前出现腰背部肿胀伴双下肢疼痛,予以口服"中药"后无明显好转,为进一步治疗来我院,门诊查快速肝功能提示肝功能异常,故拟"荨麻疹,肝功能异常"收住入院。

起病来,患儿神志清,精神尚可,胃纳一般,睡眠安,大小便如上述,体重无明显下降。

【既往史】　既往体健,否认重大疾病史,否认食物药物过敏史。

【个人史】　G1P1 足月顺产,出生体重 2.9kg,否认难产史及窒息抢救史。生后母乳喂养,按时添加辅食,现普食。按卡接种疫苗,生长发育与正常同龄儿相仿。

【家族史】　父亲体健,有一弟弟体健。否认家族中肝炎、结核等传染病史及肿瘤、遗传病史。

【入院查体】　T 36.7℃,P 116 次/min,R 24 次/min,BP 117/77mmHg,体重 32kg,神清,精神可,颈软,浅表未及肿大淋巴结,咽无充血,扁桃体无明显肿大;呼吸平,两肺呼吸音粗,未闻及明显啰音,心律齐,心音中等,未及明显病理性杂音,腹平软,肝脾肋下未及肿大;双眼睑肿胀伴红色斑疹,口唇肿胀;腰背部有肿胀、压痛,面颊部、颈部、上胸部、上背部、双下肢伸侧可见紫红色斑疹,压之褪色,伴瘙痒(见图11-6-3);双上肢及双下肢近端肌力Ⅳ级,四肢远端肌力Ⅴ级,平卧位抬头无力,坐起及翻身困难,Gottron征阳性(见图11-6-4)。

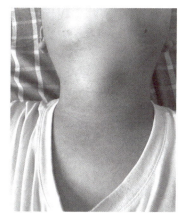
图 11-6-3　V 领征(颈前和上胸部 V 字区红色斑疹)

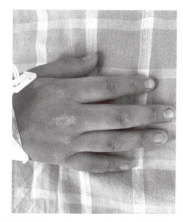
图 11-6-4　Gottron 征(指关节伸侧 红色斑及扁平隆起丘疹)

【辅助检查】　我院门诊血常规:WBC 5.81×10⁹/L,L 18.1%,N 74.2%,Hb 131g/L,Plt 187×10⁹/L,CRP 5mg/L;丙氨酸氨基转移酶 107 U/L,肌酐 48μmol/L,尿素 4.97mmol/L,天门冬氨酸氨基转移酶 427U/L;尿常规正常;胸部 X 线未见明显异常。

【入院诊断】　皮疹待查:幼年皮肌炎?

【进一步检查】

1.三大常规、血沉、生化、凝血谱、心电图、腹部 B 超、心脏超声等。

2.抗核抗体、类风湿因子、免疫球蛋白、补体、肌炎抗体等免疫学检查。

3.EB 病毒抗体、TORCH、PPD 试验、血培养、骨髓常规、肺部 CT、肌电图、大腿肌肉 MRI 等。

【诊疗计划】

1.卧床休息,监测生命体征。

2."美能"护肝,对症支持治疗,密切关注患儿体温、血压、肌力、皮疹等情况,根据病情变化及时调整治疗方案。

【诊疗经过】

1.辅助检查结果

(1)血生化:GPT 84 U/L,GOT 258U/L,LDH 980 U/L,CK 6861U/L,CKMB 207U/L;ESR 31mm/h。

(2)肌炎抗体:抗 NXP2 抗体 IgG(+++);抗核抗体 1:80,IgG 6.7g/L,IgA 0.95g/L,IgM 0.87g/L,C3 1.07g/L,C4 0.27g/L;类风湿因子阴性。

(3)三大常规、血沉、凝血谱、EB 病毒抗体、TORCH、PPD 试验、血培养未见明显异常;肝胆脾胰 B 超、心电图、心脏彩超未见明显异常;骨穿提示增生性骨髓象;眼科检查提示眼底、眼压、视野均无异常。

(4)大腿肌肉 MRI:双侧大腿皮下、大腿各肌群及盆底肌广泛异常信号影。肌电图:肌源性损害。肺部 CT:左肺渗出性改变。左小腿腓肠肌活检:肌纤维轻度萎缩伴肌膜核增多及内移,肌间束血管周围淋巴细胞浸润。

2.疾病转归

经"丙球 500mg/(kg·d)×4d,大剂量甲强龙 20mg/(kg·d)×3d 后,予以甲强龙 2mg/(kg·d)"抗炎,继续"美能"护肝对症支持治疗。患儿眼睑及口唇肿胀、及下肢肌力逐渐好转。1 周后复查血生化:GPT 71 U/L,GOT 109 U/L,LDH 732U/L,CK 1372U/L,CKMB 62U/L;ESR 10mm/h。激素调整为甲泼尼龙片 0.8mg/(kg·d),加用羟氯喹片 4mg/(kg·d),甲氨蝶呤片 10mg/(m²·w)口服联合治疗,并予出院。

出院时患儿无发热,眼睑及口唇无肿胀,面部皮疹好转,无关节痛,无咳嗽,无气促,无腹痛等不适。查体:神清,精神可,心肺腹查体无殊;面部、上胸、肩背部、双下肢伸侧陈旧性红色皮疹,腰背部肿胀消退;四肢近端肌力 Ⅴ⁻级,四肢远端肌力 Ⅴ 级,平卧位稍能抬头,能单手支撑坐起及单手辅助翻身,Gottron 征阳性。

【出院诊断】　1.幼年皮肌炎;2.急性肺炎。

【出院建议】

1.注意休息,均衡营养;预防感冒,积极防治感染;避免皮肤直接暴露在太阳光下。

2.出院带药

(1)甲泼尼龙片(4mg/片),32mg/次,每日 2 次口服。

(2)羟氯喹片(0.2g/片),0.2g,每日 1 次口服。

(3)甲氨蝶呤片(2.5mg/片),10mg,每周 1 次口服(周三)。

(4)叶酸片(5mg/片),5mg,每周 1 次口服(周四)。

(5)维生素 D 滴剂(400U/片),400U,每日 1 次口服。

(6)碳酸钙咀嚼片(0.3g/片),0.3g,每日 2 次口服。

(7)氯化钾缓释片(0.5g/片),0.5g,每日 2 次口服。

3.出院后定期监测血压、血糖,出院 2 周门诊复诊,如有发热、四肢无力、饮水呛咳、吞咽困难等不适及时就诊。

第七节　白塞病

 一　概　述

白塞病(Behcet's disease,BD)也称白塞综合征(Behcet's syndrome,BS),是一种慢性、复发性、自身免疫/炎症性疾病。1937 年由土耳其皮肤科医生 Behçet 首次报道,以复发性阿弗他溃疡、生殖器溃疡和葡萄膜炎三联征为特征,亦可累及关节、胃肠道和神经系统等。BD 主要分布于从东亚至地中海的丝绸之路地区,故也被称为"丝绸之路病"。我国患病率为 14/10 万,北方可高达 110/10 万。BD 发病年龄多为 15～50 岁,中位发病年龄为 34 岁,男女发病率相似。儿童发病少见,5.4％～7.6％患者在儿童期起病,也有新生儿期发病的报道。BD 病因尚不清楚,可能与遗传、感染、免疫等多种因素有关。BD 病理改变为闭塞性血管炎,血管周围可见中性粒细胞和 CD4$^+$ T 淋巴细胞浸润。BD 可累及任何大小的血管,在 2012 年美国 Chapel hill 会议(Chapel Hill Consensus Conference,CHCC)血管炎分类标准中被描述为变异性血管炎(variable vessel vasculitis,VVV)。

二 诊断与评估

(一)临床表现

BD 临床表现有时需数年才相继出现,且通常间断发作和缓解,最常见的症状是皮肤黏膜溃疡。与成人相比,儿童 BD 疾病活动度较轻,预后相对较好。与女性患者相比,男性患者血管、神经系统及眼部受累更常见,且病情较重。

1.黏膜和皮肤表现

95％以上患者有复发性、痛性口腔溃疡,多数患者以此为首发症状。口腔溃疡可发生于口腔任何部位,持续 3～10 天甚至更长时间,愈合后不留瘢痕。生殖器复发性痛性溃疡常出现于口腔溃疡后,常见于男性阴囊和女性外阴,愈合后常留有瘢痕。超过 90％的 BD 患儿合并其他皮肤表现,包括结节性红斑、紫癜、丘疱疹、溃疡和毛囊炎。针刺试验具有高度特异性,但非确诊试验。

2.眼部受累

30％～61％的 BD 患儿有眼部受累,男性更为常见,典型表现为慢性复发性葡萄膜炎,通常为双侧受累,常累及全葡萄膜,包括前葡萄膜炎、后葡萄膜炎、视网膜血管炎、前房积脓、青光眼、白内障、角膜溃疡、黄斑水肿、视网膜剥脱、球后神经炎等。若不予治疗,大多数患者会进展至失明。

3.神经系统损害

儿童神经系统损害发生率为 5％～15％,包括脑实质、非实质受累和周围神经系统受累。脑实质受累包括脑干病变、脊髓病变等,非实质受累主要指颅内静脉窦血栓形成(cerebral venous sinus thrombosis,CVST)。周围神经病变包括感觉运动性多发性神经病、吉兰-巴雷综合征、多发性单神经炎和自主神经病等。

4.骨骼和肌肉疾病

50％～70％的 BD 患儿可有关节炎表现,常累及膝、踝等大关节,通常为少关节(≤4 个关节)受累,不导致关节破坏。骶髂关节炎在成人中有所报道,尚未发现儿童病例。偶有肌炎发生,较难与血管炎、静脉血栓鉴别。

5.血管病变

BD 可导致动脉或静脉血栓、动脉瘤和动脉闭塞等。静脉血栓在成人较为常见,儿童发生率仅为 5％～15％,除常见的浅静脉和深静脉血栓外,上、下腔静脉阻塞、布加综合征、硬脑膜窦血栓形成等病变也可发生。动脉受累相对少见,可累及肺动脉、主动脉和视网膜中央动脉等。肺动脉血栓罕见,有很高的致残率和致死率。

6.胃肠道疾病

以发作和缓解交替为特征,主要症状为腹泻、腹痛和出血。部分患者可出现胃肠道溃疡,常见于回肠末端、盲肠和升结肠,且可能出现消化道穿孔。

7.肾脏疾病

肾脏疾病较为罕见,以肾动脉瘤或肾静脉血栓等血管疾病为表现,偶可发生肾脏淀粉样变性、肾小球性肾炎和间质性肾炎。

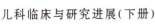

8．其　他

心脏并发症在成人有所报道，但儿童罕见。呼吸困难、咳嗽、胸痛和咯血等症状提示可能合并肺出血。

(二)实验室检查

实验室检查缺乏特异性。疾病活动期可有急性期反应蛋白升高，中性粒细胞/淋巴细胞比例升高亦提示疾病活动。自身抗体、抗心磷脂抗体等通常阴性。血管性血友病因子(von Willebrand Factor,vWF)抗原升高、血栓调节蛋白水平减低可能与血管炎和疾病活动相关。人类白细胞抗原(HLA)-B5/51阳性率较高。皮肤活检和关节腔穿刺可见中性粒细胞浸润。

(三)影像学检查

血管造影是评估 BD 血管病变的重要方法。头颅 MRI 可用以评估中枢神经系统病变。MRV 或 CT 静脉成像用于诊断 CVST。此外，心脏超声、胃肠镜、胸部 CT 等有助于发现早期病变。

(四)诊　断

白塞病国际研究组(International Study Group,ISG)1989 年制定的分类标准被广泛应用，其敏感度和特异度分别为 85%和 96%。该分类标准包括以下 5 项临床表现，其中第 1 项反复口腔溃疡为必备条件，同时满足其他 4 项中≥2 项以上者，可诊断为本病。

(1)反复口腔溃疡：医生或患者观察到阿弗他溃疡，1 年内反复发作至少 3 次。

(2)反复外阴溃疡：医生或患者观察到外阴阿弗他溃疡或瘢痕。

(3)眼部病变：前和(或)后葡萄膜炎、裂隙灯检查发现玻璃体内有细胞出现或由眼科医生观察到视网膜血管炎。

(4)皮肤病变：医生或患者观察到结节性红斑、假性毛囊炎或丘疹性脓疱；或未服用糖皮质激素的青春期后患者出现痤疮样结节。

(5)针刺试验(pathergy test)阳性：试验后 24～48 小时由医生看结果。用 20 号无菌针头在前臂屈面中部斜行刺入约 0.5cm 沿纵向稍作捻转后退出，24～48 小时后局部出现直径>2mm 的毛囊炎样小红点或脓疱疹样改变为针刺试验阳性。此试验特异性较高且与疾病活动性相关。静脉穿刺或皮肤创伤后出现的类似皮损具有同等价值。

该标准对有典型口腔、外阴溃疡的患者相对容易诊断；对表现不典型者，尤其是系统病变发病的患者却难以确诊。因此，目前较多采用 2014 年国际 BD 分类标准(the international criteria for BD,ICBD)(见表 11-7-1)，总评分≥4 分提示 BD，该标准敏感度和特异度分别为 94.8%和 90.5%。

表 11-7-1　2014 年国际 BD 分类标准

症状/体征	评分(分)
眼部病变(前葡萄膜炎、后葡萄膜炎、视网膜血管炎)	2
生殖器阿弗他溃疡	2
口腔阿弗他溃疡	2
皮肤病变(结节性红斑、假性毛囊炎)	1
神经系统表现	1
血管受累(动静脉血栓、静脉炎或浅静脉炎)	1
针刺试验阳性*	1

注：*针刺试验是可选项，主要评分系统不包括针刺试验，如果进行了针刺试验，且结果为阳性，则额外加 1 分，评分≥4 分提示 BD。

2015 年有了儿童白塞病(paediatric BD,PEDBD)分类标准。PEDBD 分类标准包括复发性口腔溃疡(1 分)、生殖器溃疡(1 分)、皮肤病变(1 分)、眼部受累(1 分)、神经系统受累(1 分)、血管受累(1 分)，总分≥3 分可诊断为儿童 BD。

BD 的诊断需除外其他疾病,主要需排除炎症性肠病、系统性红斑狼疮、反应性关节炎和疱疹病毒感染等。另外在 BD 早期或症状不典型时,需要与自身炎症性疾病如周期性发热相鉴别。

三 治疗与管理

BD 目前尚无公认有效的根治药物,主要的治疗目标是迅速抑制炎症,防止复发和不可逆的器官损伤,以及延缓疾病进展。目前也尚无公认的儿童 BD 治疗方案,仍主要参考欧洲抗风湿联盟 2018 年发表的关于成人 BD 的治疗及管理建议(见表 11-7-2)。

(一)口腔和消化道溃疡的治疗

糖皮质激素和秋水仙碱常用于口腔和生殖器溃疡的治疗和预防复发。沙利度胺对严重溃疡效果显著,但周围神经不良反应限制了它的应用。

(二)眼部病变的治疗

硫唑嘌呤联合糖皮质激素可作为 BD 合并严重葡萄膜炎的一线选择。疗效不佳时可加用英夫利昔单抗。

表 11-7-2 EULAR 关于白塞病治疗及管理的建议(2018 年更新)

	整体原则和推荐方案	证据水平※	推荐强度†	协议等级
整体原则	1. 白塞病呈典型的复发和缓解的临床病程,治疗目的是及时抑制炎症和减少复发,以防止不可逆的器官损害。 2. 多学科协作是达到最佳治疗的必要条件。 3. 应根据患者年龄、性别、器官受累的类型和严重程度及患者意愿,进行个体化治疗。 4. 眼部、血管、神经及胃肠道受累可能与不良预后相关。 5. 很多患者的临床表现可能随时间而缓解	NA	NA	9.5±0.7
皮肤黏膜受累	口腔和生殖器溃疡应采用糖皮质激素等局部治疗。预防黏膜皮肤病变复发应首选秋水仙碱,尤其当主要病变是结节性红斑或生殖器溃疡时(ⅠB)。脓疱性或痤疮样病变的局部或全身治疗同寻常痤疮(Ⅳ)	ⅠB/Ⅳ	A/D	9.4±0.8
	白塞病腿部溃疡可能由静脉淤血或闭塞性血管炎引起,应与皮肤科和血管外科医师协同制定治疗方案	Ⅳ	D	
	选择性应用硫唑嘌呤、沙利度胺、干扰素-α、TNF-α 抑制剂或阿普斯特等药物	ⅠB	A	
眼部受累	白塞病葡萄膜炎的管理需与眼科医师密切合作,最终目标是诱导和维持缓解。任何炎症累及眼后段的白塞病患者,应给予硫唑嘌呤(ⅠB)、环孢素 A(ⅠB)、干扰素 α(ⅡA)或抗 TNF 单克隆抗体(ⅡA)治疗。全身性糖皮质激素的应用需联合免疫抑制剂如硫唑嘌呤等(ⅡA)	ⅠB/ⅡA	A/B	9.5±0.6
	对于初发或复发性有急性视力损害的葡萄膜炎患者,应给予大剂量糖皮质激素、英夫利昔单抗或干扰素-α 治疗。伴有单侧病情加重的患者,在全身性治疗的基础上,可辅以玻璃体内糖皮质激素注射	ⅡA	B	9.4±0.7

续表

	整体原则和推荐方案	证据水平*	推荐强度†	协议等级
孤立性前葡萄膜炎	对于存在预后不良因素(年龄较轻、男性和早期发病)的患者,可考虑全身性应用免疫抑制剂	Ⅳ	D	9.0±0.8
急性深静脉血栓	对于急性深静脉血栓的治疗,推荐联合应用糖皮质激素和免疫抑制剂(如硫唑嘌呤、环磷酰胺和环孢素 A)	Ⅲ	C	9.3±0.8
难治性静脉血栓	难治性患者可考虑使用抗 TNF 单克隆抗体。在整体出血风险较低,且除外合并肺动脉瘤时,可考虑加用抗凝药物	Ⅲ	C	8.7±0.8
动脉受累	对于肺动脉瘤的治疗,推荐使用大剂量糖皮质激素和环磷酰胺。难治性患者应考虑使用抗 TNF 单克隆抗体。对合并大出血或风险较高的患者,相比外科手术,更推荐栓塞治疗	Ⅲ	C	9.2±0.9
	对于主动脉瘤或周围动脉瘤,在进行修复前,应使用环磷酰胺和糖皮质激素等药物治疗。如果患者出现症状,应尽早实施外科手术或支架植入术	Ⅲ	C	9.0±1.0
胃肠道受累	白塞病的胃肠道受累应经内镜和(或)影像学检查证实,并除外 NSAID 引起的溃疡、炎症性肠病和感染(如结核)	Ⅲ	C	9.2±0.9
难治性/严重胃肠道受累	当发生穿孔、大出血和梗阻时,需要紧急外科会诊。在病情急性加重期,应考虑联合使用糖皮质激素和病情改善药物(如 5-ASA 或硫唑嘌呤)。对于病情严重和(或)难治性患者,应考虑使用抗 TNF 单克隆抗体和(或)沙利度胺	Ⅲ	C	8.8±0.9
神经系统受累	脑实质受累患者的急性发作期,应联合使用免疫抑制剂(如硫唑嘌呤)和大剂量糖皮质激素,后者应缓慢减量。应避免使用环孢素。抗 TNF 单克隆抗体应作为严重病例的一线治疗,在难治性病例中也应考虑使用	Ⅲ	C	9.1±1.2
	颅内静脉血栓患者的初次发作,应使用大剂量糖皮质激素治疗并缓慢减量,并可能需要短期使用抗凝药物。另外需要对颅外血管病变进行筛查	Ⅲ	C	9.0±0.8
关节受累	白塞病急性关节炎患者应使用秋水仙碱作为初始治疗。急性单关节病变可给予关节腔内糖皮质激素注射。复发和慢性病例应考虑使用硫唑嘌呤、干扰素-α 或 TNF-α 抑制剂	Ⅰ B	A	9.0±1.0

注:* 证据等级表示证据来源于:Ⅰ A,随机对照试验(RCTs)的 Meta 分析;Ⅰ B,至少一项 RCT;Ⅱ A,至少一项非随机对照研究;Ⅱ B,至少一项准实验研究;Ⅲ,描述性研究,例如比较研究、相关性研究或病例对照研究;Ⅳ,专家委员会的报告或意见,和(或)权威专家的临床经验。

† 推荐强度基于以下证据:A,第Ⅰ类证据;B,第Ⅱ类证据或经第Ⅰ类证据推断;C,第Ⅲ类证据或经第Ⅰ或Ⅱ类证据推断;D,第Ⅳ类证据或经第Ⅱ或Ⅲ类证据推断。

NA:不适用。

(三)其他治疗

糖皮质激素常作为 BD 合并其他症状的初始治疗,轻度患者可选泼尼松 1~2mg/(kg·d)口服,病情严重者可使用甲强龙冲击治疗。BD 常用的免疫抑制剂包括环磷酰胺、硫唑嘌呤、环孢素、甲氨蝶呤等。TNF-α 抑制剂推荐应用于难治性皮肤黏膜、眼部、胃肠道和中枢神经系统受累的患者。其他生物制剂在 BD 治疗中的研究也在逐渐增多,如 IL-6、IL-1 抑制剂等。

(四)预 后

BD 是一个长期的、反复发作的过程。目前尚未发现可用以预测预后的实验室指标。起病年龄小和男性患者是病程较长的危险因素。可危及生命的并发症包括供应中枢神经系统或心脏的重要动脉闭塞或动脉瘤、肺出血和肠穿孔。眼部和神经系统受累是后遗症的主要原因。

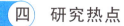

四　研究热点

遗传因素在 BD 发病中的作用有较多研究。*HLA-B51* 基因携带者发生 BD 的风险显著高于非携带者。非 *HLA-B51* 基因,如胞间黏附分子(intercellular adhesion molecule,*ICAM*)-1 基因、内皮细胞型一氧化氮合成酶(endothelial nitric oxide synthase,eNOS)基因等,对 BD 易感性也起到一定作用。最近研究发现,内质网氨肽酶(endoplasmic reticulum aminopeptidase protein 1,*ERAP1*)基因可能也与 BD 发病相关。环境因素如肠道菌群对 BD 发病的影响,目前也有较多研究。有研究发现,BD 患者粪便细菌生物多样性显著减少,产生丁酸盐的菌群减少。对于难治性白塞病,可考虑使用生物制剂治疗,其中英夫利昔单抗和依那西普应用较多,但疗效和安全性仍需进一步研究。

五　推荐文献阅读

1. Petty RE,Laxer RM,Lindsley CB,et al. Textbook of Pediatric Rheumatology[M]. 7th Edn. Philadelphia:Elsevier. 2015.

2. 郑文洁,张娜,朱小春,等. 白塞综合征诊疗规范[J]. 中华内科杂志,2021,60(10):860-867.

3. International Team for the Revision of the International Criteria for Behcet's Disease(ITR-ICBD). The International Criteria for Behcet's Disease(ICBD):a collaborative study of 27 countries on the sensitivity and specificity of the new criteria[J]. Journal of the European Academy of Dermatology and Venereology,2014,28(3):338-347.

4. Hatemi G,Christensen R,Bang D,et al. 2018 Update of the EULAR recommendations for the management of Behçet's syndrome[J]. Annals of the Rheumatic Diseases,2018,77(6):808-818.

5. Batu ED,Sönmez HE,Sözeri B,et al. The performance of different classification criteria in paediatric Behçet's disease[J]. Clin Exp Rheumatol,2017,35 Suppl 108(6):119-123.

六　病例剖析

【一般情况】　患儿,女,12 岁 8 个月。

【主诉】　反复口腔溃疡伴脱发 1 年余,发热 2 天。

【现病史】　1 年余前无明显诱因出现反复口腔溃疡,为多发大小不等溃疡,累及整个口腔黏膜,有疼痛,每次约持续 1 周后好转,每月发作 1~2 次,伴外阴溃疡 1 次,眼红 2~3 次,有脱发,具体不详,无发热,无咳嗽咳痰,无呕吐、腹泻,无关节肿痛,无皮疹。8 个月前至外院就诊,诊断及治疗不详,治疗后症状好转。半年前再次出现口腔溃疡,伴脱发,较前明显,偶有四肢风团样皮疹,伴瘙痒,持续数分钟消退,伴双下肢疼痛,外院就诊予"秋水仙碱口服(剂量不详)、美卓乐 4mg qm、甲氨蝶呤 7.5mg qw、阿司匹林 0.1g biw、他克莫司 1g qd"口服及外用药物治疗,患儿症状稍好转。2 天前出现发热,体温最高 39℃,伴咽痛,无咳嗽,无呕吐、腹泻,无头晕、头痛,无视力减退,无关节肿痛,无皮疹。患儿至我院门诊就诊,查血常规:白细胞 16.51×10⁹/L,中性粒细胞 81.5%,血红蛋白 126g/L,血小板 368×10⁹/L,超敏 CRP 103.42mg/L,予"头孢曲松、氨苄西林舒巴坦钠针(优立新)"静滴抗感染无效,为求进一步治疗,门诊拟"急性化脓性扁桃体炎、白塞病?"收住入院。

起病来,患儿精神可,胃纳一般,睡眠一般,大小便无殊,体重改变不详。

【既往史】　既往有反复上呼吸道感染史,否认食物、药物过敏史。

【个人史】　G1P1,足月顺产,出生体重不详,否认窒息抢救史。生后人工喂养,按时添加辅食,现普食。按卡接种疫苗。生长发育与正常同龄儿相仿。10 岁初潮，月经不规律。

【家族史】　父母体健。否认家族中肝炎、结核等传染病史及其他遗传性疾病史。

【入院查体】　T 37.1℃，P 94 次/min，R 22 次/min，BP 101/54mmHg，体重 43.5kg，神清，精神可，咽充血，双侧扁桃体Ⅰ°肿大，可见白色分泌物，未见口腔黏膜溃疡，两肺呼吸音清，未闻及啰音，心律齐，心音中，未闻及明显杂音，腹软，无压痛、反跳痛，肝脾肋下未及肿大，外生殖器无溃疡，神经系统检查阴性。

【辅助检查】　我院门诊血常规＋超敏 CRP：白细胞计数 16.51×10^9/L，中性粒细胞 81.5%，血红蛋白 126g/L，血小板计数 368×10^9/L，超敏 CRP 103.42mg/L。前降钙素 0.080ng/ml。GPT＋肌酐＋尿素：正常。

【入院诊断】　1.白塞病？2.急性化脓性扁桃体炎。

【进一步检查】

1.三大常规、血气、生化、血沉、降钙素原、凝血谱、细胞因子、甲状腺功能、骨代谢检测等。

2.CD 系列（T、B、NK 细胞）、过敏原＋免疫球蛋白＋补体、类风湿因子、抗核抗体、24 小时尿蛋白、尿蛋白/肌酐、尿微量蛋白。

3.抗链球菌溶血素 O、MP＋CP 抗体、EB 病毒抗体、EB 病毒 DNA、乙肝定性 HIV 梅毒丙肝、T-spot、血培养、咽拭子培养等。

4.肝胆胰脾双肾 B 超、心超、甲状腺 B 超、胸腹部 CT、头颅 MRI 平扫、心电图、胃镜等。

【诊疗计划】

1.予以"优立新、阿昔洛韦"静滴抗感染。

2.予以"美卓乐 4mg bid，他克莫司、甲氨蝶呤、白芍总苷"口服抑制免疫反应；叶酸、钙尔奇口服等对症治疗。

3.进一步完善相关检查，根据病情变化调整治疗方案。

【诊疗经过】

1.辅助检查结果

（1）血常规＋CRP：WBC 15.66×10^9/L，L 7.2%，N 86.5%，Hb 128g/L，Plt 387×10^9/L，异型淋巴细胞未见，CRP 67.33mg/L；便常规：OB 阳性，余阴性；血沉：68mm/h；尿常规、生化、凝血谱、细胞因子、降钙素原、甲状腺功能：无殊。

（2）过敏原测定＋免疫球蛋白＋补体：免疫球蛋白 A 2.76g/L，补体 C3 1.73g/L，补体 C4 0.51g/L，余正常；CD 检测（T、B、NK 细胞）：CD3 54.46%，CD4 17.86%，CD8 30.36%，CD3$^-$ CD16$^+$ CD56$^+$ 29.13%，CD4/CD8 0.59。抗核抗体 20 项：阴性。类风湿因子阴性。

（3）抗链球菌溶血素 O 121.8U/ml。EB 病毒 DNA 阴性。EB 病毒抗体五项：EB 病毒核抗原抗体测定（IgG）3.61 U/ml，EB 病毒抗体 IgG（EBVCA-IgG）135.22U/ml，余阴性。乙肝定性 HIV 梅毒乙肝：乙型肝炎病毒表面抗体 阳性，余阴性。MP＋CP＋LG 抗体无殊。T-spot 无殊。血培养阴性。咽拭子培养阴性。

（4）尿蛋白/肌酐：0.10。24 小时尿蛋白：112.0mg；尿微量蛋白：尿免疫球蛋白 G/尿肌酐 0.75mg/（g·Cr），余正常。骨代谢检测：25-（OH）D 19.4nmol/L，余正常。

（5）甲状腺 B 超：甲状腺回声稍增粗伴多发胶质结节考虑。心超：三尖瓣轻度反流。肝胆胰脾双肾 B 超：未见明显异常。血管 B 超：腹主动脉、右髂总动脉、双侧肾动脉、双侧股动脉、双侧腘动脉未见明显异常。胸部 CT 平扫：未见明显异常。全腹部 CT 平扫：少许盆腔积液可能，余未见明显异常征象。心电图：窦性心律不齐。头颅 MRI 平扫：未见明显异常。胃镜：十二指肠球炎，浅表性胃炎。病理：（胃窦）黏膜轻度慢性炎，（球部）黏膜慢性间质炎。

2.疾病转归

入院后予甲泼尼龙 4mg bid、沙利度胺 50mg qd 口服 3 天。患儿无发热，一般情况可，住院 7 天后予出院。

出院时患儿无发热，无呕吐腹泻，无咳嗽咳痰，无外阴溃疡，无关节肿痛，无皮疹，胃纳可，大小便无殊。查体：神清，精神可，咽充血，双侧扁桃体Ⅰ°肿大，无渗出，口腔见少许溃疡，双侧扁桃体无肿大，两肺呼吸音清，未闻及啰音，心律齐，心音中，未闻及明显杂音，腹软，无压痛、反跳痛，肝脾肋下未触及，外生殖器无溃疡，神经系统检查阴性。

【出院诊断】　1.白塞病；2.急性化脓性扁桃体炎；3.甲状腺结节。

【出院建议】

1.出院带药

(1)甲泼尼龙(4mg/片)，每次 4mg，每天 2 次，口服。

(2)沙利度胺(50mg/片)，每次 50mg，每天 1 次，口服。

(3)碳酸钙 D_3 片(0.3g/片)，每次 0.3g，每天 1 次口服。

(4)白芍总苷(0.3g/片)，每次 0.3g，每天 2 次口服。

2.出院 2 周风湿免疫科门诊复诊。

3.如有口腔溃疡加重、发热等不适，及时就诊。

第八节　硬皮病

 概　述

硬皮病(scleroderma)是一类病因不明的以皮肤增厚和纤维化为特征的自身免疫性疾病。根据临床特点，该病分为局灶性硬皮病(local scleroderma，LS)和系统性硬化症(systemic scleroderma，SSc)两大类。局灶性硬皮病主要累及皮肤、皮下组织、骨骼肌肉等部位，内脏系统不受累，是儿童硬皮病的主要类型(>95%)。而系统性硬化症特点为皮肤和内脏均有受累，可导致严重的内脏器官受累甚至死亡。

硬皮病是一种散发性疾病，各种族均可发生。总体而言，女性发病多于男性，发病年龄高峰在 30～50 岁。儿童发病率极低，约占病例总数的 10%，儿童 LS 发病率为(1～3)/100000 人，儿童 SSc 发病率为(0.27～0.50)/100 万人。儿童 LS 平均发病年龄为 7.3～8.3 岁，儿童 SSc 平均发病年龄为 8.1～11.0 周岁。

 诊断与评估

(一)硬皮病的诊断

1.系统性硬化症的诊断

2007 年 PRES/ACR/EULAR 提出了儿童 SSc 的分类标准(见表 11-8-1)：满足主要标准(必备条件)即掌指关节或跖趾关节近端皮肤增厚或硬化及 20 项次要标准中的 2 条可诊断为儿童 SSc。该分类标准有较高的灵敏度和特异度。

表 11-8-1　2007 年 PRES/ACR/EULAR 关于儿童 SSc 分类标准

主要标准(必备条件)		掌指关节或跖趾关节近端皮肤增厚或硬化
次要标准(至少满足 2 条)	皮肤	指端硬化
	外周血管	雷诺现象
		甲襞毛细血管扩张
		指端溃疡
	胃肠道	吞咽困难
		胃食管反流
	心血管	心律不齐
		心力衰竭
	肾脏	肾危象
		新出现的肾性高血压
	呼吸系统	肺纤维化(高分辨 CT/胸片)
		肺一氧化碳弥散功能减低
		肺动脉高压
	神经系统	神经精神病变
		腕管综合征
	骨骼肌肉	肌腱摩擦音
		关节炎
		肌炎
	血清学检查	抗核抗体阳性
		硬皮病相关抗体阳性:抗着丝点抗体,抗拓扑异构酶 I 抗体 (Scl-70),抗纤维蛋白抗体,抗 PM/Scl 抗体,抗 RNA 聚合酶 I/Ⅲ 抗体等

2009 年欧洲硬皮病试验研究组(The EULAR Sdecroderma Trials and Research Group,EUSTAR)制定的 SSc 早期诊断分类标准。主要条件包括:①雷诺现象;②自身抗体阳性(抗核抗体、抗着丝点抗体、抗 Scl-70 抗体);③甲床毛细血管镜检查异常。次要条件包括:①钙质沉着;②手指肿胀;③手指溃疡;④食管括约肌功能障碍;⑤毛细血管扩张;⑥HRCT 显示肺部毛玻璃样改变。符合 3 条主要标准,或 2 条主要标准加 1 条次要标准可诊断 SSc。

(3)2013 年 EULAR/ACR 更新了成人 SSc 的分类标准(见表 11-8-2),认为各项权重系数最高分相加总分≥9 分可诊断 SSc,该标准更有利于早期 SSc 的识别。

目前尚没有对 2007 年儿童 SSc 分类标准进行更新。

2.局灶性硬皮病的诊断

根据 2006 年欧洲儿童风湿病协会标准(见表 11-8-3),局灶性硬皮病分类如下,各个亚型的诊断按照各亚型的表现进行诊断。22%~71% 的儿童 LS 可能有皮肤外受累,最常见的是肌肉骨骼受累,包括关节痛、关节炎、关节挛缩、肌炎、肌痛、肌肉痉挛、脊柱侧弯和偏瘫等。头面部受累者可能合并神经系统、眼、口腔相关并发症,出现头痛、抽搐、神经精神性症状,运动障碍,认知障碍等。眼部受累包括眼睑或泪腺纤维化改变、葡萄膜炎、巩膜炎、角膜炎、偏盲、复视、上睑下垂、视神经炎和斜视等。

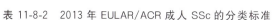

表 11-8-2　2013 年 EULAR/ACR 成人 SSc 的分类标准

标准	子标准	评分
双手指皮肤增厚越过掌指关节（MCP）	—	9
手指肿胀（取最高分）	手指肿胀整个手指	2
	指端硬化（累及掌指关节远端，近端指间关节近端）	4
指尖损害（取最高分）	指尖溃疡	2
	指尖凹陷性疤痕	3
毛细血管扩张	—	2
异常甲襞微血管	—	2
肺部受累	肺动脉高压和（或）间质性肺病	2
雷诺现象	—	3
SSc 相关抗体	抗着丝点抗体、抗 Scl-70 抗体、抗 RNA 聚合酶Ⅲ任一项阳性	3

总分≥9 分可诊断为 SSc

表 11-8-3　2006 年欧洲儿童风湿病协会 JLS 临床分类

分类		表现
局限性硬斑病	累及浅表的	①局限于表皮和真皮的卵圆形病变； ②在某些分类标准中称为硬斑病； ③好发部位：躯干多于四肢
	累及深部的	①累及皮肤深部的卵圆形病变，可累及皮下组织、筋膜甚至肌肉； ②覆盖的皮肤可以表现正常； ③好发部位：躯干多于四肢
线性硬斑病	躯干或四肢	四肢和（或）躯干线状硬化，累及真皮、皮下组织，有时累及肌肉和骨骼
	头部	①ECDS：面部和（或）头皮线状硬化，可累及其下的肌肉和骨骼；会导致瘢痕性脱发； ②PRS 或进行性面部偏侧萎缩：单侧组织丢失，可累及真皮和皮下组织；表面皮肤可能看起来正常，但皮肤是可移动的
泛发性硬斑病		≥3 处的质硬斑块（>3cm），可互相融合，至少累及头颈、四肢（左右上下肢共计 4 个部位）、躯干前侧、躯干后侧 7 个解剖部位中的 2 处
全硬化性硬斑病		皮损环绕肢体，累及皮肤、皮下组织、肌肉骨骼甚至躯干其他部位，但内脏并未受累。该类型罕见，是最严重的类型，可导致严重的进行性残疾
混合性硬斑病		上述两种或两种以上亚型共存，通常是局限性硬斑病和线性硬斑病、线性硬斑病和泛发性硬斑病共存

（二）硬皮病的评估

1. 系统性硬化症的评估

改良 Rodnan 皮肤评分（mRSS）是一种皮肤厚度的测量方法，被用于成人系统性硬化症临床试验的主要评估方法。该方法对患者 17 个不同的区域进行评估，根据皮肤增厚情况按 0～3 分进行评分。儿童系统性硬化症的疾病严重程度评估采用疾病严重程度的评分标准（juvenile systemic sclerosis severity score，即"J4S"），按照一般情况（体重指数、血红蛋白）、血管（雷诺现象、肢端溃疡或坏疽）、皮肤、骨关节、肌肉、胃肠道、呼吸、心脏、肾脏系统等 9 项从轻到重按 0～4 分评分，并根据不同器官受累的重要性给予不同的权重系数，从而评估疾病严重程度。J4S 有助于评估疾病的病情、病程和预后并指导治疗。

2.局灶性硬皮病的评估

LoSCAT 是一个局灶性硬皮病皮肤评估工具，包括皮肤严重程度指数（LoSSI）和皮肤损伤指数（LoSDI）。LoSSI 可用于评估 JLS 病变的活动度和严重程度。LoSSI 包括 4 个部分（受累的体表面积、红斑程度、皮肤厚度以及出现新病变或病变扩展），共 18 个解剖部位，按不同程度分 0～3 分。LoSDI 通过一个类似的评分系统评估皮肤损伤程度。它包括 3 个部分：皮肤萎缩、皮下组织丢失和色素沉着或色素减退。虽然这种方法不能评估病变的实际大小，但它可以由医生在日常实践中执行，不需要特殊设备，但也与临床医生的临床经验有关。

（三）辅助检查

尚无特异性实验室指标用于监测疾病严重程度。

1.血液检查

（1）常规实验室检查：常规实验室检查可用于评估炎症指标以及监测药物副作用。血常规及生化检查可发现白细胞计数升高、嗜酸性粒细胞增多、肌酶增高、贫血。血沉可正常或稍快，球蛋白升高，纤维蛋白原增高。

（2）免疫学检查：80%～97% 的儿童 SSc 患者和 23%～73% 的儿童 LS 患者 ANA 阳性，斑点型和核仁型较为特异。抗拓扑异构酶Ⅰ（SCL-70）抗体在儿童 SSc 患者中的阳性率为 20%～46%，在儿童 LS 中阳性率为 2%～3%，该抗体与弥漫皮肤型 SSc、肺纤维化相关。抗着丝点抗体（ACAs）的阳性率远低于成人 SSc，该指标与肺动脉高压、严重雷诺现象有一定关系。抗 U1RNP 和 PM-Scl 抗体与重叠综合征有关，阳性提示肌肉骨骼受累。抗组蛋白抗体在儿童 LS 中阳性率约 47%。

2.其　他

食道钡餐可发现食管功能异常，如食道扩张、蠕动停止等。心脏超声检查利于心脏疾病及肺动脉高压的诊断。心脏磁共振及超声心动图斑点追踪技术有利于早期发现心脏受累。肺部高分辨率 CT 可见肺纤维化和间质性病变。肺功能检测可发现限制性通气障碍情况，包括肺活量降低、肺顺应性降低、用力呼气容积与肺活量之比增加。气体弥散功能降低是最敏感的异常指标。X 线检查可发现骨质减少，病程长者可发生指端吸收和肢端骨质溶解，部分患者可见软组织内钙盐沉积。MRI 检查可用于评估局部软组织受累的程度及深度，还可用于评估面部线状硬斑病患者中枢神经系统受累情况。

红外热像成像（infrared thermography，IT）是一种非侵入性技术，可以检测红外辐射，并提供全身表面温度分布的图像。IT 在检测活动性病变方面具有很高的灵敏度（92%）和中度的特异性（68%）。病变导致皮肤、皮下脂肪和肌肉明显萎缩可出现假阳性。高频超声可以检测到与炎症相关的血流量增加以及由于纤维化和皮下脂肪丢失引起的回声增强。皮肤组织病理检查并不建议作为常规检查，但有助于不典型皮损的鉴别。

三　治疗与管理

（一）系统性硬化症

关于儿童 SSc 治疗数据很少，因此，儿童 SSc 治疗策略通常基于已发表的成人患者数据和指南。目前尚无药物能够根本改变本病的自然病程，但多种药物对改善症状或内脏病变有一定价值。治疗目的是于病变早期阻止新的皮肤及脏器受累，于病变晚期阶段改善相关症状。涉及的主要药物包括免疫学治疗药物、糖皮质激素、血管作用药物等。

1.糖皮质激素

虽然文献缺乏在儿童 SSc 中使用糖皮质激素的证据，但对于其在疾病活跃炎症期的应用指征，尤其

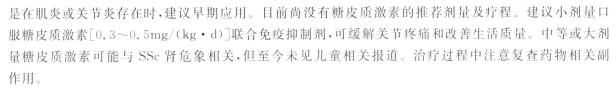

是在肌炎或关节炎存在时,建议早期应用。目前尚没有糖皮质激素的推荐剂量及疗程。建议小剂量口服糖皮质激素[0.3～0.5mg/(kg·d)]联合免疫抑制剂,可缓解关节疼痛和改善生活质量。中等或大剂量糖皮质激素可能与SSc肾危象相关,但至今未见儿童相关报道。治疗过程中注意复查药物相关副作用。

2. 免疫学治疗药物

(1)甲氨蝶呤(MTX):EULAR指南推荐甲氨蝶呤治疗皮肤受累的成人硬皮病。同样,MTX治疗JSSc皮肤侵犯或其他器官受累的有效性研究很少。然而,低剂量MTX[15mg/(m²·w)]广泛用于儿童LS和其他结缔组织疾病,具有良好的安全性。因此,专家建议早期使用MTX治疗JSSc,特别是当皮肤、关节、血管或胃肠道受累时。

(2)吗替麦考酚酯(MMF):如MTX治疗效果不良或不耐受,则应考虑添加或改用MMF。对于炎性细胞具有良好的抗增殖作用,可选择性地抑制已活化的T、B淋巴细胞及所产生的免疫应答。现已发现,MMF可改善皮肤纤维化,在改善肺功能方面与CTX相当,副作用较CTX小。

(3)环磷酰胺(CTX):主要用于儿童SSc合并间质性肺病患者,剂量及疗程参考儿童系统性红斑狼疮的治疗方法,主要副作用有胃肠道反应、骨髓抑制、肝功能损害、出血性膀胱炎、性腺抑制等。

(4)硫唑嘌呤:可作为CTX静脉使用疗程结束后的日常维持用药,对于其改善肺功能的疗效尚有争议。

(5)生物制剂:严重或难治性病例可考虑应用生物制剂。利妥昔单抗(RTX)能有效清除循环及皮肤浸润的B细胞,使患者真皮层胶原减少,肺功能好转。RTX联合小剂量糖皮质激素及MMF能显著降低儿童SSc患者严重度评分(J4S),心功能、肺功能、雷诺现象及皮肤受累均有明显改善。托珠单抗(TCZ)治疗可使患者皮肤软化和真皮胶原纤维变薄,缓解皮肤增厚硬化及改善肺功能。

3. 血管作用药物

血管作用药物用于治疗血管并发症如雷诺现象、指趾端溃疡等。钙离子通道阻滞剂被认为是一线用药,如硝苯地平和地尔硫䓬,建议从小剂量开始,在血压无明显变化下可逐渐递增。前列环素类药物如伊洛前列素,该药可减少SSc患者雷诺现象发生,并能促进肢端溃疡的愈合,显著降低肺动脉高压者的肺血管阻力。内皮素-1受体拮抗剂如波生坦、西他生坦等,可改善肺动脉高压患者临床症状和血流动力学指标,提高运动负荷量,预防新溃疡产生。波生坦还可改善皮肤纤维化。5型磷酸二酯酶抑制剂如西地那非可改善肺动脉高压患者活动能力、功能分级和血流动力学指标。用药过程中需注意定期监测药物副作用。

4. 其 他

消化道受累可口服质子泵抑制剂,少量多餐及安睡时抬高头位有利于缓解胃食管反流及其并发症。胃肠道蠕动功能减弱,可口服促胃动力药物。硬皮病肾危象时需及时诊断并积极处理进展性高血压,血管紧张素转化酶抑制剂为首选治疗硬皮病并发肾危象高血压,也可选择使用钙离子通道阻滞剂和α受体阻滞剂;如患者发生尿毒症,须及时进行透析治疗。目前尚无儿童硬皮病肾危象的报道。对于传统治疗无效、病情快速进展并有器官衰竭危险的儿童SSc患者,自体干细胞移植可能是一种有效的治疗措施。终末期肺病而无严重肺外受累时可考虑肺移植。

(二)局灶性硬皮病

1. 局部治疗

UVA具有免疫抑制和抗纤维化作用,并由于波长因素,UVA对于皮肤穿透深度优于UVB,故临床上多采用UVA。中剂量UVA1(MD-UVA1,每次40～70J/cm²)光疗对LS表现出良好的疗效和耐受性,具有良好的风险效益比,可改善局限性硬斑病的皮肤柔软度。在疾病活动阶段,可考虑使用外用药物。糖皮质激素软膏,建议疗程不长于3个月。0.005%卡泊三醇(维生素D_3活性代谢物类似物)软膏,每天两次，至少使用 3 个月以上。5% 咪喹莫特乳膏已被证明是安全有效的，能有效改善儿童 LS 的皮肤增厚和硬化。0.1% 他克莫司软膏对于改善皮损有显著疗效。

2. 全身治疗

糖皮质激素对于儿童 LS 活动期炎症可能有效。糖皮质激素与 MTX 或其他 DMARD 药物联合应用，被推荐用于活动性儿童 LS，尤其适用于线性硬斑病、泛发性硬斑病和硬斑已累及深部的病变，可防止病变扩展，有利于皮肤软化及改善关节活动。建议糖皮质激素治疗时间不超过 3 个月。

MTX［15mg/（m²·w）］口服或皮下注射有效者，建议至少维持治疗 1 年后逐渐减量，有利于疾病缓解。MMF 可用于反复复发或 MTX 耐药的儿童 LS 患者。有研究显示托珠单抗能改善患者皮肤纤维化，对泛发性硬斑病、全硬化性硬斑病均有效。

四 研究热点

目前该病病因不明，但通常认为该病是由血管病变、自身免疫、免疫激活和纤维化共同作用的结果。各因素致血管损伤，导致内皮细胞活化、凋亡，进一步引起炎症反应，并出现纤维化过程的激活，及产生过多的多种组织内胶原及其他细胞外蛋白。皮肤网状真皮内致密胶原纤维增多，表皮变薄，表皮突消失，皮肤附属器萎缩。真皮和皮下组织内 T 淋巴细胞大量聚集，继而发展为广泛的纤维化。肢端毛细血管袢扩张及正常血管消失，滑膜、皮肤和关节周围软组织发生慢性炎症。研究发现家族中如有 SSc 或其他自身免疫性疾病患者，其亲属患 SSc 的风险明显增加。目前越来越多的基因被发现与硬皮病相关。血管内皮细胞损伤触发固有免疫及适应性免疫过程，免疫激活导致 γ 球蛋白、自身抗体、促纤维化细胞因子产生，患者体内可测出多种自身抗体。另外，免疫反应过程中出现的基质金属酶抑制剂（TIMPS）、转化生长因子 β（TGF-β）、血小板源性生长因子（PDGF）、结缔组织生长因子（CTGF）、内皮素-1、热休克蛋白 47（HSP47）等与硬皮病发病关系密切。

目前尚无药物能够根本改变本病的自然病程，目前儿童硬皮病的治疗策略通常基于已发表的成人患者数据和指南。对于严重或难治性硬皮病的患者，生物制剂可能为他们带来更好的选择，目前研究比较多的是利妥昔单抗（RTX）和托珠单抗（TCZ）。

五 推荐文献阅读

1. Zulian F，Culpo R，Sperotto F，et al. Consensus-based recommendations for the management of juvenile localised scleroderma［J］. Ann Rheum Dis，2019，78(8)：1019-1024.

2. Foeldvari I，Culpo R，Sperotto F，et al. Consensus-based recommendations for the management of juvenile systemic sclerosis［J］. Rheumatology (Oxford)，2021，60(4)：1651-1658.

3. Li SC，Zheng RJ. Overview of Juvenile localized scleroderma and its management［J］. World J Pediatr，2020，16(1)：5-18.

4. 郑嵘君，卢美萍. 儿童风湿病国际相关诊治指南系列解读之八——儿童系统性硬化症分类标准解读及诊治进展［J］. 中国实用儿科杂志，2020，35(4)：273-277.

六 病例剖析

【一般情况】 患儿，男，12 岁 9 个月。

【主诉】 左侧头顶皮肤瘢痕 2 年余。

【现病史】 患儿 2 年余前无明显诱因下出现左侧头顶皮肤瘢痕，初约 2cm×2cm 大小瘢痕，渐向下蔓延至左前额,表面无毛发生长,无发热,无关节肿痛,无肌痛,无下蹲、站起或爬楼困难,无吞咽困难,无呼吸困难,无咳嗽咳痰,无呕吐腹泻,多次至当地医院皮肤科就诊,予药膏外用对症(具体药物不详),症状无好转。6 天前至我院神经内科就诊,查头颅 MRI:左额骨局部形态不规则伴头皮变薄(皮下脂肪层变薄、缺如),左侧大脑半球多发异常信号、左侧脑室扩张;鼻窦炎,考虑"局灶性硬皮病",建议住院治疗。故为求进一步诊治来我院,门诊拟"局灶性硬皮病"收住入院。

起病来,患儿精神可,胃纳可,睡眠尚安稳,大小便无殊,体重生理性增长。

【既往史】 既往体健,否认食物药物过敏史。

【个人史】 G1P1,足月顺产,出生体重 3.4kg,否认难产窒息抢救史。生后母乳喂养,按时添加辅食,现普食。生长发育与正常同龄儿相仿。按卡接种疫苗。

【家族史】 父母体健。否认家族中肝炎、结核等传染病史及肿瘤、高血压等遗传病史。

【入院查体】 T 37.2℃,P 100 次/min,R 24 次/min,BP 125/81mmHg,体重56kg,神清,精神可,呼吸平,面色、口唇红润,左顶额部、左眉弓至左侧鼻根部可见一刀疤样瘢痕,约 12cm×3cm 大小,表面光滑,可见色素沉着及色素脱失,毛发缺失。咽稍充血,扁桃体Ⅱ°肿大,未见疱疹及脓性分泌物,双肺呼吸音对称,呼吸音清,未闻及干湿性啰音,心律齐,心音有力,未闻及病理性杂音,腹软,无压痛,肝脾肋下未及肿大,全身关节无压痛,无活动受限,双侧四字征阴性,四肢肌力、肌张力正常。

【辅助检查】 头颅 MRI:1 左额骨局部形态不规则伴头皮变薄(皮下脂肪层变薄、缺如),左侧大脑半球多发异常信号、左侧脑室扩张;2 鼻窦炎。

【入院诊断】 局灶性硬皮病。

【进一步检查】

1. 三大常规、血生化、血沉、抗核抗体检测、免疫球蛋白＋补体、CD 检测(T、B、NK 细胞分析)等。

2. 心电图、脑电图、胸部 CT、肺功能、超声心动图及肺动脉压力测定等。

【诊疗计划】 入院后完善相关检查,暂不予药物治疗,待结果回报后行下一步治疗方案。

【诊疗经过】

1. 辅助检查结果

(1)血常规、超敏 CRP 测定:WBC 7.96×10⁹/L,L％ 46.3％,N％ 40.5％,HGB 161g/L,PLT 310×10⁹/L,CRP 3.77mg/L。ESR 8mm/h。

(2)生化五类＋铁蛋白:白蛋白 43.6g/L,丙氨酸氨基转移酶 11U/L,天门冬氨酸氨基转移酶 19U/L,肌酐43μmol/L,尿酸415μmol/L,肌酸激酶-MB 活性 20U/L,甘油三酯 3.91mmol/L,铁蛋白30.8μg/L。

(3)抗核抗体 20 项:抗核抗体检测 1：100,抗 SS-A 抗体阳性,其余阴性。

(4)胸部 CT 平扫:左肺下叶胸膜下斑点影(陈旧纤维增殖灶可能),余未见明显异常。

(5)肺功能:肺通气功能正常;可逆试验阴性。

(6)超声心动图:三尖瓣轻度反流,心超估测肺动脉压约 22mmHg。

2. 疾病转归

入院后予完善相关检查,排除禁忌证后予以"甲氨蝶呤 15mg/次,每周一次＋叶酸 5mg/次,每周一次(甲氨蝶呤次日)＋醋酸泼尼松片 20mg/次,每日一次"口服,辅以"维生素 D、碳酸钙咀嚼片"口服。出院时患儿局部皮疹同前,无发热,无关节痛,无头晕头痛,无四肢乏力等不适。查体同前。

【出院诊断】 局灶性硬皮病(线性硬斑病)。

【出院建议】

1. 出院带药

(1)甲氨蝶呤片 2.5mg,每次 15mg(6 片),口服,每周一次(每周二)。

(2)叶酸片 5mg,每次 5mg 口服 每周一次(每周三)。

(3)醋酸泼尼松片 5mg,每次 20mg(4 片),口服,每日 1 次。

（4）维生素 D 滴剂 400IU，每次 1 粒，口服，每日 2 次。

（5）碳酸钙咀嚼片 0.3g，每次 0.6g（2 片），口服，每日 1 次。

（6）氯化钾缓释片 0.5g，每次 0.5g（1 片），口服，每日 3 次。

2. 出院 2 周风湿免疫科门诊复诊，定期复查血常规、电解质、肝肾功能等。

3. 建议门诊完善眼科检查（眼底、视力、眼压，筛查虹膜睫状体炎、白内障、青光眼检查）。

4. 定期监测血糖、血压、眼科检查（同上，每 3～6 个月 1 次）。

5. 出院 3 个月复查头颅 MRI，必要时神经科就诊。

第九节　多形红斑

一　概　述

多形红斑是一种以皮肤黏膜多样化损害为特征的自限性的急性非化脓性炎症，轻型仅有特征性的"靶形"皮损，预后良好，重型具有黏膜损害和发热等系统症状，病情进展迅速，可产生后遗症甚至威胁生命。本病的病因和发病机制尚未完全明确，其发生与感染、药物、疫苗等多种因素相关。感染是最常见的诱因，单纯疱疹病毒和肺炎支原体较常见，其他还有细菌、真菌、原虫、柯萨奇病毒及 EB 病毒等。

二　诊断与鉴别诊断

（一）诊断分型

本病主要根据泛发性的皮肤黏膜多形性皮损等表现进行临床诊断。根据皮肤黏膜损伤程度、全身症状轻重和内脏受累情况，可分为轻型及重型。按照病程可分为急性、复发性、慢性持续性。

1. 轻　型

可有低热或中等程度发热，也可伴咽痛、头痛、腹痛、腹泻或便秘等非特异性表现。皮疹可表现为斑疹、丘疹、荨麻疹和疱疹等，以典型的"靶形"和高出皮面的非典型"靶形"皮疹为特征性表现（见图 11-9-1A）。典型靶形损害由内、中、外三带组成，内带为中央部位，略凹陷，呈暗红色或紫红色，有时为紫癜或水疱；中带为水肿性隆起，色淡；外带为淡红色斑，境界清楚。非典型"靶形"皮损可仅有两带组成，边界不清。皮疹以手足背、手臂及下肢的伸侧、颜面和颈部多见，大多左右对称，从四肢远端、手掌和足底开始，向近心端发展，经 1～2 周消退，光照后可加重。约 10% 病例皮疹泛发，累及躯干。没有或仅有一个部位黏膜受损，常局限于口腔黏膜，表现红斑、水疱和糜烂，可影响进食（见图 11-9-1B）。轻型一般不伴有严重内脏损害。

2. 重　型

皮疹可分布全身，躯干部更为多见，红斑较大，疱疹多，容易糜烂及结痂，大疱破裂后大片皮肤剥脱和出血，继发细菌感染者可红肿化脓。黏膜损害广泛且严重，可累及口、鼻、结膜、肛门及外生殖器，尤以口唇炎及结膜炎更常见且严重。唇内及结膜可见疱疹、出血、溃疡及灰白色假膜，有脓性分泌物。眼睑红肿，畏光，角膜溃疡，重者可影响视力。

病情严重者常伴高热、寒战，可发生中毒性休克、急性心肌炎、心脏扩大、心力衰竭。肺部可发生肺炎、肺不张、胸腔积液，上呼吸道可见咽喉炎而引起呼吸困难。泌尿系统可见尿道口炎、肾炎，少数可发生肾功能衰竭。肠道症状可见腹泻。部分病例可见反应性关节炎。

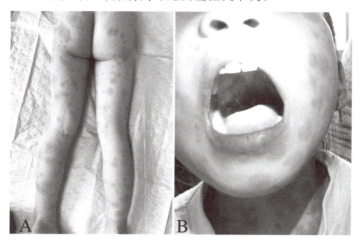

A：靶形征，下肢水肿性红斑，中央部位暗红色或紫红色，中带为淡红色水肿性隆起，外带为深红色，境界清楚；B：口腔黏膜溃疡、疱疹。

图 11-9-1　多形红斑皮疹和黏膜表现

(二)辅助检查

无特异性实验室检查。重症病例外周血白细胞计数升高，中性和嗜酸粒细胞升高，血沉加快，重症者可有肝肾功能异常，电解质紊乱。继发感染患者的脓性分泌物培养及血培养可阳性。皮肤活检组织病理学表现为散在的或全层的表皮角质形成细胞坏死，表皮下水疱形成，在真皮上部血管周围淋巴组织细胞浸润及不同程度的嗜酸性粒细胞浸润。

(三)鉴别诊断

1.Stevens-Johnson 综合征

Stevens-Johnson 综合征（Stevens-Johnson syndrome，SJS）和重症多形红斑（erythema multiforme majus，EMM）具有相似的临床症状和组织病理学，二者是否等同一直有争论。1993 年 Bastuji-Garin S 等将 EMM 定义为不同于 SJS 的一种疾病。EMM 与 SJS 比较，SJS 病情发展更快，黏膜的累及更早更广，病情更重，进一步发展可出现呼吸道黏膜、胃肠道黏膜、泌尿道黏膜等系统损害等。临床中，我们不可避免会遇见既有 EMM 的临床特点又有 SJS 临床特点的患者，此时应结合病史、皮损的形态和分布、病程进展等多方面进行综合判断（见表 11-9-1）。

2.中毒性表皮坏死性松解症

中毒性表皮坏死性松解症（toxic epidermal necrolysis，TEN）是一种严重的大疱性疾病，发病与过敏有关，发热、皮肤红斑及压痛为前驱症状。出现疱疹后迅速出现广泛的表皮坏死，上皮大片脱落，剥脱面积大于 30%，可见口炎、结膜炎及多脏器受损。病程进展很快，常伴脱水、继发感染、脓毒症，预后不良。

3.葡萄球菌烫伤样皮肤综合征

多发生于婴儿，以全身泛发性红斑、松弛性大疱和大片表皮剥脱、口周放射状皲裂、尼氏征（Nikolsky 征）阳性为特征；皮损少有紫癜样斑和"靶形"损害，黏膜和掌跖多不受累。

4.手足口病

有手、足、口部病变，且可见疱疹。皮肤及黏膜病变较轻，以斑丘疹多见，少见多形性皮疹。

5.发疹性药疹

有时表现为多形红斑样和靶形皮损样损害，但皮损少有暗黑色和水疱、不痛，黏膜多不受累。

表 11-9-1　EMM 和 SJS 的鉴别

鉴别	EMM	SJS
病因	多为感染	多为药物
病理	角质形成细胞坏死少,真皮炎症和渗出多	角质形成细胞坏死多,真皮炎症浸润少
表皮剥脱面积	<10%	<10%
典型"靶形征"	有	无
非典型"靶形征"	边界清,靶形皮损中央常不融合	边界不清,有融合倾向
紫癜样斑	无/有	有,有融合倾向
水疱	"靶形"皮损中央,无融合性,不超过体表面积的 2%	紫癜样斑和不典型"靶形"皮损上,有融合性,不超过体表面积的 10%
皮损分布	四肢,儿童可累及躯干、面部	身体中轴部位,掌跖
黏膜损害	眼、口、生殖器等部位,症状相对较轻	包括呼吸道、消化道、泌尿道等更广泛的黏膜可受累
系统症状	轻	重
病情进展	慢,不会进展至 TEN	快,可进展至 TEN
预后	好	差,1%~10% 的死亡率

 三　治疗与管理

(一)病因治疗

尽量明确病因,立即停用可疑致敏药物。对于急性或复发性 HSV 相关多形红斑可给予阿昔洛韦等抗病毒药物,与支原体感染相关应给予大环内酯类治疗。

(二)局部治疗

皮损局部应用保护剂、温和消炎剂,如甲紫溶液、炉甘石洗剂、氧化锌油剂、糖皮质激素软膏等。口腔病变可用含漱剂保持口腔清洁,中药锡类散减轻疼痛促进恢复。肛门及外生殖器部位可用 0.05% 氯己定液清洁,有感染时及时应用抗生素。眼部应用硼酸溶液冲洗,适当滴加含不致敏的抗生素和糖皮质激素滴眼液,防止角膜溃疡及穿孔。此外,还应注意呼吸道、尿道和消化道黏膜的保护和护理,注意皮肤、口腔、眼部的卫生,预防继发感染。

(三)系统治疗

1. 对症支持

全身症状重或口腔黏膜损伤严重者,可通过静脉补充液体保持水电解质平衡,并给予营养支持。口服抗组胺类药物可缓解局部症状。注意处理心、肺、肾并发症。

2. 糖皮质激素

对重型患儿,在应用抗生素控制感染的基础上,可予以糖皮质激素治疗。病情严重或口腔糜烂服药困难者,采用静脉滴注甲泼尼龙 $1\sim2\,\mathrm{mg/(kg \cdot d)}$,或地塞米松 $0.3\sim0.6\,\mathrm{mg/(kg \cdot d)}$,必要时根据病情可加大剂量,病情控制后改为口服,逐渐停用,一般疗程不超过一周。但也有学者认为激素应用会增加感染风险、掩盖早期败血症症状、诱发和加重消化道出血、延迟伤口愈合等。

3. 其　他

在其他治疗无效的慢性持续性或复发患者,可选择用丙种球蛋白、环孢素、霉酚酸酯、硫唑嘌呤、甲

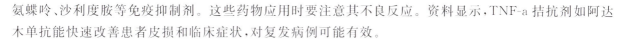

氨蝶呤、沙利度胺等免疫抑制剂。这些药物应用时要注意其不良反应。资料显示，TNF-a 拮抗剂如阿达木单抗能快速改善患者皮损和临床症状，对复发病例可能有效。

(四)预　后

轻症病例 1～2 周后皮疹消退，除有时可见色素沉着外，不留其他痕迹。皮肤及黏膜症状较重者，需经数周甚至数月才完全退尽。重型可有并发症，病程较长，多数病例通过积极治疗，预后良好。如再接触致病因素，尚可复发，有报道复发率达 20％。

四　研究热点

在成人中，HSV 被认为是多形红斑最常见的病因，高达 70％的病例有 HSV 感染，但研究发现 HSV 并不是儿童多形红斑的主要原因，在儿童多形红斑的人群肺炎支原体感染更常见。因此，有学者提出将支原体感染引起的多形红斑命名为支原体引起的皮疹和黏膜炎（mycoplasma induced rash and mucositis，MIRM），其特征是散在的多形性皮疹伴明显的黏膜炎。因此，儿童多形红斑区别于成人的流行病学、病因、发病机制将得到更多关注。另外，复发性和慢性持续性多形红斑虽然儿童中发病率不高，但治疗困难，其发病机制和免疫治疗也是值得研究的方向。

五　推荐文献阅读

1. Lerch M，Mainetti C，Terziroli Beretta-Piccoli B，et al. Current Perspectives on Erythema Multiforme[J]. Clin Rev Allergy Immunol，2018，54(1)：177-184.

2. Grünwald P，Mockenhaupt M，Panzer R，et al. Erythema multiforme，Stevens-Johnson syndrome/toxic epidermal necrolysis-diagnosis and treatment[J]. J Dtsch Dermatol Ges，2020，18(6)：547-553.

3. Siedner-Weintraub Y，Gross I，David A，et al. Paediatric Erythema Multiforme：Epidemiological，Clinical and Laboratory Characteristics[J]. Acta Derm Venereol，2017，97(4)：489-492.

六　病例剖析

【一般情况】　患者，男，4 岁 3 个月。

【主诉】　发热伴皮疹 3 天。

【现病史】　患儿 3 天前无明显诱因下出现发热，初为低热，伴有双下肢红色皮疹，未予重视。2 天前开始高热，体温最高 40℃，热峰 3～4 次/d，伴皮疹增多，从双下肢蔓延至四肢、面部、全身，为红色环形斑丘疹，伴瘙痒，尿痛，无畏寒寒战，无咳嗽气促，无腹痛腹泻，无尿频尿急，无血尿黑便，无眼红唇红等不适。患儿就诊于当地医院，诊断不详，予以"西替利嗪"口服抗过敏及外用药治疗，患儿仍有反复发热，皮疹逐渐增多，出现红色丘疹及水疱疹。遂来我院，拟"多形红斑"收住入院。

起病来，患儿神志清，精神可，胃纳欠佳，睡眠不佳，大小便正常，体重无明显改变。

【既往史】　既往体健，食用"虾"后出现皮疹、瘙痒。3 周前有"发热、咳嗽"病史，予头孢类口服治疗好转。

【个人史】　G1P1 足月顺产，出生体重 3.5kg，否认难产史及窒息抢救史。生后混合喂养，按时添加辅食，现普食。按卡接种疫苗，生长发育与正常同龄儿相仿。

【家族史】　父亲体健。否认家族中肝炎、结核等传染病史及肿瘤、高血压等遗传病史。

【入院查体】 T 36.7℃,P 90 次/min,R 30 次/min,BP 98/59mmHg,体重 16kg,神清,精神可,双眼结膜充血,咽充血,口腔黏膜充血,咽峡部可见溃疡及疱疹,呼吸平,两肺呼吸音粗,未闻及干湿啰音,心律齐,未及明显病理性杂音,腹软,无压痛,肝肋下 2cm,质软,脾脏肋下未及肿大,神经系统检查阴性。全身散在大小不等红色斑丘疹,部分呈靶形红疹,手掌可见疱疹,尿道口皮肤红肿,伴有渗出。

【辅助检查】 血常规+超敏 CRP:WBC 8.31×10^9/L,L 16.2%,N 76.8%,EO 5.8%,Hb 124g/L,PLT 198×10^9/L,CRP 17.6mg/L。

【入院诊断】 重症多形红斑。

【进一步检查】

1.大小便常规及胸片、心电图、腹部 B 超等。

2.过敏原+免疫球蛋白检测、血生化、前降钙素等。

3.病原学检查:咽拭子培养+药敏、咽拭子 MP-DNA、咽拭子呼吸道免疫荧光检测、TORCH、EB 病毒抗体等。

【诊疗计划】

1.予以"甲强龙 1mg/(kg·次),q12h"静滴、"西替利嗪"口服抗过敏及"艾洛松、苯扎氯安"外用。加强皮肤黏膜护理:糜烂处皮肤用"百多邦"外涂,包皮龟头红肿处用"3%硼酸"湿敷,"康复新液"漱口。

2.该患儿不排除细菌、非典型菌感染,予以"希舒美"抗感染治疗。

3.半流质饮食,补钾、补钙护胃对症支持治疗。

【诊疗经过】

1.辅助检查结果

(1)尿常规:潜血(+),尿红细胞镜检 20/HP,尿白细胞镜检 4/HP,红细胞计数 121.1/μl。胸片:两肺纹理增多。心电图:窦性心动过速。B超:肝偏大,腹腔积液 1.0cm,左侧胸腔积液 0.26cm。

(2)过敏原测定+免疫球蛋白测定:免疫球蛋白 G 8.84g/L,免疫球蛋白 A 1.02g/L,免疫球蛋白 M 1.13g/L,总免疫球蛋白 E 1050.0IU/ml。

(3)呼吸道病毒免疫荧光检测、咽拭子培养、咽拭子 MP-DNA、EB 病毒抗体、TORCH、前降钙素、生化五类等基本正常。

2.疾病转归

入院后予以"甲强龙 2mg/(kg·次),q12h×3d"及对症支持治疗后仍有反复发热,全身皮疹融合成片,部分少许破溃,伴颜面及全身水肿,阵发性脐周痛。复查血常规+超敏 CRP:WBC 6.25×10^9/L,L 15%,N 80.4%,E 5.8%,Hb 104g/L,PLT 264×10^9/L,CRP 68.8mg/L。ESR 89mm/h。生化:白蛋白 26.7g/L,丙氨酸氨基转移酶 8U/L,天门冬氨酸氨基转移酶 10U/L,肌酐 49μmol/L,尿素 2.53mmol/L。考虑皮疹加重,合并细菌感染、低蛋白血症,激素加量至 2mg/(kg·次),q8h,加用"丙球 1g/kg×2d"抗炎抗免疫反应,"泰能 15mg/kg·次,q8h"抗感染及补充白蛋白治疗。2 天后体温正常,皮疹逐渐消退,激素逐渐减量至0.5mg/(kg·d)予以出院。

出院时患儿无发热,无明显咳嗽,皮疹基本消退,无腹痛,无血尿,无尿痛。查体:神清,精神可,口腔黏膜光滑,呼吸平稳,两肺呼吸音粗,未闻及干湿啰音,心律齐,未及明显病理性杂音,腹软,肝肋下 3cm,质软,脾肋下未及肿大,神经系统检查阴性。全身散在少许浅褐色斑片状陈旧性皮疹,伴脱皮。

【出院诊断】 1.重型多形红斑;2.脓毒血症;3.低蛋白血症。

【出院建议】

1.出院带药

(1)甲泼尼龙片 4mg×30 片,8mg/次,每日 1 次口服;每 3 天减量 1 片,1 周内减停。

(2)维生素 D 滴剂 400IU×30 片,400IU/次,每日 1 次口服。

(3)葡萄糖酸钙口服液 10ml×10 支×2 盒,10ml/次,每日 2 次口服。

2.出院1周风湿免疫科门诊复诊。

3.患儿住院期间曾使用丙球,8~9个月内避免接种麻疹、水痘疫苗。

第十节　原发性免疫缺陷病

 概　述

原发性免疫缺陷病(primary immunodeficiency,PID)是由单基因突变导致免疫细胞或免疫分子缺陷,出现免疫功能降低、缺如或免疫调节功能失衡,临床表现为机体抗感染免疫功能减低、易患肿瘤、自身免疫、自身炎症、过敏、淋巴增殖的一组疾病。PID传统上被认为是罕见病,发病率为1/50000~1/10000活产婴,而目前认为发病率可能为1/5000~1/1000活产婴。我国PID的确切发病率尚不清楚,按照部分西方国家的发病率推算,现在我国累计存活病例至少应有20万例,是严重威胁我国儿童生命和生存质量的疾病。2019年PID最新分类,共计10大类,包括430多种疾病,涉及400多个基因。随着医学科学的进步,使得一些基因突变所致的疾病成为可治疗性疾病。因此,如果能早期诊断、及时治疗可挽救患儿生命,并明显改善生活质量。

 诊断与评估

(一)原发性免疫缺陷病共同临床表现

PID的临床表现轻重不一,但共同特点为反复感染,易患自身免疫性疾病和恶性肿瘤。

1.反复和慢性感染

症状和体征不典型、病原菌和感染灶常难以确定、感染死亡率极高,给临床治疗带来困难。感染部位以呼吸道最常见如复发性或慢性中耳炎、鼻窦炎、支气管炎或肺炎,也可表现为胃肠道、皮肤感染、脑膜炎和骨关节感染、全身感染等表现。抗体免疫缺陷病患儿对肺炎链球菌、流感嗜血杆菌、肺炎支原体、脑膜炎球菌、革兰阴性菌、肠道病毒及兰氏贾第鞭毛虫易感;T淋巴细胞免疫缺陷患儿对病毒、真菌、耶氏肺孢子菌和分枝杆菌易感;先天性吞噬细胞数目和功能缺陷患儿对革兰阳性菌、革兰阴性杆菌和真菌易感;补体成分缺陷好发生奈瑟菌感染;中性粒细胞功能缺陷时的病原体常为金黄色葡萄球菌。感染常常反复发作或迁延不愈,治疗效果欠佳尤其是抑菌剂疗效更差。

2.自身免疫性疾病和恶性肿瘤

原发性免疫缺陷病患儿未因感染而死者,随着年龄增长更易发生自身免疫性疾病和肿瘤。PID伴发的自身免疫性疾病包括溶血性贫血、血小板减少性紫癜、中性粒细胞减少、系统性血管炎、系统性红斑狼疮、皮肌炎、免疫复合物性肾炎、Ⅰ型糖尿病、免疫性甲状腺功能减退和关节炎等。肿瘤尤其容易发生淋巴系统恶性肿瘤。

(二)过去史、家族史和体格检查

1.过去史

脐带延迟脱落是Ⅰ型白细胞黏附分子缺陷(LAD1)的重要线索。严重麻疹或水痘病程提示细胞免疫缺陷。了解有无引起继发性免疫缺陷的因素、有无输血、血制品和移植物抗宿主反应(GVHR)史。详细记录预防注射,特别是脊髓灰质炎活疫苗接种有无麻痹发生。

2.家族史

约 1/4 的患儿家族能发现因感染致早年死亡的成员。应对患儿家族进行家系调查。PID 先证者可为基因突变的开始者,而无阳性家族史。了解有无过敏性疾病、自身免疫性疾病和肿瘤患者,有助于对先证者的评估。

3.体格检查

严重或反复感染可致体重下降、发育滞后现象、营养不良、轻中度贫血和肝脾肿大。B 细胞缺陷者的周围淋巴组织如扁桃体和淋巴结变小或缺如。X-连锁淋巴组织增生症则出现全身淋巴结肿大。可存在皮肤疖肿、口腔炎、牙周炎和鹅口疮等感染证据。某些特殊综合征则有相应的体征,如胸腺发育不全、湿疹血小板减少伴免疫缺陷(wiskott-Aldrich syndrowe,WAS)和毛细血管扩张性共济失调(Ataicia-telargiectasia,AT)等疾病。

(三)实验室检查

PID 的确诊依靠实验室免疫学检测和基因分析结果。反复不明原因的感染、起病很早的自身免疫性疾病和阳性家族史提示原发性免疫缺陷病的可能性,确诊该病必须有相应的实验室检查依据,明确免疫缺陷的性质。目前还不可能测定全部免疫功能,一些试验技术仅在研究中心才能进行。为此,在做该病的实验室检查时,可分为 3 个层次进行,即:①初筛试验;②进一步检查;③特殊或研究性试验(见表11-10-1)。其中,初筛试验在疾病的初期筛查过程中尤为重要。

表 11-10-1 免疫缺陷病实验室检查

	初筛试验	进一步检查	特殊/研究性实验
B 细胞缺陷	IgG、IgM、IgA 水平 B 细胞计数(CD19 或 CD20) 同族凝集素 嗜异凝集素 抗链球菌溶血素 O 抗体 分泌型 IgA 水平	IgG 亚类水平 IgD 和 IgE 水平 抗体反应(破伤风、白喉、风疹、流感杆菌疫苗) 抗体反应(伤寒、肺炎链球菌疫苗) 侧位 X 线片咽部腺样体影	淋巴结活检 体内 Ig 半衰期 体外 Ig 合成 B 细胞活化增殖功能 基因突变分析 进一步 T 细胞表型分析
T 细胞缺陷	外周淋巴细胞计数及形态 T 细胞亚群计数(CD3、CD4、CD8) 迟发皮肤过敏试验(腮腺炎、念珠菌、破伤风类毒素、毛霉菌素、结核菌素或纯衍生物) 胸部 X 片胸腺影	丝裂原增殖反应或混合淋巴细胞培养 HLA 配型染色体分析	细胞因子及其受体测定(如 IL-2,IFN-γ,TNF-α) 细胞毒细胞功能(NK,CTL,ADCC) 酶测定:ADA,PNP 皮肤、胸腺活检,胸腺素测定,细胞活化增殖功能基因突变分析
吞噬细胞	细胞计数 WBC 及形态学 NBT 试验 IgE 水平	化学发光试验 WBC 动力观察 特殊形态学 吞噬功能测定 杀菌功能测定	黏附分子测定(CD11b/CD18,选择素配体) 移动和趋化性、变形性、黏附和凝集功能测定 氧化代谢功能测定 酶测定(MPO,G6PD,NADPH 氧化酶) 基因突变分析
补体缺陷	CH50 活性 C3 水平 C4 水平	调理素测定 各补体成分测定 补体活化成分测定(C3a、C4a、C4d、C5a)	补体旁路测定 补体功能测定(趋化因子,免疫黏附) 同种异体分析

1.Ig 测定

Ig 测定包括血清 IgG、IgM、IgA 和 IgE。一般而言,年长儿和成人总 Ig>6g/L 属正常,Ig<4g/L 或

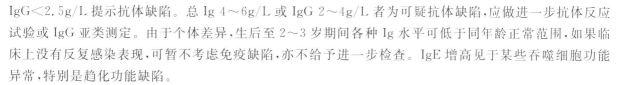

IgG<2.5g/L提示抗体缺陷。总Ig 4～6g/L或IgG 2～4g/L者为可疑抗体缺陷,应做进一步抗体反应试验或IgG亚类测定。由于个体差异,生后至2～3岁期间各种Ig水平可低于同年龄正常范围,如果临床上没有反复感染表现,可暂不考虑免疫缺陷,亦不给予进一步检查。IgE增高见于某些吞噬细胞功能异常,特别是趋化功能缺陷。

2.抗A和抗B同族凝集素

代表IgM类抗体功能,正常情况下,生后6个月婴儿抗A、抗B滴度至少为1:8。WAS患儿伴有低IgM血症时同族凝集素滴度下降或测不出。

3.抗链球菌溶血素O(ASO)和嗜异凝集素滴度

由于广泛接触诱发自然抗体的抗原,故一般人群嗜异凝集素滴度均大于1:10,代表IgG类抗体。我国人群由于广泛接受抗菌药物,ASO效价一般较低,如血清ASO在12岁后仍低于50U可提示IgG抗体反应缺陷。

4.分泌型IgA水平

分泌型IgA缺乏常伴有选择性IgA缺乏症。一般测定唾液、泪、鼻分泌物和胃液中分泌型IgA。

5.外周血淋巴细胞绝对计数

外周血淋巴细胞约80%为T细胞,因此外周血淋巴细胞绝对计数可代表T细胞数量,正常值为$(2～6)\times10^9$/L;小于2×10^9/L为可疑T细胞减少。婴儿期如淋巴细胞绝对计数$<3\times10^9$/L应怀疑淋巴细胞减少症并进行复查,如仍小于3×10^9/L,需进行免疫功能评估以明确病因。婴儿期淋巴细胞计数$<1.5\times10^9$/L时,应高度怀疑SCID。

6.胸部X线片

婴儿期缺乏胸腺影者提示T细胞功能缺陷,但胸腺可因深藏于纵隔中而无法看到,应予注意。

7.迟发皮肤过敏试验(DCH)

代表TH1细胞功能。抗原皮内注射24～72小时后观察局部反应,出现红斑及硬结为阳性结果,提示TH1细胞功能正常。常用的抗原为腮腺炎病毒疫苗、旧结核菌素或结核菌纯蛋白衍化物(PPD)、毛霉菌素、白念珠菌素、白喉类毒素。2岁以内正常儿童可因未曾致敏,而出现阴性反应,故同时5种以上抗原皮试,只要一种抗原皮试阳性,即说明TH1功能正常。

8.四唑氮蓝染料试验

四唑氮蓝染料试验(NBT)为淡黄色可溶性染料,还原后变成蓝黑色甲颗粒。内毒素刺激中性粒细胞后还原率>90%,慢性肉芽肿病患者还原率<1%。疾病携带者则成嵌合体。

9.补体CH50活性、C3和C4水平

总补体CH50活性法特定的正常值为50～100U/ml。C3正常值新生儿期为570～1160mg/L,1～3个月为530～1310mg/L,3个月～1岁为620～1800mg/L,1～10岁为770～1950mg/L。C4正常值新生儿期为70～230mg/L,1～3个月为70～270mg/L,3个月～10岁为70～400mg/L。

10.基因突变分析和产前诊断

多数PID为单基因遗传,对疾病编码基因序列分析可发现突变位点和形式,用于确诊及进行家系调查。基因突变分析也是产前诊断最好的手段,其他用于产前诊断方法如测定绒毛膜标本酶(ADA)活性等。

三 治疗与管理

(一)原发性免疫缺陷病的一般处理

原发性免疫缺陷病的一般处理包括预防和治疗感染,注重营养,加强家庭宣教,增强父母和患儿对抗疾病的信心等。若患儿尚有一定抗体合成能力,可接种部分灭活疫苗。除细胞免疫缺陷外,应常规每2年测1次结核菌素(或PPD)皮试,以监测结核感染。若有感染应及时治疗,如果抗菌药物无效,应考虑真菌、分枝杆菌、病毒和原虫感染的可能。有时需长期抗菌药物预防性给药。T细胞缺陷患儿不宜输血或新鲜血制品,以防发生移植物抗宿主反应(graft versus host reaction,GVHR)。若必需输血或新鲜血制品时,应先将血液进行放射照射,剂量为2000～3000rad。为防止巨细胞病毒(cytomegalovirus,CMV)血源性感染,供血者应作CMV筛查。患儿最好不作扁桃体和淋巴结切除术,脾切除术视为禁忌。必须作脾切除者,应长期给予抗菌药物预防感染。糖皮质激素类也应慎用。严重抗体和细胞免疫缺陷患者,禁用减毒活疫菌。当患儿接触水痘患者后,应注射水痘-带状疱疹免疫球蛋白或用阿昔洛韦预防。卡氏肺囊虫肺炎(peumocystic carinii peumonia,PCP)是细胞免疫缺陷病和HIV感染的重要并发症,当CD4$^+$细胞计数1岁内婴儿<1500/ml,1～2岁<750/ml,～5岁<500/ml,年长儿<200/ml,或任何年龄组CD4细胞<25%总淋巴细胞时应进行PCP的预防。当同胞中已确定为联合免疫缺陷病者,新生儿期应进行免疫学筛查。家庭中已发现免疫缺陷患者,应接受遗传学咨询,妊娠期应作产前筛查,必要时终止妊娠。

(二)原发性免疫缺陷病抗感染治疗

PID患儿急性感染期治疗原则:①早期进行规范的各类标本培养、药敏试验、抗原、抗体及病原体核酸检测,尽早明确病原及获得药敏试验结果。②及时进行经验性治疗。在综合考虑PID疾病类型及病原易感性基础上,评估可能的感染部位及病原、感染严重程度、多重耐药的危险因素,合理选用广谱抗感染药物;待明确病原后可结合药敏结果调整抗感染治疗方案。③抗菌药物降阶梯治疗原则,严重感染、多药耐药菌或混合感染时建议抗菌药物联合用药。④广谱抗菌药物治疗48小时无效时,可经验性加用抗真菌治疗。⑤对于分枝杆菌易感性高的PID患儿,需警惕分枝杆菌感染,必要时可行经验性抗分枝杆菌感染治疗。⑥大多数PID患儿需要静脉给药、增加抗感染药物剂量及延长疗程,但需密切监测药物不良反应,必要时监测血药浓度。⑦重视抗感染外的综合治疗和护理,加强支持治疗,尽早拔除各类留置导管。

(三)替代治疗

替代治疗可暂时性缓解其临床症状。有85%以上的PID伴有不同程度低或无IgG血症。因此,替代治疗最主要是补充IgG。其他替代疗法包括特异性免疫血清、输注白细胞、细胞因子(转移因子、胸腺素等)。

1.静脉注射丙种球蛋白

B细胞和(或)IgG质量缺陷的PID是IVIG替代治疗的主要适应证,每3～4周IVIG 0.4～0.6g/kg,维持5～6g/L以上的IgG谷浓度。治疗剂量应个体化,以能控制感染,使患儿症状缓解,获得正常生长发育为度。

2.高效价免疫血清球蛋白

高效价免疫血清球蛋白是从免疫接种或自然感染的供体的血清中收集来的抗原特异性免疫血清,含有高效价特异性抗体。现正式用于临床的有水痘-带状疱疹、狂犬病、破伤风和乙肝高效价免疫血清球蛋白,可用于严重感染的治疗,也用于预防。

3.血　浆

血浆中除有IgG外,尚含有IgM、IgA、补体和其他免疫活性成分,可用于治疗免疫缺陷病,剂量为20ml/kg,必要时可加大剂量。血浆供体应作严格生物学污染过筛试验,以避免CMV、HIV和肝炎病毒血源性传染。

4.输注白细胞

白细胞输注用于吞噬细胞缺陷患者伴严重感染时,分离的白细胞应先进行放射处理,以抑制其中可能存在的 T 细胞。新鲜白细胞必须在 3～4 小时内静脉注入患者体内,并需要反复数次。由于白细胞在体内存活时间太短以及反复使用会发生不良免疫反应,故仅用于严重感染时,而不作持续常规替代治疗。

5. 细胞因子治疗

(1)胸腺素类:包括胸腺喷丁(TPS)对胸腺发育不全、湿疹血小板减少伴免疫缺陷病有一定疗效。

(2)转移因子:改善细胞免疫缺陷的临床症状尚未得到肯定。

(3)其他细胞因子:如 IFN-γ 治疗慢性肉芽肿病、高 IgE 血症、糖原贮积症 Ⅰ 型和不全性 IFN-γ 受体缺陷病。粒细胞集落刺激因子(G-CSF)治疗中性粒细胞减少症。IL-2 治疗严重联合免疫缺陷病和选择性 IL-2 缺陷病。

6. 酶替代治疗

腺苷脱氨酶(ADA)缺陷者,可输注红细胞(其中富含 ADA),使部分患者获得临床改善。牛 ADA-多聚乙二烯糖结合物肌内注射的效果优于红细胞输注,可纠正 ADA 缺陷所致的代谢紊乱,有效治疗 ADA 缺陷。

(四)原发性免疫缺陷病的免疫重建

免疫重建是采用正常细胞或基因片段植入患者体内,使之发挥其功能,以持久地纠正缺陷。免疫重建的方法有干细胞移植和基因治疗。

1. 干细胞移植

目前,临床实施的能够根治 PID 疾病、重建免疫功能最重要的手段,包括胎肝移植(目前已很少使用)、骨髓移植、脐血干细胞移植、外周血干细胞移植。至 1997 年已有近万例原发性免疫缺陷患儿接受了骨髓移植,包括 WAS、黏附分子缺陷 Ⅰ 型、联合免疫缺陷病(ADA 缺陷、X 连锁严重联合免疫缺陷病、ZAP70 缺陷、JAK3 缺陷)、Chediak-Higashi 综合征、MHC Ⅱ 缺陷、X 连锁高 IgM 综合征、XLA、嘌呤核苷磷酸酶缺陷病和 CGD。香港、重庆和上海已成功开展骨髓移植治疗 WAS、X 连锁高 IgM 综合征和 X 连锁严重联合免疫缺陷病。骨髓移植分为同种异体同型合子骨髓移植(取自同胞兄弟 HLA-A 和 HLA-B 同源)、同种异体半合子骨髓移植(常为家庭成员父母或兄弟)、无关供体骨髓移植(matched unrelated marrowdonor,MUD)和宫内骨髓移植。MUD 近年已很盛行,可不必移除 T 细胞,但在移植后应接受免疫抑制治疗。MUD 成功率约为 50%,5 岁以内接受移植者,成功率可达 85%。脐血富含造血干细胞,可作为免疫重建的干细胞重要来源。无关供体配型脐血干细胞移植的 GVHR 较 MUD 轻,但仍应进行移植前后免疫抑制治疗,使免疫功能重建延迟、增加继发感染的风险。同胞纯合子脐血干细胞移植则可不必免疫抑制治疗。因此,成功率明显增高。分离外周血 CD34⁺ 干细胞,在体外无菌扩增或定向培养后,再静脉输注患者,外周血干细胞移植技术治疗 PID 尚处于临床验证阶段。

2. 基因治疗

基因治疗是将外源正常基因导入靶细胞,用以纠正基因缺陷疾病最有潜力的根治手段。基因治疗指将正常的目的基因片段整合到患者干细胞基因组内(基因转化)使其能在患者体内复制而持续存在。理论上讲,凡骨髓移植成功的疾病均是基因治疗的指针。逆转录病毒和腺病毒相关病毒是最常见的基因转化载体。分离脐血、外周血或骨髓中的 CD34⁺ 细胞,体外在生长因子和辅助细胞存在下,使其扩增又不进行分化(即保持 CD34⁺ 细胞的原始生物学特征)。在体外,CD34⁺ 与带有目的基因的载体病毒培养,使 CD34⁺ 细胞被目的基因转化。将目的基因转化的 CD34⁺ 细胞静脉输入患者体内。随着基因编辑技术的进展,未来将可能实现缺陷基因原位修复及基因表达的精确调控。基因治疗在原发性免疫缺陷病尝试已历经 20 多年,取得一定成效,但尚处于探索和临床验证阶段,我国部分单位已率先启动 PID 基因治疗的临床前研究,亦将利用最新的基因编辑等技术,开启 PID 基因治疗的临床研究。

四 研究热点

PID 是一类影响免疫系统发育和（或）功能的异质性单基因遗传病，可导致宿主免疫功能严重受损，增加了对危及生命的感染、自身免疫和恶性肿瘤的易感性，具有极高的病死率。尽管同种异体造血干细胞移植可治愈 PID，但受供体来源、患儿健康状态和致病基因种类等因素的影响，大多数患者无法接受该治疗。并且移植后患者也会面临患移植物抗宿主病及移植物排斥的风险。基因治疗将正常基因导入自体造血干细胞后再进行移植，一定程度上解决了传统造血干细胞移植面临的问题。但是半随机整合载体都存在插入性致癌风险。尽管改进病毒载体能降低该风险，但仍不能实现基因表达的生理性调控。而基因编辑原位纠正基因，使基因表达受内源性调控。目前，基因编辑技术在 PID 的治疗应用中常与自体造血干细胞移植相结合，提供了一种治愈可能的理想方案。

目前 CRISPR/Cas 系统及其衍生系统碱基编辑和先导编辑为各领域的研究热点。然而，最近发现，人类血液中存在针对 Cas9 蛋白的抗体和 T 细胞。虽然目前对已存在 T 细胞的杀伤能力尚不清楚，但使用具有 Cas9 蛋白组件的基因编辑工具治疗人类疾病时，其安全性需要着重考虑。针对这一问题，研究者们提出一些思路来解决，比如：使机体免疫抑制或缺失来防止细胞对 Cas9 的严重反应；使用不感染人体或正常寄生菌的 Cas9 蛋白；在人类对 Cas9 产生适应性免疫反应之前使用基于 Cas9 的疗法，但这些方法的有效性有待验证。

对于 PID 的基因编辑，大多数研究仍处于临床前研究阶段，临床应用面临的最大挑战是从体外到体内同源定向修复率的不断变低。这可能是由于同源定向修复更易发生在 S/G2 期，因此分化程度越高的短期干细胞越易发生定向编辑，而更原始的长期干细胞则进行非同源末端连接。并且原始造血干细胞可能对双链断裂更敏感，在编辑过程中易于受损。这导致有长期再生能力的干细胞未进行真正的基因校正，或是校正后由于受损失去了移植和自我更新的能力。虽然有一些研究表明，使用一些小分子暂时控制 DNA 修复和操纵 DNA 修复蛋白，能维持和扩增真正的造血干细胞数量，但也只是增加了基因校正造血干细胞的数量。迄今为止，如何编辑真正长期移植、具有自我更新能力的干细胞仍是一大问题。

目前，DNA 修复机制、干细胞生物学和基因组编辑技术方面的研究快速进展，基因编辑 PID 应用有极大希望发展到临床阶段。此外，它有望治愈无法通过增加基因拷贝策略治疗的疾病，也可以治愈因同种异体骨髓移植而病重的患者。尽管该领域仍然存在未解决的问题和许多挑战，但是基因编辑在 PID 根治中具有巨大的潜力毋庸置疑。

五 推荐文献阅读

1. 王卫平，孙锟，常立文，等. 儿科学[M]. 8 版. 北京：人民卫生出版社，2020.

2. Tangye SG，Al-Herz W，Bousfiha A，et al. Human inborn errors of immunity：2019 update on the classification from the International Union of Immunological Societies Expert Committee[J]. J Clin Immunol，2020，40(1)：24-64.

3. 中华医学会儿科学分会免疫学组，中华儿科杂志编辑委员会. 原发性免疫缺陷病抗感染治疗与预防专家共识[J]. 中华儿科杂志，2017，55(4)：248-255.

4. 中华医学会儿科学分会免疫学组，中华儿科杂志编辑委员会. 原发性免疫缺陷病免疫球蛋白 G 替代治疗专家共识[J]. 中华儿科杂志，2019，57(12)：909-912.

5. Heimall J，Puck J，Buckley et R，et al. Current knowledge and priorities for future research in late effects after hematopoietic stem cell transplantation (HCT)for severe combined immunodeficiency patients：a consensus statement from the second pediatric blood and marrow transplant consortium

international conference on late effects after pediatric HCT[J]. Biol Blood Marrow Transplant,2017,23（3）:379-387.

六 病例剖析

【一般情况】 患者,男,3岁1个月。

【主诉】 反复发热2个月。

【现病史】 患儿2个月前无明显诱因下出现发热,最高体温38.5℃,热峰2~3次/d,口服退热药可降至正常,伴咳嗽、流涕,鼻涕初为清水鼻涕,后为脓涕,无吐泻,无尿频、尿急、尿痛,当地县人民医院就诊,诊断"脓毒血症",口服"头孢克肟"1天,输注"哌拉西林他唑巴坦"8天,体温正常,咳嗽流涕好转。1个月前再次发热,最高体温38.8℃,热峰2次/d,偶有流涕、咳嗽,再次当地县人民医院就诊,诊断"脓毒血症",输注"哌拉西林他唑巴坦"8天,体温正常。半个月前再次发热,最高体温39.3℃,口服退热药不能降至正常,无咳嗽、流涕,无吐泻,无尿急、尿频、尿痛,外院就诊,血常规提示白细胞高,建议住院,住院期间发现IgG、IgA、IgM均降低,诊断"脓毒血症、急性扁桃体炎、免疫球蛋白缺乏",输注"哌拉西林他唑巴坦"5天,病情好转出院。现为进一步诊治,我院门诊就诊,门诊拟"原发性免疫缺陷病?"收住入院。

起病来,患儿神志清,精神可,胃纳、睡眠一般,二便无殊,体重无明显下降。否认结核病及密切接触病史。

【既往史】 2.5岁肺炎病史1次,否认食物药物过敏史。

【个人史】 G1P1足月顺产,出生体重3.4kg,否认难产史及窒息抢救史。生后母乳喂养,按时添加辅食,现普食。按卡接种疫苗,生长发育与正常同龄儿相仿。

【家族史】 否认家族中肝炎、结核等传染病史及肿瘤、高血压等病史。

【入院查体】 T 37℃,P 108次/min,R 24次/min,BP 86/57mmHg,体重15.5kg,神清,精神可,呼吸平,咽无充血,扁桃体无肿大,两肺呼吸音粗,未闻及啰音,心律齐,未及明显病理性杂音,腹软,肝脾肋下未及肿大,神经系统检查阴性。

【辅助检查】 血常规+超敏CRP（我院）:WBC 6.65×10^9/L,L 64.8%,N 20.2%,Hb 110g/L,PLT 440×10^9/L,CRP 2.60mg/L;PCT 0.150ng/ml;Ig+C:IgG 0.10g/L,IgA 0.01g/L,IgM 0.30g/L,C3 1.02g/L,C4 0.09g/L;TBNK细胞:CD19 0.45%,CD3 79.85%,CD4 52.05%,CD8 23.25%,CD3⁻CD16⁺CD56⁺ 17.05%,CD4/CD8 2.24。

【入院诊断】 原发性免疫缺陷病:X连锁无丙种球蛋白血症?

【进一步检查】

1.三大常规、血生化、血培养、抗核抗体、肿瘤标记物、乙肝HIV梅毒丙肝、TORCH、T-spot。

2.心超、腹部B超、心电图。

3.胸部CT、头颅MRI。

4.全外显子基因测序。

【诊疗计划】

1.完善相关检查,评估病情。

2.免疫球蛋白低下,予以补充"丙种球蛋白"治疗。

3.根据病情变化及时调整治疗方案。

【诊疗经过】

1.辅助检查结果

（1）血常规+CRP:WBC 23.80×10^9/L,L 19.4%,N 73.9%,Hb 119g/L,PLT 571×10^9/L,CRP 3.24mg/L。生化:球蛋白16.3g/L。血培养、抗核抗体、肿瘤标记物、乙肝HIV梅毒丙肝、TORCH、

T-spot、大小便常规未见明显异常。

(2)心超、腹部 B 超、心电图未见明显异常。

(3)胸部 CT:右肺下叶少许炎症,右肺下叶局限性肺气肿;头颅 MRI:枕大池偏大,余颅脑平扫未见明显异常,鼻腔及鼻窦黏膜增厚。

(4)全外显子基因测序:*BTK* 基因突变(母亲来源)。

2.疾病转归

予以"丙球 15g/次,每日 1 次"输注 2 天,予以"哌拉西林他唑巴坦"静滴抗感染治疗,住院治疗 1 周,白细胞正常出院。出院时患儿无发热,无咳嗽,无吐泻。查体:神清,精神可,呼吸平稳,两肺呼吸音粗,未闻及啰音,心律齐,未及明显病理性杂音,腹软,肝脾肋下未及肿大,神经系统检查阴性。

【出院诊断】 1.X 连锁无丙种球蛋白血症;2.急性肺炎。

【出院建议】

1.3~4 周定期输注丙球 1 次,每次输注 0.4~0.6g/kg。

2.每年评估病情 1~2 次。

3.避免交叉感染。

第十一节 巨噬细胞活化综合征

 概 述

巨噬细胞活化综合征(macrophage activation syndrome,MAS)为继发于风湿免疫性疾病基础上的噬血细胞性淋巴组织细胞增多症(hemophagocytic lymphohistiocytosis,HLH),是儿科急性危重症,一旦发生,常导致多器官功能衰竭甚至死亡。免疫反应失控导致细胞毒性 T 淋巴细胞和巨噬细胞过度激活和增殖是 MAS 的典型特征,激活的免疫细胞产生大量炎性因子(如 IL-1、IL-6、IL-18、TNF-α、INF-γ 等),形成炎症因子风暴是其主要发病机制。MAS 最常继发于全身型幼年特发性关节炎(SoJIA),也可发生于系统性红斑狼疮、川崎病等。目前学者认为,MAS 并非一个独立疾病,是疾病发展的不同阶段,也是不同疾病走向相似病理变化的同一过程。1985 年,Hadchouel 第一次描述继发 SoJIA 的以出血、肝炎和神经系统异常表现的综合征,直到 1993 年发现了巨噬细胞活化的证据而首次提出了 MAS 的概念并归纳到继发性 HLH 范畴。继发于 SoJIA 的 MAS(SoJIA-MAS)发病率并不十分清楚,可能为 7%～13%,亚临床型或轻型 SoJIA-MAS 发病率为 30%～40%,亚临床 MAS 概念的提出有助于对这种严重并发症的早期识别和早期治疗。研究显示,MAS 似乎更多发生于女童,与男童比例为 6∶4;SoJIA 起病年龄中位数为 5.3 岁,并发 MAS 时间在起病 3.5 个月,近 22% 的 MAS 与 SoJIA 同时被诊断。

 诊断与评估

(一)SoJIA-MAS 诊断

2005 年,Ravelli 等提出的 SoJIA-MAS 的分类标准。①实验室指标:血小板计数减少(≤262×10⁹/L)、天冬氨酸氨基转移酶升高(>59U/L)、白细胞计数下降(≤4.0×10⁹/L)、低纤维蛋白原血症(≤2.5g/L)。②临床指标:中枢神经系统功能障碍(激惹、头痛、昏睡、定向力障碍、抽搐、昏迷)、出血(紫癜、黏膜出血）、肝大（肋缘下≥3cm）。③组织病理学标准（骨髓涂片证实有巨噬细胞噬血现象）。符合≥2条实验室指标或至少1条实验室指标和1条临床指标，可考虑 MAS，骨髓检查发现噬血现象仅用于疑似病例的诊断。研究显示该诊断标准的敏感性和特异性高达86%。

2016 年，PRINTO 对 SoJIA-MAS 的分类标准进行了更新：持续发热的确诊或疑似 SoJIA 患者如满足以下条件考虑并发 MAS：血清铁蛋白＞684μg/L，同时具备下列 4 项指标中任意 2 项：①血小板计数减少（≤181×10⁹/L）；②天冬氨酸氨基转移酶升高（＞48U/L）；③三酰甘油升高（＞1560mg/L）；④纤维蛋白原降低（≤3600mg/L）。

(二)SoJIA-MAS 临床特点和评估

MAS 临床表现具有很强的异质性，尚无一个单一的病理或实验室指标确诊，骨髓常规提示噬血现象的阳性率约60%，因此，不能作为 MAS 的必备条件，而临床和实验室指标的动态监测对病情评估尤为重要。发热多为稽留高热，常作为 MAS 的首发症状，当典型的 SoJIA 的弛张热转变成持续的、不能缓解的发热时，应警惕发生 MAS。肝脾和（或）淋巴结增大，肝功能急剧恶化时可以表现为恶心、呕吐、黄疸及转氨酶在短期内迅速增高等。出血现象发生率约20%，可以表现为皮肤紫癜、易损伤、黏膜出血、消化道出血，也可能出现弥漫性血管内凝血（1%）。中枢神经系统功能障碍发生率约为35%，可以有嗜睡、烦躁、易怒、定向力障碍、头痛、抽搐、昏迷。肺脏、肾脏以及心脏也可受累。实验室特点包括外周血白细胞减少、血小板减少、肝功能异常、凝血功能障碍、红细胞沉降率降低、高甘油三酯血症、D-二聚体增高、纤维蛋白原降低、低蛋白血症等，骨髓常规显示巨噬细胞吞噬血细胞增多及 CD163 染色增加等。

需注意的是，SoJIA-MAS 与 SoJIA 急性期的临床表现非常相似，均可多系统累及，表现为持续高热、关节炎或关节痛、多形性皮疹、肝、脾和（或）淋巴结肿大、多浆膜腔积液等；实验室检查缺乏特异性，均可表现为外周血白细胞及中性粒细胞明显增高、CRP 升高、ESR 增快、血清铁蛋白升高等，MAS 早期的骨髓"噬血现象"可以不明显，因此 SoJIA-MAS 与 SoJIA 二者鉴别诊断困难，了解二者的特点十分必要。

三　治疗与管理

(一)一般对症治疗

维持电解质酸碱平衡；纠正凝血紊乱（低纤维蛋白原血症、血小板减少）；纠正多脏器功能衰竭状态；积极抗感染（尽可能找到感染源，如 EB 病毒、水痘-带状疱疹病毒等）。

(二)糖皮质激素

MAS 的首选治疗是静脉应用糖皮质激素，常需大剂量甲泼尼龙冲击治疗，剂量 10～30mg/(kg·d)，一般最大剂量为 1g/d，连用 3～5 天，后改为小剂量口服或静脉维持。如果病情需要，间隔 1 周可重复大剂量冲击治疗。

(三)环孢素 A

激素耐药或危重 MAS 患者需要应用环孢素 A（cyclosporin A，CsA）治疗，口服或静脉，服药过程中需定期监测血常规、肝功能及血药浓度。部分患者 CsA 治疗 12～24 小时内可出现明显的临床及实验室改善。目前在临床中作为治疗 MAS 的首选免疫抑制剂。

(四)依托泊苷

依托泊苷（etoposide，VP-16）存在多种副反应，如严重的骨髓抑制，恶性肿瘤性疾病的发生率增加。因其在肝脏中代谢，以原型药物和代谢产物由肾脏排出，故有肝肾功能不良者应减量应用。VP-16 在儿童风湿性疾病中应用较少，仅在常规治疗难于控制时慎重应用。

（五）免疫球蛋白

目前对 MAS 的疗效报道不一。作用尚不十分明确。有报道称 IVIG 联合激素等治疗对 MAS 有疗效。

（六）生物制剂

生物制剂治疗 SoJIA 效果显著，但是能否使 SoJIA-MAS 获益仍有争议。IL-1 受体拮抗剂（anakinra）可显著改善对传统治疗失败的 MAS 的临床症状，但是也有研究提示应用 IL-1 受体拮抗剂治疗可能诱导 MAS 发生。IL-6 受体拮抗剂是国内唯一的针对 IL-6 的细胞因子拮抗剂，能够有效控制 SoJIA 系统性炎症，迅速退热，但是其改善 MAS 临床特征的作用有限，其应用同样存在争议。IL-18 阻滞剂治疗 SoJIA-MAS 中的应用尚处于探索研究阶段。依马帕鲁单抗（emapalumab）为抗 IFN-γ 单克隆抗体，已证实其联合激素和 CsA 有效治疗原发性 HLH，目前正在进行 SoJIA-MAS 疗效的 Ⅱ 期试验评估。TNF-α 在 MAS 的治疗尚不明确。

四　研究热点

MAS 起病急、死亡率高、预后差，而目前缺乏早期、及时的诊断和有效的治疗手段。因此该病的研究热点主要围绕于疾病诊断生物标记的探索、高特异性和敏感性诊断标准的制定以及难治性病例的有效治疗药物的开发。目前认为 MAS 是由单核巨噬系统过度活化所致，其中 NK 细胞、CD8＋T 细胞及 INF-γ 在发病过程中有重要作用。参与疾病发展的关键细胞因子包括 IL-18、TNF-α、IL-1、IL-2、IL-6、IL-10 等。NK 细胞可通过释放细胞因子和趋化因子介导免疫调节功能，最显著的细胞因子是 IFN-γ 和 TNF-α；IFN-γ 和 TNF 都是经典促炎性 M1 巨噬细胞极化的关键细胞因子，可正向激活巨噬细胞/单核细胞产生致炎细胞因子特别是 TNF 和各种白细胞介素（即 IL-6、IL-1β 和 IL-18），从而触发炎症通路的级联反应导致细胞因子风暴形成。还有研究发现，IFN-γ 与 IFN-γ 受体结合（IFNGR），在细胞质中能通过 JAK1/2 使 STAT1 磷酸化，形成的 STAT1 二聚体与干扰素激活位点（GAS）结合从而增强干扰素刺激基因的转录；IFNγ 激活 STAT1 还会诱导胞饮作用，导致红细胞吞噬和降解，称为噬红细胞现象。此外，IL-18 是促进 NK 细胞产生 IFN-γ 的重要细胞因子，MAS 患者中游离 IL-18 水平明显高于无 MAS者，IL-18 优势亚群患者更容易并发 MAS，游离的 IL-18 与 MAS 的临床状况和生物标志物（贫血、高甘油三酯和高铁蛋白）以及 Th1 淋巴细胞和巨噬细胞活化的免疫标志物（包括 IFN-γ、sCD25 和 TNF-α）密切相关；IL-6 是 NK 细胞活性的关键调节因子，使 NK 细胞暴露于 IL-6 可降低穿孔素和颗粒酶 B 的表达，从而降低了它们的细胞毒，IL-6 的过量产生，放大了 TLR 配体的炎症反应，也可促成了细胞因子风暴。因此，炎症、细胞因子在 MAS 发病中的研究可指导临床更深刻的认识 MAS，为疾病早期诊断和有效治疗药物研发提供理论基础。而目前各种新研发的生物制剂如 JAK 抑制剂、IL-1 阻滞剂、IL-18 结合蛋白、IFN-γ 阻滞剂、IL-6 阻滞剂等在对 MAS 治疗的探索也在不断尝试和探索。

目前在 ClinicalTrials.gov 网站登记注册的以 Macrophage Activation Syndrome 为关键词的临床研究共有 14 项，这些研究面主要是对不同生物制剂在 MAS 治疗疗效评估的研究。另外，部分研究也对 MAS 相关炎症标记物、MAS 相关炎症反应轴进行探索。

五　推荐文献阅读

1. Ravelli A, Minoia F, Davì S, et al. 2016 classification criteria for macrophage activation syndrome complicating systemic juvenile idiopathic arthritis: a european league against rheumatism/American College of Rheumatology/Paediatric Rheumatology International Trials Organisation collaborative

initiative[J]. Ann Rheum Dis,2016,75(3):481-489.

2. Grom AA, Horne A, De Benedetti F. Macrophage activation syndrome in the era of biologic therapy[J]. Nat Rev Rheumatol,2016,12(5):259-268.

3. Yasin S, Schulert GS. Systemic juvenile idiopathic arthritis and macrophage activation syndrome:Update on pathogenesis and treatment[J]. Curr Opin Rheumatol,2018,30(5):514-520.

4. Crayne CB, Albeituni S, Nichols KE, et al. The immunology of macrophage activation syndrome [J]. Front Immunol,2019,10:119.

5. 卢美萍,吴建强. 全身型幼年特发性关节炎合并巨噬细胞活化综合征诊断和治疗[J]. 中国实用儿科杂志,2021,36(1):23-29.

六　病例剖析

【一般情况】　患者,女,1 岁 2 个月。

【主诉】　皮疹、关节痛 2 周余,发热 2 周。

【现病史】　患儿 2 周余前无明显诱因下出现皮疹,自双耳起,渐累及颈部、躯干及双下肢,起初为红色斑丘疹,伴瘙痒,现为红色小丘疹,部分脱屑,伴有双膝关节疼痛,持续性,拒绝行走,屈曲稍受限,无红肿。2 周前出现发热,体温最高 39.9℃,热高时伴寒战,热峰 1～2 次/d,口服退热药可降至正常,无咳嗽、无喘息、气促,无鼻塞、流涕,无呕吐,至当地医院查血常规示"白细胞计数 12.78×10⁹/L,中性粒细胞为主,超敏 C 反应蛋白 24.05mg/L",予以"阿奇霉素、阿莫西林克拉维酸钾静滴、头孢曲松"先后抗感染 10 余天,其间复查血常规示白细胞总数未有下降,超敏 C 反应蛋白最高达 65.57mg/L,皮疹稍有消退,关节痛稍好转,体温仍有反复,遂转至我院,为进一步诊治,拟"发热皮疹待查"收住入院。

起病来,患儿神志清,精神尚可,胃纳可,大小便无殊,体重无明显增减。

【既往史】　既往体健;否认药物、食物过敏及湿疹史;否认手术、外伤及输血史。

【个人史】　G3P3,足月顺产,出生体重 3.45kg,否认难产史及窒息抢救史。喂养史、疫苗接种史及生长发育史无殊。

【家族史】　父母亲体健。否认家族中肝炎、结核等传染病史及肿瘤、高血压等遗传疾病史。

【入院查体】　T 38.9℃,P 154 次/min,R 32 次/min,BP 102/72mmHg,体重 10.5kg,SPO₂ 100%,精神可,反应可,颈部可触及黄豆大小淋巴结,咽稍红,未见脓性分泌物,口唇无皲裂,无杨梅舌,双眼结膜无充血,呼吸平,两肺呼吸音粗,未闻及干湿性啰音,心律齐,心前区未闻及病理性杂音,腹平软,肝脾肋下未及肿大,神经系统检查未见阳性体征,手指端未见脱皮,肛周无脱皮,四肢、躯干、颜面部可见红色斑片皮疹,压之褪色,部分伴脱屑,双下肢及躯干部可见较多红斑丘疹,伴轻微瘙痒感。双侧膝关节稍肿胀,屈曲受限,轻压痛,皮温稍升高,浮髌征阴性,余关节查体无殊。

【辅助检查】

1. 外院血常规＋超敏 C 反应蛋白(CRP):WBC 12.78×10⁹/L,N 53.5%,PLT 338×10⁹/L,超敏 CRP 65.57mg/L。

2. 本院血常规＋超敏 CRP:WBC 16.37×10⁹/L,N 80.57%,PLT 464×10⁹/L,超敏 CRP 52.57mg/L;ESR 51mm/h。前降钙素:0.120ng/ml。胸片:两肺纹理模糊。

【入院诊断】　全身型幼年特发性关节炎?

【进一步检查】

1. 常规血液检查:血常规＋超敏 CRP、ESR、血气＋电解质＋乳酸、前降钙素、血生化等。

2. 进一步病原学检查以除外感染:结核菌素试验、抗链球菌溶血素 O 试验、结核感染 T 细胞检测、痰培养＋药敏、血培养＋药敏、肺炎支原体抗体及核酸、呼吸道病毒检测、EB 病毒抗体及核酸、TORCH 检查、乙肝定量 HIV 梅毒丙肝等。

3.免疫学检查除外其他风湿免疫病:抗核抗体谱、CD 检测(TBNK 细胞分析)、类风湿因子、抗环瓜氨酸肽抗体、免疫球蛋白＋补体等。

4.影像学检查:心电图、心超(关注冠脉)、关节腔 B 超、关节/头颅 MRI、胸腹部 CT 等。

5.其他检查:骨髓常规、脑脊液常规等以除外相应的疾病。

【诊疗计划】

1.卧床休息、适当降温对症、维持内环境平衡,监测血压等生命体征。

2.感染暂不能排除,加强抗感染治疗。

3.非甾体抗炎药口服对症。

4.病情紧急变化、加重可考虑联合丙球、激素治疗。

【诊疗经过】

1.入院第二天出现持续高热,患儿监测血压示 70/40mmHg。

(1)血常规＋超敏 CRP:WBC 2.5×10⁹/L,N 54.4%,Hb 79g/L,PLT 36×10⁹/L,超敏 CRP 102mg/L。

(2)生化:白蛋白 34.1g/L,丙氨酸氨基转移酶 322U/L,天门冬氨酸氨基转移酶 542U/L,乳酸脱氢酶 1800U/L,肌酸激酶 128U/L,肌酸激酶-MB 活性 117U/L,甘油三酯 2.29mmol/L,铁蛋白＞1500ng/ml。

(3)凝血谱:纤维蛋白原 1.18 g/L。

(4)ESR:25mm/h。

2.予以生理盐水 20ml/kg 扩容,大剂量甲强龙 20mg/kg×3d,后改甲泼尼龙 2mg/(kg·d),联合环孢素 5mg/(kg·d)分 2 次口服,补钙补维生素 D 护肝等对症治疗。治疗第 2 天体温正常,后患儿体温一直正常,关节痛、皮疹等症状渐好转,复查实验室指标均恢复正常,予甲泼尼龙逐渐减量至 1.5mg/(kg·d)联合环孢素口服,予以带药出院,并嘱门诊遵医嘱随诊。

【出院诊断】 1.巨噬细胞活化综合征;2.全身型幼年特发性关节炎。

【出院建议】

1.注意休息,避免感染,如有发热、皮疹增多等不适,及时就诊。

2.出院后 1 周至风湿免疫科专科门诊复诊,请携带出院记录,复查血常规、超敏 CRP、ESR、凝血谱、环孢素浓度等。

3.出院带药

(1)环孢素(自备),每次 0.2ml(20mg),一天两次口服。

(2)甲泼尼龙片(自备),每次 3 片(12mg),一天一次口服。

(3)醋酸钙颗粒(自备),每次 1 包(0.2g),一天两次口服。

(4)维生素 D 滴剂(自备),每次 1 粒(400IU),一天一次口服。

(5)阿司匹林片(自备),每次 1 颗半(37.5mg),一天一次口服。

4.定期监测血糖、血压;免疫接种请咨询风湿免疫科医师。

第十二章 感染性疾病

第一节 病毒感染

流行性感冒

 概　述

　　流行性感冒(influenza,以下简称流感)是由流感病毒感染引起的急性呼吸道传染病,以急性高热、头痛、乏力、肌肉酸痛起病,常有咽痛、干咳症状。小儿流感易并发肺炎,严重者可出现中枢损害、心脏损害、肌炎、休克等。目前,感染人的流感病毒主要是甲型流感病毒 H1N1、H3N2 亚型及乙型流感病毒的 Victoria 和 Yamagata 系。甲型和乙型流感每年呈季节性流行,其中甲型流感可引起全球大流行。每年 10 月至次年 3 月是我国流感流行的季节,儿童普遍易感,在流感季的罹患率为 20%～30%。流感疫苗接种可有效预防相应亚型/系的流感病毒感染。

 诊断与评估

(一)儿童流感的诊断

流感的诊断主要依据流行病学史、临床表现和病原学检查,并排除引起相关症状的其他疾病。

1.流行病学史

处流感高发季节,发病前 7 天内与疑似或确诊流感患者有密切接触史,或属于流感样病例聚集发病者之一,或有传染他人的证据。

2.临床特点

潜伏期一般为 1～7 天,多为 2～4 天。

急性起病,发热、头痛和乏力,体温可高达 39～40℃,可有畏寒寒战,多伴全身不适、肌肉酸痛和食欲不振等全身症状,常有咽痛、干咳、流涕和鼻塞等呼吸道症状。乙型流感患者可有恶心、呕吐、腹泻等消化道症状。新生儿可仅表现为嗜睡、拒奶、气促、呼吸暂停等。无并发症者呈自限性,多于 3～5 天后发热消退,全身症状好转,但咳嗽时间较长。

重症病例,病情发展迅速,多在病后 1～2 天出现重症肺炎、脑病、休克、心肌损害或心力衰竭,甚至心搏骤停。5 岁以下儿童(尤其 2 岁以下)、慢性疾病及免疫抑制儿童是重症病例的高危人群。

3. 并发症

肺炎是最常见的并发症,引起原发病毒性肺炎,部分患者可合并细菌、真菌等其他病原体感染。严重者可持续高热、气促、呼吸困难、顽固性低氧血症,可快速进展为急性呼吸窘迫综合征。

神经系统损伤包括脑炎、脊髓炎、脑病、吉兰-巴雷综合征等,其中急性坏死性脑病进展快,病后 1～2 天内出现高热、头痛、惊厥、意识障碍,大多 H1N1 引起,致残和致死率高。

心脏损害主要有心肌炎、心包炎,出现胸痛、胸闷、面色苍白、浮肿、心音低、心律不齐,可见心肌标志物、心电图、心超的异常,严重者可出现心力衰竭,甚至心搏骤停。

肌炎、横纹肌溶解综合征主要表现为肌痛、肌无力、血清肌酸激酶升高,严重者可导致急性肾损伤。

4. 实验室检查

外周血白血病正常或降低,重症病例淋巴细胞降低。

病原学检查:流感病毒分离培养、流感病毒核酸、抗原检测阳性,或急性期和恢复期双份血清的流感病毒特异性 IgG 抗体水平呈 4 倍或 4 倍以上升高。

5. 影像学检查

(1)原发性病毒性肺炎:肺内斑片状、磨玻璃影、多叶段渗出性病灶,进展迅速者可出现双肺弥漫的渗出性病变或实变,个别有胸腔积液。

(2)急性坏死性脑病:头颅 CT 或 MRI 可见对称性、多灶性脑损伤,包括双侧丘脑、脑室周围白质、脑干损伤。

有上述流行病学史、临床表现,且排除其他引起流感样症状的疾病,可临床诊断流感;符合临床表现,具有上述病原学检测的任一项阳性,为实验室确诊流感。

(二)儿童流感病情评估

1. 重症流感,出现以下情况之一者

(1)持续高热＞3 天,伴有剧烈咳嗽、咳脓痰、血痰,或胸痛。

(2)呼吸频率快,呼吸困难,口唇发绀。

(3)反应迟钝、嗜睡、烦躁不安等神志改变或惊厥。

(4)严重呕吐、腹泻,出现脱水表现。

(5)合并肺炎。

(6)原有基础疾病明显加重。

(7)需住院治疗的其他临床情况。

2. 危重病例,出现以下情况之一者

(1)呼吸衰竭。

(2)急性坏死性脑病。

(3)休克。

(4)多器官功能不全。

(5)其他需进行监护治疗的严重临床情况。

三　治疗与管理

(一)治疗原则

(1)尽早隔离治疗。

（2）尽早抗病毒治疗。

（3）重症或危重流感病例住院治疗。

（4）仅在有细菌感染指征时使用抗菌药物，避免不恰当使用抗菌药物。

（二）对症支持治疗

（1）多休息，多饮水。

（2）退热，如布洛芬、对乙酰氨基酚。

（3）止咳药。

（4）根据缺氧程度采用适当给氧方法。

（三）抗病毒治疗

（1）在流感症状出现后 48 小时内使用最为有效，可减轻症状、减少并发症、缩短住院时间、降低病死率；发病时间超过 48 小时的重症患者依然可从抗病毒治疗中获益。

（2）神经氨酸酶抑制剂对甲型流感疗效优于乙型流感。

1）奥司他韦（胶囊/颗粒）：0～8 月龄为 3.0mg/kg，2 次/d；9～11 月龄，每次 3.5mg/kg，2 次/d。1 岁及以上，体重不足 15kg 者，每次 30mg，2 次/d；体重 15～23kg 者，每次 45mg，2 次/d；体重 23～40kg 者，每次 60mg，2 次/d；体重＞40kg 者，每次 75mg，2 次/d。疗程 5 天，重症患者疗程可适当延长。

2）帕拉米韦（针剂）：小于 30 天新生儿，6mg/kg；31～90 天婴儿，8mg/kg；91 天～17 岁儿童 10mg/kg，最大剂量 600mg，静脉滴注，每日 1 次，常规疗程 1～5 天，重症患者疗程可适当延长。

3）扎那米韦（吸入喷雾剂）：适用于 7 岁以上儿童。每日 2 次，间隔 12 小时；每次 10mg（分两次吸入）。不建议用于重症或有并发症的患者。

（3）RNA 聚合酶抑制剂玛巴洛沙韦片，对甲型和乙型流感均有很好疗效，适用于 12 岁以上儿童，体重 40～80kg 单次口服 40mg，体重在 80kg 以上单次口服 80mg。目前尚无 12 岁以下中国儿童使用本品的数据。

（四）重症病例治疗

（1）原则：治疗原发病，防治并发症，并进行有效的器官保护和功能支持。

（2）抗病毒：重症流感的疗程，根据核酸检测结果，可适当延长疗程，不推荐双倍剂量或联合应用 2 种神经氨酸酶抑制剂。

（3）氧疗：低氧血症或呼吸衰竭，常规鼻导管氧疗、面罩给氧高流量氧疗、无创通气或有创机械通气，对难治性低氧血症患者，可考虑 ECMO。

（4）其他脏器功能障碍时，给予相应支持。

（5）抗菌药物：有合并细菌、真菌感染依据时，合理使用抗细菌和真菌药物。

（6）神经系统并发症：降颅压、镇静止惊；急性坏死性脑病无特效治疗，可用糖皮质激素和丙球治疗。

（五）预　防

1. 接种流感疫苗

预防流感最有效的手段。推荐 6 月龄～5 岁儿童、慢性病患儿和 6 月龄以下儿童家庭成员和看护人员，应每年优先接种流感疫苗。

2. 药物预防

不能代替疫苗接种，只能作为没有接种疫苗或接种疫苗后尚未获得免疫能力的重症流感高危人群的紧急临时预防措施。可使用奥司他韦、扎那米韦等，剂量同治疗量，每日一次，使用 7 天。

3. 一般预防措施

保持良好的个人卫生习惯，勤洗手、保持环境清洁和通风，少到人群密集场所活动、避免接触呼吸道感染患者、就医过程戴口罩。

四 研究热点

流感病毒是节段性 RNA 病毒,容易变异,传染性强,每年流行的型别也不一样,疫苗接种有可能不能覆盖,疫苗保护作用约 10 个月,导致流感季节流感患者多。研究热点:①流感型别变异(如 H7N9、H1N1)导致局部或大流行,重型及危重型病例增多,如何精准预防和监测流感流行情况;②重症流感的机制,如何早期识别,尤其是有重症病例的高危因素的人群;③流感相关性坏死性脑病,多出现在儿童,近年来报道较多,疗效差,死亡率高达 50%,其发病机制是研究热点;④流感容易合并其他病原体感染的机制,目前是认为病原结合受体上调,如肺炎链球菌。

五 推荐文献阅读

1. 国家卫生健康委员会,国家中医药管理局.流行性感冒诊疗方案(2020 年版)[J].传染病信息,2020,33(5):385-390.

2. 许丹,张晨美,朱履昌,等.儿童急性坏死性脑病的临床分析[J].中华急诊医学杂志,2018,27(11):1295-1298.

3. Cao B,Li XW,Mao Y,et al. National Influenza A Pandemic (H1N1) 2009 Clinical Investigation Group of China. Clinical features of the initial cases of 2009 pandemic influenza A (H1N1) virus infection in China[J]. N Engl J Med,2009,361(26):2507-2517.

4. Jia L,Xie J,Zhao J,et al. Mechanisms of severe mortality-associated bacterial co-infections following influenza virus infection[J]. Front Cell Infect Microbiol,2017,7:338.

六 病例剖析

【一般情况】 患儿,女,2 岁 2 个月。

【主诉】 发热 1 周,咳嗽 5 天。

【现病史】 1 周前因接触"患支原体肺炎"的哥哥后出现发热,体温最高 40℃,每天 2~3 次 39℃以上,服用美林能退热到 37.5℃左右,高热前伴畏寒、寒战,无惊厥。近 5 天有咳嗽,较多,有痰不易咳出,咳剧时有呕吐,吐出少许白色黏液样物,无气促,无喘息。曾在当地医院拟"肺炎,流行性感冒"住院治疗,予以"阿奇霉素静滴 2 天,阿奇霉素联合阿莫西林克拉维酸钾静滴 3 天、甲强龙静滴 1 天及口服奥司他韦 3 天"治疗,病情无好转,故转来我院,拟"流行性感冒伴肺炎"收入院。

【既往史】 既往体健,无重大疾病史,无流感病史史。

【个人史】 G2P2,足月顺产,出生体重 3.5kg,否认难产史及窒息抢救史。生后母乳喂养,按时添加辅食,现普食。按卡接种疫苗,未接种流感疫苗。3 个月抬头,5 个月会翻滚,7 个月独坐,1 岁会走,生长发育与正常同龄儿相仿。

【家族史】 有一 5 岁哥哥,1 周前因支原体肺炎住院,流感检测阴性。

【入院查体】 T 38.6℃,P 102 次/min,R 36 次/min,BP 86/54mmHg,神志清,精神软,呼吸急促,吸气时胸骨上凹,咽充血,两肺呼吸音粗,左侧呼吸音稍低,未闻及湿性啰音。心律齐,心音强,未及明显病理性杂音。腹软,肝脾肋下未及肿大,神经系统检查阴性。

【辅助检查】 外周血白细胞 7.45×10⁹/L,Hb 130g/L,PLT 205×10⁹/L,CRP 2.02mg/L。流感 RNA:甲型流感通用引物检测阳性。MP-RNA+,MP-IgG≥1:320,IgM 阴性。当地 CT 提示左肺感染,

左下肺实变。

【入院诊断】 1.重症流行性感冒;2.肺炎支原体肺炎;3.左下肺实变。

【进一步检查】

1.三大常规。

2.生化、血气＋电解质、PCT、血培养。

3.心电图。

4.病原学检查:咽拭子培养＋药敏、咽拭子呼吸道病毒免疫荧光。

【治疗计划】

尽早隔离治疗、尽早抗病毒治疗、重症或危重流感病例住院治疗、在有细菌感染指征时使用抗菌药物,避免不恰当使用抗菌药物。

1.一般治疗:隔离治疗、休息、补液、生命体征监测、雾化吸入。

2.病原治疗:抗病毒治疗,奥司他韦,30mg/次,bid,继续服用 2 天。抗支原体治疗,阿奇霉素 0.125g,静滴,qd,5 天。

3.支持治疗:鼻导管给氧,住院第 1 天～第 3 天。

4.激素应用:难治性重症支原体肺炎,给予甲强龙抑制炎症反应,甲强龙 2mg/(kg·d),住院第 7 天～第 10 天。

【诊治经过】

1.入院后相关辅助检查

PCT 0.2ng/ml;生化常规,LDH 358,余项均正常。三大常规、血气电解质、血培养、心电图、咽拭子培养＋药敏、咽拭子呼吸道病毒免疫荧光基本正常;复查 MP-IgG≥1:320,IgM 阳性。复查甲乙型流感核酸阴性,禽流感 H7N9 核酸阴性。

2.疾病转归

入院第 3 天热峰降到 38℃以下,之后反复低热,入院第 7 天热退。

【出院诊断】 1.重症流行性感冒;2.难治性重症肺炎支原体肺炎;3.左下肺实变。

【出院建议】 出院后随访,注意发热、咳嗽、气促情况,出院 2 周复诊。

【随访结果】 出院无复发,4 周胸片复查,病变吸收。

麻 疹

 一 概 述

麻疹是传染性很强的儿童急性呼吸道传染病之一,在人口密集而未普种疫苗的地区易发生流行。麻疹病毒属副黏液病毒,通过飞沫传播。临床以发热、上呼吸道炎症、眼结膜炎、颊黏膜上麻疹黏膜斑、红色斑丘疹和疹退后遗留色素沉着伴糠麸样脱屑为特征。本病常合并中耳炎、喉-气管支气管炎和肺炎等呼吸道并发症,少数可并发麻疹脑炎、亚急性硬化性全脑炎等严重疾病。

我国自 1965 年开始推广麻疹减毒活疫苗强制接种后,麻疹的发病率显著下降。国家卫健委发布《2006－2012 年全国消除麻疹行动计划》,要求全国麻疹发病率控制在 1/100 万以下,目前我国麻疹处于散发状态,2020 年全年麻疹发病 856 例,发病率为 0.061/10 万,无死亡病例。

二 诊断与评估

(一)儿童麻疹的诊断

麻疹的诊断主要根据流行病学、临床表现及实验室检查,分为疑似病例、临床诊断病例、实验室确诊病例。

1.流行病学

出疹前7~21天与麻疹患者有接触史、或有麻疹地区居住或者旅行史。

2.典型麻疹临床表现可分以下四期

(1)潜伏期:约10天(7~21天),曾经接触过麻疹患儿或在潜伏期接受被动免疫者,可延至3~4周。在潜伏期内可有轻度体温上升。

(2)前驱期:也称发疹前期,一般为3~4天。

表现类似上呼吸道感染症状:①发热,多为中度以上发热。②咳嗽、流涕、流泪、咽部充血等,以眼部症状突出,结膜炎、眼睑水肿、眼泪增多、畏光。③麻疹黏膜斑(见图12-1-1),在发疹前2~3天出现,为直径约1.0mm灰白色小点,外有红色晕圈,开始仅见于第二臼齿相对的颊黏膜上,但在一天内很快增多,可累及整个颊黏膜并蔓延至唇部黏膜,黏膜疹在皮疹出现后即逐渐消失,可留有暗红色小点。④偶见皮肤荨麻疹、猩红热样皮疹等麻疹前驱疹,在出现麻疹典型皮疹时消失。⑤部分病例可有一些非特异症状,如全身不适、食欲减退、精神不振等。婴儿可有消化系统症状,呕吐、腹泻等。

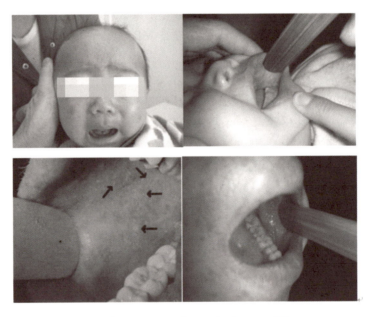

图 12-1-1 麻疹前驱期和麻疹口腔黏膜斑(Kpolik's spots)

(3)出疹期:多在发热后3~4天出现皮疹(皮疹形态见图12-2-2)。体温可突然升高至40~40.5℃,皮疹为红色斑丘疹,疹间皮肤正常,出疹顺序也有特点:始见于耳后、颈部、沿着发际边缘,24小时内向下发展,遍及面部、躯干及上肢,第3天皮疹累及下肢及足部。病情严重者皮疹常融合,皮肤水肿,面部水肿。大部分皮疹压之褪色,但亦有出现瘀点者。

(4)恢复期:出疹3~4天后皮疹开始消退,消退顺序与出疹时相同;在无合并症发生的情况下,食欲、精神等其他症状也随之好转,体温下降,皮肤颜色发暗。疹退后,皮肤留有糠麸状脱屑及棕色色素沉着,7~10天痊愈。

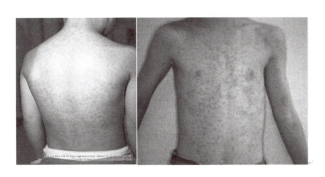
图 12-1-2 出疹期皮疹

3.实验室检查

（1）采血前 8～56 天内未接种过含麻疹成分减毒活疫苗，而出疹后 28 天内血标本中麻疹 IgM 阳性，出疹 3 天内采集的血标本麻疹 IgM 阴性，需采集 4～28 天的第二份血标本。

（2）咽拭子或尿液标本中麻疹病毒核酸阳性或者分离到麻疹病毒。

（3）恢复期血标本麻疹 IgG 抗体滴度比急性期有 4 倍及以上升高，或者急性期抗体阴性而恢复期抗体阳性。

疑似病例：具备发热、咳嗽、流涕、打喷嚏等上呼吸道卡他症状，且有畏光、流泪、结膜炎症状。

临床诊断病例：疑似病例符合以下任何一项者：①具有流行病学史，且未明确诊断为其他疾病。②起病早期（一般于起病 2～3 天）在口腔黏膜见到麻疹黏膜斑（Kpolik's spots）。③未采集标本进行实验室检测，且未明确诊断为其他疾病。

实验室诊断病例：疑似病例符合以下任何一项者：①出疹后 28 天内血标本中麻疹 IgM 阳性。②咽拭子或尿液标本中麻疹病毒核酸阳性或者分离到麻疹病毒。③恢复期血标本麻疹 IgG 抗体滴度比急性期有 4 倍及以上升高，或者急性期抗体阴性而恢复期抗体阳性。

（二）麻疹的评估

1.轻症麻疹

多见于在潜伏期内接受过丙种球蛋白注射者，或月龄＜8 个月的体内尚有母亲抗体的婴儿。体温不高，上呼吸道症状较轻。麻疹黏膜斑不明显，皮疹稀疏。病程约 1 周，无并发症。

2.重症麻疹

发热高达 40℃ 以上，中毒症状重，伴惊厥、昏迷。皮疹融合呈紫蓝色者，常有黏膜出血，如鼻出血、呕血、咯血、血尿、血小板减少等，称为黑麻疹。皮疹少，色暗淡，常为循环不良表现，此型患儿死亡率高。

3.无疹型麻疹

注射过麻疹减毒活疫苗者可无典型黏膜斑和皮疹，甚至整个病程中无皮疹出现。此型临床诊断较难，只有依赖前驱症状和实验室检查才能诊断。

（三）麻疹并发症的评估

1.喉、气管、支气管炎

麻疹病毒本身可导致整个呼吸道炎症。由于 3 岁以下的小儿喉腔狭小、黏膜层血管丰富、结缔组织松弛，如继发细菌或病毒感染，可造成呼吸道阻塞。临床表现为声音嘶哑、犬吠样咳嗽、吸气性呼吸困难及三凹征，严重者可窒息死亡。

2.肺　炎

可由麻疹病毒引起间质性肺炎，也可由细菌继发感染所致，常见致病菌有肺炎链球菌、链球菌、金黄色葡萄球菌和嗜血性流感杆菌等，故易并发脓胸或脓气胸。艾滋病病人合并麻疹肺炎，常可致命。

3.心肌炎

较少见,但一过性心电图改变常见。

4.神经系统并发症

(1)麻疹脑炎:发病率较低。可有头疼、嗜睡、惊厥、突然昏迷等症状。

(2)亚急性硬化性全脑炎:是一种急性感染的迟发性并发症,表现为大脑机能的渐进性衰退,病情严重,预后差。但发病率极低,约为百万分之一;在神经系统症状出现前4～8年有典型麻疹史,并完全恢复。85%起病在5～15岁,开始症状很隐匿,有轻微的行为改变和学习障碍,随即智力低下,并出现对称性、重复的肌阵挛,间隔5～10秒;随疾病进展,出现各种异常运动和神经功能障碍,有共济失调、视网膜病、视神经萎缩等;最后发展至木僵、昏迷、自主功能障碍、去大脑强直等。病程快慢不一,大部分患者在诊断后1～3年死亡,个别能存活10年以上。

(3)其他:格林-巴利综合征、偏瘫、大脑血栓性静脉炎和球后视神经炎均少见。

5.结核病恶化

麻疹患儿的免疫反应受到暂时抑制,对结核菌素的迟发性皮肤超敏反应消失,可持续几周,使原有潜伏结核病灶变为活动病灶,出现结核病的临床表现,甚至播散而致粟粒型肺结核或结核性脑膜炎。

6.营养不良与维生素 A 缺乏症

麻疹过程中由于高热、食欲不振持续时间较长,可使患儿营养状况变差、消瘦。常见维生素 A 缺乏,角膜呈混浊、软化,且发展极迅速,严重者导致失明。

(三)鉴别诊断

应与风疹病毒、人类疱疹病毒 6 型、细小病毒 B19 和登革热病毒等发热出疹性疾病相鉴别。

三 治疗与管理

(一)治 疗

麻疹患者的治疗包括纠正脱水和及时识别继发性细菌感染的治疗和提供维生素 A。没有针对麻疹病毒的特定抗病毒药物,继发细菌感染者酌情考虑使用抗菌药物。

1.一般治疗

隔离,卧床休息,房内保持适当的温度和湿度,常通风保持空气新鲜。有畏光症状时房内光线要柔和。给予容易消化的富有营养的食物,补充足量水分。保持皮肤、黏膜清洁,口腔应保持湿润清洁。

2.对症治疗

高热时可用退热剂;剧咳时用镇咳祛痰剂。

3.补充维生素 A

WHO 建议,所有 1 岁以上的麻疹儿童,一天服用一次 2 万 IU 维生素 A,连续 2 天。对于 6～12 个月的儿童每天 10 万 IU,年龄<6 个月的儿童每天 5 万 IU。对于有临床证据的儿童维生素 A 缺乏,建议 2～4 周后口服第三剂。

4.合并症治疗

(1)急性喉炎:按急性喉炎处理原则。

(2)继发肺炎:麻疹病毒引起间质性肺炎,重症可以加用静脉丙球 2g/(kg·d),连用 2 天。继发细菌感染时使用抗菌药物。合并 ARDS 者,在机械通气同时可考虑应用肺泡表面活性物质。

(3)麻疹脑炎:按照病毒性脑炎处理原则。

(二)管 理

麻疹患者的管理包括预防脱水和营养缺乏,以及如何做好预防工作。

1.被动免疫

在接触麻疹后5天内立即给予免疫血清球蛋白,可预防麻疹发病。被动免疫只能维持8周,以后应采取主动免疫措施。

2.主动免疫

采用麻疹减毒活疫苗(目前国内接种的是麻腮腺风疫苗)是预防麻疹的重要措施,国内规定初种年龄为8个月,18个月接种第二针。

3.控制传染源

要做到早期发现,早期隔离。一般患者隔离至出疹后5天,合并肺炎者延长至10天。接触麻疹的易感者应检疫观察3周。

四　研究热点

轻型或非典型患者增多,因此需要早期作出诊断。通过RT-PCR检测鼻腔、鼻咽和尿液样本麻疹病毒RNA,可以在麻疹病毒特异性IgM抗体出现之前检测。诊断技术的最新进展可以促进病情的快速诊断和疫情检测。

溶瘤病毒(oncolytic virus)是一类具有自我复制能力并可以选择性地在肿瘤细胞内大量复制导致肿瘤细胞裂解或死亡的病毒。溶瘤病毒可利用多种机制选择性地在靶细胞内复制致使肿瘤细胞溶解和死亡,从而发挥其优良的肿瘤选择性抑杀功能,对正常细胞无毒副作用。麻疹病毒减毒疫苗株(如measles virus edmonston strain,MV-Edm)拥有极好的安全记录,并且能选择性杀伤多种肿瘤细胞,对正常细胞几乎无损伤,被证实是一种安全有效的溶瘤病毒,易于通过基因工程改造,使其成为更加优秀的肿瘤杀手。溶瘤麻疹病毒与放化疗联合使用治疗肿瘤的研究也取得了理想的结果。溶瘤麻疹病毒最开始被认为是治疗白血病的理想选择,但后来发现它还能有效治疗包括上皮源性恶性肿瘤和实体瘤等多种肿瘤类型。

五　推荐文献阅读

1.蒋荣猛.麻疹诊断标准(2017年版)解读[J].传染病信息,2017,30(4):189-191.

2.Moss WJ. Measles[J]. Lancet,2017,390(10111):2490-2502.

3.夏茂,陈军浩.溶瘤麻疹病毒的临床研究与转化进展[J].微生物学杂志,2019,39(3):117-121.

六　病例剖析

【一般情况】　患者,女,7个月。

【主诉】　发热咳嗽10天,出疹7天。

【现病史】　患儿10天前无明显诱因下在家中出现发热,初体温波动于38.0℃左右,7天前热峰升高,波动于39～40℃,伴咳嗽,初不剧,伴流涕、畏光、流泪,同时出现皮疹,先于耳后,渐增多,波及躯干至足底手心,初为红色皮疹,后皮疹颜色变暗,无痒感。近3天咳嗽加剧,伴喉头痰鸣,气促,无发绀,伴轻微声音嘶哑,无犬吠样咳嗽。当地诊断"麻疹",给予"抗病毒及头孢曲松静滴抗感染5天及雾化"等治疗,发热咳嗽无好转而来就诊,急诊拟"麻疹合并肺炎"收住入院。

患儿发病以来,神志清,精神软,食欲下降,睡眠欠安,尿量稍减少,大便稀薄,一天1～2次。否认发病前麻疹患者接触史。

【既往史】　既往体健,否认输血及血制品史,否认手术外伤史,否认肝炎结核病史,否认麻疹病史和出疹性疾病史。

【个人史】 G1P1,足月顺产,出生体重 3.1kg,否认难产及窒息史。生后人工喂养,按时添加辅食。按计划接种卡介苗、脊灰疫苗、百白破疫苗。3 个月抬头,5 个月翻身,7 个月会坐,现尚不会爬。

【家族史】 父母体健,否认麻疹病史,否认肝炎结核病史,否认高血压糖尿病史,否认肿瘤病史。

【入院查体】 T 39.0℃,P 140 次/min,R 50 次/min,体重 8kg,神志清,精神软,急性面容,呼吸急促,可见轻度三凹征,眼结膜充血,流泪流涕多,咽红,口腔颊黏膜略粗糙,近臼齿处可见少许微小灰白色斑点,全身可见暗红色斑丘疹,略高出皮面,压之褪色,疹间见正常皮肤。双肺呼吸音粗,可闻及细小湿性啰音,未闻及哮鸣音。心律齐,心音强,未闻及病理性杂音。腹软,肝脾肋下未及,神经系统检查无殊。

【辅助检查】 血常规:白细胞计数 15.03×10^9/L,淋巴细胞 15.9%,中性粒细胞 77.2%,血红蛋白 128g/L,超敏 C 反应蛋白 39mg/L。外院血标本中麻疹 IgM 阳性。急诊血气+电解质:pH 7.402,PCO_2 40.9mmHg,PO_2 55.0mmHg,K^+ 4.1mmol/L,Na^+ 135mmol/L,HCO_3^- 24.9mmol/L,ABE 0.6mmol/L。胸片提示支气管肺炎。

【入院诊断】 1.麻疹并肺炎;2.Ⅰ型呼吸衰竭。

【进一步检查】

1.三大常规。

2.病原学检查:痰培养+药敏,咽拭子 MP-DNA,咽拭子呼吸道病毒免疫荧光检测。

3.血生化。

4.血培养。

5.心电图。

6.心超(待病情好转后)。

【诊疗计划】

1.心电监护:持续低流量鼻导管吸氧,必要时机械通气。

2.予布地奈德 1mg+异丙托溴铵 250μg,bid 雾化吸入治疗。

3.抗感染:结合患儿病程已经第 10 天,仍有发热,血常规白细胞升高,CRP 升高,考虑继发细菌性肺炎,外院已用头孢曲松 5 天,疗效不佳,需要考虑产 β 内酰胺耐药的酶肠杆菌科细菌感染可能,予以哌拉西林他唑巴坦 0.04g q8h 静滴抗感染。

4.对症治疗:纠正水电解质紊乱及酸碱失衡,常规口服维生素 A1 万 IU×2 天。密切关注患儿体温、呼吸、咳嗽、肺部体征等情况,根据病情变化及时调整治疗方案。

【诊疗经过】

1.辅助检查结果

(1)血常规+CRP:WBC 17.0×10^9/L,L 20.6%,N 70.8%,Hb 134g/L,Plt 310×10^9/L,CRP 41mg/L,1 周后复查血常规 CRP 恢复正常。

(2)血气分析(吸氧情况下)正常。

(3)心电图窦性心动过速。

(4)痰培养,咽拭子 MPDNA 及咽拭子呼吸道病毒免疫荧光未检出相应病原,血培养阴性。

(5)前降钙素、生化五类、大小便常规正常。

2.疾病转归

入院后予以"鼻导管吸氧×3 天,布地奈德 1mg+异丙托溴铵 250μg,bid×7 天雾化,哌拉西林他唑巴坦 0.04g,q8h 静滴,抗感染及口服维生素 A 10 万 IU×2 天"等治疗。患儿入院第 3 天起体温正常,咳嗽好转,住院治疗 1 周出院。出院时患儿无发热,偶有咳嗽,无声音嘶哑。查体:神清,精神可,全身皮肤可见色素沉着及脱屑,呼吸平稳,两肺呼吸音粗,未闻及干湿啰音,心律齐,未及明显病理性杂音,腹软,肝脾肋下未及肿大,神经系统检查阴性。

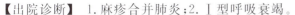

【出院诊断】 1.麻疹合并肺炎;2.Ⅰ型呼吸衰竭。

【出院建议】

1.合理喂养,合理添加辅食。

2.注意预防感染。

水 痘

 概 述

水痘(varicella)是由水痘-带状疱疹病毒(varicella-zoster virus,VZV)初次感染引起的急性呼吸道传染病,冬春季节多发,主要发生在婴幼儿和学龄前儿童,临床以发热及皮肤和黏膜成批出现红色斑丘疹、疱疹、痂疹为特征,皮疹呈向心性分布,主要发生在胸部、腹部和背部,四肢很少。本病传染性强,水痘患者是唯一的传染源,自发病前1~2天至皮疹干燥结痂期均有传染性。接触或飞沫吸入均可引起感染,易感儿发病率可达95%以上。该病为自限性疾病,痂疹退后一般不留瘢痕,病后可获得终身免疫。有时病毒以静止状态存留于神经节,多年后感染复燃而出现带状疱疹。

 诊断与评估

(一)水痘的诊断

水痘的诊断主要根据流行病学、临床表现及实验室检查。分为临床诊断和实验室诊断。对于既往健康的儿童,诊断水痘不必做实验室检查,根据流行病学及皮疹特点,即可作出诊断。实验室诊断用于不典型病例及突破性病例。

1.流行病学

病前2~3周有与水痘或带状疱疹患者密切接触史,既往无水痘病史。

2.临床表现

(1)潜伏期:一般为10~21天。

(2)前驱期:前驱期症状轻,可有低热、食欲减退等。

(3)发疹期:皮疹先见于躯干,逐渐延及面部,最后达四肢。皮疹分布以躯干为多,呈向心性分布。开始为粉红色针帽大的斑疹,数小时内变为丘疹,再经数小时变为水疱,从斑疹→丘疹→水疱→结痂共4个阶段,短者仅6~8小时(见图12-1-3)。皮疹发展快是本病特征之一。水疱稍呈椭圆形,2~5mm大小,水疱基部有一圈红晕,疱疹之间皮肤正常,当水疱开始干时红晕亦消退,皮疹往往很痒。水疱初呈清澈水珠状,以后稍浑浊,疱疹壁较薄易破。水痘皮损表浅,按之无坚实感,数日后从水疱中心开始干结,最后成痂,经1~2周脱落。无继发感染者痂脱后不留瘢痕,痂脱落时留有浅粉色凹陷,而后成为白色。皮疹分批出现,故在病程中可见多种形态皮疹同时存在。口腔、咽部或外阴等也常见黏膜疹,早期为红色小丘疹,迅速变为水疱,随之破裂成小溃疡。有时眼结膜、喉部亦有同样皮疹。

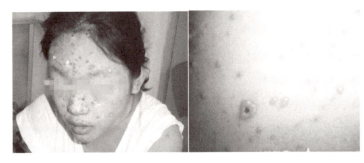

图 12-1-3 水痘皮疹

3.病原学检查

(1)电子显微镜检查:取新鲜疱疹内液体作电镜检查,可见到疱疹病毒颗粒。

(2)病毒分离:在起病 3 天内,取疱疹液体接种人胚羊膜组织,病毒分离阳性率较高。

(3)血清学检查:血清水痘-带状疱疹病毒抗体滴度在 2～3 周后比急性期升高 4 倍以上。

(4)PCR 方法:检测鼻咽部分泌物的病毒 DNA,为敏感和快速的早期诊断手段。

(5)疱疹刮片或组织活检:刮取新鲜疱疹基底物用瑞氏或吉姆萨染色检查多核巨细胞,用酸性染色检查核内包涵体。

临床诊断病例:①有水痘流行病史和接触史;②典型的皮疹特征。

实验室诊断病例:病原学检查其中之一阳性即可诊断。

(二)水痘病情的评估

1.进展型水痘

进展型水痘主要见于应用糖皮质激素或其他免疫抑制药物治疗的患者,疱疹内有血性渗出,或正常皮肤上有瘀点、瘀斑。

2.新生儿水痘

如果母亲于产前 5 天～产后 2 天内患水痘,新生儿出生后 5～10 天内可发生水痘,易形成播散性水痘,甚至引起新生儿死亡。

3.先天性水痘综合征

先天性水痘综合征是胎儿在孕早期暴露于 VZV 所致,表现为出生体重低、瘢痕性皮肤病变、肢体萎缩、视神经萎缩、白内障、广泛大脑发育不全、智力低下等。

4.突破性水痘

诊断突破性水痘(breakthrough varicella,BV)必须同时符合以下 3 个条件:①有水痘减毒活疫苗(varicella attenuated live vaccine,VarV)接种史。②接种后超过 42 天发生的感染。③病原体为野生型VZV。与经典的水痘相比,BV 病程短、症状轻、皮损一般少于 50 个,以红斑、丘疹为主,水疱少见,不伴有发热或仅有低热,传染性相对较低。但也有个别严重并发症的报道存在。

(三)水痘并发症的评估

1.原发性水痘肺炎

原发性水痘肺炎出现于病程第 1～6 天,病情轻重不一,轻者无明显症状;重者可有高热、咳嗽、胸痛、咯血、呼吸困难及发绀等。

2.脑炎和小脑共济失调

一般在发病 1 周内,也可以在潜伏期或皮疹消退后。也有少数见于出疹前 2 周～出疹后 3 周。临床表现和脑脊液检查特点与其他病毒性脑炎相似。水痘脑炎发生率约为 1/50000,小脑共济失调发生率约为 1/4000。

(四)鉴别诊断

应与单纯疱疹病毒、肠道病毒、丘疹性荨麻疹、虫咬性皮疹及药物性皮疹等出疹性疾病相鉴别。

 ## 三　治疗与管理

(一)治　疗

水痘患者的治疗包括一般治疗和特异性抗病毒治疗。合并细菌感染者酌情使用抗菌药物。

1.一般治疗

保持清洁,避免搔抓。加强护理,勤换衣服,勤剪指甲,防止抓破水疱继发感染。

2.对症治疗

高热时可用退热剂,如对乙酰氨基酚或者布洛芬,不主张用水杨酸类药物,如阿司匹林,可能引发瑞氏(Reye)综合征。局部治疗以止痒和防止感染为主,可外擦炉甘石洗剂、阿昔洛韦软膏。

3.特异性治疗

阿昔洛韦(acyclovir)对水痘-带状疱疹病毒感染治疗有效。对于免疫功能正常轻症或者无并发症的患儿,不推荐常规使用。口服阿昔洛韦对于免疫健全的儿童水痘病例有适度的益处而无毒性,但只有在水痘发病后 24 小时内开始治疗才有效。对于 13 岁或者更大儿童、年龄 12 个月或者 12 个月以上,并且过去有慢性皮肤或肺部疾病、正在接受短期或者间歇性吸入糖皮质激素、接受长期的水杨酸制剂治疗或可能是家庭中续发的水痘患儿,可以口服阿昔洛韦每次 20mg/kg,最大每次 800mg,每日 4 次,共 5 天的方案给药。对于重症患儿,或者有并发症,或者免疫抑制的患儿,或者新生儿水痘,应注射阿昔洛韦 30mg/(kg·d),每 8 小时一次使用,疗程 7 天或无新皮疹出现达 48 小时。尽量在发病后 24 小时内应用效果更佳。同时可以考虑使用 IVIG。在童年和青春期,伐昔洛韦、泛昔洛韦、布里夫丁未被批准用于抗病毒治疗,焦磷酸盐类似物膦甲酸可用于对阿昔洛韦耐药的水痘患儿。忌用类固醇皮质激素,以防止水痘泛发和加重。

(二)管　理

水痘患者的管理包括保持水摄入量、如何做好预防工作。

1.免疫受损

接受免疫抑制剂治疗者暴露于水痘患者后的预防,可选用下列 3 种方法之一:①静滴 IVIG。②在暴露后 8 天或者 9 天使用阿昔洛韦,持续用药 7 天。③用水痘减毒活疫苗,须在暴露后 3 天内接种。

2.主动免疫

采用水痘减毒活疫苗是预防水痘的重要措施,对于 12 月龄～12 周岁儿童,在 15 月龄和 3 岁各接种 1 剂次。对于 13 周岁及以上人群,2 剂次,间隔在 8 周以上(最短至少间隔 4 周)。

3.控制传染源

患儿应早期隔离,直到全部皮疹结痂为止,一般不少于病后两周。与水痘患者接触过的儿童,应隔离观察 3 周。

 ## 四　研究热点

不典型水痘病例的诊断,尤其是免疫功能受损以及接受免疫抑制剂、化疗药物治疗的患儿,感染水痘临床表现不典型,二代宏基因测序技术(mNGS)具有较高的敏感度及特异度,可检测囊泡液、脑脊液、体液、组织、支气管肺泡灌洗液样本中的病毒 DNA。

采用基于单核苷酸多态性(nucleotide polymorphism,SNP)不同位点上的碱基差异进行基因分型,来识别并区分 VZV。研究 VZV 基因特征,鉴别基因型、野毒株与疫苗株,为 VZV 监测、防控和疫苗研发提供科学的数据。

接种水痘减毒活疫苗(VarV)是预防水痘感染的最有效、最经济的措施。但由于免疫的剂量与次数、疫苗的运输以及个体差异等因素,常有发生突破性水痘(breakthrough varicella,BV)病例的报道。因其在发病初期很难被发现进而隔离,故为水痘防控工作带来极大的困难,并且直接影响 VarV 接种工作开展的可信性及权威性。故需早期对突破性水痘做出诊断。

（五）推荐文献阅读

1. 江载芳,申昆玲,沈颖,等. 诸福棠实用儿科学[M].8 版.北京:人民卫生出版社,2014.

2. 郭宏,郝爽,扈瑞平,等.2019 年辽宁省水痘-带状疱疹病毒基因特征分析[J].中华实验和临床病毒学杂志,2021,5(1):57-61.

3. 刘盈.突破性水痘及预防[J].中华儿科杂志,2021,59(1):75-77.

4. Sauerbrei A. Diagnosis,antiviral therapy,and prophylaxis of varicella-zoster virus infections[J]. Eur J Clin Microbiol Infect Dis,2016,35(5):723-734.

（六）病例剖析

【一般情况】 患儿,男,9 岁 9 个月。

【主诉】 皮疹 3 天,发热半天。

【现病史】 患儿 3 天前无明显诱因下在家中出现皮疹,先于头部,后波及躯干、下肢,为红色丘疹,渐转为疱疹,伴痒感,未予处理。半天前出现发热,体温最高 38.4℃,同时出现口腔疱疹,伴口腔疼痛,不能进食,部分疱疹有出血,无流涕咳嗽,无头痛呕吐,即来我院门诊,急诊拟"水痘,伯基特淋巴瘤(Ⅳ期),化疗后骨髓抑制"收住入院。

患儿发病以来,神志清,精神软,食欲下降,睡眠不安,尿量稍减少,大便未解,否认发病前水痘患者接触史。

患儿 2 月份在我院确诊为伯基特淋巴瘤,在我院血液科行规范化疗,过程顺利,末次化疗时间为 2021-3-30 行 cours BB 方案联合美罗华化疗。

【既往史】 有输血史,否认输血后不良反应。输注美罗华有皮疹,减慢速度好转。2021-02-09 行腹腔镜阑尾切除术+肠粘连松解。2021-02-16 在全麻神经电生理检测下脊髓内病损切除+脊髓栓系松解术+脊髓和神经根粘连松解术+胸椎椎管内肿瘤切除术。有重大疾病和治疗史,伯基特淋巴瘤,目前规范化疗中。否认肝炎结核病史,否认水痘史。

【个人史】 G1P1,足月顺产,出生体重 3.1kg,否认难产及窒息史。生后人工喂养,按时添加辅食。按计划接种卡介苗、脊灰疫苗和百白破疫苗。3 个月抬头,5 个月翻身,7 个月会坐,1 周岁会走,现上小学 2 年级,成绩良好。

【家族史】 父母体健,否认水痘病史,否认肝炎结核病史,否认高血压糖尿病史,否认肿瘤病史。

【入院查体】 T 37℃,R 28 次/min,P 106 次/min,BP 100/63mmHg,体重 29kg,神志清,精神可,头皮、颈部、腹部及下肢均可见丘疹、疱疹,部分疱疹内有血性渗出,口腔黏膜可见破损,上颚可见一疱疹,未破溃,咽充血,双侧扁桃体Ⅱ°肿大,表面未见脓性分泌物,呼吸平稳,双肺呼吸音清,未闻及明显干湿啰音,心音中,心律齐,未及病理性杂音,腹软,无压痛反跳痛,肝脾肋下未及,神经系统查体阴性。

【辅助检查】 血气+电解质+乳酸+葡萄糖(静脉血):pH 7.405,PCO$_2$ 43.4mmHg,PO$_2$ 44.7mmHg,K$^+$ 3.0mmol/L,Na$^+$ 134mmol/L,Cl$^-$ 102mmol/L,Ca^{2+} 1.15mmol/L,Glu 7.5mmol/L,Lac 1.0mmol/L;

血常规＋CRP 测定：白细胞计数 $0.26×10^9/L$,中性粒细胞绝对值 $0.11×10^9/L$,超敏 C 反应蛋白 8.23mg/;肝功能:白总蛋白47.7g/L,白蛋白 30.0g/L,球蛋白 17.7g/L,丙氨酸氨基转移酶 147U/L,天门冬氨酸氨基转移酶 64U/L。

【入院诊断】 1.进展型水痘;2.伯基特淋巴瘤(Ⅳ期);3.化疗后骨髓抑制;4.全血细胞减少;5.低钾血症;6.肝功能损害。

【进一步检查】

1.三大常规监测。

2.病原学检查:水疱液培养及病毒核酸检测,咽拭子呼吸道病毒免疫荧光检测。

3.血生化。

4.血培养。

5.心电图。

6.胸片。

【诊疗计划】

1.患儿入院后告病危。

2.予以阿昔洛韦 0.25g q8h 静滴抗病毒,输注静脉丙球,输 A 型 Rh(D)阳性悬浮红细胞,瑞白及重组人血小板生成素皮下注射支持,美能片口服护肝及补钾等治疗,根据病情变化及时调整治疗方案。

【诊疗经过】

1.辅助检查结果

(1)血常规＋CRP 测定:白细胞计数 $4.67×10^9/L$,中性粒细胞百分比43.3%,单核细胞百分比21.6%,红细胞计数 $3.36×10^{12}/L$,血红蛋白 104g/L,血小板计数 $705×10^9/L$,超敏 C 反应蛋白<0.50mg/L。

(2)肝功能:总蛋白72.9g/L,球蛋白 40.1g/L,总胆红素 $4.7\mu mol/L$,丙氨酸氨基转移酶 61U/L,天门冬氨酸氨基转移酶 64U/L,总胆汁酸 $13.6\mu mol/L$。

(3)血气＋电解质＋乳酸＋葡萄糖(静脉血):pH 7.403,PCO_2 49.2mmHg,PO_2 45.5mmHg,K^+ 3.8mmol/L,HCO_3^- 30.0mmol/L,SBC 28.4mmol/L,ABE 4.9mmol/L,SBE 5.4mmol/L。

(4)心电图:窦性心动过速。

(5)水疱液培养及咽拭子呼吸道病毒免疫荧光未检出病原学,血培养阴性。

(6)前降钙素、大小便常规正常。

(7)X 线胸部正位:椎管内肿瘤术后,两肺纹理增多。

2.疾病转归

入院后予以"阿昔洛韦 0.25g q8h 静滴抗病毒9 天,输注丙球 25g、25g、20g 支持治疗,输 A 型 Rh(D)阳性悬浮红细胞 1.5U,瑞白及重组人血小板生成素皮下注射,美能片口服护肝,补钾"等治疗。入院第 2 天疱疹开始结痂,第 5 天开始体温降至正常,住院 9 天出院。出院时无发热,疱疹结痂。查体:神志清,精神好,全身皮疹结痂,口腔黏膜未见疱疹,双肺呼吸音清,未闻及明显干湿啰音,心音中,心律齐,未及病理性杂音,腹软,无压痛反跳痛,肝脾肋下未及,NS(－)。

【出院诊断】 1.进展型水痘;2.伯基特淋巴瘤(Ⅳ期);3.化疗后骨髓抑制;4.全血细胞减少;5.低钾血症;6.肝功能损害。

【出院建议】

1.注意休息,防止感染出血;定期复查血常规,每周至少 2～3 次;定期复查生化、凝血谱、血气,每周 2～3 次;如有异常,立即就诊。

2.定期康复科随诊,坚持康复训练。

3.血液科随诊检查,进一步治疗。

手足口病

 一 概 述

手足口病(hand foot and mouth disease,HFMD)是由肠道病毒(enterovirus,EV)感染引起的一种儿童常见传染病,以发热、手、足、口及臀部疱疹为主要表现,少数可出现中枢神经系统损害,甚至迅速发生心肺功能衰减。HFMD主要在亚洲流行,我国2~3年为一流行周期,夏秋季为高峰季节,5岁以下儿童多发,发病率为37/10万~205/10万,近年报告病死率为6/10万~51/10万。EV71疫苗对EV71相关HFMD有良好保护作用。

二 诊断与评估

(一)HFMD的诊断

HFMD诊断主要结合流行病学史和临床表现,少数皮疹不典型或仅表现为脑炎或脑膜炎患儿,需结合病原学检测结果做出诊断。

1.流行病学史

常见于学龄前儿童,婴幼儿多见。流行季节,当地托幼机构及周围人群有HFMD流行,或发病前10天内与HFMD患儿有直接或间接接触史。

2.临床特点

潜伏期一般为2~10天,多为3~5天。根据病情发展,分五期。

第1期(出疹期):主要表现为发热,手、足、口、臀等部位出疹,典型皮疹为斑丘疹、丘疹、疱疹。可伴有咳嗽、流涕、食欲不振等症状。绝大多数HFMD在此期痊愈。

第2期(神经系统受累期):多数在病程1~5天内,也可在恢复期,出现中枢神经系统损害,表现为精神差、嗜睡、吸吮无力、易惊、头痛、呕吐、烦躁、肢体抖动、肌无力、颈项强直等。此期属于HFMD重型,大多数可痊愈。

第3期(心肺功能衰竭前期):多发生在病程5天内,出现心率和呼吸增快、出冷汗、四肢末梢凉、皮肤发花、血压升高。此期属于HFMD危重型。及时识别并正确治疗,是降低病死率的关键。

第4期(心肺功能衰竭期):可在第3期的基础上迅速进入该期。出现心动过速、呼吸急促、口唇发绀、咳粉红色泡沫痰或血性液体、血压降低或休克。亦有病例以严重脑功能衰竭为主要表现,出现抽搐、严重意识障碍等。此期属于HFMD危重型,病死率较高。

第5期(恢复期):体温逐渐恢复正常,对血管活性药物的依赖逐渐减少,神经系统受累症状和心肺功能逐渐恢复,少数可遗留神经系统后遗症。

大多数患儿预后良好,一般在1周内痊愈,无后遗症。少数患儿发病后迅速累及神经系统,表现为脑干脑炎、脑脊髓炎、脑脊髓膜炎等,发展为循环衰竭、神经源性肺水肿的患儿病死率高。

3.实验室检查

(1)血常规:多数病例白细胞计数正常,部分病例白细胞计数、中性粒细胞比例升高。C反应蛋白(CRP)多数正常,部分可升高。前降钙素原一般正常。

(2)脑脊液:神经系统受累时,脑脊液清亮,压力增高,白细胞增多,以单核细胞为主(早期多核细胞升高为主)、蛋白正常或轻度增多,糖和氯化物正常。

(3)病原学检查:咽拭子、粪便或肛拭子、血液等样本肠道病毒特异性核酸检测阳性或分离到肠道病毒。急性期血清相关肠道病毒 IgM 抗体阳性,恢复期血清 CV-A16、EV-A71 或其他可引起手足口病的肠道病毒中和抗体比急性期有 4 倍或 4 倍以上升高。

4.影像学检查

轻症患儿肺部无明显异常,并发神经源性肺水肿时,两肺野透亮度减低,磨玻璃样改变,局限或广泛分布的斑片状、大片状阴影,进展迅速。神经系统受累者 MRI 检查可见异常,合并脑干脑炎者可表现为脑桥、延髓及中脑的斑点状或斑片状长 T1 长 T2 信号;并发急性弛缓性麻痹者可显示受累节段脊髓前角区的斑点状对称或不对称的长 T1 长 T2 信号。

有上述流行病学史和典型手、足、口及臀部皮疹,容易作出临床诊断。少数重症病例皮疹不典型,临床诊断困难,需借助病原学检查。临床诊断病例具有上述病原学诊断依据之一者为实验室确诊病例。

(二)HFMD 危重症病例的早期识别

(1)重症病例诊疗关键:及时准确地识别第 2 期和第 3 期,阻止发展为第 4 期。不能及时发现 2、3 期是重症手足口病救治的最大问题。

(2)重症高危因素:年龄 3 岁以下、病程 3 天以内和 EV71 感染。

(3)重症病例预警指标:①高热持续不退。②精神萎靡、眼球震颤或上翻、头痛、呕吐、易惊、肢体抖动、吸吮无力、站立或坐立不稳等。③呼吸增快、减慢或节律不整。④心率增快(>160 次/min)、出冷汗、四肢末梢发凉、皮肤发花、血压升高、毛细血管再充盈时间延长(>2 秒)。⑤外周血白细胞计数≥ $15×10^9$/L,除外其他感染因素。⑥血糖>8.3mmol/L。⑦血乳酸≥2.0mmol/L。

三　治疗与管理

目前尚无特效的抗病毒治疗药物,主要是对症治疗。

(一)一般治疗

(1)普通病例门诊治疗,注意隔离。

(2)积极控制高热。

(3)注意营养支持,维持水、电解质平衡。

(4)保持呼吸道通畅,必要时吸氧。需严密监测生命体征,做好呼吸支持准备。

(5)保持患儿安静,惊厥病例需要及时止惊:①咪达唑仑肌内注射,0.1~0.3mg/(kg·次),体重<40kg 者,最大剂量不超过 5mg/次,体重>40kg 者,最大剂量不超过 10mg/次。②地西泮缓慢静脉注射,0.1~0.3mg/(kg·次),最大剂量不超过 10mg/次,注射速度 1~2mg/min。③10%水合氯醛,0.5ml/kg 灌肠。

(二)抗病毒治疗

目前尚无特异的抗肠道病毒药物。

1.干扰素 α(喷雾、雾化)

早期局部使用,可以改善患儿的临床症状,起到阻断病情进展作用,促进皮损愈合,且安全性良好。

2.利巴韦林

动物试验可能有一定抑制作用,若使用应关注其不良反应和对生殖系统的毒性。

3.抗病毒药物

肠道病毒为 RNA 病毒,以 DNA 为靶位的抗病毒药物阿昔洛韦、更昔洛韦等药无效,不应使用。

(三)液体治疗

(1)控制液体入量：给予生理需要量[60～80ml/(kg·d)，脱水剂不计算在内]，建议匀速给予，即2.5～3.3ml/(kg·h)，注意维持血压稳定。

(2)休克病例：在应用血管活性药物的同时给予生理盐水5～10ml/(kg·次)进行液体复苏，15～30分钟内输入，此后酌情补液，避免短期内大量扩容。仍不能纠正者给予胶体液(如白蛋白或血浆)输注。

(3)有条件的：可依据中心静脉压(CVP)、动脉血压(ABP)等指导补液。

(四)降颅压

(1)常用甘露醇：20%甘露醇剂量为0.25～1.0g/(kg·次)，每4～8小时1次，20～30分钟快速静脉注射；严重颅内高压或脑疝时，可增加频次至每2～4小时1次。

(2)严重颅内高压或低钠血症患儿：可考虑联合使用高渗盐水(3%氯化钠)。

(3)有心功能障碍者：可使用利尿剂，如呋塞米1～2mg/kg静脉注射。

(五)血管活性药物应用

(1)第3期：血流动力学改变为高动力高阻力型，以使用扩血管药物为主。①米力农注射液：负荷量50～75μg/kg，15分钟输注完毕，维持量0.25～0.75μg/(kg·min)，一般使用不超过72小时。②血压高者将血压控制在该年龄段严重高血压值以下、正常血压以上，可用酚妥拉明1～20μg/(kg·min)，或硝普钠0.5～5μg/(kg·min)。

(2)第4期：血压下降时，可应用正性肌力及升压药物治疗，如多巴胺、去甲肾上腺素、肾上腺素或多巴酚丁胺等，以能维持接近正常血压的最小剂量为佳。

(3)以上药物无效：可试用血管升压素或左西孟旦等药物治疗。

(六)静脉丙种球蛋白的使用

1.应用时机

(1)第2期：不建议常规使用，有脑脊髓炎、持续高热等中毒症状严重者及危重病例可酌情使用。

(2)第3期：可能起到一定的阻断病情作用，精神萎靡、肢体抖动频繁；急性肢体麻痹；安静状态下呼吸频率超过30～40次/min(按年龄)；出冷汗、四肢发凉、皮肤花纹、心率增快＞140～150次/min(按年龄)。

(3)第4期：可应用，疗效有限。

2.药物选择

静注丙球，1.0g/(kg·d)，连续应用2天。

(七)糖皮质激素的使用

1.应用时机

有脑脊髓炎和持续高热等中毒症状严重者及危重病例可酌情使用。

(1)第2期：一般不主张使用。

(2)第3、4期：可酌情使用。

(3)病情稳定后：尽早停用。

2.药物选择

甲基泼尼松龙1～2mg/(kg·d)；氢化可的松3～5mg/(kg·d)；地塞米松0.2～0.5mg/(kg·d)；一般疗程3～5天。

(八)危重型病例的早期机械通气

出现以下表现之一者，可予气管插管机械通气：①呼吸急促、减慢或节律改变。②气道分泌物呈淡红色或血性。③短期内肺部出现湿性啰音。④胸部X线检查提示肺部明显渗出性病变。⑤脉搏血氧饱和度(SPO_2)或动脉血氧分压(PaO_2)下降。⑥面色苍白、发绀、皮温低、皮肤发花、血压下降。⑦频繁抽搐或昏迷。

（九）其他治疗

（1）血液净化。

（2）体外生命支持，如体外膜肺（ECMO）。当 EV71 感染重症病例经机械通气、血管活性药物和液体疗法等治疗无好转，可考虑应用 ECMO。脑功能衰竭患者不宜应用 ECMO。

（十）恢复期治疗

（1）给予支持疗法，促进各脏器功能恢复。

（2）肢体功能障碍者给予康复治疗。

（3）个别病例需长期机械通气治疗以维持生命。

（十一）预　防

1. 疫苗接种

EV71 灭活疫苗能有效降低儿童 EV71 感染的风险，适用于 6 月龄～5 岁儿童，基础免疫为 2 剂，间隔 1 个月，鼓励在 12 月龄前完成接种。

2. 一般预防措施

保持良好的个人卫生习惯，勤洗手、保持环境清洁和通风，少到人群密集场所活动，幼托机构做好晨检。

四　研究热点

手足口病的病原是肠道病毒，血清型比较多，其中 EV71 最严重，好在现在有 EV71 疫苗可以预防。手足口病严重程度差异大，从 Ⅰ 期仅累及皮肤黏膜，到 Ⅱ 期累及中枢神经系统，Ⅲ 期累及脑干生命中枢，导致神经源性肺水肿，Ⅳ 期发展为心肺功能衰竭；预后差异也很大，Ⅰ 期自愈，Ⅲ 期死亡率很高。研究的热点是：手足口病其他血清型疫苗的研制，Ⅱ 期向 Ⅲ 期进展的早期特异性生物标志，重症病例的分子机制。

五　推荐文献阅读

1.《手足口病诊疗指南（2018 版）》编写专家委员会. 手足口病诊疗指南（2018 年版）[J]. 中华传染病杂志，2018，36（5）：257-263.

2. Li Y，Bao H，Zhang X，et al. Epidemiological and genetic analysis concerning the non-enterovirus 71 and non-coxsackievirus A16 causative agents related to hand，foot and mouth disease in Anyang city，Henan Province，China，from 2011 to 2015[J]. J Med Virol，2017，89（10）：1749-1758.

3. 李昊天，王小莉，王全意，等. 手足口病重症及死亡病例基本特征概述[J]. 国际病毒学杂志，2018，25（2）：139-142.

4. 钱素云，李兴旺. 我国手足口病流行及诊治进展十年回首[J]. 中华儿科杂志，2018，56（5）：321-323.

六　病例剖析

【一般情况】　患儿，男，2 岁 7 个月。

【主诉】　发现双手、咽喉疱疹 6 天，走路不稳 1 天。

【现病史】 患儿 6 天前无明显诱因下出现双手数枚疱疹,下唇及咽部多个疱疹,3 天前出现嗜睡,1 天前出现走路不稳、摇晃,说话正常,无视物模糊。病程中无发热,无咳嗽,无气促,无呕吐腹泻,曾在当地医院就诊,查血常规示"白细胞正常,CRP 45.44mg/L"、头颅 CT:右侧颞枕部颅板下片状稍低密度影,遂来我院,拟"步态异常"入院。

【既往史】 既往体健,无重大疾病史。

【个人史】 G1P1,足月顺产,出生体重 3.15kg,否认难产史及窒息抢救史。生后母乳喂养,按时添加辅食,现普食。按卡接种疫苗,已接种手足口病疫苗。3 个月抬头,5 个月会翻滚,7 个月独坐,1 岁会走,生长发育与正常同龄儿相仿。

【家族史】 无特殊,家中无手足口病患儿。

【入院查体】 T 36.4℃,P 88 次/min,R 24 次/min,神志清,精神软,咽充血,咽后壁可见疱疹,双手可见数颗疱疹,呼吸平稳,双肺呼吸音粗,未及啰音,心音中,心律齐,未及病理性杂音,腹平软,肝脾肋下未及。颈软,克氏征、布氏征阴性,脑神经查体无殊,四肢肌力肌张力正常,腱反射存在,双侧巴氏征阴性。

【辅助检查】 外院血常规示 WBC $6.25×10^9$/L,Hb 121g/L,PLT $305×10^9$/L,CRP 2.41mg/L。脑电图未见异常。头颅 CT 右侧颞枕部颅板下片状稍低密度影。

【入院诊断】 1.手足口病Ⅱ期;2.病毒性小脑炎。

【进一步检查】

1.三大常规。

2.生化五类、血气电解质、前降钙素。

3.肠道病毒(咽拭子、粪便)等一系列病原菌检测。

4.脑脊液常规、生化、培养、病毒检测等。

5.头颅和腰骶髓磁共振。

【诊疗计划】 没有特异抗病毒药物,隔离治疗,分期对症支持治疗。

1.一般处理:住院隔离治疗,观察病情变化,注意体温,营养支持,维持水、电解质平衡。

2.病原治疗:利巴韦林喷雾抗病毒。

3.糖皮质激素应用:地塞米松针剂治疗,常规剂量,疗程 5 天。

【诊治经过】

1.入院后完善相关检查

血常规、CRP、生化、血气电解质、前降钙素、血培养正常。肠道病毒(咽拭子、粪便)通用型(HEV)核酸检测阳性,肠道病毒(脑脊液)核酸检测阴性。脑脊液白细胞计数 $28×10^6$/L,单核为主,脑脊液生化蛋白及糖正常,脑脊液培养阴性。MR 头颅磁共振平扫额部脑外间隙稍有增宽,左侧脑室较丰满,余未见异常。腰骶髓磁共振平扫未见异常。

2.疾病转归

入院第二天,患儿走路不稳好转,出院时行走正常,无震颤、眼球异常,痊愈出院。

【出院诊断】 1.手足口病Ⅱ期;2.病毒性小脑炎。

【出院建议】 出院后随访,注意发热、步态、肢体运动情况,出院 2 周复诊。

【随访结果】 出院无复发,未出现步态不稳及肢体肌力低下情况。

流行性腮腺炎

 一 概 述

流行性腮腺炎(epidemic parotitis)是由腮腺炎病毒(paramyxovirus parotitis)引起的急性呼吸道传染性疾病,好发于5~15岁的儿童。腮腺炎病毒属于副黏病毒科副黏病毒属单股RNA病毒,通过呼吸道分泌物飞沫或人群直接接触传播。本病以腮腺非化脓性炎症、腮腺区肿胀和疼痛、腮腺导管开口(位于上颌第二臼齿平对的颊黏膜上)处肿胀为特征,可伴不同程度的发热症状。常见并发症包括脑膜炎、脑膜脑炎、睾丸炎、卵巢炎和胰腺炎等。本病尚无特效抗病毒治疗药物,临床处理以对症支持治疗为主,病后患儿可获得持久性免疫力。

流行性腮腺炎属疫苗可预防的疾病,据WHO报道,至2016年底,腮腺炎疫苗已在全球121个国家推行接种。我国自20世纪90年代开始广泛接种自主研发的腮腺炎减毒活疫苗,以麻疹、腮腺炎和风疹三联疫苗(MMR)的形式纳入国家计划免疫,取得良好的免疫效果。

 二 诊断与评估

(一)儿童流行性腮腺炎的诊断

流行性腮腺炎的诊断主要依靠流行病学史,腮腺和(或)其他唾液腺急性肿大,除外其他原因引起的腮腺肿大做出诊断。分为疑似病例、临床诊断病例、实验室确诊病例。

1.疑似腮腺炎病毒感染病例,具备以下任何一条

(1)单侧或双侧(多为双侧)以耳垂为中心区域(腮腺)和(或)其他唾液腺肿胀、疼痛。

(2)流行病学:发病前14~28天有与流行性腮腺炎患者接触史或当地有流行性腮腺炎流行,患儿腮腺虽无明显肿大,但有发热、头痛、乏力、食欲不振、腹痛呕吐、睾丸或附睾肿痛等症状。

2.临床诊断病例,同时符合第1条和第2条、第3条中的任何一条

(1)临床表现:双侧多见的以耳垂为中心区域(腮腺)和(或)其他唾液腺肿胀、疼痛,张口、咀嚼或进食酸性食物时疼痛加剧。可伴或不伴发热、头痛、呕吐、乏力、食欲不振、腹痛等症状。合并胰腺炎者血尿淀粉酶明显增高,合并脑炎者脑脊液呈现病毒性脑炎的改变。

(2)伴阳性流行病学史。

(3)既往无腮腺或颌下腺非化脓性炎症病史。

3.实验室确诊病例,疑似病例或临床诊断病例同时符合下列任何一条

(1)血清中检测出腮腺炎病毒特异性IgM抗体(1个月内未接种过腮腺炎减毒活疫苗)。

(2)恢复期血清腮腺炎病毒lgG抗体滴度比急性期(间隔2~4周)呈4倍或4倍以上升高。

(3)唾液、尿液、脑脊液等标本中分离到腮腺炎病毒或腮腺炎病毒核酸检测阳性。

(二)儿童流行性腮腺炎的评估

1.无并发症的流行性腮腺炎

表现为发热、倦怠、单侧或双侧(多为双侧)腮腺肿大和疼痛,食欲下降。病程约1周,预后良好。

2.有并发症的流行性腮腺炎

(1)脑膜脑炎:儿童期最常见的并发症。腮腺炎高峰时出现,表现为高热、头痛、呕吐、颈项强直、克氏征阳性等。脑脊液改变同其他病毒性脑炎类似，预后良好，2 周内恢复正常。

（2）睾丸炎：是男孩常见的并发症，多为单侧。常在腮腺炎起病后 4～5 天、肿大的腮腺开始消退时，开始出现睾丸疼痛，随之肿胀伴剧烈疼痛，伴发附睾炎、鞘膜积液、阴囊水肿。多数有严重的全身反应如高热寒战等。10 天左右消退，有 1/3～1/2 发生不同程度的睾丸萎缩，如双侧受累可导致不孕症。

（3）卵巢炎：5%～7% 的青春期女性可以伴发卵巢炎，可出现下腹疼痛或压痛，恢复后一般不影响生育功能。

（4）胰腺炎：腮腺肿大数日后出现上腹剧痛和压痛，伴发热、寒战、恶心等，应做血清淀粉酶进行鉴别。

（5）耳聋：听神经受累所致，发病率不高，多为单侧，不易及时发现，治疗困难，可发展成永久性耳聋。

（6）其他并发症：心肌炎常见，肾炎、甲状腺炎、泪囊炎、角膜炎、关节炎及血小板减少偶可发生。

三　治疗与管理

（一）治　疗

儿童流行性腮腺炎患者的治疗包括对症支持治疗及对并发症的处理，没有针对流行性腮腺炎的特效抗病毒药物治疗，无合并细菌感染依据不使用抗菌药物。

1. 一般治疗
卧床休息，流质饮食，避免进食酸性食物和高脂肪高蛋白食物，注意清洁口腔。

2. 对症处理
对于高热、头痛，伴发睾丸炎者可用解热止痛药物。睾丸肿痛者可用丁字带托起。

3. 处理并发症
（1）脑膜炎：头痛、呕吐等颅内压增高患者，可使用甘露醇静滴，重症患者可短程使用肾上腺皮质激素 3～5 天。

（2）睾丸炎：可使用肾上腺皮质激素、补液及维持电解质平衡。男性患儿为预防睾丸炎，早期可使用已烯雌酚口服。

（3）胰腺炎：可使用抑制胰酶活性及胰腺分泌药物，禁食补液等。

4. 中医中药
本病治疗以清热解毒、软坚散结为基本原则，宜采用内、外治法结合治疗，有助于腮部肿胀的消退。同时应密切关注患儿病情变化，及早发现并处理并发症，常采用中西医结合治疗。

（二）管　理

1. 控制传染源
早期隔离患儿至腮腺肿大完全消失。接触者一般不做检疫，但集体儿童机构应留验 3 周，对可疑患者需要暂行隔离。

2. 主动免疫
麻疹、腮腺炎和风疹三联疫苗（MMR）预防效果好，国内规定初种年龄为 8 月龄，18～24 月龄接种第二针。疫苗接种人群中腮腺炎流行主要是疫苗的效果随时间而减弱所致，应及时加强免疫以维持人群的免疫水平，目前国内尚无适合孕妇、免疫功能低下者及对鸡蛋白过敏者接种的腮腺炎疫苗。

3. 被动免疫
一般免疫球蛋白、成人血液或胎盘球蛋白均无预防本病的作用。恢复期患者的血液或特异性免疫球蛋白或特异性高价免疫球蛋白有一定免疫保护作用，因本病为自限性，症状相对较轻，不推荐使用。

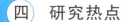

四 研究热点

腮腺炎病毒是一种临床常见的病原体，也可引起颅内感染等腮腺之外的感染性疾病。近年随着二代测序等分子生物学手段在病原诊断中的应用，发现未累及腮腺、颌下腺等腺体器官的腮腺炎病毒感染患儿并不少见。这些病毒不感染腮腺而直接侵入颅内等器官系统的机制，有待进一步研究。

近年来，一些国家和地区流行性腮腺炎发病率有上升趋势，美国疾病预防控制中心（CDC）研究显示，罹患流行性腮腺炎的患儿，半数以上接种过腮腺炎疫苗。我国是麻疹、腮腺炎和风疹三联疫苗（MMR）强制接种的国家，但流行性腮腺炎依旧是我国儿童中最常见的传染性疾病之一，2018 和 2019 年上报至国家疾控中心的患者总数分别达 25 万和 30 万，大多数患者是完成疫苗接种的儿童，青少年和成人仍有发病。这种疫苗高度覆盖而疾病依旧流行的现象，是否与病毒变异导致疫苗保护效果下降，以及如何针对流行株改进疫苗，或调整计划免疫程序引入加强针等，是值得预防领域研究的问题。

五 推荐文献阅读

1. 曹武奎,邹焕文.流行性腮腺炎诊断标准及处理原则(WS 270—2007)[J].1 版.北京:人民卫生出版社,2008.

2. Hviid A,Rubin S,Mühlemann K. Mumps[J]. Lancet,2008,371(9616):932-944.

3. Shepersky L,Marin M,Zhang J,et al. Mumps in vaccinated children and adolescents:2007—2019 [J]. Pediatrics,2021,148(6):e2021051873.

4. Lam E,Rosen JB,Zucker JR. Mumps:an update on outbreaks,vaccine efficacy,and genomic diversity[J]. Clin Microbiol Rev,2020,33(2):e00151-19.

六 病例剖析

【一般情况】 患儿,男,3 岁 10 个月。

【主诉】 发热伴双侧耳垂周围肿痛 2 天,头痛 1 天。

【现病史】 2 天前患儿无明显诱因下出现发热,体温最高 39.0℃（耳温）,口服退热药体温退而复升,无畏寒寒战及惊厥,同时有双侧耳垂周围肿痛,张口时疼痛加重,伴少许咳嗽咳痰,无声音嘶哑,无腹痛腹泻,无尿频尿急尿痛,无皮疹。1 天前出现头痛,高热时明显,无呕吐,为进一步治疗以"急性腮腺炎"收住入院。

发病以来,患儿神志清,精神可,食欲欠佳,夜眠欠安,大小便无殊,体重无明显增减。发病前 1 周幼儿园同班级里曾有一名同学诊断"流行性腮腺炎"。

【既往史】 既往体健,否认输血及血制品,否认外伤手术史,否认肝炎结核病史,否认流行性腮腺炎和颌下腺炎病史,否认类似耳周或颌下肿痛史。

【个人史】 G1P1,足月顺产,出生体重 3.5kg,否认难产及窒息史,生后母乳喂养,按时添加辅食。疫苗按卡接种。3 个月抬头,5 个月翻身,7 个月会坐,1 周岁会走,现上幼儿园小班,运动语言发育与正常。

【家族史】 父母体健,否认流行性腮腺炎病史,否认肝炎结核病史,否认高血压糖尿病病史,否认肿瘤病史。

【入院查体】 T 38.2℃,P 108 次/min,R 28 次/min,BP 88/56mmHg,体重 17kg,神志清,精神可,全身浅表淋巴结未及肿大,双侧面部以耳垂为中心肿胀,肿块区域约 3cm×4cm,边界欠清,皮温稍增高,触痛明显。咽充血,扁桃体Ⅰ度肿大,无渗出,口腔腮腺导管口肿胀,无分泌物。双肺呼吸音粗,未及干湿性啰音。心律齐,心音中,未及杂音,腹软,肝脾肋下未及,全腹部无包块,睾丸区域无肿大和触痛,神经系统检查阴性。

【辅助检查】 血常规:白细胞 $9.2×10^9/L$,中性粒细胞 64.7%,淋巴细胞 25.7%,血小板 $199×10^9/L$,CRP 4.5 mg/L。浅表肿块超声:双侧腮腺炎。

【入院诊断】 流行性腮腺炎。

【进一步检查】

1. 三大常规、C 反应蛋白、前降钙素。

2. 血生化、血培养。

3. 血淀粉酶、血胰淀粉酶、血脂肪酶、尿淀粉酶。

4. 腮腺分泌物查腮腺炎病毒核酸。

5. 心电图、脑电图。

6. 胸片。

7. 腮腺和颌下腺 B 超。

8. 肝胆脾胰 B 超、泌尿系 B 超。

9. 头颅 MRI。

【诊疗计划】

1. 完善上述相关检查,持续头痛或有其他神经系统症状做腰穿检查,脑脊液常规、生化和病毒核酸检测。

2. 对症处理:维生素 C 静滴,补液、退热等处理。

3. 密切关注患儿体温、面部肿胀、疼痛等情况,根据病情变化及时调整下一步治疗方案。

【诊疗经过】

1. 辅助检查结果

血常规示白细胞 $7.9×10^9/L$,中性粒细胞 60%,血红蛋白 106g/L,血小板计数 $234×10^9/L$,C 反应蛋白 9mg/L。前降钙素 0.05ng/ml。尿常规、便常规正常。血淀粉酶 323 U/L,血胰淀粉酶 19 U/L。血脂肪酶 60U/L。尿淀粉酶 1211U/L。血培养阴性。心电图示窦性心律。胸部正位片提示未见明显异常。双侧腮腺 B 超提示左侧腮腺 1.9cm,右侧腮腺 1.8cm,包膜完整,双侧腺体回声欠均匀,腺体内可见数枚低回声团。肝胆脾胰、双肾输尿管膀胱 B 超提示餐后胆囊,肝胆脾胰未见明显异常,双肾、输尿管未见明显异常。头颅 MRI 提示正常,脑电图提示未见异常。

2. 疾病转归

入院给予维生素 C 静滴,补液、退热等治疗。入院第 1 天起体温高峰较前下降,第 3 天起体温达到正常,疼痛好转,面部肿块较前消退,体温正常后未再头痛,住院第 4 天出院。出院查体:神志清,精神可,双侧耳下肿块不明显,局部区域无疼痛,颈部可及黄豆大小淋巴结,活动度可,咽稍充血,扁桃体Ⅰ度肿大,无脓性分泌物,口腔腮腺导管口肿胀较前好转,心肺无殊,腹软,无压痛,肝脾肋下未及,神经系统检查阴性。

【出院诊断】 流行性腮腺炎。

【出院建议】

1. 合理喂养,注意口腔卫生。

2. 居家隔离至 3 周。

流行性乙型脑炎

 一　概　述

流行性乙型脑炎(epidemic type B encephalitis),简称乙脑,又称日本脑炎(Japanese encephalitis),是由流行性乙型脑炎病毒引起的以脑实质炎症为主要病变的急性中枢性神经系统传染病。本病经蚊等吸血昆虫传播,流行于夏秋季,90％病例于7～9月份发病。儿童多见,临床上以高热、意识障碍、惊厥、呼吸衰竭及脑膜刺激征为特点。部分患儿留有严重后遗症,重症病例病死率较高。我国将本病列为法定乙类传染病管理,近年本病较为少见,中国疾病控制中心的数据显示每年确诊本病的病例数为数百人。猪是本病主要的传染源和扩散宿主,三带喙库蚊是主要传播媒介,非流行区人群普遍易感,流行区儿童为易感人群。

 二　诊断与评估

(一)根据病史、临床表现和辅助检查作出诊断

1.临床特征

多发于儿童,有蚊虫叮咬史,夏季发病,临床上以高热、意识障碍、惊厥、呼吸衰竭及脑膜刺激征为特点。

2.辅助检查

血常规白细胞总数升高,中性粒细胞比例80％以上;脑脊液压力升高,白细胞计数(50～500)×10^6/L,早期以中性粒细胞为主,后期以淋巴细胞为主,蛋白轻度升高,糖正常或偏高,氯化物正常。脑电图在急性期主要表现为弥漫性、不规则高幅慢波改变,头颅 CT 和 MRI 表现为弥漫性脑水肿征象,可有脑干部位病灶。

3.病原学检查

乙脑病毒属于黄病毒科黄病毒属,为单股正链 RNA,耐低温和干燥。发病1周血清/脑脊液中可检测到乙脑特异性 IgM,具有诊断价值。在脑脊液和尸检脑组织标本中可检测到特异性病毒抗原,核酸片段或分离出病毒颗粒。

(二)评估

1.临床评估

乙脑的病程分期和病情分型见表 12-1-1 和表 12-1-2。

表 12-1-1　乙脑病程分期表现

病程分期	临床表现
初期	持续3天左右,急性发热达40℃左右,伴头痛、呕吐,易激惹,倦怠和嗜睡,可出现颅高压表现
极期	持续5～10天,持续高热,不同程度意识障碍直至昏迷,深浅反射消失,反复或持续惊厥后局部抽搐。高颅压征(头痛呕吐、意识障碍加重,血压升高及心率减慢),呼吸衰竭是乙脑最主要死因,表现为呼吸表浅,节律不整或停止
恢复期	病程8～11天体温逐渐下降,神志转清,深浅反射和病理征在2周左右恢复,其他神经精神异常可在6个月内恢复
后遗症期	少数病例6～12个月后仍留有神经精神症状,失语,痴呆,瘫痪和椎体外束征

表 12-1-2　乙脑病情分型表现

病情分型	临床表现
轻型	体温 38~39℃,神志始终清楚,无惊厥,恢复期无症状
普通型	体温 39~40℃,有浅昏迷,偶有惊厥或局部抽搐,恢复期多无症状或轻度症状
重型	持续 40℃以上,昏迷,反复或持续惊厥,无呼吸衰竭,恢复期有神经精神症状,少数有后遗症
危重型	急性高热,深昏迷,反复或持续惊厥,有呼吸衰竭和脑疝征象,多 3~5 天内死亡,存活者多有严重后遗症

2.鉴别评估

(1)脑脊液检查:根据脑脊液压力、外观、白细胞计数、蛋白含量、糖、氯化物可初步与典型的化脓性脑膜炎、结核性脑膜炎鉴别。

(2)病原学评估:根据临床表现,选择血液,脑脊液等标本,进行特异性抗体检测,病毒分离,抗原和核酸检测,可作出病原学诊断。

三　治疗与管理

对症和支持治疗为主。

1.一般处理

住院隔离,监测生命体征,维持内环境稳定,吸氧和保持气道通畅。

2.控制高热

物理降温,如冷盐水灌肠,冰袋,冰毯;退热药物降温;亚冬眠疗法,氯丙嗪和异丙嗪各 0.5~1mg/kg 肌内注射或稀释后静脉注射,每隔 2~5 小时重复 1 次。

3.控制惊厥

安定静脉注射 0.3~0.5mg/kg(最大剂量 10mg/次),水合氯醛溶液灌肠每次 25~50mg/kg(最大剂量 0.5g/次),苯巴比妥钠肌内注射每次 5~10mg/kg(最大剂量 0.2g/次)。可交替使用。此外还可以用咪达唑仑(力月西)持续静脉滴注[负荷剂量 0.03~0.30mg/kg;维持剂量 0.04~0.20mg/(kg·h)]。

4.控制脑水肿和呼吸衰竭

20% 甘露醇 0.5~1.0g/kg,半小时内滴注第 4~6 小时 1 次,脑疝时可用 2g/kg。脱水后注意内环境稳定,重症病例可加用地塞米松,呼吸衰竭者可及早使用呼吸机辅助通气。

5.恢复期及后遗症的治疗

高压氧疗,营养神经药物,康复治疗。

四　研究热点

目前认为乙型脑炎的发病机制与乙脑病毒入侵宿主细胞,通过炎症介质、肥达细胞糜蛋白酶和氧化应激途径破坏血脑屏障,以及病毒介导神经元损伤和炎症细胞浸润有关。

研究发现,牛蒡子苷(一种来自大牛蒡的木质素),不仅可以抑制小胶质细胞激活引起的氧化应激,而且可以抑制蛋白激酶,如 P38-MAPK 等,减少细胞因子产生如 TNF-α、IL-6 等,减少乙脑病毒诱导的神经细胞死亡,降低脑组织病毒载量。因此该药物在临床试验中进行评估试验,结果值得期待。米诺环素作为一种半合成四环素类抗生素,在乙脑病毒感染后,同样可以减少蛋白激酶的磷酸化,抑制细胞因子 TNF-α、IL-6 等的产生和小胶质细胞激活,一项随机对照临床试验发现当米诺环素被应用于年龄超过 12 岁的个体时取得了更好的治疗效果。因此,这两个药物的大规模高质量临床评估试验值得期待。

临床尚无治疗乙脑的特效药物,疫苗接种仍是预防乙脑最有效的方法。我国儿童基础免疫疫苗中广泛应用的是细菌培养减毒活疫苗,该减毒株可缺失神经侵袭性,可诱导刺激机体细胞和体液双重免疫反应。此外,还有嵌合减毒活疫苗。目前,临床最常用的为黄热-乙脑嵌合病毒疫苗,具较高安全性,一次接种可产生持久免疫力。随着基因工程技术、分子生物学技术的快速发展,新型乙脑疫苗研制种类愈加繁多,基因工程亚单位疫苗、基因工程载体疫苗、重组疫苗、合成肽疫苗、核酸疫苗等新型疫苗不断研制而成。亚单位疫苗是利用乙脑病毒的表面结构成分(抗原)制成不含有核酸、能诱发机体产生抗体的疫苗,已有研究显示,重组 E 蛋白疫苗作为候选乙脑疫苗疗效颇佳,应用前景较为广阔。

五 推荐文献阅读

1.李兰娟,任红.传染病学[M].9 版.北京.人民卫生出版社,2018.

2.方峰,俞蕙.小儿传染病学[M].5 版.北京.人民卫生出版社,2020.

3.房世娣.日本脑炎重组减毒活疫苗在泰国儿童中的Ⅳ期安全性研究[J].微生物学免疫学进展,2018,46(4):13.

4.张磊,罗静,王静,等.乙型脑炎减毒活疫苗对不同基因型乙型脑炎病毒的免疫效果[J].中国生物制品学杂志,2017,30(5):459-461.

5.Kumar R,Basu A,Sinha S,et al. Role of oral Minocycline in acute encephalitis syndrome in India-a randomized controlled trial [J]. BMC Infect Dis,2016,16:67.

6.Swarup V,Ghosh J,Mishra MK,et al. Novel strategy for treatment of Japanese encephalitis using arctigenin,a plant lignin [J]. J AntimicrobChemother,2008,61(3):679-688.

六 病例剖析

【一般情况】　患儿,男,12 岁 4 个月。

【主诉】　发热、头痛 2 天,加重 1 天。

【现病史】　患儿于 2 天前无明显诱因下出现发热,体温最高 40℃,无畏寒、寒战及惊厥,有头痛头晕,头痛进行性加重,以前额部为主,患儿站立不稳,无呕吐,当地医生给予输液治疗(具体不详),热退后头晕头痛缓解。1 天前头痛症状加重,出现言语含糊不清,张口困难,呕吐 10 余次,为胃内容物及白沫,无胆汁样或咖啡色液体,无耳鸣,无视物模糊及复视,再次至当地医院就诊,查头颅 CT 未见异常,诊断"脑炎",予以甘露醇 100ml 静滴,安定 10mg 静推 1 次后,转至我院,查胸部 CT 示左肺下叶少许条片状影,予以"头孢曲松 2g、阿昔洛韦 0.3g"静滴 1 次,拟"脑炎"收住入院。

起病来,精神疲软,睡眠欠安,食欲欠佳,大小便无明显异常,体重无明显增减。

【既往史】　既往体健,否认食物药物过敏史。

【个人史】　G3P1,足月顺产,出生体重 3.24kg,母乳喂养至 2 月龄,生长发育与正常同龄儿相仿,现上小学 6 年级,成绩好。

【家族史】　父母体健,有一弟弟,体健。否认家族中肝炎、结核等传染病史及肿瘤、高血压等遗传病史。

【入院查体】　T 37.8℃,P 84 次/min,R 22 次/min,BP 98/70mmHg,神志不清,口吐泡沫,自主呼吸弱,双侧瞳孔等大等圆,直径 3mm,光反射存在,双肺呼吸音粗,可闻及痰鸣音,未及干湿性啰音。心音中,律齐,未及明显杂音,腹软,肝脾肋下未及肿大,四肢肌张力适中,肢端偏凉,毛细血管充盈时间 3 秒,颈软,克氏征、巴氏征阴性,咽反射消失。

【辅助检查】　外院血常规＋超敏 CRP 测定:白细胞计数 17.85×10⁹/L,中性粒细胞 91.9%,淋巴细

胞绝对值 $1.02×10^9$/L,血红蛋白 130g/L,血小板计数 $337×10^9$/L,超敏 C 反应蛋白 0.76mg/L。我院血常规+超敏 CRP 测定白细胞计数 $16.88×10^9$/L,淋巴细胞 6.8%,中性粒细胞 89.8%,血红蛋白 118g/L,血小板计数 $315×10^9$/L,超敏 C 反应蛋白<0.50mg/L,血清丙氨酸氨基转移酶 15U/L,肌酐 44μmol/L,尿素 3.58mmol/L,肌酸激酶-MB 活性 1U/L,胸部 CT 见左肺舌段及下叶少许条片影,炎症?。

【入院诊断】 1. 重症脑炎;2. 急性肺炎。

【进一步检查】 完善相关检查,如血常规、血生化、血培养、脑脊液、脑电图、头颅磁共振检查等。

【诊疗计划】 告病危,心肺监护,患儿自主呼吸弱,氧合不能维持,联系麻醉科气管插管,呼吸机辅助通气,予以头孢曲松抗感染,阿昔洛韦病毒,甘露醇降颅压,脑苷肌肽营养神经,吸痰,加强呼吸道护理。

【诊疗经过】

1. 辅助检查结果

(1)脑脊液常规:颜色无色,透明度清晰,潘氏球蛋白定性试验弱阳性,白细胞计数 $260×10^6$/L,单个核细胞 43.0%,多核细胞 57.0%。脑脊液生化:腺苷脱氨酶 0.6U/L,乳酸脱氢酶 33U/L,肌酸激酶 1U/L,葡萄糖 4.76mmol/L,氯 127.7mmol/L,微量总蛋白 676.0mg/L。

(2)头颅 MRI:两侧基底节及背侧丘脑异常信号,结合临床考虑脑炎;腰骶髓 MRI 平扫未见异常;14 天复查头颅 MRI 两侧基底节及背侧丘脑、大脑脚异常信号,较前进展,大脑、小脑沟裂较前宽深;胸片:左肺透亮度略偏高。

(3)外送血乙脑 IgM 抗体结果:阳性。

2. 疾病转归

予以呼吸机辅助支持,头孢曲松抗感染,阿昔洛韦抗病毒(若患儿入院考虑重症脑炎,不能排除疱疹病毒性脑炎,则予以阿昔洛韦应用,乙脑 IgM 回报后明确诊断后,予以停用),大剂量甲强龙冲击治疗(入院第 1 天～第 3 天,第 8 天～第 10 天),甲强龙针[1～2mg/(kg·次)]抗炎(入院第 4 天～第 7 天及第 11 天后),免疫球蛋白针(2g/kg,应用 3 天)支持治疗,并予护胃、营养神经、补液等相关对症处理。患儿需进一步行康复治疗,家属要求出院转外院行康复治疗。

【出院诊断】 1. 流行性乙型脑炎(重症脑干脑炎);2. 急性肺炎。

【出院建议】 出院后进一步康复治疗。

EB 病毒感染

 一 概 述

EB 病毒(Epstein-Barr virus,EBV)是一种嗜人类淋巴细胞的疱疹病毒,原发感染多发生于儿童时期,临床表现多样,轻重不等。近 90% 原发感染无症状,约 10% 为传染性单核细胞增多症(infectious mononucleosis,IM),极少数进展为 EB 病毒相关的噬血细胞综合征(Epstein-Barr virus related hemophagocytic lymphohistiocytosis,EBVHLH)、X 连锁淋巴组织增生性疾病(X-linked lymphoprolife-rative disease,XLP),也可病情迁延反复,发展为慢性活动性 EB 病毒感染(chronic active Epstein-Barr virus infection,CAEBV)。少数 EBV 感染以某一脏器受累为主,如肝炎、肺炎和脑炎等。EBV 感染与淋巴细胞增生性疾病、淋巴瘤和鼻咽癌关系密切。重症 EBV 感染主要发生在亚洲,我国儿童至 10 岁时有近 90% 曾被 EBV 感染,我国 IM 的发病高峰年龄在 4～6 岁,EBVHLH 多发生在 2 岁以下。

二 诊断与评估

（一）传染性单核细胞增多症的诊断

IM的诊断主要依据临床表现、原发性EBV感染的实验室证据和非特异性实验室检查（见表12-1-3）。

表12-1-3 传染性单核细胞增多症的诊断依据

临床诊断病例：满足下列任意3项临床表现及任一项非特异性实验室检查；
确诊病例：满足下列任意3项临床表现及任一项原发性EBV感染的实验室证据

（1）临床表现：①发热；②咽峡炎；③颈淋巴结肿大；④肝大；⑤脾大；⑥眼睑水肿。
（2）原发性EBV感染的实验室证据：①抗EBV-CA IgM和抗EBV-CA IgG抗体阳性，且抗EBV-NA IgG阴性；②单一抗EBV-CA IgG抗体阳性，且EBV-CA IgG为低亲和力抗体。
（3）非特异性实验室检查：①外周血异型淋巴细胞比例≥10%；②6岁以上儿童外周血淋巴细胞比例＞50%或淋巴细胞绝对值＞$5.0×10^9$/L。

注：EBV为EB病毒；CA为衣壳抗原；NA为核抗原；Ig为免疫球蛋白。

IM是原发性EBV感染所致的一种主要临床综合征，其典型临床"三联征"为发热、咽扁桃体炎和颈部淋巴结肿大，可伴有肝脾肿大，外周血淋巴细胞和异型淋巴细胞增加。IM是一种良性自限性疾病，多数患者预后良好，但也可发生肝功能异常、上气道梗阻、肺炎、脑炎、脑膜炎、多浆膜腔积液、心肌炎、溶血性贫血、血小板减少性紫癜等并发症，少数高热持续不退并出现血二系细胞减低，需警惕进展为噬血细胞综合征等严重并发症。

（二）EB病毒感染的不典型表现

EBV感染表现偶有不符合典型的IM特征，而以某一脏器受累为主，如肝炎、间质性肺炎和脑炎等，若除外其他病原所致，则可诊断为相应脏器炎症，如肝炎、间质性肺炎或脑炎。

1.EBV相关性肝炎

由于EBV本身不感染肝细胞和胆管上皮细胞，EBV相关的肝损伤往往是EBV感染的淋巴细胞浸润导致的免疫损伤。

2.EBV间质性肺炎

临床表现符合间质性肺炎诊断、肺泡灌洗液中EBV-DNA检测阳性或EBV编码的小RNA（Epstein-Barr virusencoded small RNA，EBER）原位杂交检测阳性，并除外其他感染，可以诊断为EBV间质性肺炎；若没有肺泡灌洗液中EBV检测结果，诊断要谨慎。咽拭子EBV DNA阳性仅提示存在EBV感染，对EBV间质性肺炎没有诊断作用。

3.EBV脑膜炎或脑炎

临床表现符合中枢神经系统感染、脑脊液EBV-DNA检测阳性，且除外其他原因，可以临床诊断为EBV脑膜炎或脑炎。

（三）EBVHLH的诊断

EBVHLH的诊断既要符合HLH的诊断标准，同时存在EBV感染的证据。HLH分原发性HLH（primary HLH，pHLH）和继发性HLH。pHLH可由EBV感染诱发，如穿孔素、SH2D1A基因等变异，EBV感染仅作为触发因素。一些EBV-HLH病例中虽然没有检测到已知HLH相关性基因变异，但并不能完全排除原发性HLH的可能，因其可能存在目前尚未确定的基因变异。

HLH是一类系统性高炎症反应综合征，细胞因子风暴在其致病机制中起重要作用。临床特点主要为过度炎症反应导致的脏器损伤，起病急，进展迅速，严重者未经及时治疗可迅速发展为多脏器功能衰竭，甚至危及生命。EBV-HLH是由EBV感染诱发或相关的HLH，多见于中国、日本等亚洲人群，其病理生理机制为 EBV 感染的 CTL 细胞和 NK 细胞功能缺陷,并异常活化,产生高细胞因子血症及巨噬细胞活化,从而造成广泛的组织损伤。EBV-HLH 的诊断依据见表 12-1-4。

表 12-1-4　EBV-HLH 的诊断依据

诊断 EBV-HLH 需同时满足下列 2 项:

(1)发现 HLH 相关的分子遗传学异常。

(2)HLH 诊断标准:依据 HLH—2004 方案,以下 8 条有 5 条符合即可诊断 HLH:①发热;②脾大;③血细胞减少(周围血三系中至少两系减少),为血红蛋白<90g/L(<4 周龄婴幼儿,血红蛋白<100 g/L),血小板<$100×10^9$/L,中性粒细胞<$1.0×10^9$/L;④高甘油三酯血症和(或)低纤维蛋白原血症为空腹甘油三酯≥3.0mmol/L(即≥265mg/dl),纤维蛋白原≤1.5g/L;⑤骨髓、脾脏或淋巴结中有噬血现象,没有恶性肿瘤证据;⑥NK 细胞活性降低或缺乏;⑦血清铁蛋白≥500μg/L;⑧可溶性 CD25(即 sIL-2R)≥$2.4×10^6$ U/L(可能因不同的实验室正常值不同)。

(3)EBV 感染的证据,需满足下列 2 项之一:①血清学抗体检测提示原发性急性 EBV 感染(参见 IM 的诊断依据表 12-1-3);②分子生物学方法包括 PCR、原位杂交和 Southern 杂交从患儿血清、骨髓、淋巴结等受累组织检测 EBV 阳性,如血清或血浆 EBV-DNA 阳性,受累组织中 EBV-EBER 原位杂交或 EBV-LMP1 免疫组织化学染色阳性。

注:LMP 为潜伏膜蛋白。

(四)X 连锁淋巴组织增生性疾病的诊断

1975 年,由 David Purtilo 首先报道 X-连锁的常常是致死性的原发免疫缺陷病,缺陷基因 *SH2D1A*(SAP)和 *XIAP*(BIRC4)位于 Xq25 上,主要累及 T、B、NK 细胞,可由 EB 病毒感染诱发,见于男性儿童,未感染 EB 病毒前多表现正常。EBV 感染后表现为爆发性 IM,持续高热、肝脾淋巴结肿大、皮疹及肝功能损害。血清 EBV DNA 拷贝数高且持续阳性。XLP 诊断依据见表 12-1-5。

表 12-1-5　XLP 诊断依据

确诊标准	同一母亲所生的 2 个或 2 个以上男孩于 EBV 感染后表现为 XLP 症状	
疑诊标准	主要指标: 男性患儿于 EBV 感染后出现 XLP 临床症状; 男性患儿的基因分析证实存在 XLP 位点突变相关标记	合 2 项主要指标或 1 项主要指标和 2 项次要指标者,可确诊为 XLP
	次要指标: EBV 感染前高 IgA 或 IgM 血症; 低 IgG1 或 IgG3,EBV 感染后抗 EBNA 抗体产生不当; 噬菌体 φX174 刺激后不能发生 IgM-IgG 转换	
可疑人群	母系一方有确诊的 XLP 患者,任何与该母系有血缘关系的男性均为可疑人群	

(五)慢性活动性 EB 病毒感染的诊断

CAEBV 本质是淋巴细胞增殖性疾病,临床特征为 EBV 感染后发热、淋巴结肿大、肝脾肿大等 IM 样症状持续存在或退而复现,伴多脏器损伤,如肝功能损害、间质性肺炎、脑炎等并发症,可伴蚊虫叮咬局部过敏、皮疹、皮肤牛痘样水疱。主要病理生理特征为 EBV 持续感染 T、NK 或 B 细胞并克隆性增殖,可以是单克隆、寡克隆和多克隆性增殖。CAEBV 的诊断依据见表 12-1-6。

表 12-1-6　CAEBV 的诊断依据

诊断 CAEBV 感染需同时满足下列 3 项:

(1)IM 类似临床表现持续或反复发作 3 个月以上:①IM 样临床表现:发热、淋巴结肿大和肝脾肿大;②其他系统表现:血液系统(如血细胞减少)、消化道(如出血与溃疡)、肺(如间质性肺炎)、眼(如视网膜炎)、皮肤(如牛痘样水疱及蚊虫叮咬过敏)和心血管并发症(包括动脉瘤和心瓣膜病)等。

(2)EBV 感染的组织病理证据,满足下列条件中 2 条:①血清或血浆 EBV-DNA 阳性,或外周血单个核细胞中 EBV-DNA 水平高于 $10^{2.5}$ 拷贝/μg DNA;②受累组织中 EBV-EBER 原位杂交或 EBV-LMP1 免疫组织化学染色阳性;③Southern 杂交在组织或外周血中检测出 EBV-DNA。

(3)排除目前已知自身免疫性疾病、肿瘤性疾病以及免疫缺陷性疾病所致的上述临床表现。

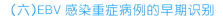

(六)EBV 感染重症病例的早期识别

1. 重症 EBV 感染

EBV 感染后持续高热、病情重、进展快、伴有一个或多个器官功能障碍，如重型 IM、或已进展为 EBVHLH、XLP，少部分患儿发展为 CAEBV。

2. 重症 EBV 感染的预警指标

有重症 EBV 感染的家族史；年龄≤2 岁；持续高热 1 周不退，或发热反复，迁延 3 周以上；吸气困难，或上气道梗阻；有抽搐等神经系统受累表现；血细胞降低；转氨酶重度升高；血清 EBV DNA 拷贝数高，或持续 3 周以上不转阴。

3. 重症病例诊疗

关键在于早期识别重型 IM、EBVHLH、XLP 和 CAEBV，积极抑制高炎症反应，避免造成广泛的组织损伤，有移植适应证患者的进行有计划的异基因造血干细胞移植。

三 治疗与管理

1. 治疗原则

EBV 相关疾病自然病程和预后差异较大，按疾病类型、病情进展速度及严重程度，采取一般治疗、对症支持治疗、抗病毒治疗、糖皮质激素或丙种球蛋白治疗、化学治疗及造血干细胞移植治疗。

2. IM

良性自限性疾病，多数预后良好，以对症支持治疗为主。

（1）一般治疗：急性期应注意休息，如肝功能损伤明显应卧床休息，并按病毒性肝炎给予护肝降酶治疗。

（2）不推荐常规抗病毒治疗：如为重症感染或有重症感染的预警指标，可选用阿昔洛韦、伐昔洛韦或更昔洛韦等抗病毒药物，热退后停用，并发脑炎者可适当延长至 2~3 周。

（3）IM 很少合并细菌感染：如存在细菌感染的证据，可酌情使用抗菌药物，但忌用氨苄西林、阿莫西林等氨基类青霉素，以免引起超敏反应，加重病情。

（4）糖皮质激素：应用于发生上气道梗阻、脑炎、脑膜炎、心肌炎、溶血性贫血、血小板减少性紫癜等并发症的重症患儿，短疗程（3~7 天）应用，多选择甲泼尼龙 1~2mg/（kg·d）静脉注射。

（5）防治脾破裂：应避免任何可能挤压或撞击脾脏的动作，在症状改善 2~3 个月才能剧烈运动。

3. EBVHLH

阿昔洛韦等抗 EBV 治疗无效。除常规的对症支持治疗外，主要依靠化疗，部分患儿需要 HSCT 治疗。EBV-HLH 病情凶险，进展迅速。病情严重者不及时治疗其生存时间很少超过 2 个月，所以早期、恰当和有效的治疗非常重要。疑似 HLH 需尽量在最短的时间内（24~48 小时）完成所有 HLH 确诊检查及相关病因学检查，并监测 HLH 相关指标，一旦符合诊断标准，或高度怀疑 HLH 而由于部分 HLH 相关检验结果未回报未完全达到诊断标准，但病情进展迅速者，应立即开始治疗。目前国际组织细胞协会推荐使用 HLH—2004 方案，具体方案参照国内"噬血细胞性淋巴组织细胞增生症诊疗建议"中治疗方案。主要由糖皮质激素、依托泊苷（VP-16）和环孢素组成。主要理念在于抑制淋巴细胞和巨噬细胞活化、控制细胞因子风暴和高炎症反应。对于轻症患儿单用糖皮质激素即可控制病情可暂缓或不用 VP-16；VP-16 的剂量和频率可酌情调整；并非所有患儿均需化学维持治疗；异基因造血干细胞移植的适应证为难治和复发的 EBVHLH。

4. XLP

XLP 患者存在基因缺项，常合并 HLH，预后差，治疗参考 EBV-HLH 治疗方案。

5.CAEBV

抗病毒治疗无效,免疫抑制治疗、细胞毒药物化疗或CTL细胞治疗可控制病情,但大多数患儿会复发,导致疾病进展。除常规对症支持治疗外,目前CAEBV的治疗方案主要参照日本EBV协作组提出包括化疗和异基因造血干细胞移植的"三步疗法":即第一步,免疫抑制控制炎症反应;第二步,化疗;第三步,异基因造血干细胞移植。2017年日本学者将"三步疗法"进一步更新,具体方案见《儿童慢性活动性EB病毒感染诊疗规范》(2021年版)。

四　研究热点

EBV感染疾病谱广,包括感染性疾病、免疫性疾病和肿瘤性疾病,可累及多个脏器,治疗方法因疾病种类不同而异,预后差异大,轻者可自愈,重者可致死。①感染性疾病方面:研究热点是IM抗病毒治疗的指征和疗程,激素使用指征和疗程,IM进展为HLH或CAEBV的早期识别。②EBV-HLH的研究热点:是否存在目前还未发现的原发HLH的遗传异常,这类EBV-HLH预后差,发病早,进展快,不移植难存活;如何早期识别这类尚未发现的原发HLH,如对激素和VP-16治疗反应不佳,或短暂缓解后又反复的患者。③CAEBV:CAEBV的分子遗传学和免疫学机制,化疗方案,移植的时机和方法。

五　推荐文献阅读

1.中华医学会儿科学分会感染学组全国儿童EB病毒感染协作组.儿童EB病毒感染相关疾病的诊断和治疗原则专家共识[J].中华儿科杂志,2021,59(11):905-911.

2.中华人民共和国国家卫生健康委员会,王天有.儿童慢性活动性EB病毒感染诊疗规范(2021年版)[J].全科医学临床与教育,2021,19(11):3.

3.Odumade OA,Hogquist KA,Balfour HH JR. Progress and problems in understanding and managing primary Epstein-Barr virus infections[J]. Clin Microbiol Rev,2011,24(1):193-209.

4.El-Sayed ZA,Abramova I,Aldave JC,et al. X-linked agammaglobulinemia (XLA):Phenotype,diagnosis,and therapeutic challenges around the world[J]. World Allergy Organ J,2019,12(3):100018.

5.Marsh RA. Epstein-Barr Virus and Hemophagocytic Lymphohistiocytosis[J]. Front Immunol,2018,8:1902.

六　病例剖析

【一般情况】　患儿,女,4岁5个月。

【主诉】　咳嗽1周,发热伴眼睑浮肿5天,呼吸困难1天。

【现病史】　1周前无明显诱因下开始咳嗽,每次2~4声,少痰,有咽痛。5天前反复高热,每天2~3次高热,高时39.5℃,有眼睑浮肿,打鼾明显,有时憋醒,昨起呼吸困难。无抽搐,无腹痛、无吐泻。曾在当地医院门诊就诊,拟诊"急性扁桃体炎",予以口服"阿奇霉素、愈酚甲麻那敏糖浆、布洛芬",疗效不佳,今来本院就诊,拟"传染性单核细胞增多症、肺炎"收入院。

起病后精神软,食欲减退,睡眠欠佳,大小便正常,体重无明显增减。

【既往史】　既往体健,幼时有湿疹史。

【个人史】　G1P1足月顺产,出生体重3.25kg,否认难产史及窒息抢救史。生后母乳喂养,按时添加辅食,现普食。按卡接种疫苗。3个月抬头,4、5个月翻身,7个月独坐,1岁会走,生长发育与正常同龄儿相仿。

【家族史】　无特殊。

【入院查体】　T 39.6℃,P 124 次/min,R 28 次/min,鼻导管吸氧 SPO$_2$ 96%,神志清,精神软,眼睑浮肿,双扁桃体Ⅲ度肿大,有白色分泌物,吸气三凹征阳性,可闻及喉传导音,心脏听诊无殊,腹软,肝肋下 3cm,脾肋下 4.5cm,神经系统阴性。

【化验检查】　外周血 WBC 23.6×10^9/L,L 59%,异型淋巴细胞 14%,CRP 和 PCT 正常,胸片:右下肺可疑条片影。

【初步诊断】　1.传染性单核细胞增多症;2.急性肺炎。

【进一步检查】

1.大小便常规、肝肾功能、血气电解质、胸片、腹部和浅表淋巴结 B 超,根据病情复查血常规＋异型淋巴细胞、细胞因子、TBNK 细胞和骨髓常规。

2.病原学检测:EB 病毒抗体谱、血清 EBV DNA、呼吸道常见病原,必要时查 PPD、T-Spot 排除结核。

【治疗计划】　一般治疗:卧床休息,避免腹部外伤,注意补充水,清淡饮食。

1.抗病毒治疗:阿昔洛韦 10mg/(kg·次),每 8 小时 1 次静脉滴注,疗程 13 天。

2.支持治疗:鼻导管氧气,补液。

3.对症治疗:思美泰[40mg/(kg·d),每日 1 次,静脉滴注]退黄,甘草酸苷[2mg/(kg·d),每日 1 次,静脉滴注]护肝,布洛芬退热。

糖皮质激素应用:患儿有上气道梗阻,甲强龙[1mg/(kg·次),每 12 小时 1 次,静脉滴注]抗炎,减轻水肿,缓解梗阻情况。

【诊治经过】

1.入院后完善相关检查

生化常规:总胆红素 49.7μmol/L,直接胆红素 36.8μmol/L,ALT 389U/L,AST 155U/L,血清铁蛋白 415ng/ml,EBVCA IgM 阳性,VCA-IgG 阳性,EBNA-IgG 阴性。血清 EBV DNA 阴性。凝血谱正常。TBNK 细胞:CD19 4.55%,CD4/CD8 0.36。IL-6 33pg/ml,IL-10 40pg/ml,IFN-γ 45pg/ml;呼吸道常见病原(RSV、甲型流感病毒、乙型流感病毒、副流感病毒、腺病毒和支原体抗原快速检测均阴性)和肝炎病毒(甲、乙、丙、丁、戊抗体)阴性。B 超:多发颈部淋巴结肿大,最大一枚 31mm×14mm。

2.疾病转归

入院第 4 天热退,第 8~12 天低热,不超过 38℃,第 13~16 天起无热,复查肝功能基本正常,第 16 天出院。嘱咐避免剧烈运动,注意腹部外伤。出院后定期随访。

【出院诊断】　1.重症传染性单核细胞增多症;2.上气道梗阻综合征;3.胆汁淤积性肝炎;4.急性肺炎。

【出院建议】　定期复查,2 周后查肝功能、血清 EBV DNA、肝脾淋巴结 B 超,注意发热,3 个月内避免剧烈运动,避免腹部外伤。

【随访结果】　随访 6 月,无再次发热,肝功能正常,在起病后 2 月复查 TBNK 正常,病后第 3 个月淋巴结缩小,肝脾恢复到正常大小。

第二节　细菌感染

流行性脑脊髓膜炎

 一　概　述

流行性脑脊髓膜炎(epidemic type cerebrospinal meningitis)简称流脑,是由脑膜炎奈瑟菌引起的急性化脓性脑膜炎。主要表现为突发高热、头痛、呕吐、皮肤黏膜瘀点瘀斑、脑膜刺激征和脑脊液化脓性改变,严重者可出现感染性休克及脑实质损害。脑膜炎奈瑟菌为革兰阴性双球菌,其中 A、B、C 三个血清型对人类致病,致病因子主要为内毒素(脂寡糖)荚膜、菌毛和 IgA1 蛋白酶等。我国将本病例列为法定乙类传染病管理。患者和带菌者为传染源,主要经呼吸道飞沫传播,人群普遍易感,5 岁以下儿童多见,冬春季多发。流脑疫苗的接种有效预防了本病的流行,来自中国疾病控制中心数据显示,每年流脑确诊病人数为数百人,本病在儿童中已属于比较少见的传染性疾病。

二　诊断与评估

(一)诊　断

根据患儿流行病学史、临床特点和实验室病原检测可作出诊断

1.临床特征

冬春季和流行地区发病,突发高热,头痛,呕吐,皮肤黏膜瘀点瘀斑及脑膜刺激征等主要临床表现。

2.辅助检查

血常规白细胞升高,中性粒细胞为主,CRP 增高;脑脊液压力升高,外观浑浊可呈洗米水样,白细胞计数可达 $1000 \times 10^6 / L$,中性粒细胞为主,蛋白升高,糖明显降低;凝血功能障碍,可有 DIC 表现。

3.病原学检查

(1)涂片镜检:取皮肤瘀点刺出液或脑脊液沉淀涂片,革兰氏染色后镜检可找到革兰阴性球菌,细菌检出率可达 50%。

(2)细菌培养咽拭子、血液和脑脊液:均为培养本病病原的理想标本,因该病原体外生存能力较弱,对临床常用抗菌药物敏感率高,标本应在抗菌药物使用前采集,并在采集后及时接种。

(3)免疫学检查:可采用乳胶凝集试验检测脑脊液、尿液和血清中的脑膜炎球菌特异性抗原。

(4)核酸检测:可采用 PCR 法检测血清或脑脊液中细菌特异性 DNA 片段。

(二)评　估

1.临床评估

根据临床表现分为四型(见表 12-2-1),其中普通型最为常见,分为四期。

2.鉴别评估

(1)脑脊液检查:根据脑脊液压力、外观、白细胞计数、蛋白含量、糖、氯化物定量,初步与病毒性脑炎和结核性脑膜炎相鉴别。

（2）病原学评估：皮肤出现瘀点瘀斑以及标本涂片找到革兰阴性球菌在本病的早期诊断中具有重要价值。细菌培养在经过抗菌药物治疗的患者中阳性率很低，抗原检测和核酸检测可明显提升本病病原在脑脊液和血液中的检出率。

表 12-2-1 流脑分型

分型		症状
普通型 （最常见，占90%）	前驱期	低热、咽痛、咳嗽及鼻塞，持续1～2天
	败血症期	突发高热、寒战、头痛及精神萎靡等毒血症表现，幼儿可出现烦躁，哭闹，拒食及惊厥。皮肤黏膜可见瘀点瘀斑，并融合，中央呈紫黑色坏死或大疱。持续1～2天
	脑膜炎期	毒血症症状及皮肤瘀点瘀斑持续存在，出现喷射状呕吐，剧烈头痛，脑膜刺激征阳性（颈强直、克氏征及布氏征阳性），昏迷、抽搐。婴幼儿表现不典型，可有拒食、呕吐、烦躁、尖叫、前囟门隆起。持续2～5天
	恢复期	治疗后体温逐步恢复正常，皮肤瘀点瘀斑逐渐消失，皮肤疱疹坏死处溃疡结痂愈合，神经系统检查恢复正常。1～3周内痊愈
暴发型 （起病急，进展快，预后差）	休克型	起病急，数小时内出现感染性休克，及广泛皮肤黏膜出血并融合成片，脑膜刺激征大多缺失
	脑膜脑炎型	表现为脑膜和脑实质损害，1～2天出现严重中枢神经系统症状，意识障碍迅速加重，颅内压增高及脑疝
	混合型	以上两型同时或先后出现，病死率极高
轻型（多在流行后期发生）		症状轻微，仅有低热、轻微头痛及咽痛、皮肤黏膜散在细小瘀点、脑膜刺激征阴性
慢性败血症型		儿童少见，多为成人，病程迁延，持续数周至数月，间歇性发热，皮肤瘀点或关节疼痛，一般状态良好

三 治疗与管理

1.一般治疗

就地住院隔离治疗，保证足够液体量及电解质，预防皮肤瘀斑破溃感染，保持呼吸道通畅，预防并发症。高热可采取物理和药物降温，惊厥发作可应用镇静剂，必要时可亚冬眠疗法。

2.抗感染治疗

尽早、足量选择易通过血脑屏障的抗菌药物。脑膜炎双球菌对青霉素等β内酰胺类抗生素普遍敏感。青霉素G剂量20万～40万U/(kg·d)，分4次静脉滴注，疗程5～7天；三代头孢菌素头孢噻肟钠200mg/(kg·d)或者头孢曲松钠100mg/(kg·d)，静脉滴注，疗程5～7天。对过敏的患儿可选择万古霉素或利奈唑胺静滴治疗。

3.抗休克治疗

迅速纠正休克，液体复苏及纠酸，生理盐水10～20ml/kg，10～20分钟快速静推，如循环无改善，可重复1～2次；扩容纠酸后血压仍不稳定可应用山莨菪碱，0.5～1.0mg/(kg·次)，间隔10～15分钟静脉注射1次，直至肢端温暖和血压上升，逐渐减量或停药。

4.DIC治疗

纠正高凝状态，肝素0.5～1.0mg/kg，加入10%葡萄糖100ml内静脉滴注，间隔4～6小时可重复1次。高凝状态缓解后，应输入新鲜血液、血浆、纤维蛋白原或凝血酶原复合物，补充消耗的凝血因子。

5.减轻脑水肿预防脑疝

给予20%甘露醇,每次1g/kg,快速静脉滴注,根据病情,间隔4~6小时一次。

6.呼吸衰竭

积极治疗脑水肿,保持呼吸道通畅,氧疗,必要时气管插管,呼吸机辅助治疗。

7.糖皮质激素

有助于纠正感染性休克,降低颅内压。地塞米松0.6mg/(kg·d),分两次用,一般不超过3天。

四 研究热点

我国现行疫苗免疫程序是6月龄和9月龄接种2剂次A群脑膜炎球菌多糖疫苗,3岁和6岁各接种1剂次A+C群多糖疫苗。随着疫苗接种,A+C群流脑发病率显著下降,但B群流脑呈上升态势,而我国尚无B群疫苗研发开展。因此摸清B群流脑的流行病学特征、临床表现、抗生素耐药性是流行性脑脊髓膜炎现阶段的研究热点。

五 推荐文献阅读

1.李兰娟,任红.传染病学[M].9版.北京:人民卫生出版社,2018.
2.方峰,俞蕙.小儿传染病学[M].5版.北京:人民卫生出版社,2020.
3.Edmond K,Clark A,Korczak VS,et al. Global and regional risk of disabling sequelae from bacterial meningitis:a systematic review and meta-analysis [J]. Lancet Infect Dis,2010,10(5):317-328..

六 病例剖析

【一般情况】 患儿,女,4岁9个月。

【主诉】 发热伴全身皮疹1天。

【现病史】 患儿1天前无明显诱因下出现发热,具体体温不详,无咳嗽咳痰,无流涕,无呕吐腹泻,无抽搐,自行服用中成药物"复方一枝蒿颗粒"后1~2小时,出现全身紫红皮疹,头面部及四肢为主,无瘙痒,遂至当地医院就诊,查血常规白细胞计数24.4×10⁹/L,淋巴细胞百分比4.4%,中性粒细胞百分比89.3%,血红蛋白113 g/L,血小板计数65×10⁹/L,超敏C反应蛋白139mg/L;急诊查丙氨酸氨基转移酶34U/L,肌酐162μmol/L。就诊期间出现发绀、口唇青紫,疑诊为"1.药物中毒;2.急性扁桃体炎",予以"甲强龙、肾上腺素"应用1次,发绀好转由120送至我院,拟"脓毒症休克"收治入院。

起病来,患儿神志清,精神差,胃纳差,小便已解,大便未解,体重无明显增减。

【既往史】 既往体健,否认食物药物过敏史。

【个人史】 G5P5,足月顺产,出生体重不详,否认生后窒息抢救史。患儿云南人,初次随父母来浙江,未曾接种过任何疫苗。

【家族史】 父母体健,有3个姐姐,分别为18岁、14岁和9岁姐姐,有一哥哥10岁,否认家族中肝炎、结核等传染病史及肿瘤、高血压等遗传病史。

【入院查体】 肾上腺素、多巴胺维持静滴中,T 39.6℃,P 178次/min,R 50次/min,BP 107/78mmHg,神志不清,谵妄状态,双侧瞳孔等大等圆,对光反射存在,颈抵抗明显。双肺呼吸音粗,未闻及明显干湿性啰音。心律齐,心音中,未闻及病理性杂音。腹平软,肝脏肋下1cm,质软,边缘锐,脾肋下未及明显肿大。四肢及面部多发紫红色皮疹,压之不褪色,不高出皮面,肢端凉,毛细血管充盈时间4秒,克氏征阳性,布氏征阳性,双侧巴氏征阴性。

【辅助检查】 入院当日外院血常规白细胞计数 $24.4×10^9/L$,淋巴细胞百分比 4.4%,中性粒细胞百分比 89.3%,血红蛋白 113 g/L,血小板计数 $65×10^9/L$,超敏 C 反应蛋白 139 mg/L。急诊查血清丙氨酸氨基转移酶 34U/L,肌酐 162 μmol/L。

【入院诊断】 1.脓毒症休克;2.凝血功能异常;3.肾功能不全。

【进一步检查】 入院完善相关检查:生化、病原体系列检查、血培养、凝血因子、腰穿脑脊液检查等。

【诊疗计划】 告病危,予以心电监护,患儿感染重,予以万古霉素联合海正美特抗感染,患儿血压不稳定,考虑脓毒症休克,予以多巴胺及去甲肾上腺素维持泵注,患儿凝血功能差,予以止血、输注血浆等治疗。

【诊治经过】

1.辅助检查结果

(1)血气+电解质:pH 7.284,PCO_2 27.6mmHg,PO_2 41.4mmHg,氧饱和度 70.3%,K^+ 3.4mmol/L,Na^+ 131mmol/L,Cl^- 102mmol/L,Ca^{2+} 0.89mmol/L,Glu 2.1mmol/L,Lac 3.5mmol/L,HCO_3^- 12.7mmol/L,ABE 12.4mmol/L。

(2)脑脊液检查:颜色无色,外观微浑,潘氏球蛋白定性试验(++),白细胞计数 $1000×10^6/L$,单个核细胞 10.0%,多核细胞 90.0%。脑脊液沉渣涂片革兰染色见阴性球菌。血培养和脑脊液培养均见报告脑膜炎奈瑟菌生长。

(3)凝血谱检查:凝血酶原时间 22.0 秒,国际标准化比率(INR)2.04,纤维蛋白原 2.54g/L,活化部分凝血活酶时间 47.1 秒,凝血酶时间 19.3 秒,血浆 D-二聚体测定 95.34mg/L。入院第 2 天复查血清丙氨酸氨基转移酶 171U/L,肌酐 92μmol/L,尿素 12.33mmol/L。

2.疾病转归

入院后告病危,予以心电监护,监测生命体征,面罩吸氧,予以万古霉素、海正美特、青霉素钠泵注抗感染,多巴胺、去甲肾上腺素、肾上腺素泵注维持血压,甘露醇泵注降颅压,地塞米松泵注抗炎,以及止血、输血浆、丙球、白蛋白、纠酸补液和德巴金止痉等对症支持治疗。入院第 2 日患儿出现呼吸心搏骤停,面色发绀,四肢冰凉可见花斑。立即予以胸外心脏按压,皮囊加压辅助通气,肾上腺素 0.12mg 静推,紧急气管插管,呼吸机辅助通气。入院第 3 天凌晨患儿出现瞳孔不等大,左侧直径 4mm,右侧直径 3mm,对光反射未引出,自主呼吸消失,心率血压波动,考虑存在脑疝可能,与家属沟通病情后,家属要求放弃治疗,签字出院。

出院时患儿呼吸机辅助通气下氧饱和度维持在正常范围,多巴胺、去甲肾上腺素、肾上腺素泵注维持下血压仍不稳定,德巴金应用下无抽搐,无发热,无发绀,无呕吐,尿量尚可。查体:双侧瞳孔不等大,左侧直径 4mm,右侧直径 3mm,对光反射未引出,呼吸机辅助通气下无自主呼吸,心律齐,心音中等,心前区未闻及明显杂音,腹平软,肝肋下 1cm,脾肋下未及肿大,四肢肌张力正常,肌张力检查不配合。

【出院诊断】 1.暴发型流行性脑脊髓膜炎;2.脓毒症休克;3.多脏器功能障碍(凝血功能障碍、肾功能损害、肝功能损害、心肌损害、血小板减少);4.心脏停搏复苏成功;5.电解质紊乱(低钠、低钾);6.低血糖;7.脑疝?

【随访结果】 出院后当天死亡。

沙门菌肠炎

 一 概　述

　　沙门菌属(Salmonella)有肠道沙门菌和邦戈沙门菌 2 个种,前者又分 6 个亚种,引起人类感染者主要是肠道沙门菌肠道亚种,共 1500 多个血清型,包括伤寒、副伤寒、鼠伤寒等多种血清型,这些沙门菌感染所引起的疾病,统称沙门菌感染。根据该菌属感染的临床表现,分肠道内感染和肠外感染(包括败血症型和肺炎型),但以胃肠型最为常见,病原菌的型别以鼠伤寒血清型最多见。肠道沙门菌已经成为目前病原明确的细菌性肠炎中最常见的致病菌。因此,本节重点阐述沙门菌肠炎。

　　我国将本病作为感染性腹泻列为法定丙类传染病管理。患者和带菌者以及感染的动物为传染源,主要经消化道传播,属常见的食源性传染病,少见传播途径包括接触传播和呼吸道传播。人群对沙门菌普遍易感,婴幼儿为主要患病人群。夏秋季多见,卫生条件差的地区发病率高。

 二 诊断与评估

(一)诊　断

1.临床特征

潜伏期 1~3 天。急性起病,发热、呕吐、腹泻及腹痛为主要表现,大便性状多变,早期稀水样或黄绿色黏液便,继而出现脓血便或血水样便,有腥臭味。严重者可出现脱水、电解质紊乱、酸中毒和全身器官衰竭。

2.辅助检查

血常规可见白细胞升高,分类以中性粒细胞为主,重症者可出现中毒颗粒。CRP 可不同程度增高,大便常规可见白细胞和红细胞增多。

3.病原学检查

粪便培养阳性可确诊,常见的血清型有鼠伤寒型、斯坦利型、猪霍乱型、都柏林型等。

(二)评　估

1.临床评估

根据流行病学接触史,临床出现发热、腹泻,大便有特殊腥臭味,腹泻反复,大便性状多变,需警惕本病,大便、血液或骨髓等标本培养阳性可确诊。需要注意的是,沙门菌除了引起胃肠炎型表现,还可有败血症和肺炎型等肠外表现,常常在病原学检查后作出诊断。沙门菌肠炎继发的侵袭部分较多,常见的有血流感染、颅内感染和骨髓感染等。

　　(1)血流感染:儿童尤其是婴儿,血流感染常见的致病血清型为猪霍乱沙门菌和都柏林沙门菌。临床上严重或持续性的菌血症,尤其见于先前存在瓣膜性脏病、人工血管移植或主动脉瘤的患者时,应怀疑非伤寒沙门菌所致的血流感染。非伤寒沙门菌导致的心内膜炎和动脉炎虽罕见(<1%的病例),但却与瓣膜穿孔、心肌内脓肿、感染的附壁血栓、心包炎、霉菌性动脉瘤、动脉瘤破裂、主动脉肠瘘和椎体骨髓炎等致命性并发症相关。

　　(2)中枢神经系统感染:由非伤寒沙门菌引起的脑膜炎最常见于 1~4 个月大的婴儿。易感患儿早期脑脊液检查有助于明确。它通常会导致严重的后遗症(包括癫痫、脑积水、脑梗死和智力迟滞),其中

60%的患者死亡。其他罕见的中枢神经系统感染包括脑室炎、硬膜下脓肿和脑脓肿。

（3）骨髓感染：沙门菌骨髓炎最易感染股骨、胫骨、肱骨或腰椎等部位，最常见于镰状细胞病、血红蛋白病或先前存在骨病（如骨折）的患儿。推荐延长抗生素治疗以降低复发和发生慢性骨髓炎的风险。

2.鉴别评估

（1）腹痛及腹部触痛明显：注意与阑尾炎、肠穿孔和溃疡性结肠炎相鉴别。

（2）细菌培养：取 5ml 血标本直接注入葡萄糖肉汤或葡萄糖肉汤加胆盐培养基增菌培养，非血液标本在孵箱增菌 18 小时后接种于 SS 培养基，根据结果可作出病原学鉴别，包括志贺菌属、大肠埃希菌属、空肠弯曲菌、耶尔森菌等。

三　治疗与管理

1.一般治疗

予以补充易消化、富营养的流质或半流质饮食及多种维生素，病情迁延反复患儿可静脉营养。

2.病原治疗

轻型胃肠炎可用肠道微生态制剂。高风险婴儿和新生儿及免疫抑制治疗者、有明显肠炎症状的患儿、病情危重或迁延不愈者、败血症型及肠道外感染的患儿均需用抗菌治疗。经验用药：三代头孢，头孢噻肟钠 50～100mg/（kg·d），分 2～3 次静脉滴注；或者头孢曲松钠 50～75mg/（kg·d），1 次静脉滴注。近年来，沙门菌对氨苄西林和第三代头孢菌素耐药率明显增加，对于耐药菌引起的重症患儿或合并肠道外感染的患儿，可选择亚胺培南 30～60mg/（kg·d），重症可用 100mg/（kg·d）（总量不超过 2g/d），分 3～4 次静脉滴注，每次滴注时间大于 1 小时。多种型别的肠炎沙门菌对阿奇霉素天然耐药，在治疗时应注意。SMZ 口服对多数非重症肠炎患儿治疗有效。部分沙门菌肠炎在病情恢复期仍可出现较长时间排菌状态，无症状排菌期以益生菌治疗为主，切忌抗菌药物的过度使用。

3.对症支持治疗

积极补液纠正水电解质紊乱和酸中毒，重症可输注浓缩红细胞或血浆等。

四　研究热点

肠炎沙门菌血清型别众多，因分型成本高和实验室条件限制，临床普遍存在很多肠炎沙门菌不能精确血清分型的问题；临床实验室以菌种的形式代替血清分型的报告，也不利于临床医师对本类病原获得系统性的认知，规范本菌属的命名是临床医师对该均属病原的需求。感染性肠炎是沙门菌感染的主要临床表现，早期支持治疗，必要时抗生素治疗，转归良好。但对于儿童肠道外沙门菌感染，往往容易忽视，既往研究提出诸多预测肠外感染的相关影响，但预测结果差异较大。因此，在临床上和实验室水平上寻找预测因素有积极重要意义。

五　推荐文献阅读

1.李兰娟，任红.传染病学［M］.9 版.北京：人民卫生出版社，2018.

2.方峰，俞蕙.小儿传染病学［M］.5 版.北京：人民卫生出版社，2020.

3.石国露，李中跃.儿童非伤寒沙门菌感染临床特征及抗生素治疗进展［J］.中华实用儿科临床杂志，2020，35（11）：874-877.

4.Marchello CS，Fiorino F，Pettini E，et al. Incidence of non-typhoidal Salmonella invasive disease：a systematic review and meta-analysis［J］. J Infect，2021，83（5）：523-532.

（六） 病例剖析

【一般情况】 患儿，男，2 岁 2 个月。

【主诉】 腹泻伴发热 5 天。

【现病史】 患儿 5 天前无明显诱因下出现绿色稀水便，4 次/d，量多，无黏液及血丝便，哭闹不易安抚，无恶心呕吐，伴发热，体温最高 39.8℃，热峰 4 次/d，无畏寒寒战，无抽搐，口服美林体温可降至正常，无头痛，无咳嗽，无眼红，无皮疹，无尿痛等，至当地儿童医院门诊就诊，查咽拭子腺病毒抗原阳性，血常规无殊，诊断为"急性咽峡炎，胃肠功能紊乱"，予以"培菲康、银黄颗粒"口服等治疗，患儿症状无好转，后多次至我院就诊，多次查血常规白细胞计数和分类正常，超敏 C 反应蛋白 12.0mg/L 左右，诊断为"腺病毒感染"，先后予以"世福素 25mg，bid 口服 3 天，培菲康、杜拉宝口服，阿奇霉素 0.12g，qd 静滴 2 天"等治疗，患儿大便次数逐渐减少，性状由稀转糊，颜色转黄，热峰较前下降（38.6℃），发热间隔时间较前延长。为求进一步诊治，门诊拟"腺病毒感染"收住入院。

起病来，患儿神志清，精神可，食欲欠佳，睡眠可，大便如上述，小便正常，体重无明显增减。

【既往史】 无殊。

【个人史】 G1P1 足月剖宫产 3.3kg，母乳喂养至 9 个月，生长发育与正常同龄儿相仿。

【家族史】 父母体健，否认家族中肝炎、结核等传染病史及肿瘤、高血压等遗传病史。家中成员无类似腹泻病史。

【入院查体】 T 38.1℃，P 128 次/min，R 34 次/min，BP 90/40mmHg，神志清，精神可，无结膜充血及眼睑浮肿，未见皮疹，颈软，唇不红，无杨梅舌，咽稍充血，呼吸平稳，未见吸气性三凹征，两肺呼吸音粗，双肺未闻及干湿啰音，心律齐，心前区未闻及病理性杂音，腹平软，肝脾肋下未及肿大，肠鸣音活跃，神经系统检查未见阳性体征。

【辅助检查】

1. 当地儿童医院：咽拭子腺病毒抗原阳性，血常规白细胞计数 7.29×10⁹/L，淋巴细胞 28.8%，中性粒细胞 65.3%，血红蛋白 133g/L，血小板计数 250×10⁹/L，超敏 C 反应蛋白 1.46mg/L。

2. 我院门诊：粪便霍乱弧杆菌培养阴性，便常规黄绿色糊便、潜血阴性；胸片示两肺纹增多。

【入院诊断】 1. 急性肠炎；2. 腺病毒感染；3. 肝功能损害。

【进一步检查】 完善相关检查，如三大常规、生化、大便培养等以明确诊断。

【诊疗计划】 患儿目前首先考虑病毒感染，暂予以维生素 C 1g，每日 1 次静滴等对症治疗，待检查结果及时调整处理。

【诊疗经过】

1. 辅助检查结果

（1）血培养和药敏试验：C2 群沙门菌生长，对氨苄西林、环丙沙星、复方新诺明、头孢曲松和氯霉素敏感。

（2）血常规＋超敏 CRP：白细胞计数 10.05×10⁹/L，淋巴细胞 79.3%，淋巴细胞绝对值 7.97×10⁹/L，异型淋巴细胞偶见，超敏 C-反应蛋白测定＜0.50mg/L。生化检测：丙氨酸氨基转移酶 89U/L，天门冬氨酸氨基转移酶 223U/L，肌酐 53μmol/L，尿素 2.89mmol/L，肌酸激酶 240U/L，肌酸激酶-MB 活性 235U/L。

（3）大便 O-157、沙门菌志贺菌培养及真菌培养均阴性。

2. 疾病转归

入院后予以头孢曲松 0.96g，每日 1 次静滴抗感染，美能护肝、维生素 C、培菲康等对症治疗。患儿入院第 2 天起体温正常；入院第 3 天腹泻较前好转；入院第 5 天血培养示 C2 群沙门菌感染，头孢曲松静

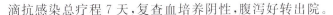

滴抗感染总疗程 7 天,复查血培养阴性,腹泻好转出院。

出院时,患儿无发热,无腹泻,无呕吐,无咳嗽,无气促,无喘息,食欲可,睡眠可,大小便正常。查体:神志清,精神可,无结膜充血及眼睑浮肿,颈软,唇不红,无杨梅舌,咽无充血,呼吸平稳,未见吸气性三凹征,两肺呼吸音清,双肺未闻及干湿啰音,心律齐,心前区未闻及病理性杂音,腹平软,肝脾肋下未及肿大,神经系统检查未见阳性体征,全身未见皮疹。

【出院诊断】 1.败血症(沙门菌感染);2.急性肠炎;3.腺病毒感染;4.肝功能损害。

【出院建议】

1.出院后注意休息,注意手口卫生,避免交叉感染。

2.如有体温反复、腹泻、呕吐等不适及时就诊,建议对家庭环境进行彻底清洁处理。

百日咳

一　概　述

百日咳(pertussis,whooping cough)是由百日咳鲍德特菌(Bordetella pertussis)感染引起的急性呼吸道传染病。典型的临床症状为阵发性痉挛性咳嗽,伴咳嗽终末高音调的鸡鸣样哮吼声,咳嗽症状白天较轻,夜间严重,且冷空气吸入、被动吸烟、进食和哭吵等因素均可诱发痉挛性咳嗽发作。本病患者外周血白细胞总数可以增高,且淋巴细胞增多或占绝对优势。由于病程长,可迁延 2~3 个月,故名"百日咳"。我国获得确诊的患者以 5 岁以内尤其 1 岁以内的婴幼儿多见,多孩家庭的儿童、未完成百白破疫苗接种的婴儿是本病的高危人群。由于多年来开展计划免疫,百日咳发病率曾出现大幅度下降,直至近年,本病发生率在全球范围再度明显上升,百日咳再现逐渐成为儿童感染领域值得关注的热点问题之一。

二　诊断与评估

(一)疑似诊断

1.有支持百日咳的流行病学史及高危因素

患儿年龄<1 岁,尤其月龄<6 个月者;春夏季发病,5~8 月份为高峰季节;患儿居住地有百日咳或百日咳样咳嗽流行;患儿有百日咳接触史;未接种百日咳疫苗。

2.临床表现

具备以下两条中任何一条。①典型病例:无发热或有一过性低热,进行性加重的咳嗽,阵发性痉挛性咳嗽时间≥1 周;或者阵发性咳嗽末伴特殊的高音调鸡啼样吸气性吼声;或阵发性痉挛性咳嗽后伴呕吐。②不典型病例:婴儿反复发作的呼吸暂停、窒息、青紫和心动过缓;或间歇的阵发性咳嗽,或青少年和成人持续两周以上的长期咳嗽。临床医师根据上述特点酌情诊断疑似病例,并对其做进一步检查进行确诊诊断或鉴别。

(二)临床诊断

符合以下两条可临床诊断百日咳:①符合疑似诊断,伴或不伴流行病学资料。②外周血白细胞计数及淋巴细胞计数明显增高,WBC>20×10^9/L,且淋巴细胞计数>10×10^9/L。临床诊断病例应在传染病报卡系统中上报登记。

(三)确诊诊断

疑似诊断或临床诊断病例,获得病原学阳性依据后修正为确诊病例。

病原学阳性依据为符合以下条件中的任何一条:①痰液、鼻咽拭子或鼻咽吸出物培养分离到百日咳鲍德特菌。②痰液、鼻咽拭子或鼻咽吸出物百日咳鲍德特菌核酸检测阳性。③患儿恢复期百日咳毒素血清特异性抗体 IgG 比急性期呈 4 倍及 4 倍以上上升,或接种疫苗 1 年后单次检测百日咳毒素特异性抗体 IgG>100U/ml。临床诊断病例获得病原学阳性依据后应按照实验室确诊病例重新进行传染病报卡登记上报。

密切接触者若无临床症状,在排查时发现有百日咳病原阳性的依据,如鼻咽部培养到百日咳鲍德特菌或百日咳鲍德特菌核酸检测阳性,可诊断为百日咳鲍德特菌感染。

三 治疗与管理

(一)一般治疗

保持室内安静,定时通风,温度及湿度适宜,进食营养及易消化食物,补充各种维生素和钙剂,避免受凉、被动吸烟等可诱发患儿痉咳的因素。小婴儿痉咳严重时需专人守护,及时吸痰、吸氧,警惕窒息和惊厥可能。

(二)对症治疗

百日咳痉咳期最大的问题是频繁剧烈的咳嗽,目前还没有特别有效的干预措施。痰黏稠者可予盐酸氨溴索口服或雾化吸入协助化痰,适时吸痰畅通呼吸道,适当口服止咳糖浆,不使用中枢性镇咳药。使用维生素 K_1 可能对缓解痉咳有一定帮助,但缺少循证依据。氯丙嗪可减少夜间痉咳,有利于睡眠。婴儿窒息时应立即畅通呼吸道,吸痰、吸氧,必要时人工辅助呼吸。若发生百日咳脑病脑水肿需及时进行脱水治疗,防止脑疝出现。必要时使用水合氯醛灌肠或服用异丙嗪(非那根)、苯巴比妥等镇静剂,可减少患儿因恐惧、烦躁而引发的痉咳,保证睡眠。临床常用的对症处理药物,如糖皮质激素、抗组胺药和白三烯受体阻滞剂等,由于缺乏严谨的临床研究论证,故目前没有公认的推荐意见。病原体清除后,中医药治疗可改善恢复期症状,对疾病恢复有助。

(三)抗生素治疗

百日咳初治患儿和细菌培养阳性者应常规使用抗菌药物,目的是清除患儿鼻咽部的细菌,消除其传染性,这对控制本病在人与人之间的传播极为重要。敏感抗菌药物的疗效与用药早晚有关,早期(卡他期)应用可以明显减轻患儿咳嗽症状,甚至可不发生痉咳,缩短病程。部分进入痉咳期的患儿可能无法缓解痉挛性咳嗽症状,不能缩短病程。

1.常用的传统抗菌药物

大环内酯类抗生素有红霉素、阿奇霉素、罗红霉素或克拉霉素。红霉素每天 30~50mg/kg,最大量 2g/d,分一日三次,口服或静脉滴注,14 天为一个疗程。阿奇霉素每天 5~10mg/kg,一日一次,总量 30~50mg/kg,3 天为一个疗程。罗红霉素每天 5~10mg/kg,分一日两次,7 天为 1 个疗程;克拉霉素每天 15 mg/kg,分两次口服,7 天为 1 个疗程。通常抗菌药物抗感染治疗需要 2 个疗程,才能清除大多数患儿鼻咽部的细菌。近年来,我国获得诊断的百日咳患儿以 6 月龄以下婴儿为主,新生儿使用红霉素应警惕引起肥厚性幽门狭窄的风险,而阿奇霉素有导致致命性心律不齐的风险,其他大环内酯类抗生素也可致 QT 间期延长、室性心律失常等异常心脏电生理活动可能,应用时应予注意。

需要说明的是,近年世界各地相继出现对大环内酯类耐药的百日咳鲍德特菌,中国的菌株对大环内酯类抗生素的耐药率则处于高水平,对红霉素的耐药率普遍超过 50%,某些地区甚至超过 70%,大环内

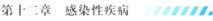

酯类耐药成为当前我国百日咳患儿治疗失败的主要原因，对这些耐药菌感染的患儿，须考虑其他种类抗菌药物治疗。

2.复方磺胺甲基异噁唑（SMZ-TMP）

耐大环内酯类百日咳鲍德特菌感染或者临床使用大环内酯类药物治疗1～2个疗程症状仍无改善，或鼻咽部菌量无减少时，可考虑 SMZ-TMP 口服，每天剂量 50mg/kg，分两次口服，疗程 14 天，服药期间嘱多喝水。该药禁用于葡萄糖-6-磷酸脱氢酶缺乏症患儿。因 SMZ-TMP 可与胆红素竞争在血浆蛋白上的结合部位，增加新生儿胆红素脑病发生风险，因此该类药物在 2 个月以下婴儿的应用属禁忌。与百日咳患儿密切接触的青少年和成人，若有百日咳病原阳性依据且无磺胺甲基异噁唑过敏史，可首选口服药物清除鼻咽部细菌。

(四)百日咳免疫球蛋白

百日咳免疫球蛋白可用于百日咳脑病或重症百日咳患儿，对减轻临床症状有一定帮助，用量 15ml/kg，通常静脉注射 72 小时可见疗效，但国内市场无同类产品，人血丙种球蛋白对改善症状、减轻病情可能有助，剂量 400～500mg/(kg·次)，可连用 2～3 天。

(五)并发症治疗

有并发症应给予相应治疗。并发百日咳脑病时，惊厥者应使用镇静止痉剂如苯巴比妥或地西泮(安定)。有脑水肿者，可行脱水疗法。并发肺实变和(或)肺不张时，可考虑支气管镜下肺泡灌洗。对于危重百日咳病例，肺动脉高压是预后不良的主要危险因素，淋巴细胞增多可能是肺动脉高压的成因之一，国外有报道采用换血疗法移除循环中的白细胞，也有用一氧化氮、西地那非舒张肺血管等治疗，但治疗的有效性及安全性有待进一步研究证实。

(六)隔离和管理

百日咳患儿需呼吸道隔离，理论上应隔离至呼吸道无百日咳鲍德特菌定植为止。建议以鼻咽拭子培养 2 次阴性(间隔至少 3 天)或核酸检测 1 次阴性作为解除呼吸道隔离的依据。

四 预 防

(一)管理传染源

发现病例应立即作疫情报告，并对患者进行隔离和治疗，确诊患者应隔离至鼻咽部细菌阴转。

(二)保护易感人群

1.主动免疫

接种百日咳疫苗，百日咳疫苗有两种：全细胞菌疫苗和无细胞疫苗。目前我国计划免疫程序中全细胞疫苗已被无细胞疫苗取代。主要有无细胞百白破疫苗(DTaP)、无细胞百白破和 b 型流感嗜血杆菌联合疫苗(DTaP-Hib)、吸附无细胞百白破灭活脊髓灰质炎和 b 型流感嗜血杆菌(结合)联合疫苗(DTaP-IPV/Hib)。DTaP 分别于 3 月龄、4 月龄、5 月龄、18 月龄各接种 1 剂次。DTaP-Hib 可替代 DTaP，分别于 3 月龄、4 月龄、5 月龄和 18～24 月龄各接种 1 剂次。DTaP-IPV/Hib 适用于 2 月龄及以上的婴幼儿，在 2 月龄、3 月龄、4 月龄，或 3 月龄、4 月龄、5 月龄进行 3 剂次基础免疫，18 月龄进行 1 剂次加强免疫。WHO 建议所有国家应尽早及时接种百日咳疫苗，首针在 6～8 周基础免疫，因此 DTaP-IPV/Hib 五联疫苗具有初种年龄小的优势。孕妇接种疫苗有助于预防新生儿罹患百日咳，接种时间至少在产前 15 天接种 1 剂次；医务人员接种有助于预防孕产妇和婴儿院内感染，但我国尚无适用于成人的百日咳疫苗。此外，自然感染和接种百日咳疫苗均不能产生终生免疫，因此可以发生再次感染。

2.被动免疫

未接种过疫苗的体弱婴儿,密切接触百日咳患者后,可注射含百日咳抗毒素的免疫球蛋白,但国内并无类似产品可用于临床。

3.药物预防

密切接触者,可选择红霉素或 SMZ-TMP 口服,疗程 10～14 天。若明确患者为耐大环内酯类抗生素的百日咳鲍德特菌感染,则选择 SMZ-TMP 口服。

五 研究热点

(一)细菌耐药性研究和替代抗菌药物的寻找

治疗百日咳,历史沿袭的首选药物是红霉素等大环内酯类抗生素。近年,耐大环内酯类抗生素的百日咳鲍德特菌在世界各地出现,在中国尤其严重,大部分地区的菌株对大环内酯类抗生素的耐药率超过 50%,因此对该菌进行耐药性监测和耐药机制研究,并积极寻找有效的替代抗菌药物是广大儿科医师关注的热点。现有研究证实头孢哌酮-舒巴坦和哌拉西林治疗儿童百日咳有效,头孢哌酮-舒巴坦剂量每天 60～120mg/kg,分 2～3 次静脉滴注,7 天为 1 个疗程,绝大多数患儿需要 2 个疗程。哌拉西林剂量每天 60～120mg/kg,分 3 次静脉滴注,7 天为 1 个疗程,绝大多数患儿需要 2 个疗程。其他抗菌药物的有效性也在进一步研究中。

(二)百日咳毒素抗原

百日咳再现已经成为全球范围的问题,是近年唯一一个疫苗高度覆盖、发病率不降反升的疾病。由于发生于无细胞疫苗广泛应用之后,疫苗抗原与流行株毒素抗原的差异成为本病预防领域的研究热点。我国接种的百白破疫苗其菌株来源所含的百日咳毒素与流行株可能存在明显差异,是否需重新筛选疫苗株改良现有疫苗需要对流行株进行大样本多中心研究确定。

六 推荐文献阅读

1. 中华医学会儿科学分会感染学组,《中华儿科杂志》编辑委员会. 中国儿童百日咳诊断与治疗建议[J]. 中华儿科杂志,2017,55(8):568-572.

2. Carbonetti NH. Bordetella pertussis:new concepts in pathogenesis and treatment[J]. Curr Opin Infect Dis,2016,29:287-294.

3. Mi YM,Hua CZ,Fang C,et al. Effect of macrolides and beta-lactams on clearance of Bordetella Pertussis in the nasopharynx in children with whooping cough[J]. Pediatric infect Dis J,2021,40(2):87-90.

七 病例剖析

【一般情况】 患儿,男,4 月龄 25 天。

【主诉】 阵发性咳嗽 1 月余,加重 3 周,口周青紫 7 天。

【现病史】 患儿 1 月余前受凉后出现咳嗽,咳嗽初起不剧烈,每次咳 2～3 声,咳时有痰不易咳出,伴鼻塞流涕,曾发热 1 次,体温 37.8℃,后自行退至正常。当地诊断为"上呼吸道感染",予以口服"阿奇霉素"3 天,症状无明显好转。3 周前咳嗽加重,阵发性咳嗽,每次 10 余声,以夜间为著,咳嗽时面红耳赤,咳嗽末有鸡鸣样回声。当地诊断为"百日咳综合征"静滴红霉素 7 天,症状无明显改善。7 天前阵发性咳嗽后常有呕吐,伴口周青紫,胸片提示双肺斑片状阴影,拟"迁延性肺炎"静滴"头孢呋辛"4 天,症状仍无好转,遂收住入院。

起病来,患儿食欲可,咳嗽后有呕吐,睡眠欠安,大小便正常。近 1 个月患儿体重无明显增长,否认异物呛咳史及结核病患者接触史。

【既往史】 既往体健,无类似咳嗽病史,否认食物药物过敏史。

【个人史】 G2P2 足月自然分娩,出生体重 3.0kg,否认窒息抢救史。生后母乳喂养,未添加辅食。已接种卡介苗、乙肝疫苗 2 针和 DTaP-IPV/Hib 五联疫苗 1 针。

【家族史】 父亲体健,母亲近期有咳嗽流涕。有一哥哥,5 岁,反复咳嗽已经 2 月余,咳嗽曾较剧烈,曾有咳嗽末鸡鸣样回声。否认家族中肝炎、结核等传染病史及肿瘤、高血压等遗传病史。

【入院查体】 T 36.9℃,P 110 次/min,R 33 次/min,体重 6.0kg。神志清,精神可,颜面少许针尖样出血点。呼吸尚平稳,未见三凹征。咽红,两肺呼吸音粗,可及少许细湿性啰音和较多痰鸣音,未及明显哮鸣音。心律齐,心音强,未及明显病理性杂音,腹部和腹股沟处未见脐疝或斜疝。腹部软,肝肋下 1 厘米,脾肋下未及肿大,神经系统检查阴性。

【辅助检查】 门诊查血常规和超敏 CRP:WBC 9.54×10⁹/L,L 69%,Hb 124 g/L,CRP 2mg/L;胸部 CT:双肺散在片状密度增高影,以右上肺明显。

【入院诊断】 1.迁延性肺炎;2.百日咳综合征。

【进一步检查】

1.三大常规、血生化、前降钙素等。

2.病原学检查:鼻咽拭子培养及药敏、鼻咽拭子 PCR 检测百日咳鲍德特菌 DNA、鼻咽拭子呼吸道病毒、支原体和衣原体抗原检测、MP-DNA 等。

【诊疗计划】

1.经皮血氧饱和度监测,心电监护。

2.对症治疗。密切关注患儿呼吸、咳嗽、发绀等情况,必要时吸痰畅通呼吸道和鼻导管吸氧。

3.可予以"布地奈德 1mg 联合异丙托溴铵 250μg,每日 2 次"雾化吸入治疗。

4.抗感染。该患儿考虑耐红霉素鲍德特菌感染可能,予以头孢哌酮舒巴坦 60mg/(kg·次),每日 2 次静滴抗感染。

5.建议患儿家庭成员完成百日咳鲍德特菌核酸检测和百日咳鲍德特菌培养,阳性者同步治疗。

【诊疗经过】

1.辅助检查结果

(1)血常规及 CRP:WBC 11.0×10⁹/L,L 60.6%,,Hb 104g/L,Plt 370×10⁹/L,CRP<1mg/L;心电图:窦性心动过速。

(2)患儿鼻咽拭子培养+药敏:百日咳鲍德特菌(++++)(碳琼脂平皿,见图 12-2-1)和肺炎链球菌(+++)(血平皿),百日咳鲍德特菌对红霉素、阿奇霉素和克林霉素的最低抑菌浓度(minimum inhibitory concentration,MIC)均超过 256mg/L,头孢哌酮舒巴坦和美罗培南 MIC 均为 0.064mg/L,头孢呋辛 MIC 为 8mg/L,SMZ-TMP MIC 为 0.094mg/L。鼻咽拭子呼吸道病毒、支原体和衣原体抗原或核酸检测均阴性,前降钙素正常。患儿母亲鼻咽拭子培养及药敏提示百日咳鲍德特菌(+),药敏结果与患儿相同。患儿及母亲鼻咽拭子 PCR 检测百日咳鲍德特菌 DNA 均阳性。患儿哥哥和父亲未检查。

2.疾病转归

入院后患儿多次出现痉挛性咳嗽后口周青紫及血氧饱和度下降,予以低流量鼻导管吸氧×5 天,"布地奈德 1mg+异丙托溴铵 250μg,每日 2 次×10 天,雾化治疗;头孢哌酮舒巴坦 0.35g 静滴,每日 2 次治疗"。患儿入院第 5 天起咳嗽好转,咳嗽后青紫明显减少,入院第 8 天鼻咽拭子培养复查百日咳鲍德特菌(+),夜间阵发性咳嗽减少,入院 14 天鼻咽拭子培养阴性,胸片复查肺部斑片影明显吸收,患儿仅在刺激或哭闹后出现阵发性咳嗽,连续性咳嗽持续时间明显缩短。患儿住院治疗2周出院。

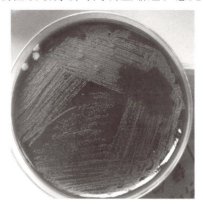

图 12-2-1　患儿碳琼脂平皿鼻咽拭子培养结果

【出院诊断】　1.百日咳;2.迁延性肺炎。

【出院建议】

1.避免受凉感冒、被动吸烟等有害刺激。

2.咳嗽咳痰予易坦净口服。

3.出院后7天、14天复诊复查鼻咽拭子培养,警惕停药后百日咳鲍德特菌再次繁殖可能。

4.告知家长:患儿再次感冒或呼吸道有害刺激后可再次出现剧烈痉挛性咳嗽,避免过度使用抗菌药物。

5.有害因素去除后患儿仍持续痉挛性咳嗽应再次就诊。

6.建议患儿哥哥也进行百日咳检测。

第三节　原发性肺结核

 概　述

　　结核分枝杆菌(mycobacterium tuberculosis,MTB)首次进入人体所致的感染称之为结核菌原发感染,原发性肺结核(primary pulmonary tuberculosis)是指初次感染即发病的肺结核。MTB可侵犯胸腔结构中任何一个或多个部位,包括:肺实质、肺门或纵隔淋巴结、气管支气管及胸膜。典型病变包括肺部初染病灶、引流淋巴管和肺门或纵隔淋巴结的结核性炎症,三者合称为原发综合征(primary complex),有时还可见肺部初染灶周围的胸膜炎症反应。原发性肺结核多见于儿童,偶尔见于未受感染的成年人。儿童初染结核病是成年期继发结核病的主要来源,因此要控制和消灭结核病,必须高度重视小儿结核病的防治。

 诊断与评估

(一)临床特征

1.流行病史

　　必须重视有活动性结核患者密切接触史的患儿,对于有活动性结核病成人家中的儿童,建议行结核病筛查。

2.全身表现

一般起病缓慢,可有低热、食欲缺乏、疲乏、盗汗、体重不增或生长发育障碍,大龄儿童可出现体重下降、消瘦等结核中毒症状,轻重不一,轻者可无症状。婴幼儿及症状重者可急性起病,高热可达39～40℃,持续2～3周后转为低中热,无规律性,多在午后及晚间体温上升明显。

3.呼吸道表现

原发性肺结核以干咳和轻度呼吸增快为常见的症状,也可无呼吸道症状。肿大的淋巴结压迫支气管,或者肉芽组织侵入支气管壁时,可出现阵发性、痉挛性咳嗽、喘息,压迫喉返神经可致声音嘶哑。肺部体征可不明显,如肺部病灶范围较大,或者出现肺不张及肺实变时,会出现相应的体征,如双侧呼吸音不对称、湿啰音等。如有肿大淋巴结压迫气道时听诊可闻及哮鸣音。

4.其他表现

浅表淋巴结肿大,多见于颈部及耳后,婴儿可有肝脾肿大,偶有迟发型超敏反应,如结节性红斑、疱疹性角膜结膜炎、关节肿痛等。

（二）辅助检查

1.胸部 X 线检查

胸部 X 线检查是诊断肺结核的重要手段之一。

(1)原发综合征:胸片上呈现典型的哑铃状及双极影者已少见。局部炎性淋巴结相对大而肺部的病灶相对较小是原发性肺结核的特征。肺内病灶好发于胸膜下通气良好的部位,如上叶下部及下叶上部。婴幼儿病灶范围可较大,可占据一个肺段甚至一个肺叶,年长儿病灶范围一般不大,一部分可见胸膜病变。肺内及淋巴结的钙化均少见。

(2)支气管淋巴结结核:儿童原发性肺结核最常见的一种影像学表现,CT 扫描对其诊断具有重要价值。胸内淋巴结结核 CT 表现的特征包括:①80％为单侧发病,其中以右侧多见;②肺门及纵隔淋巴结均可受累,但以肺门淋巴结受侵犯更多见;③可合并肺内结核病灶,也可独立存在;④密度大多较高、体积较大,尤其是五岁以下儿童,可伴有钙化;⑤增强 CT 可见边缘环形强化,中央密度减低,并伴有液化表现,是淋巴结结核的重要特征。

2.实验室检查

(1)细菌学诊断方法:包括涂片法、培养法。①标本直接涂片法:简单、便捷、可靠,但是阳性率低,痰液或胃液中需有较大量的细菌才能找到抗酸杆菌,并且不能区分结核分枝杆菌还是非结核分枝杆菌。②培养法:目前临床上常用的包括 MGIT 960 液体快速培养和罗氏固体培养,前者2周可以获得培养结果。

(2)分子生物学诊断方法:主要有结核分枝杆菌/利福平耐药实时荧光定量核酸扩增检测术(Xpert MTB/RIF 技术)、环介导等温扩增技术(loop-mediated isothermal amplification,LAMP)、线性探针技术(line probe assay,LPA)。目前临床应用最广泛的为 Xpert MTB/RIF 技术,可对结核分枝杆菌 DNA 及利福平耐药基因进行检测,操作简单,全程仅需2小时。LPA 技术可以同时检测细菌对利福平、异烟肼、喹诺酮类、氨基糖苷类等的耐药基因,用于 MDR-TB 和 XDR-TB 的诊断。

(3)免疫学诊断方法:主要包括结核抗体检测和 γ-干扰素释放试验(interferon gamma release assays,IGRA),前者由于其特异性及敏感性均不高,目前临床已很少使用。IGRA 是检测 MTB 特异性抗原刺激 T 淋巴细胞产生的 γ-干扰素,以判断是否存在 MTB 感染,因不受卡介苗的影响,对儿童原发性肺结核的诊断有一定的优势,但是需结合临床表现及影像学才能对活动性结核病进行判断。

3.其他检查

(1)结核菌素皮肤试验(TST):目前 WHO 和国际防痨和肺病联合会推荐使用的结核菌素为纯蛋白衍化物(purified protein derivative,PPD),对儿童、少年、青年的结核病诊断有一定的参考意义。结核分枝杆菌自然感染和成功接种卡介苗后都可出现 PPD 阳性反应，通常自然感染者 PPD 硬结直径较大，颜色较深，持续时间较久，某些非结核分枝杆菌感染也可能出现 PPD 阳性反应。

PPD 判读结核感染的标准如下：①在没有卡介苗接种和非结核分枝杆菌干扰时，PPD 反应硬结≥5mm 视为受结核分枝杆菌的感染；②在卡介苗接种地区或者非结核分枝杆菌流行地区，以 PPD 反应硬结≥10mm 为结核感染标准；③在卡介苗接种地区或者非结核分枝杆菌流行地区，对 HIV 阳性、接受免疫抑制剂大于 1 个月，PPD 反应硬结≥5mm 视为受结核分枝杆菌的感染；④与涂片阳性肺结核患者有密切接触的 5 岁以下儿童，PPD 反应硬结≥5mm 视为受结核分枝杆菌的感染；⑤PPD 反应硬结≥15mm 及以上或存在水泡、坏死淋巴管炎等为结核感染强反应。

（2）支气管镜检查：支气管镜主要检查结核病变蔓延至支气管内而造成的支气管结核。对于未形成支气管病变者可在支气管镜引导下行淋巴结穿刺检查，也可采用支气管内镜超声引导下经支气管针吸活检术来进行肿大淋巴结取样。

（3）组织病理学：结核病理学改变为上皮细胞样肉芽肿性炎症，典型的结核病变由融合的上皮样细胞结节组成，中心为干酪样坏死，周边可见朗格罕多核巨细胞，外层为淋巴细胞浸润和增生的纤维结缔组织。目前临床上多联合多聚合酶链反应（PCR）技术来提高对病变组织中病原菌检测的阳性率。

（三）诊断依据

原发性肺结核的诊断主要依据临床表现、辅助检查及流行病史来进行早期诊断。

（1）疑似病例：具备肺结核相关的临床症状及体征，如果同时有活动性肺结核患者的接触史、PPD 中度阳性或强阳性、IGRA 阳性中的任何一条就可以诊断为疑似病例。

（2）临床诊断病例：经鉴别诊断排除其他肺部疾病，如果同时具备原发性肺结核的临床表现、影像学表现，以及 PPD 中度阳性或强阳性或 IGRA 阳性者，可以诊断为临床诊断病例。

（3）确诊病例：在满足上述条件的基础上，如有细菌学、分子生物学或者结核组织病理学中任意一项阳性即可确诊。

（四）鉴别诊断

1.其他感染性疾病

儿童由于其免疫功能特点，易患各种感染性疾病，尤其是肺部感染性疾病，包括肺炎链球菌、肺炎支原体、流感嗜血杆菌、百日咳鲍德特菌、真菌以及非结核分枝杆菌等所致的肺部感染。一些病毒及真菌感染可致浅表及肺门淋巴结肿大，如 EB 病毒、组织胞浆菌病、球孢子菌病等。与这些疾病相鉴别时，一定要结合流行病史、肺部影像特征、病原学以及对治疗药物的反应来进行。

2.肿　瘤

儿童好发淋巴系统肿瘤，若淋巴瘤首先表现为肺门和纵隔淋巴结肿大时，需与支气管淋巴结结核相鉴别，淋巴结结核常位于肺门，少数在气管前和右侧气管旁，多在单侧。淋巴瘤以前纵隔多见，常表现为双侧淋巴结肿大。

3.结节病

结节病多发于青壮年，亦可在免疫力良好的大龄儿童及青少年中出现，与肺门淋巴结结核非常相似，鉴别要点是病理活检无干酪样坏死上皮细胞及肉芽肿，同时还需要结合其他临床表现来进行区分。

4.支气管狭窄

儿童可由于先天发育异常出现先天的气管支气管狭窄，以及血管起源异常如肺动脉吊带，气管受压迫而出现支气管狭窄，这是需与支气管淋巴结结核压迫所致的气道狭窄相鉴别的。

5.胸腺病变

小龄儿童胸部 X 线检查时，胸腺可显影，常表现为上纵隔一侧或两侧增宽，这是一种正常现象。但还需警惕是否存在胸腺瘤可能，一部分患儿可伴有重症肌无力。

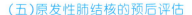

(五)原发性肺结核的预后评估

绝大多数预后良好,症状轻微,病程短,即使不治疗,一部分患儿的肺内病灶亦可自行吸收或钙化。少数患儿肺门淋巴结炎长期不愈,可恶化为血行播散型肺结核、结核性脑膜炎、结核性胸膜炎、干酪性肺炎等。原发性肺结核治愈后,可残存少量休眠菌,当机体免疫力下降时,易发生继发性肺结核。

三 治疗与管理

(一)全身治疗

结核病是一种慢性及全身性疾病,保证充足的热量摄入、适当休息是治疗的基础。

(二)抗结核治疗

抗结核化学治疗是结核病最主要的治疗,其治疗原则依然遵从早期、规律、全程、适量、联合五大原则(见表 12-3-1)。整个化疗期分为强化期和巩固期两个阶段,对于未发现耐药者,推荐化疗方案为 2HRZ/4HR。

(1)强化期 2 个月:异烟肼(H)、利福平(R)、吡嗪酰胺(Z)3 种药物。

(2)巩固期 4 个月:异烟肼、利福平两种药物,总疗程 6 个月。

(3)以下情况可延长疗程至 9～12 个月:强化期方案不含吡嗪酰胺;胸内淋巴结较大或多组淋巴结肿大;怀疑有原发耐药(如原发耐药率较高的地区,或与耐药肺结核患者有接触史),同时巩固期可加用乙胺丁醇(E);合并肺外结核或机体免疫功能损害的患儿。

表 12-3-1 儿童常用抗结核药物剂量

单位:mg/(kg·d)

药物名称	剂量
异烟肼	10～20
利福平	10～15
吡嗪酰胺	20～30
乙胺丁醇	15～20
阿米卡星	6～8
对乙酰水杨酸钠	200
丙硫异烟胺	10～20

注意:因耳毒性和肾毒性,链霉素已经不作为儿童抗结核治疗的一线用药;乙胺丁醇(E)因可引起视神经炎,WHO 建议慎用于 5 岁以下儿童。对于多重耐药结核菌感染,美罗培南和利奈唑胺是二线用药。

(三)糖皮质激素治疗

在抗结核药物治疗的同时,对于存在以下情况的患儿可使用糖皮质激素:合并结核性胸膜炎、心包炎、支气管旁肿大淋巴结引起气道压迫而致呼吸困难。推荐使用甲基泼尼松龙,剂量 1～2mg/(kg·d),4～6 周后逐渐减量。

(四)外科治疗

肺门淋巴结肿大发生干酪样坏死或液化,化疗效果不佳或伴有持久性支气管狭窄及肺不张者,可行胸腔内淋巴结摘除术;淋巴结支气管瘘,可行瘘孔修补术。

(五)管 理

1.定点医疗机构必须严格掌握休学和复学标准

对于痰菌阳性肺结核以及痰菌阴性的重症肺结核患儿(包括空洞、大片干酪样坏死、粟粒性肺结核），须经过规范治疗完成全疗程，并达到治愈的标准，方可复学；痰菌阴性的普通患儿，必须经过 2 个月的规范治疗，并且症状减轻或消失，胸部 X 线检查病灶基本吸收，自治疗 3 个月末、4 个月末两次涂片阴性且至少一次结核分枝杆菌培养阴性者方可复学（每次涂片检查的间隔时间至少为 1 个月）。

2.重视卡介苗接种

接种卡介苗对预防儿童粟粒性结核病及结核性脑膜炎等重症结核病意义重大，目前在一些经济落后的偏远地区，依然没能做到 100% 接种。

3.重视家庭内传播

小儿结核病的主要传染源来自家庭内部中有活动性肺结核的成人，对于成人结核患者要尽量做到早发现、早隔离，防止结核分枝杆菌传染给儿童。

4.重视校内传播

学校是人员密集，儿童交集最多的场所，因此需要高度重视儿童之间的传播。对于存在结核患儿的班级，要及时通报，及时筛查，防止传播链的延长。

5.重视免疫抑制人群的监测

对一些存在免疫缺陷以及因基础疾病需要长期使用免疫抑制剂的患儿，需要定期进行结核监测，早发现，早治疗，以免发生重症结核病。

四 研究热点

原发性肺结核作为儿童结核病最常见的类型，纵隔及肺门淋巴结肿大是其最突出的表现。尤其当不伴有肺内病灶时，诊断难度更大。单纯影像学难以准确辨别，如何快速准确地获得病变淋巴组织，是诊断的重中之重。支气管内超声引导下经支气管针吸活检术（EBUS-TBNA）用于获取气管支气管外邻近病变淋巴结组织的最适宜技术。因其便捷微创的特点，目前在胸内淋巴结病变的诊断中应用广泛，联合结核分子生物学检测，如 Gene Xpert MTB/RIF，使诊断的阳性率大幅提高。目前治疗仍然是胸内淋巴结结核的难点，治疗周期长、疗效差，究其原因与淋巴结内药物浓度低，抗结核药物难以在淋巴结局部达到有效治疗浓度有关。国外学者在动物模型上研究，发现淋巴结肿大与细菌浓度负荷增加有关，成为结核分枝杆菌的"细菌库"，特别是淋巴结内干酪样坏死区，为细菌生长的重灾区。如何将抗结核药物有效准确地输送至该区域，成为治疗胸内淋巴结结核值得研究的方向。此外，多重耐药的结核分枝杆菌感染已经成为全球性问题，如何有效治疗是临床领域的研究热点和难点。

五 推荐文献阅读

1.中华人民共和国卫生行业标准.肺结核诊断（WS 288—2017）[J].中国感染控制杂志,2018,17(7),642-652.

2.马屿,朱莉贞,潘毓萱.结核病[M].北京:人民卫生出版社,2009.

3.唐神结,李亮.结核病治疗新进展[M].北京:北京科学技术出版社,2017.

4.唐神结,高文.临床结核病学[M].北京:人民卫生出版社,2019.

5.Cheng LP,Gui XW,Fang Y,et al.Clinical value of endobronchial ultrasound-guided aspiration and local isoniazid injection in the treatment of mediastinal tuberculosis lymphadenitis[J].Ann Palliat Med,2021,10(4):4289-4298.

六　病例剖析

【一般情况】　患儿,男,7岁。

【主诉】　发热咳嗽3个月。

【现病史】　患儿3个月前无明显诱因下出现发热,体温最高39℃,伴阵发性咳嗽,较剧,偶有夜间盗汗,自服退热药物,未至医院就诊。1月半前因"舌下囊肿"拟行手术治疗,其间查肺部CT示左肺下叶可见胸膜下结节灶,左肺门肿块影,查血T-spot阳性,PPD试验(＋＋＋),肺炎支原体IgM阳性,考虑"结核病"转入我院,予以"头孢曲松联合阿奇霉素"抗感染治疗9天,其间完善痰找抗酸杆菌多次阴性,复查肺部CT示左下肺病灶稍有吸收,家属要求出院动态观察。1周前我院门诊复查肺部CT示纵隔及肺门淋巴结肿大,左肺病灶较前增多,再次入院。

【既往史】　既往体健,否认有结核病密切接触史,否认食物药物过敏史。无长期发热或慢性咳嗽病史,无类似病史。

【个人史】　否认外地长期居住史,否认疫源、疫水接触史。预防接种正规,无漏种或接种疫苗不良反应史。

【家族史】　父亲体健,家中独子,否认家族遗传病史。

【入院查体】　T 36.5℃,P 123次/min,R 18次/min,BP 99/54mmHg,体重23.5kg,神志清,精神软,全身皮肤巩膜无黄染,浅表淋巴结无肿大,颈部稍抵抗,双侧瞳孔等大等圆,直径约3mm,对光反射灵敏,口唇无发绀,双肺呼吸音清,未及明显干湿啰音。心律齐,心音强,未及明显病理性杂音。腹软,肝脾肋下未及肿大,神经系统检查阴性。

【辅助检查】　肺部CT(见图12-3-1)示左肺下叶可见胸膜下结节灶,左肺门肿块影,血T-spot阳性,PPD试验(＋＋＋),肺炎支原体IgM阳性。

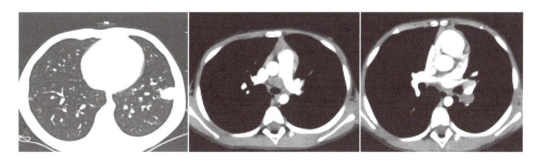

图12-3-1　治疗前患儿肺部CT

【入院诊断】　纵隔、肺门淋巴结肿大性质待查:结核病?

【进一步检查】

1.血常规、血生化、凝血谱、结核抗体、心电图、脑电图等。

2.拟行支气管内超声引导下经支气管针吸活检术(EBUS-TBNA)明确诊断。

【诊疗计划】

1.排除气管镜检查禁忌证后行EBUS-TBNA检查。

2.根据病情变化及时调整治疗方案。

【诊疗经过】

1.辅助检查结果

(1)血常规　WBC 7.2×10⁹/L,L 32.3%,N 49.9%,E 4.8%,Hb 123g/L,Plt 260×10⁹/L,CRP 0.84mg/L;心电图:窦性心律不齐。

(1)(4L 组淋巴结)病理:大片凝固性坏死,未见明确肉芽肿特殊染色:抗酸染色(+)。

(2)穿刺组织 geneX-Pert MTB/RIF 结核分枝杆菌复合群阳性,利福平敏感。

2.疾病转归

(1)诊断原发性肺结核,予以异烟肼、利福平、吡嗪酰胺抗结核治疗。

(2)患者抗结核治疗后发热症状改善,复查肺部 CT(见图 12-3-2)示纵隔、肺门淋巴结及胸膜下结节灶缩小钙化。

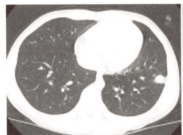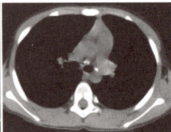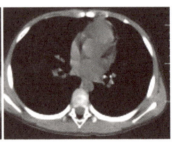

图 12-3-2 治疗后患儿肺部 CT

【出院诊断】 原发性肺结核。

【出院建议】

1.出院带药:异烟肼、利福平、吡嗪酰胺、阿拓莫兰,抗结核治疗 18 个月。

2.结核科门诊随诊,定期复查肺部 CT。

第十三章 / 儿童急救

第一节 儿童脓毒症休克的诊治

一 概 述

儿童脓毒症(sepsis)全球每年发病率约为22例/10万人,新生儿脓毒症为2202例/10万活产儿,也就是每年有120万例儿童脓毒症患者,占18岁以下所有住院患者的4%,占儿科重症监护室(pediatric intensive care unit,PICU)8%。总的病死率为4%~50%,多数死于多脏器衰竭。中国儿童脓毒症发生率为181/10万。严重脓毒症和脓毒症休克死亡率为34.6%,70%死于入院后72小时内。脓毒症休克死亡高发与诊断治疗延误及不遵循指南有关。

二 诊断与评估

(一)脓毒症和脓毒症休克1.0版(1990年)

1.脓毒症的定义

感染引起的全身炎症反应综合征(systemic inflammatory respomse syndrome,SIRS),提出了四条炎症反应指标,包括血常规白细胞增高或者下降(不同年龄标准不同),体温升高超过38.5℃,心率加快和呼吸加快超过同龄2个标准差或者需要呼吸机应用。明确感染或者可疑感染患儿符合四条中的两条(其中必须有一条是白细胞和体温异常)就可以诊断脓毒症。该标准应用后发现其敏感性高而特异性低。一个"普通感冒发热"的儿童,血常规偏高或者运动后心率和呼吸加快,完全"符合"脓毒症的SIRS诊断标准。另外,临床上也有将近35%的重症感染患儿并不符合SIRS标准,导致认识及治疗上的偏差或者延误而未能挽救其生命。

2.脓毒症休克的定义

由脓毒症所致,虽经充分液体复苏后仍无法逆转的持续低血压。

(二)脓毒症和脓毒症休克2.0版(2001年)

1.脓毒症的定义

脓毒症和脓毒症休克1.0基础上+2条及2条以上诊断标准(包括一般指标、炎症反应参数、血流动力学参数、器官功能障碍指标、组织灌注参数共21条)。

2.脓毒症休克的定义

脓毒症休克指严重脓毒症患者在给予足量液体复苏后仍无法纠正的持续性低血压。

脓毒症和脓毒症休克2.0的不足在于诊断过于复杂,对患者预后的预测价值不高,未得到临床认可和应用,应用广泛的仍是脓毒症和脓毒症休克1.0。

(三)脓毒症和脓毒症休克3.0版(2016年)

1.脓毒症的定义

脓毒症是一种感染引起机体反应失调而造成威胁生命的器官功能障碍。该定义强调了感染导致宿主产生内稳态失衡、存在潜在致命性风险、需要紧急识别和干预。诊断标准:感染+SOFA≥2分。序贯性器官功能衰竭评分(sequential organ failure assessment,SOFA),见表13-1-1。

表 13-1-1　序贯性器官功能衰竭评分

器官系统	指标	得分
呼吸系统 PaO_2/FiO_2[mmHg(kPa)]	<400(53.3)	1
	<300(40)	2
	<200(26.7)+机械通气	3
	<100(13.3)+机械通气	4
心血管系统 药物剂量[$\mu g/(kg \cdot min)$]	平均动脉压(MAP)<70mmHg	1
	多巴酚丁胺(任何剂量)或多巴胺≤5	2
	多巴胺>5 或(去甲)肾上腺素≤0.1	3
	多巴胺>15 或(去甲)肾上腺素>0.1	4
神经系统 Glasgow 昏迷评分	13~14	1
	10~12	2
	6~9	3
	<6	4
肝脏 胆红素[mg/dl($\mu mol/L$)]	1.2~1.9(20~32)	1
	2.0~5.9(33~101)	2
	6.0~11.9(102~204)	3
	>12(>204)	4
肾脏 肌酐[mg/dl($\mu mol/L$)] 或尿量(ml/d)	1.2~1.9(110~170)	1
	2.0~3.4(171~299)	2
	3.5~4.9(300~440)或<500	3
	>5(>440)或<200	4
凝血系统 血小板计数($\times 10^9/L$)	<150	1
	<100	2
	<50	3
	<20	4

2.脓毒症休克的定义

在排除低血容量的情况下,需应用升压药以保持平均动脉压≥65mmHg(成人),以及在没有低血容量情况下血乳酸>2mmol/L。

人们对脓毒症的本质有了更加深刻的理解,认为脓毒症其实与机体的促炎(SIRS)和抗炎(CARS)反应的早期激活有关,进而出现了一系列如内分泌、代谢、出凝血、神经等非免疫性改变。

(四)儿童如何早期评估儿童脓毒症休克

1.脓毒症休克定义

脓毒症患儿出现组织灌注不足和心血管功能障碍即诊断脓毒症休克,表现如下。

(1)低血压(血压<该年龄组第5百分位,或收缩压<该年龄组正常值2个标准差以下)。

（2）需用血管活性药物始能维持血压在正常范围（多巴胺＞5μg/kg·min）或任何治疗剂量的多巴酚丁胺、去甲肾上腺素、肾上腺素。

（3）具备下列组织低灌注表现中 3 条：①心率、脉搏变化：外周动脉搏动细弱，心率、脉搏增快。低体温者可以无心动过速。②皮肤改变：面色苍白或苍灰，湿冷，大理石样花纹。如暖休克可表现为四肢温暖、皮肤干燥。③毛细血管再充盈时间（CRT）：延长（＞3s）（需除外环境温度影响）。暖休克时 CRT 可以正常。④意识改变：早期烦躁不安或萎靡，表情淡漠。晚期意识模糊，甚至昏迷、惊厥。⑤少尿：液体复苏后仍尿量＜0.5ml/（kg·h），持续至少 2 小时。⑥乳酸性酸中毒（除外其他缺血缺氧及代谢因素等），动脉血乳酸＞2mmol/L。

2.脓毒症休克分期

（1）代偿期（早期）：儿童脓毒症休克的诊断与成人不同之处在于不一定具备低血压。当患儿感染后出现上述 3 条或以上组织低灌注表现，此时如果血压正常则诊断脓毒症休克代偿期。

（2）失代偿期（晚期）：代偿期灌注不足表现加重伴血压下降，则进展为失代偿期。不同年龄低血压标准按照收缩压计算，低于（年龄×2＋70）mmHg，1 岁以内 70mmHg，10 岁以上 90mmHg）为标准。

3.休克分型

（1）冷休克：低排高阻或低排低阻型休克，除意识改变、尿量减少外，表现为皮肤苍白或花斑纹，四肢凉，外周脉搏快、细弱，CRT 延长。休克早期血压可正常，晚期血压降低。

（2）暖休克：高排低阻型休克，可有意识改变、尿量减少或代谢性酸中毒等，但四肢温暖，外周脉搏有力，CRT 正常，心率快，血压降低。

2020 年，美国重症医师学会（SCCM）和欧洲危重病学会（ESICM）组成专家组提出新的《拯救脓毒症运动国际指南：儿童脓毒症休克和脓毒症相关器官功能障碍（SAOD）管理》。但仍然没有明确儿童的脓毒症诊断标准，但在诊治方面提出了 77 条意见和建议。

三　治疗与管理

1.明确理想治疗目标（EGDT）和集约化治疗

一旦诊断脓毒症休克，在第一个 6 小时内治疗目标：血压正常（同等年龄）、心率下降、脉搏正常、肢端温暖、CRT 2s、尿量 1ml/（kg·h）、意识状态正常、血乳酸接近正常水平、CVP 8～12cmH$_2$O、SvO$_2$＞70%。

2.呼吸支持

AB 治疗法则：开放气道（A）、提供氧气（B）。

（1）确保气道畅通。

（2）给予氧疗。如鼻导管或面罩氧疗无效，则予以无创正压通气或气管插管机械通气，确保组织氧供。在插管前，如血流动力学不稳定应先行适当的液体复苏或血管活性药物输注，以避免插管过程中加重休克。液体复苏无效且儿茶酚胺抵抗的脓毒症休克患儿通常气管插管；对无明确气管插管指征且对初始复苏有反应的脓毒症诱导的儿童急性呼吸窘迫综合征（pediatric acute respiratory distress syndrome，pARDS），建议尝试无创通气，并反复评估。发生 pARDS 和难治性低氧血症 24 小时内可以考虑进行肺复张，采用 PEEP 递增法优于持续肺膨胀法，肺复张前均必须仔细监测肺复张耐受性。严重 pARDS 时建议尝试俯卧位通气，如果可耐受，每天至少俯卧位 12 小时。不推荐常规吸入一氧化氮，但建议作为其他氧疗策略优化仍无效的合并 pARDS 和难治性低氧血症的挽救性治疗。对脓毒症诱导的 pARDS 可以采用高频振荡通气或常规机械通气。

3.循环支持

（1）液体治疗：建议能实施重症监护的医疗单位，对脓毒症休克和脓毒症相关脏器功能障碍（SAOD）

患儿进行初始液体复苏,液体剂型选择平衡液,第 1 小时给予多达 40～60ml/kg 的液体推注(每次 10～20ml/kg),但必须严密监测血流动力学,当滴定至目标心排面量和出现液体超负荷时立即停止推注。无重症监护的医疗单位,在脓性休克初始液体复苏时,要适当控制输液速度和量,并及时评估肝脏和肺部体征,如出现肝脏增大或者肺部啰音及时停用。对于 SAOD 患儿可选择平衡液或生理盐水静滴。

(2)血管活性药物:2020 版指南认为尚不能对脓毒症休克患儿使用的一线血管活性药物进行推荐;临床实践中应根据个人经验、患儿因素以及当地医疗状况选择。建议选择肾上腺素或去甲肾上腺素而非多巴胺作为治疗脓毒症休克的一线血管活性药物。如果需要大剂量儿茶酚胺,可添加血管升压素或进一步滴定儿茶酚胺,但起始血管升压素的最佳阈值尚未达成共识。血管活性药物剂量:①肾上腺素,从小剂量开始逐步增加剂量,剂量范围 0.05～1.0μg/(kg·min),多用于冷休克。②去甲肾上腺素,暖休克时首选去甲肾上腺素,输注剂量 0.05～1.0μg/(kg·min),当需要增加剂量以维持血压时,建议加用肾上腺素或肾上腺素替换去甲肾上腺素。

4.积极抗感染治疗

诊断脓毒症休克后的 1 小时内应静脉使用有效抗微生物制剂。脓毒症相关器官功能障碍(SAOD)者可以 3 小时内应用抗生素。选择抗生素需依据临床表现、感染部位、宿主高危因素、流行病学和地方病原流行特点选择覆盖所有疑似病原微生物的经验性药物治疗。尽可能在应用抗生素前获取血培养或其他感染源培养,但也不能因获取感染源培养困难而延误抗生素治疗。现在高通量测序可以快速提供病原依据,但不作为常规选择。积极寻找感染源。尽快确定和去除感染灶,如采取清创术、引流、冲洗、修补、感染装置去除等措施。

5.肾上腺皮质激素

对液体复苏无效、儿茶酚胺(肾上腺素或去甲肾上腺素)抵抗型休克,或有暴发性紫癜、慢性病接受肾上腺皮质激素治疗、垂体或肾上腺功能异常的脓毒症休克患儿应及时应用肾上腺皮质激素替代治疗。氢化可的松应急剂量为 40～50mg/(kg·d),1 天后维持剂量为 3～5mg/(kg·d),静脉输注。也可应用甲泼尼龙 2～4mg/(kg·d),分 2～3 次给予。一旦升压药停止应用,肾上腺皮质激素逐渐撤离。一般疗程不超过 1 周。

6.控制血糖

脓毒症休克可诱发应激性高血糖,如连续 2 次血糖>180mg/dl(10mmol/L),可予以胰岛素静脉输注,剂量为 0.05～0.1μ/(kg·h),血糖控制目标值 180mg/dl。胰岛素治疗过程中需严密监测血糖以防止低血糖的发生,根据血糖水平和下降速率随时调整胰岛素剂量。开始每 1～2 小时监测血糖 1 次,达到稳定后 4 小时监测 1 次。小婴儿由于糖原储备及肌肉糖异生相对不足,易发生低血糖,严重低血糖者可给予 25%葡萄糖 2～4ml/kg 静脉输注,婴儿葡萄糖输注速率可控制在 4～6mg/(kg·min)。

7.连续血液净化

脓毒症休克在下列情况行连续血液净化治疗:液体限制和利尿剂治疗无反应时,使用连续性肾脏替代治疗(continuous renal replacement therapy,CRRT)来预防或治疗液体超负荷。

8.体外膜肺

对于难治性休克或伴有 pARDS 的严重脓毒症患儿,经积极治疗难以改善循环和氧合,如医疗机构有条件可行体外膜肺治疗。一般首先选择 V-V ECMO,如果存在难以纠正的休克可以考虑 V-A ECMO。

9.其　他

(1)血液制品:若红细胞比容(hematocrit,HCT)<30%伴血流动力学不稳定,应酌情输红细胞悬液。病情稳定后或休克和低氧血症纠正后,则血红蛋白目标值 70g/L 即可。血小板减少的非出血性脓毒症休克或 SAOD,不要仅依据血小板水平进行预防性血小板输注。脓毒症休克和 SAOD 患儿不常规使用静脉丙种球蛋白,不过患儿可能受益。

（2）镇痛镇静:脓毒症休克机械通气患儿应给予镇痛镇静治疗,可降低氧耗和有利于器官功能保护。

（3）营养支持:无肠内营养禁忌证的患者,临床倾向于入院后 48 小时内接受早期肠内营养支持治疗,逐步增加至营养目标。应用血管活性-正性肌力药物时不需要暂停肠内喂养;血流动力学充分复苏后,如不再需要增加血管活性药物剂量或开始减量的脓毒症休克患儿,不是肠内喂养的禁忌证。肠内营养应作为脓毒症休克或 SAOD 患儿的首选喂养方法,入住 PICU 的前 7 天可不给予肠外营养。

脓毒症休克诊治流程图,详见图 13-1-1。

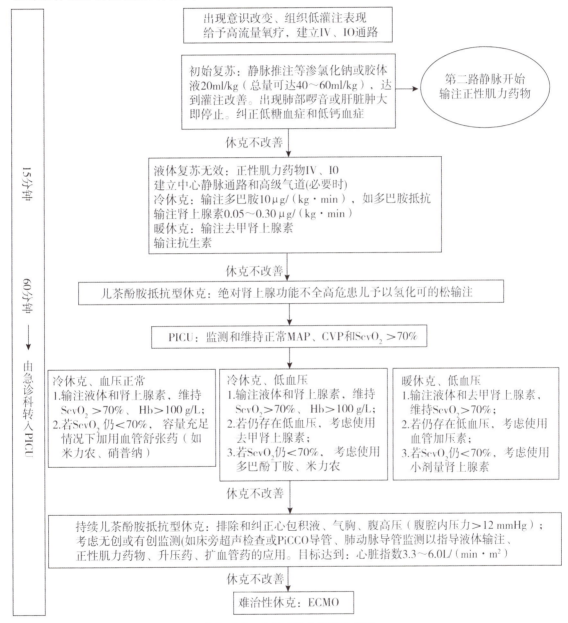

图 13-1-1　脓毒症休克诊治流程图

四 研究热点

目前脓毒症的诊断标准和发病机理还存在争议,大部分研究认为感染导致机体炎症反应失衡,导致机体各种内分泌和代谢紊乱,包括神经、内分泌、免疫、出凝血等是主要机理,但其中各环节是如何造成机体伤害? 脓毒症早期诊断的有哪些炎症标记物? 脏器功能障碍的早期标记物有哪些? 如何早期抑制炎症风暴？在脓毒症治疗方面,尤其是脏器功能支持、休克纠正等方面也缺乏精准诊疗方案包括循环支持技术应用时机。

五 推荐文献阅读

1. 中华医学会儿科学分会急救学组,中华医学会急诊医学分会儿科学组,中国医师协会儿童重症医师分会.儿童脓毒症休克诊治专家共识(2015 版)[J].中国小儿急救医学,2015,22(11):739-743.

2. Esposito S,De Simone G,BocciaG,el al. Sepsis and septic shock:New definitions,new diagnostic and therapeutic approaches[J]. J Glob Antimicrob Resist,2017,10:204-212.

3. Angus DC,van der Poll T. Severe sepsis and septic shock[J]. N Engl J Med,2013,369(9):840-851.

4. Bassetti M,Vena A,Russo A. Management of patients with septic shock due to Candida infection[J]. Hosp Pract (1995),2018,46(5):258-265.

5. Rhodes A,Evans LE,AlhazzaniW,et al. Surviving Sepsis Campaign:International Guidelines for Management of Sepsis and Septic Shock:2016[J]. Intensive Care Med,2017,43(3):304-377.

6. Weiss SL,Peters MJ,Alhazzani W,et al. Surviving Sepsis Campaign:International Guidelines for the Management of Septic Shock and Sepsis-Associated Organ Dysfunction in Children[J]. Pediatr Crit Care Med,2020,21(2):e52-e106.

7. Laura Evans,Andrew Rhodes,Waleed Alhazzani,et al. Surviving Sepsis Campaign:International Guidelines for Management of Sepsis and Septic Shock:2021[J]. Critical Care Medicine,2021,49(11):1-80.

六 病例剖析

【一般情况】 患儿,男,11 个月。

【主诉】 发热、腹泻 2 天,呕吐 1 天,无尿 3 小时。

【现病史】 患儿 2 天前无明显诱因下出现发热,体温波动在 38～39.9℃,同时出现腹泻,大便每日 6～7 次,糊状或者稀水样,无黏液脓血,伴呕吐 2 次,为胃内容物,非喷射性,近 3 小时无尿。病程中患儿无寒战,无咳嗽气喘,无气促,于当地医院诊治,考虑"急性肠炎",予以"妈咪爱、蒙脱石散"口服,疗效不佳,今天来我们医院门诊,急诊拟"急性肠炎,脓毒症"收住院。

起病来,患儿神清,精神软,胃纳欠佳,睡眠欠安,大小便如上所述。

【既往史】 既往体健,否认食物药物过敏史。

【个人史】 G2P1 足月剖宫产,出生体重 3.2kg,否认窒息抢救和难产史。

【家族史】 否认家族中过敏性疾病、肝炎、结核等传染病史及肿瘤、高血压等遗传病史。

【入院查体】 T 38.7℃,烦躁不安,BP 60/42mmHg,SPO$_2$ 92%,R 50 次/min,HR 180 次/min,体重 10kg,前囟平,颈软,双肺呼吸音对称,无啰音,心音响无杂音,腹胀,稍肌卫,肠鸣音弱,肝肋下 3cm,质软,脾未及,四肢冷,CRT>4 秒,末梢血管搏动弱,皮肤弹性欠佳,神经系统体征阴性。

【辅助检查】 血常规:WBC 17×10^9/L,N 75%,Hb 89g/L,Plt 78×10^9/L,CRP>160mg/L;便常规:未见白细胞和红细胞;PCT 12ng/ml;ABG:PH 7.15,PaO$_2$ 64mmHg,PCO$_2$ 18mmHg,BE －18mmol/L,Na$^+$ 129mmol/L,K$^+$ 2.7mmol/L,Lac 3.2mmol/L,Glu 15μmol/L;肝肾功能:ALT 150u/L,其余正常。胸腹平片见图 13-1-2。

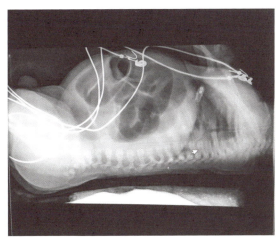

图 13-1-2　患儿胸腹平片示明显肠胀气、肠管僵硬。

【入院诊断】　1.脓毒症伴脓毒症休克(代偿期);2.急性肠炎伴肠梗阻?

【进一步检查】

1.三大常规及心电图等。

2.血生化、血气分析+电解质+乳酸、C反应蛋白等。

3.病原学检查:血培养、咽拭子培养+药敏、咽拭子 MP-DNA 和咽拭子呼吸道免疫荧光检测等。

4.胸片、心电图、心脏超声、腹部超声及 X 线平片。

【诊疗计划】

1.卧床休息,心电监护;持续低流量鼻导管吸氧,必要时机械通气。

2.生理盐水 20ml/kg,15 分钟内静推,再评估血流动力学指标和灌注情况决定是否再追加液体。

3.肾上腺素针,扩容后血压仍不稳定,选择肾上腺素,0.1μg/(min·kg),根据血压情况逐步追加剂量。

4.甲强龙针,经以上治疗血压仍不稳定,甲强龙 1~2mg/kg,q12h,静滴。

5.控制感染,稳可信针 15mg/(kg·次),q6h,静滴,美罗培南针 15mg/(kg·次),q8h,静滴。

6.对症治疗:控制血糖,胰岛素 0.5U/(kg·h);维持水电解质紊乱及酸碱失衡,密切关注患儿心率、呼吸、血压、尿量、乳酸等情况,根据病情变化及时调整治疗方案。

7.外科会诊。

【诊疗经过】

1.完善相关检查

血常规:WBC 22×10^9/L,N 82%,Hb 86g/L,PLT 65×10^9/L,CRP>160mg/L,PCT 15ng/dl;血气电解质:PH 7.23,PaO_2 87mmHg,PCO_2 22mmHg,BE －16.4mmol/L,Na^+ 133mmol/L,K^+ 3.4mmol/L,Lac 5.6mmol/L,Glu 17mmol/L。肝肾功能:ALT 235u/L,其余正常。尿常规和大便常规无明显异常。心电图:窦性心动过速,ST-T 段轻度改变。胸片:肺纹理增粗。心超:三尖瓣轻度反流,EF 65%。腹部超声:肠壁水肿,盆腔少量积液,未见同心圆,阑尾正常大小。血培养:未见细菌生长。咽拭子培养+药敏、咽拭子 MP-DNA 和咽拭子呼吸道免疫荧光检测均阴性。

2.疾病转归

入院后心肺功能监护及其他相关指标监测,开放气道、吸氧改善组织供氧,液体治疗和血管活性药物应用改善循环,"稳可信针 15mg/(kg·次),q6h,静滴＋美罗培南针 15mg/(kg·次),q6h,静滴"抗感染治疗控制感染,胰岛素控制血糖、营养支持、必要时镇静镇痛,定期脏器功能支持及评估,外科会诊后手术治疗,手术中发现 20cm 左右空肠管坏死,予以切除后肠管缝合。经积极治疗休克纠正、内环境稳定、炎症指标正常。

【出院诊断】 1.脓毒症伴脓毒症休克(失代偿);2.急性肠炎伴坏死性小肠炎。

【出院医嘱】

1.营养指导和健康宣教。

2.定期普外科门诊随访。

3.如果出现腹痛、呕吐及时门诊,警惕肠粘连、肠梗阻发生。

第二节 心肺复苏

 一 概　述

儿科心肺复苏(cardiopulmonary resuscitation,CPR)是指利用现有条件和借助有关医疗设备及药物帮助心跳呼吸骤停患儿重建和恢复呼吸循环功能、保护和改善大脑等重要脏器功能、促使生命功能恢复的一系列救治措施。心肺复苏是小儿生命救治最后也是最为关键的手段之一。

 二 诊断与识别

(一)心搏骤停病因

儿童心搏骤停不仅因儿童年龄和潜在健康状况而异,还因事件发生地点(院内与院外)而异。婴儿猝死综合征(sudden infant death syedeome,SIDS)是6个月以下婴儿主要死亡原因。SIDS发病率随"仰卧睡眠"运动(指导父母让婴儿仰卧睡眠)而有所减少。创伤是6个月大的婴儿到青年的主要死亡原因。创伤性心搏骤停的病因包括气道损伤、张力性气胸、出血性休克和脑损伤。

儿童心搏骤停可能与可逆的病因有关。学习 H 和 T 助记表(见表13-2-1),可帮助识别可逆病因。儿童心搏骤停最常见的直接原因是呼吸衰竭和低血压性休克。心律失常是心搏骤停中不太常见的病因。

表 13-2-1　H 和 T 助记表

H	T
Hypovolemia(低血容量)	Tension pneumothorax(张力性气胸)
Hypoxia(缺氧)	Tamponade cardiac(心包压塞)
Hydrogen ion,acidosis(酸中毒)	Toxins(中毒)
Hypoglycemia(低血糖症)	Thrombosis,pulmonary(肺栓塞)
Hypo-/hyperkalemia(低钾/高钾血症)	Thrombosis,coronary(冠状动脉血栓形成)
Hypothermia(体温过低)	

小儿心搏骤停常见病因,见表13-2-2。

表 13-2-2　小儿心搏骤停病因

分类	疾病
呼吸系统疾病	窒息、气道异物、急性喉梗阻、肺炎、肺水肿、呼吸衰竭、肺出血、气胸
心血管疾病	严重先天性心脏病、心肌炎、心肌病、心律失常及心力衰竭
中枢神经系统疾病	颅高压或脑疝、缺氧性脑病、惊厥持续状态、婴儿猝死综合征
急性中毒及意外	溺水、触电、创伤、烧伤、药物或毒物中毒、过敏、手术、麻醉意外
代谢性因素	低血糖症、高钾血症、低钙血症、严重酸中毒
其他	各种休克、脓毒血症、多脏器功能衰竭、低温、气道吸引、镇静剂

(二)心搏骤停诊断

若患儿没有自主动作或对强有力的刺激没有反应，无有效呼吸(如无呼吸或仅有无效呻吟或仅有偶尔的喘息)，在得到其他证实之前，应该被视为心搏骤停。触诊大动脉搏动以及其他体征并不是可靠的指征。如果在心搏骤停时有更多的高级监护，如脉搏血氧饱和度、呼气末 CO_2 分压监测以及有创动脉血压监测，则有助于诊断。

(三)心搏骤停识别

心搏骤停的体征：①无反应；②无呼吸或仅濒死样呼吸；③无脉搏(评估时间不超过 10 秒)。

在心电监护仪上可观察到停搏心律，但是监护仪对于识别心搏骤停并不是必需的。如果患儿无反应，无呼吸(濒死叹息样呼吸不是有效呼吸)，请立即检查中心脉搏(婴儿的肱动脉、儿童的颈动脉或股动脉)。因为医务人员也不一定能可靠地检测到脉搏，所以触诊脉搏的时间不要超过 10 秒。如果无脉搏或者不确定脉搏是否存在，请立即实施 CPR(从胸外按压开始)。

(四)心肺复苏时机

患儿出现意识丧失后，检查患儿呼吸停止或仅有濒死叹息样呼吸，同时摸不到其脉搏应立即开始 CPR。当目击患儿猝倒应先启动应急反应系统，并取来 AED/除颤仪，再进行心肺复苏。若没有目击患儿猝倒，且现场只有一个救助者，应心肺复苏 2 分钟后再启动应急反应系统。

把握心肺复苏时机需注意以下几点。

(1)在医院外，若急救人员 10 秒钟无法触及脉搏，应即刻进行心肺复苏。

(2)若患儿意识丧失，呼吸不正常，能摸到其脉搏，但心率<60 次/min，并且伴有灌注不良体征，应即刻进行心肺复苏，否则绝大多数患儿此后心率呈加速下降，心搏迅速停止。

(3)血液灌注不足的体征：①体温：四肢冰凉。②意识状态变化：意识、反应持续下降。③脉搏：脉搏微弱。④皮肤：面色苍白、皮肤花斑(皮肤呈斑片状)，稍后出现发绀(嘴唇或皮肤发蓝)。

三　治疗与管理

(一)心肺复苏步骤

2010 年，美国心脏学会对心搏骤停患儿抢救流程从"A－B－C"，改为"C－A－B"。即首先开始胸外按压，再进行开放气道和人工呼吸。

1.胸外按压(C)

有效的心脏按压是心肺复苏的基础，只有进行有效的心脏按压，才能保证患儿脑部及其他生命脏器具有足以维持生命的血流及其携带的氧气，因而胸外心脏按压应争分夺秒不停息地进行。胸外心脏按压操作程序：将患儿置于硬板上。要求硬板长度大于或等于患儿肩部至腰部的距离，宽度大于或等于病床的宽度。

（1）儿童：施救者单掌或双手掌重叠，掌根部置于胸骨下 1/2 处（两乳头连线中点），注意不要按压剑突部位，肘关节伸直，借体重、肩臂之力垂直向脊柱方向按压，使胸骨下陷约 5cm。下压与放松时间相等。按压时用力不可过猛，手指不可触及胸壁。放松时让胸壁充分回弹。

（2）婴儿：单人急救时，对婴儿应采用两手指按压法进行胸外按压，按压部位为两乳头连线中点略下方；双人施救时首选双拇指环抱法对婴儿进行胸外按压，单人施救也可以使用。双手环绕婴儿胸廓，双拇指置于胸骨下 1/2 处，其余四指分开并环绕胸廓；双拇指用力按压胸骨的同时，其余手指给予反压力以挤压胸廓对婴儿进行胸外按压，使胸廓下陷约 4cm。与两手指按压法相比，双拇指环抱法可产生较高的冠状动脉灌注压以及一致的按压深度与力度，并且可以产生较高的收缩压和舒张压。

（3）无论采用何种胸外按压方法均应使按压幅度达到 1/3 胸廓厚度。

（4）胸外按压的注意要点：①"用力按压"：按压幅度约为 1/3 胸廓厚度；②"快速按压"：按压频率约为 100～120 次/min；③每次按压后使胸壁完全回弹；④胸外按压过程中应尽量减少按压中断；⑤急救人员应轮流进行胸外按压（每人按压约 2 分钟），以防因疲劳而导致胸外按压的质量及频率下降；注意应在 10 秒钟内完成人员交替，以尽量缩短胸外按压中断时间。

（5）按压与人工通气比值：①未建立人工气道时，两名施救者复苏不论年龄大小皆为 15∶2。单人复苏时采用 30∶2。②建立人工气道后，婴儿和儿童患者不再按照上述按压/通气周期进行双人急救。一人应持续给予胸外按压，频率为 100～120 次/min；另一人给予人工呼吸，频率为 20～30 次/min，也就是每 2～3 秒给 1 次呼吸，要注意轮流进行胸外按压（每人按压约 2 分钟）和防止过度通气。③有效指征：按压时可看到心电监护仪上的按压波形；可触及颈动脉、股动脉，扩大的瞳孔逐渐缩小，口唇、甲床颜色转红。胸内心脏按压：胸骨、脊柱畸形无法正确进行胸外心脏按压时，应立即开胸直接挤压心脏。高质量 CPR 要求见表 13-2-3。

表 13-2-3　高质量 CPR 要求

快速按压	对婴儿、儿童和成人以每分钟 100～120 次的速率按压
用力按压	以足够力度按压胸部，按压深度至少为婴儿和儿童胸部前后径的 1/3。相当于婴儿按压深度大约 4cm，儿童大约 5cm。一旦儿童达到青春期（即青少年），则适用于建议的成人按压深度，即至少 5cm，但是不超过 6cm
让胸廓完全回弹	每次按压后让胸部完全回弹，让心脏再次充盈
尽量减少中断	尽量将胸外按压中断限制在 10 秒或以内，或者根据干预（例如除颤）的需要而定。理想情况下，只有进行人工通气（除非已建立高级气道）、检查心律和实际给予电击时才能中断胸外按压。 一旦建立高级气道，提供持续胸外按压和非同步通气（即通气时不暂停胸外按压）
避免过度通气	每次给予人工呼吸应持续大约 1 秒钟。 每次吹气后应可观察到胸廓隆起。 建立高级气道后，每分钟给予 20～30 次人工呼吸（每 2～3 秒一次人工呼吸），小心操作避免过度通气

2.开放气道（A）

对刺激无反应的患儿可因舌根后坠导致气道阻塞，因此急救人员应开放患儿气道。建立、维持气道开放，保持足够的通气是小儿基础生命支持首要也是最重要的内容。只有建立开放的气道，氧气才能进入肺泡参与氧合。清除明显可见的口咽部分泌物、呕吐物或异物。保持头轻度后仰使气道平直。采用一些方法，使下颌骨上移，防止舌根后坠而阻塞气道。具体手法有以下 2 种。

（1）仰头抬颏法：一只手置于患儿前额，用手掌将头向背部倾斜处于正中位，颈部稍微伸展。用另一只手的几个手指放在下颌骨的颏下，提起下颏向外上方，注意不要让嘴闭上或压到颌下的软组织，以免阻塞气道。

(2)推举下颌法:患儿仰卧,术者在患儿头侧就位,将手置于患儿头部的两侧,双肘部可置于患者仰卧的平面上。手指置于患者下颌角下方并用双手提起下颌,使患者嘴唇张开。

当怀疑有颈椎外伤时,应避免应用仰头抬颏法,因为伸直颈部易损伤颈髓或引起颈髓进一步损伤,可采用推举下颌法来开放气道,但推举下颌法较难掌握,对非专业人员无论是否外伤均可直接应用仰头抬颏法。对专业人员应用推举下颌法不能开放气道时,可改为仰头抬颏法,毕竟开放气道是第一位的。

口咽与鼻咽通气道是维持气道开放的辅助通气方法(见图13-2-1和图13-2-2)口咽通气道适用于意识丧失(缺少咽反射)的患儿。宜根据患儿年龄选择大小适宜的通气道,测量口角距耳垂的距离决定型号。口咽通气道内径太小则无法防止舌根后坠阻塞咽部,内径太大则会阻塞气道。与口咽通气道相比,非昏迷患儿对鼻咽通气道容易耐受,但小的鼻咽导管(适用于婴儿)易被气道分泌物堵塞。鼻咽通气道的距离由鼻尖到耳垂的距离决定。

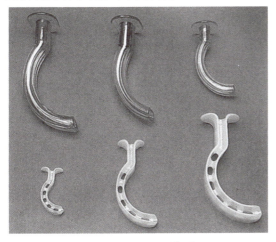

图13-2-1 口咽通气道

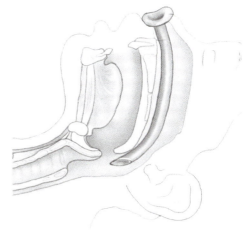

图13-2-2 鼻咽通气道

3.人工呼吸(B)

(1)口对口人工呼吸:令患儿平卧,肩背稍垫高,头后仰保持气道平直。术者位于患儿一侧,用手将下颌向前上方托起,以防舌根后坠阻塞咽部。如为小婴儿,则不必垫高肩颈部,应将手置于颈后,使头略后仰即可。另一手的拇指、食指捏紧患儿鼻孔,对准患儿口腔吹气直至患儿上胸部抬起。停止吹气,立即放开鼻孔,自然出现呼气动作。吹气应均匀,用力不可过猛,每次通气持续一秒。有条件时可应用口对口通气防护装置,以降低交叉感染风险。对小婴儿也可口对口鼻吹气。口对口或口对口鼻呼吸的优点是不用器械,随时可用,在实施过程中可感知患儿气道有无阻塞;缺点是氧浓度仅18%左右,且施救者易疲乏,影响通气效果。

(2)球囊-面罩通气:短期给予人工呼吸时,球囊-面罩通气与气管内插管相比具有相同效果并更为安全。应用球囊-面罩通气技术需经过培训与定期再培训,其相关技术包括选择大小合适的面罩、开放气道、面罩与面部之间的闭合性、给予有效通气以及评估通气有效性。若院前转运时间较短,应优先考虑给予球囊-面罩通气而非气管插管。

选择合适的球囊与面罩(见图13-2-3):球囊-面罩装置的球囊充气容量至少为450~500ml;球囊充气容量太小可导致潮气量不足或无法为足月新生儿及婴儿提供足够长的吸气时间。不供给氧气的情况下,球囊-面罩装置仅供给空气。当氧流量为10L/min时,氧浓度范围在30%~80%并与潮气量和吸气峰流速有关。为提高供氧浓度(60%~95%)可配备延长管或储气囊。使用小儿球囊时,应维持进入延长管或储气囊的氧流量为10~15L/min;使用成人球囊时,应维持进入延长管或储气囊的氧流量至少为15L/min。球囊-面罩装置的面罩大小以上边至小儿鼻梁,下边到下唇下面下颌凹陷处为准。注意面罩不要压到小儿眼睛。

操作前准备：操作站立于患儿头顶一侧，患儿呈仰卧位；根据患儿的大小选择合适大小的球囊及面罩，该球囊应配有储气囊；连接氧气管道，并能调节氧流量；应用仰头抬颏法，外伤患儿应用推举下颌法打开气道，必要时清理气道分泌物。

一人操作(E-C 手法，见图 13-2-4)：用拇指、食指环绕面罩形成一"C"字；拇指、食指及大鱼际联合用力，下压面罩，使之与患儿面部之间形成密闭不漏气空间，注意不要用力太大；将第三、四、五指勾住患儿下颌骨，形成一"E"字。用这些手指抬起下颌以维持头后仰气道开放位；用另一只手挤压球囊，同时观察胸廓是否有抬举。若有抬举，表明气体进入肺部，通气有效。一旦见到胸廓抬举，立刻放松球囊，等待胸廓弹性回缩到原位后再进行下一次通气。如果胸廓不能抬举，则说明没有有效通气，将患者头位重新摆好，清理气道，再试行通气。如已建立高级气道，通气频率控制在 20～30 次/min，也就是每 2～3 秒 1 次。

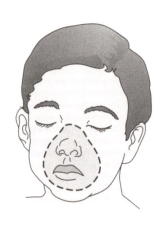

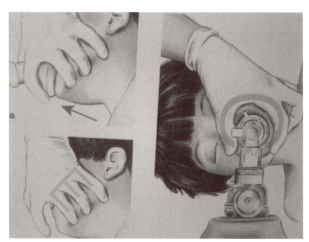

图 13-2-3　面罩大小的选择　　　　　　　　　　图 13-2-4　E-C 手法

(3)气管内人工呼吸：开放高级气道(气管插管、气管切开)后施行，适用于需长期人工呼吸者。手法如下：将复苏球囊与气管插管相连，反复挤压、放松球囊(同上)，同时观察胸部起伏，若胸部随救治者挤压上升，随救治者放松球囊而下伏，说明为有效通气。使用时开大氧气流量至 5～10L/min。

目前仍推荐使用 100% 纯氧进行复苏。吸氧过程要监测患儿的血氧水平。待患儿病情稳定后，在维持正常血氧饱和度的前提下停止吸氧或降低吸氧浓度。

不同年龄心肺复苏要点有所差别，总结见表 13-2-4。

表 13-2-4　不同年龄高质量心肺复苏要点

要点	成年和青少年	儿童 (1岁至青春期)	婴儿 (1岁以下，不包括新生儿)
现场安全	确保现场环境对施救者和患者均是安全的		
识别心搏骤停	检查是否有反应； 无呼吸或仅是濒死叹息样呼吸(即无正常呼吸)； 不能在 10 秒内明确感觉到脉搏(在 10 秒以内可以同时检查呼吸和脉搏)		
启动应急反应系统	如果是独自一人且没有手机，则离开患者启动应急反应系统并获取 AED，然后开始 CPR。或请旁人前往获取，自己立即开始 CPR；获得 AED 后应尽快使用	有人目击的猝倒，遵照左侧针对成人和青少年的相同步骤进行；未目击猝倒，单人施救者，给予 2 分钟 CPR，离开患者去启动应急反应系统并获取 AED，回到该儿童或婴儿身边并继续 CPR；获取 AED 后尽快使用	
未建立高级气道的按压-通气比率	1 或 2 名施救者 30：2	1 名施救者 30：2 2 名施救者 15：2	

要点	成年和青少年	儿童 （1岁至青春期）	婴儿 （1岁以下，不包括新生儿）
建立高级气道的按压通气比率	以100～120次/min的速率按压； 成年和青少年每6秒给予1次呼吸（每分钟10次呼吸）； 婴儿和儿童每2～3秒给予1次呼吸（每分钟20～30次呼吸）		
按压速率	100～120次/min		
按压深度	至少5cm，不应超过6cm	至少是胸廓前后径的1/3，约5cm	至少是胸廓前后径的1/3，约4cm
手的位置	两乳头连线中点		1名施救者：将2根手指放在婴儿胸部中央，乳头连线正下方 2名或以上施救者：将双手拇指放在婴儿胸部中央，乳头连线正下方
胸廓回弹	每次按压后允许胸廓回弹；不可在每次按压后倚靠患者胸部		
尽量减少中断	将胸外按压中断时间限制在10秒以内		

（二）氧 疗

儿科心肺复苏时原则上应用100％氧气吸入。

（三）电除颤

若患儿出现室颤及无脉性室速（心电图示室性心动过速，但触摸不到脉搏，说明有效心排量降低），须及时进行电击除颤。药物除颤可用利多卡因或胺碘酮。

（1）除颤器：可以是手动或自动，包括单相波和双相波两类除颤波形。目前市场上绝大多数都是双相除颤器。为心律失常和心搏骤停高危患儿提供医疗救治的机构（如医院、急诊科）应备有可调节电能的除颤器。

（2）电极板大小：应使用适合于胸壁的电极板或粘贴电极板，并保持两电极板之间的距离至少间隔3cm。成人型电极板（8～13cm）适用于体重＞10kg或年龄＞1岁的小儿；婴儿型电极板适用于体重＞10kg的婴儿。

（3）界面：除颤电极与胸壁皮肤之间可用电极膏、导电糊涂抹，但不得使用生理盐水浸泡过的纱布、超声耦合剂或酒精棉片。务必注意两电极板之间皮肤不能有液体相连，否则会造成皮肤表面导电，产生烧灼。

（4）电极板放置位置：电极板放置位置有两种。一种是一个电极紧贴右上胸壁，另一电极紧贴左乳头左侧的左下肋（心尖部）。另一种是一个电极紧贴上胸壁胸骨左缘，另一电极紧贴背部肩胛下区。

（5）电击能量：使用手动除颤仪进行除颤时，首次电击能量为2J/kg，重复电击的电能剂量为4J/kg。之后可以使用4J/kg以上，最大10J/kg或成人剂量。

（6）自动体外除颤器：大多自动体外除颤器可对不同年龄患儿发生的室颤进行准确的检测，并区分可电击心律和不可电击心律，其敏感性和特异性均较高。1～8岁的患儿应使用带有儿科除颤能量衰减系统的自动体外除颤器，此种除颤器可提供适合于小儿的电击能量。衰减器可将电击能量减少约2/3。

（7）除颤步骤：每台除颤仪上均有具体操作指南，操作时可直接参照。出现可电击心律时，应立即准备给予除颤，除颤越早其成功率越高。电击除颤前，应持续给予心肺复苏，并在电击后立即开始心肺复苏（首先给予胸外按压）。要尽量减少胸外按压中断时间。只有在人工通气（直至气管插管）、检查心律以及电除颤时才能中断胸外按压。在检查心律后除颤器充电的过程中，急救人员均应给予胸外按压（条件允许的情况下）。即抓紧一切时间不停顿地进行胸外按压。尽快给予1次电除颤（2J/kg）并立即进行2分钟的心肺复苏（每个循环单人时30次按压，2次人工通气；双人时15次按压，2次人工通气），心肺复苏时首先给予胸外按压。此时需建立输液通路（静脉通路或骨髓内通路）。

(8)检查心律:若仍为可电击心律,则再给予1次电除颤(4J/kg),然后立即心肺复苏。检查心律后应尽快给予肾上腺素,而其他急救人员在检查心律前事先备好药物有利于检查心律后尽早给药。可在除颤器充电时或电除颤后立即给药。但是,减少胸外按压中断时间比尽早给药更为重要。此时还应尽早建立高级气道(气管插管)。给予2分钟的心肺复苏后再检查心律。若仍为可电击心律,则再给予电除颤(>4J/kg),然后立即心肺复苏,同时给予胺碘酮或利多卡因。约2分钟再次检查心律,若为可电击心律则准备再次电除颤(>4J/kg)。此时还要努力寻找可逆性病因,对病因进行干预和治疗。

若一次除颤无法终止室颤,则立即第二次电除颤的意义不大,此时进行心肺复苏似乎对患者更有利。心肺复苏可以增加冠脉灌注,增加氧输送,可提高第二次电除颤的成功率。缩短胸外按压与电除颤之间以及电除颤与电除颤后重新开始胸外按压之间的时间间隔非常重要,给予2分钟心肺复苏后检查心律。

(四)复苏后的生命支持

复苏后生命支持治疗包括保护脑功能、避免二次脏器损伤、寻找病因、对因治疗以及患儿在稳定的生理状态下转至儿科专科医疗机构继续治疗。由于复苏后生命支持治疗过程中患儿心肺状况可出现恶化,因此要反复进行临床评估。

(五)终止复苏的指征

经积极抢救15~30分钟患儿仍呈深昏迷、发绀、瞳孔散大固定、无自主呼吸、无心跳,应停止抢救,即使有心跳,亦可能有脑死亡,继续复苏成功机会甚少。证实为脑死亡者应在与家属沟通后停止抢救。只要心跳对各种刺激(包括药物)尚有反应,心脏按压可持续1小时以上。

四 指南更新

2020年,美国心脏协会(American Heart Association,AHA)关于CPR及心血管急救指南中的关键问题和内容有如下变更:①针对所有儿童复苏,建立高级气道后建议辅助通气频率增每2~3秒通气1次(每分钟通气20~30次)。②对于任何年龄需要插管的患者,建议使用有套囊气管内插管,以减少漏气现象及换管需要。③不再建议在插管期间常规使用环状软骨加压。④实施人员对心搏骤停患者首先尝试建立静脉通路进行给药,如果静脉通路尝试不成功或不可行,可以考虑改用骨内通路。⑤尽早给予肾上腺素,在不可电击心律(心搏停止和无脉性电活动)心搏骤停后5分钟内给药。⑥进行有创血压监测评估CPR质量。⑦建议对儿科心搏骤停存活者进行康复服务评估。

五 推荐文献阅读

1. Topjian AA,Raymond TT,Atkins D,et al. Part 4:Pediatric basic and advanced life support:2020 American Heart Association Guidelines for cardiopulmonary resuscitation and emergency cardiovascular care[J]. Circulation,2020,142(16-suppl-2):S469-S523.

2. Panchal AR,Bartos JA,Cabanas JG,et al. Part 3:Adult basic and advanced life support:2020 American Heart Association Guidelines for cardiopulmonary resuscitation and emergency cardiovascular care[J]. Circulation,2020,142(16-suppl-2):S366-S468.

3. Berg MD,Schexnayder SM,Chameides L,et al. Part 13:Pediatric basic life support:2010 American Heart Association Guidelines for cardiopulmonary resuscitation and emergency cardiovascular care[J]. Circulation,2010,122(18 Suppl 3):S862-S875.

4. 美国心脏协会. 儿科高级生命支持[M]. 杭州:浙江大学出版,2018.

5. Madden MA. Pediatric Fundamental Critical Care Medicine(Second Edition)[M]. 杭州:浙江大学出版社,2018.

(六) 病例剖析

【一般情况】 患儿,男,5岁,体重20kg。

【主诉】 咳嗽1天,意识丧失2分钟。

【现病史】 患儿1天前接触"感冒的爸爸"后出现咳嗽,偶有几声咳,不剧,干咳为主,无气喘气促,无发热,无抽搐,无腹痛腹泻,无皮疹,家长遂来我院门诊就诊。2分钟前患儿候诊时突发意识丧失,呼之不应,无抽搐,无呕吐,无发绀,无大小便失禁,遂送至抢救室。

起病来,患儿神志清,精神可,胃纳可,睡眠一般,大小便正常,体重无明显下降。

【既往史】 既往体健,否认食物药物过敏史。

【个人史】 G1P1足月剖宫产,出生体重3.5kg,否认窒息抢救和难产史。生后母乳喂养,适时添加主食,现普食。按卡接种疫苗,生长发育同正常同龄儿。

【家族史】 否认家族遗传病史,否认家族传染病史。

【抢救措施】

1. 评估并呼救:用双手拍双肩并大声呼唤"小朋友,听得到吗?",患儿无反应,触摸颈动脉并看患儿胸廓有无起伏,评估时间不超过10秒。评估7秒发现患儿无脉搏无呼吸,呼救人来帮忙,并带来除颤仪。

2. 立即开始心肺复苏:将患儿放置抢救板,立即开始胸外按压,按压频率100~120次/min钟,按压深度至少5cm,每次按压后让胸廓完全回弹,按压30次后,予以2次人工通气,每次通气时间不超过1秒。另1名施救者来后,打开除颤仪,连接导线,停止按压,观察除颤仪心电图,心电图提示室颤。这时一人继续按压,另一名施救者选择50J双相波,充电完毕后,所有人离开患儿,予以除颤。放电后立即胸外按压,双人以15次按压:2次通气进行心肺复苏,后续治疗进入高级生命支持(见图13-2-5)。除颤后经过2分钟心肺复苏,和一次肾上腺素推注治疗后,患儿恢复自主心率和自主呼吸,予以鼻导管吸氧,氧饱和能维持至96%。

【入科诊断】 1.心搏骤停复苏后;2.昏迷待查:心律失常? 颅内出血? 3急性上呼吸道感染。

【进一步检查】

1. 血糖、三大常规、血气+电解质+乳酸、前降钙素、急诊生化、甲状腺功能、肌钙蛋白、心房钠尿肽、血氨等。

2. 病原学检查:咽拭子培养、咽拭子MP-RNA等。

3. 心电图、动态心电图、心超、胸片、头颅CT等。

【诊疗计划】

1. 告病危,心电监护,继续鼻导管吸氧,必要时机械通气。

2. 对症治疗:纠正电解质紊乱及酸碱失衡,密切关注患儿尿量、体温及血糖等情况,根据病情变化及时调整治疗方案。

【诊疗经过】

1. 辅助检查结果

(1)心电图:窦性心律,QT间期延长。

(2)血糖、血气、三大常规、前降钙素、急诊生化、甲状腺功能、肌钙蛋白、心房钠尿肽、血氨、咽拭子培养、咽拭子MP-RNA、胸片、心超、头颅CT基本正常。

(3)动态心电图:窦性心律,频发室早二联律,QT间期延长。

2. 疾病转归

抢救室转心内科住院进一步治疗,予以鼻导管吸氧3天后停鼻导管吸氧,维生素C注射针1g,qd×7d;唯嘉能1g,qd×7d;普萘洛尔3mg,tid×7d;瑞安吉10ml,tid×7d等治疗。患儿入院1周后患儿病情平稳,血压正常,复查动态心电图为窦性心律,QT间期缩短,无室早再发,予以出院。

出院时患儿体温正常,无明显咳嗽,无气喘,无胸闷乏力,无头晕头痛。查体:神清,精神可,气平,两肺呼吸音清，未闻及干湿啰音，心律齐，未及明显杂音，腹软，肝脾肋下未及，神经系统查体阴性。

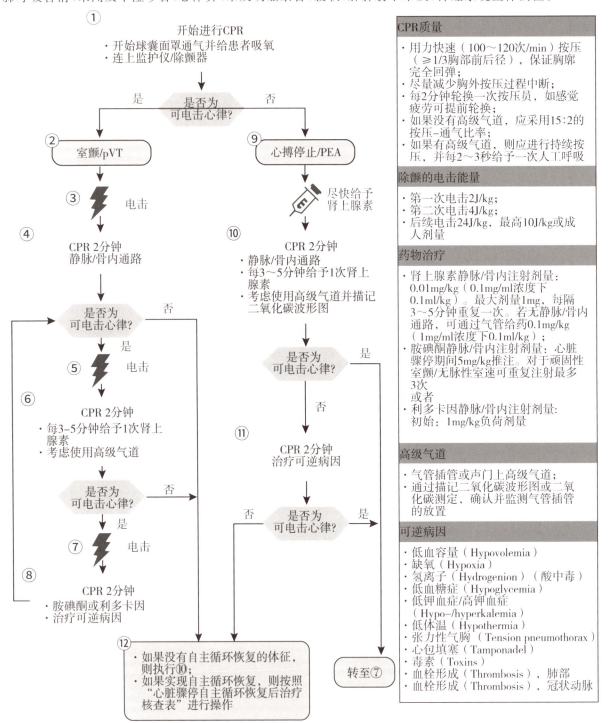

图 13-2-5　儿童心搏骤停流程图

注：无脉性电活动（pulseless electrical actrivity，PEA），无脉性室性心动过速（pwlseless ventricular tachycardia，pVT）

【出院诊断】　1.心搏骤停复苏后；2.长 QT 间期综合征；3.急性上呼吸道感染。

【出院建议】

1.出院带药：普萘洛尔 3mg/次，一天 3 次口服。

2.定期心内科门诊复诊，每月复查一次动态心电图。

3.避免剧烈运动，保持良好心态，避免刺激。

第三节　急性呼吸窘迫综合征

一　概　述

急性呼吸窘迫综合征(acute respiratory distress syndrome,ARDS)是指在严重感染、休克、创伤等非心源性疾病过程中,肺毛细血管内皮细胞和肺泡上皮细胞损伤造成弥漫性肺间质及肺泡水肿,而导致的急性低氧性呼吸功能不全或衰竭。急性肺损伤(acute lung injure,ALI)曾被认为和ARDS具有相同的病理生理改变,是同一疾病的不同阶段,严重的ALI或ALI的严重阶段称为ARDS,但目前不再强调ALI此概念。ARDS是儿科重症监护室(pediatric intensive care unit,PICU)中病死率极高的疾病之一,国外儿童ARDS在PICU中的患病率为0.7%～4.2%,病死率为42%～75%。2009年,我国一项关于儿童ARDS的多中心研究表明,PICU中ARDS患病率为1.14%,病死率达61%。近年来,随着治疗手段的完善,ARDS的病死率显著降低,但仍然是PICU中常见的临床疾病。

二　诊断与评估

(一)儿童ARDS的诊断及严重程度评估

1994年美国欧洲共识会议(AECC)首次提出ARDS定义;2012年在德国柏林再次修订,形成柏林标准。儿童ARDS和成人在病理生理方面有一定的相似性,但在病因、危险因素、治疗及预后方面均有较大差异,遗憾的是AECC和柏林标准均未包含儿童诊断标准。2015年,国际上首次制定儿童呼吸窘迫综合征(pediatric acute respiratory distress syndrome,pARDS)的诊断标准,并发表在杂志《儿童重症医学》(*Pediatric Critical Care Medicine*)上。

pARDS诊断标准为:①排除有围产期相关肺部疾病的患儿;②7天以内发生病因明确的损害;③不能完全用心功能衰竭或液体超负荷来解释的呼吸衰竭;④胸部影像学出现新的渗出性改变与急性器质性肺损伤的表现一致;⑤在无创机械通气时,面罩BiPAP或CPAP≥5cmH$_2$O,满足P/F≤300或S/F≤264,可诊断pARDS;⑥在有创机械通气时,满足4≤氧指数(OI)<8或5≤OSI<7.5,可诊断轻度pARDS;当8≤氧指数<16或7.5≤OSI<12.3,可诊断中度pARDS;当OI≥16或OSI≥12.3,可诊断中度pARDS(见表13-3-1)。

表13-3-1　小儿急性呼吸窘迫综合征诊断标准

年龄	排除围产期相关性肺疾病的患儿			
发病时间	病因明确的损害发生在7天以内			
肺水肿	无法完全用心衰或者液体超负荷来解释的呼吸衰竭			
胸部影像学	胸部影像学发现与肺实质疾病一致的新发浸润影			
氧合	无创机械通气	有创机械通气		
	PARDS(无严重程度分级)	轻度	中度	重度
	全面罩双水平正压通气或CPAP≥5cmH$_2$O,P/F≤300,S/F≤264	4≤OI<8 5≤OSI<7.5	8≤OI<16 7.5≤OSI<12.3	OI≥16 OSI≥12.3

续表

特殊疾病	发绀型心脏病	符合以上关于年龄、发病时间、肺水肿原因以及胸部影像学的标准,且急性氧合障碍不能用自身的心脏疾病来解释
	慢性肺部疾病	符合以上关于年龄、发病时间、水肿原因以及胸部影像学表现为新发浸润影,且氧合水平从患者自身基线水平有明显下降,符合以上氧合障碍标准
	左心功能障碍	符合以上关于年龄、发病时间、水肿原因以及胸部影像学表现为新发浸润影,氧合障碍符合以上标准且不能用左心功能障碍来解释

注:P/F:动脉血氧分压/吸入氧浓度;S/F:脉氧饱和度/吸入氧浓度;OI:氧合指数;OSI:氧饱和度指数;CPAP:持续气道正压。

2015 诊断标准中包含了 PARDS 病情严重程度的分度,即在有创机械通气条件下是根据 OI 和 OSI 来程度分级的。

(二)辅助检查

1.协助诊断与评估

包括血气分析、X 线胸片、肺部 CT 检查及肺泡毛细血管屏障功能测定。

(1)血气分析:检测肺部气体交换异常对 ARDS 的诊断和治疗具有重要价值。动脉血气分析是评价肺部气体交换的主要临床检查。

①换气功能障碍:表现为不同程度的低氧血症,$PaO_2 < 8.0kPa(60mmHg)$。

②呼吸性碱中毒或呼吸性酸中毒:ARDS 发病早期因呼吸频率增快、过度通气,常常表现为呼吸性碱中毒,$PaCO_2$ 常低于 4.7kPa(35mmHg),后期严重组织缺氧,使代谢性酸中毒加重,呼吸肌疲劳造成通气量减少,$PaCO_2$ 升高,表明病情加重,预后不良。

③肺泡-动脉血氧分压差($A-aDO_2$):肺泡氧分压与动脉血氧分压之间的差值,可作为判断肺功能的临床指标之一。$A-aDO_2$ 增大提示肺泡-毛细血管屏障的弥散功能障碍。ARDS 患者,当吸入氧浓度(FiO_2)为 0.21(大气吸入)时,由正常的 $A-aDO_2$ 3.3~2.7kPa(10~20mmHg)可增至 6.7kPa(50mmHg)以上;当吸入氧浓度(FiO_2)为 1.0(纯氧吸入)时,由正常的 $A-aDO_2$ 3.3~10.0kPa(25~75mmHg)可增至 13.3kPa(100mmHg)以上。

④氧合指数(PaO_2/FiO_2):此为改良的呼吸指数,是反映 ARDS 低氧血症程度的主要指标,与 ARDS 预后直接相关,正常范围为 53.3~66.7kPa(400~500mmHg)。根据最新 pARDS 诊断标准,无创机械通气下,低于 40kPa(300mmHg)即可诊断 ARDS。

(2)X 线胸片:对于既往体健或肺外因素起病者,早期胸片仅有肺纹理增多及少许片影,继而出现大片间质和实质浸润、肺不张,病灶间肺充气正常;也可出现分布不均匀病灶,伴支气管充气征。晚期病变可大片融合或心缘膈缘消失,呈白肺样改变。不同原发病,胸片表现可不一致。

(3)胸部 CT:与胸片相比,胸部 CT 尤其是高分辨 CT(HRCT),为 ARDS 的早期诊断提供重要帮助。ARDS 的胸部 CT 表现分为 5 种基本改变:①毛玻璃样改变:云雾状高密度病灶,其间血管和支气管壁清晰;②实变:肺泡水肿所致的肺野密度对称性增加及支气管征;③网状改变:间质性肺水肿或纤维化引起的小叶间隔增厚;④线状影:病灶区增厚的小叶间隔或线条索状影;⑤肺纹理扭曲:表现为肺纹理扭曲或支气管扩张。

(4)肺泡毛细血管屏障功能的测定:肺泡毛细血管屏障功能障碍是 ARDS 的重要病理特征,测定肺泡灌洗液中蛋白浓度或肺泡灌洗液中蛋白浓度与血浆蛋白浓度的比值,可反映从肺泡毛细血管中漏入肺泡的蛋白量,是评价肺泡毛细血管屏障损伤的常用方法。发生 ARDS 时,水肿液蛋白浓度与血浆蛋白浓度比值通常>0.7;高压性肺水肿时微血管屏障功能完整,水肿液蛋白浓度与血浆蛋白浓度比值通常<0.6;水肿液蛋白浓度与血浆蛋白浓度比值在 0.6~0.7 时,通常提示高渗性肺水肿与高压性肺水肿并存。

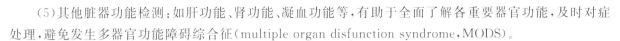

(5)其他脏器功能检测：如肝功能、肾功能、凝血功能等，有助于全面了解各重要器官功能，及时对症处理，避免发生多器官功能障碍综合征(multiple organ disfunction syndrome，MODS)。

2.协助鉴别诊断

ARDS的病因很多，可以是直接性损伤(如严重肺部感染、吸入有害气体、肺挫伤等)引起的，也可以是间接性损伤(如休克、严重全身感染、体外循环等)造成的，临床应进行病因鉴别。同时，ARDS的主要临床表现为呼吸困难，因此临床也应以此征进行症状鉴别。

(1)感染指标检测：当怀疑由严重肺部感染、全身感染或脓毒症休克等感染因素引起的，可做血常规、CRP、PCT、细胞因子及各类培养等检测，以帮助鉴别。

(2)肺部影像学检查：当患儿气促明显，如怀疑肺炎、哮喘、先天性畸形(如膈疝)、气胸等，可行肺部影像学检查(X线胸片或胸部CT)，了解肺部的病灶情况，以帮助鉴别。

三　治疗与管理

(一)治疗目标

一旦诊断PARDS，应及时治疗。治疗目标包括消除诱发因素，治疗基础疾病，防止进一步肺损伤；器官及全身功能支持治疗，特别是呼吸支持治疗；肺损伤的特异性治疗。

(二)治疗措施

1.治疗原发病

积极控制原发病，遏制其诱导的炎症反应，是防止ARDS进展的关键。主要措施如下。

(1)控制感染：对肺部或全身感染，应早期、足量、合理联用抗生素，避免继发感染。

(2)积极抢救休克，改善微循环：若休克诱导ARDS，应适当补充血容量，避免液体输入速度过快及输入量过大，应合理应用晶体液和胶体液。

(3)及时正确处理创伤：如清创、骨折固定、手术修补等，若需大量输血，最好输入新鲜血液。

2.呼吸支持

有效的呼吸支持是治疗ARDS的中心环节。氧疗是纠正ARDS患儿低氧血症的基本手段，可根据低氧血症的改善程度来调整氧疗方式。目前，机械通气仍然是ARDS最主要的呼吸支持手段，其目的是纠正顽固性低氧血症，防止肺泡萎陷，减轻肺水肿，改善氧合。无创呼吸支持(如CPAP)可以用于轻度ARDS，但不适用于中重度ARDS。机械通气能改善通气和氧合，维持组织氧供，但使用时应尽量避免并发症的发生。

(1)机械通气指征：当ARDS患儿经高浓度吸氧($>50\%$)仍不能改善低氧血症($PaO_2<60mmHg$)时，应积极气管插管进行有创机械通气。

(2)肺保护性通气策略：临床应用有创机械通气的主要并发症是机械通气相关性肺损伤(ventilator-induced lung injury，VILI)，包括压力伤、容积伤、不张伤等。采取肺保护性通气策略，能够改善肺部炎症反应，减少VILI的发生，防止肺外器官功能衰竭，可显著降低ARDS患儿的死亡率。①低潮气量通气(low tidal volume，LTV)，限制气道平台压：一般潮气量设置为$5\sim8ml/kg$，呼吸系统顺应性差的患儿$3\sim6ml/kg$；气道平台压限制在$28cmH_2O$以内，胸壁顺应性降低的可以提高至$29\sim32cmH_2O$。目前认为在实施肺保护性通气策略时，限制气道平台压比限制潮气量更为重要。②允许性高碳酸血症(permissive hypercapnia，PHC)：采取低潮气量通气时，允许$PaCO_2$在一定范围内升高，但pH应维持在$7.15\sim7.30$。③合理呼气末正压(positive end expiratory pressure，PEEP)的设置：适当水平的PEEP能防止呼气末肺泡塌陷，减少分流，改善低氧血症，防治VILI。目前最佳PEEP的选择仍存在争议，需结合临床强调个体化的设置。推荐选择适度升高PEEP($10\sim15cmH_2O$)来改善氧合，对于严重ARDS，

PEEP 可高于 15cmH₂O。

（3）肺复张(recruitment maneuver，RM)：肺复张目的是使得塌陷的肺泡重新保持开放状态，并改善氧合，这是 ARDS 治疗中的一个重要环节。目前推荐的是谨慎的肺复张策略，即通过缓慢改变(递增和递减)PEEP 的步骤来改善严重的氧合障碍，而不推荐持续性的肺复张策略。

（4）高频通气：高频通气是指通气频率超过正常频率 4 倍的辅助通气，也是近年来应用于临床的一种新的通气模式，可以减少气压伤和气漏的发生。中重度 ARDS 患儿常频机械通气时，当平台压超过 28cmH₂O，可考虑高频震荡通气(high frequency oscillation ventilation，HFOV)，可改善氧合、减少 VILI 的发生。

（5）ECMO：ECMO 是一种呼吸循环支持方法，可以减轻肺负担，有利于肺功能恢复，可作为常规治疗无效的最后手段。对于严重 ARDS 患儿，若病因可逆或等待肺移植时，可考虑 ECMO 治疗，但目前仍无明确的应用指征。

3.药物治疗

除病因治疗相关药物外，尚无临床公认有效的药物治疗方案。目前临床应用的药物如下。

（1）糖皮质激素：由于缺乏儿科证据，现有研究资料得出糖皮质激素疗效各不统一，2015 年 PARDS 国际专家共识中未常规推荐应用糖皮质激素。但糖皮质激素在儿科重症医学中是常用药物，当合并休克或肾上腺皮质功能不全时，可考虑应用。

（2）肺泡表面活性物质：外源性表面活性剂可降低肺泡表面张力，减轻局部炎症反应，可作为治疗 ARDS 的手段之一。国内外动物研究或个案报道均提示外源性肺泡表面活性物质可改善氧合并影响预后，但多数研究结果是不肯定的，因此也不推荐常规使用肺泡表面活性物质。

（3）吸入一氧化氮(iNO)：对于合并重度肺动脉高压和严重右心功能不全的 ARDS 患儿，可使用 iNO。此外，iNO 也可作为抢救或体外生命支持的补充治疗手段。但对于 ARDS 患儿，不常规推荐使用 iNO。

4.对症治疗

（1）液体管理：ARDS 患儿的液体管理目标是维持血管内容量以保证终末器官灌流，同时应减少肺部血管渗出，改善肺水肿。因此，在保证组织器官灌注前提下，以最低有效血容量来维持循环功能，实施限制性液体管理(利尿和限制性补液)，实现液体轻度负平衡，有助于改善 ARDS 患儿的氧合和肺损伤。有条件情况下，需监测血流动力学来指导补液。

（2）营养支持：ARDS 患儿处于一种应激和高代谢状态，营养不良将加快呼吸肌疲劳和多脏器衰竭，因此应及时给予全身营养支持。如病情允许，应尽量经口摄取或以鼻饲供给营养；存在肠内营养禁忌证时，可选择肠外营养。

（3）镇静剂和神经肌肉阻滞剂：对于机械通气的 ARDS 患儿，需应用最小剂量的镇静剂以促进对机械通气的耐受，而最小镇静剂量因人而异。如果单一镇静剂不能满足有效的机械通气，可考虑使用最小剂量的神经肌肉阻断剂，以确保呼吸机的顺利使用及促进呼吸功能的恢复。

（4）连续性血液净化治疗：从发病机制角度来说，ARDS 患儿体内存在大量细胞因子，可导致或加重其他脏器功能衰竭。连续性血液净化可清除大部分中小分子量的细胞因子，减少肺血管外的肺水含量，维持机体水电解质和酸碱平衡，但其确切应用指征及疗效有待进一步研究。

四 研究热点

ARDS 的病理特点是不同原因导致的弥漫性肺泡损伤，广泛的上皮细胞和血管内皮损伤死亡和蛋白渗出。这一病理特征使得大量研究集中于寻找损伤过程中的特异性物质，以作为 ARDS 诊断预后的生物学标志物。但目前没有多中心临床研究证据支持单个标志物或者某各标志物组合可独立预测

ARDS 发病风险或早期诊断。近年来研究较多是以下这些标志物,如血管性血友病因子(van Willebrand factor,vWF)、肺泡灌洗液中白介素-8(IL-8)、血清中多糖结合蛋白(LBP)、肺水肿液和血浆中细菌间黏附分子-1(ICAM-1)及血浆 Clara 细胞蛋白(CC16)等,但其准确性仍有待多中心研究结果证实。

目前用于临床治疗 ARDS 的药物不少,但 ARDS 预后较差,因此研发新药对 ARDS 的治疗具有重要的临床意义。现阶段临床前研究表明多种药物对 ARDS 干预取得良好效果,如他汀类药物、血红素加氧酶、咪唑类、血管紧张素转化酶抑制剂等,但在临床并未大规模使用。随着对 ARDS 药物治疗研究的不断进步,不同药物的作用靶点各异,但绝大多数药物仍停留在细胞试验及动物试验阶段,需要更多的临床实践及循证医学证据的支持。

2015 国际小儿急性呼吸窘迫综合征专家共识制定了儿童 ARDS 的定义、诊断标准,并提出了治疗建议,这标志了儿科重症医学新时代的开始。但由于 ARDS 患儿机械通气的模式和策略相关临床研究较少,因此新共识只提供了一些证据不强的推荐,如潮气量、PEEP、肺复张策略及高频通气选择等,至今仍未提出儿童 ARDS 最佳的通气模式、呼吸机参数和整体管理策略,许多悬而未决的问题有待于今后更可靠科学的证据支持。

五 推荐文献阅读

1. Pediatric Acute Lung Injury Consensus Conference Group. Pediatric acute respiratory distress syndrome:consensus recommendations from the Pediatric Acute Lung Injury Consensus Conference [J]. Pediatr Crit Care Med,2015,16(5):428-439.

2. 许峰,王荃,钱素云.2015 年版"儿童急性呼吸窘迫综合征:儿童急性肺损伤会议共识推荐"指南解读[J]. 中华儿科杂志,2016,54(5):323-325.

3. 陈扬,陆国平.儿童急性呼吸窘迫综合征的诊治进展[J].中国当代儿科杂志,2018,20(9):717-723.

六 病例剖析

【一般情况】 患者,女,4 岁 4 个月。

【主诉】 确诊白血病 1 月,发热咳嗽 6 天,气促 2 天。

【现病史】 患儿 1 月前因"血检异常"入住我院血液科,经骨髓检查确诊为急性淋巴细胞白血病(L2 型、Pre-B、中危组),予以 VDLD 方案化疗(目前化疗中),近期血常规提示血三系均降低。6 天前出现发热,体温最高 38.6℃,无畏寒寒战,伴阵发性咳嗽,有痰不易咳出,无喘息,无胸闷胸痛,无恶心呕吐,无腹痛腹泻,胸部 CT 提示双侧肺炎,予"舒普深 0.8g q8h 联合稳可信 300mg q8h、伏立康唑"静滴抗感染。患儿发热、咳嗽无好转,2 天前出现气促,稍喘息,予鼻导管吸氧,更换抗生素为"美罗培南、万古霉素、伏立康唑",患儿气促进行性加重,遂转入 ICU 病房。

患儿自发病以来,神志清,精神可,胃纳可,睡眠可,二便无殊,体重无明显变化。

【既往史】 既往体健。

【个人史】 G2P2 足月剖宫产,出生体重 3.15kg,否认难产史及窒息抢救史。生后混合喂养,按时添加辅食,现普食。按卡接种疫苗,2 月抬头,4 月翻身,6 月独坐,1 岁会走,生长发育与正常同龄儿相仿。

【家族史】 父母体健。否认家族中肝炎、结核等传染病史及肿瘤、高血压等遗传病史。有一哥哥,14 岁,体健。

【入科查体】 T 37.8℃,R 52 次/min,HR 156 次/min,BP 96/36mmHg,体重 15kg,神志清,精神

可，双瞳孔等大等圆，直径 3mm，对光反射灵敏，颈软，颈部可及 2 枚黄豆大小肿大淋巴结，质地中等，无压痛，咽红，双扁桃体不大，呼吸促，可见吸气性三凹征，双肺可闻及少许湿啰音，心音中，心律齐，未闻及病理性杂音，腹软，未及包块，无压痛及反跳痛，肝脾肋下未及，肢端温，CRT 3 秒，神经系统查体未见阳性体征。

【辅助检查】

1. 血常规：WBC 0.55×10^9/L，NEUT％ 47％，LY％ 47.8％，Hb 63g/L，PLT 57×10^9/L，CRP 42.6mg/L。

2. 血气+电解质：PH7.376，PCO_2 43.1mmHg，PO_2 50.7mmHg，K^+ 5.9mmol/L，Na^+ 134mmol/L，Ca^{2+} 0.98mmol/L，Lac 3.4mmol/L，HCO_3^- 24.3mmol/L，BE 0.1mmol/L。

3. 胸部 CT：双侧肺炎。

【入科诊断】 1. 急性重症肺炎；2. Ⅰ型呼吸衰竭；3. 脓毒症；4. 急性淋巴细胞白血病（L2 型，Pre-B，中危组）；5. 化疗后骨髓抑制。

【进一步检查】

1. 前降钙素、生化、凝血谱、心肌损伤标记物。

2. 病原体检测：痰培养、血培养、G 试验、GM 试验、病原体 RNA（肺炎支原体）、呼吸道病毒抗原检测。

3. 胸片、心电图、心脏彩超。

4. 必要时纤维支气管镜检查。

【诊疗计划】

1. 告病危，心电监护，鼻导管吸氧，禁食。

2. 抗感染：美罗培南 0.3g q8h 泵注，伏立康唑 120mg q12h 泵注，SMZ 0.48g tid 口服，因万古霉素血药浓度不达标，更换为利奈唑胺 0.15g q8h 泵注。

3. 对症支持治疗：瑞白升白细胞治疗，输注红细胞改善氧输送，维持水电解质及酸碱平衡，密切关注患儿呼吸情况，根据病情变化及时调整治疗方案。

【诊疗经过】

1. 辅助检查结果

（1）前降钙素：4.710ng/ml。生化五类：白蛋白 22.9g/L，丙氨酸氨基转移酶 35U/L，天门冬氨酸氨基转移酶 95U/L，CK-MB 103U/L，铁蛋白 658.8μg/L。凝血谱检查：纤维蛋白原 1.63g/L，活化部分凝血活酶时间 59.5 秒，血浆 D-二聚体测定 1.20mg/L。心肌损伤标志物：氨基末端脑利钠肽前体 3361.7pg/ml。

（2）病原体检测：G 试验：202.17pg/ml。GM 试验：阴性。痰培养、血培养阴性。病原体 RNA（肺炎支原体）、呼吸道病毒抗原检测阴性。肺泡灌洗液病原体高通量测序：皱裂菌属（微红皱裂菌），序列数 2876。

（3）胸部影像：图 13-3-1A 入 PICU 第一天胸片（鼻导管吸氧）；图 13-3-1B 入 PICU 第二天胸部 CT（面罩吸氧）；图 13-3-1C 入 PICU 第五天胸片（气管插管）；图 13-3-1D 入 PICU 第六天胸片（ECMO 第一天）。

（4）胸水超声：右侧胸腔积液 1.0cm。

（5）超声心动图检查、心电图正常。

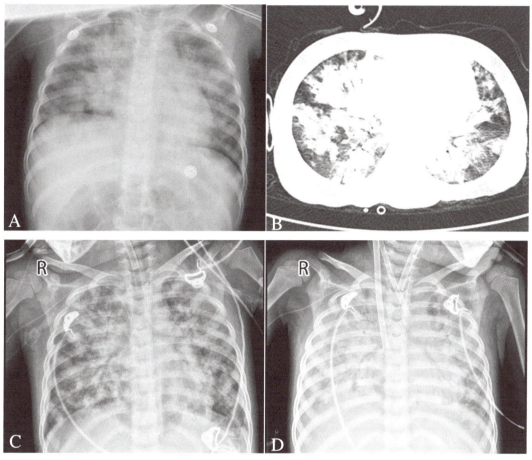

图 13-3-1　胸部影像

2.疾病转归

(1)呼吸支持方面:患儿入科后鼻导管吸氧 2L/min 下血氧饱和度 92% 左右,改为面罩吸氧 4L/min,入院第 2 天氧饱和度下降至 83%,予气管插管呼吸机辅助通气(SIMV 模式,FiO₂ 100%,VT 90ml,F 40 次/min,PEEP 7cmH₂O),患儿气管内可吸出较多淡血性痰液,氧饱和度不稳定,OI 值 45。入科第 5 天再次出现氧合下降 85% 左右,伴血压下降,最低 68/38mmHg,予扩容、去甲肾上腺素、肾上腺素维持血压,改为高频振荡通气(频率 6.9Hz,振幅 40cmH₂O,MAP 35cmH₂O,氧浓度 100%),患儿氧合仍有波动,入科后第 6 天血氧饱和度下降至 50%~60%,予 V-A ECMO 支持 1 周,入科后第 17 天撤呼吸机改面罩,第 18 天停吸氧。

(2)抗感染方面:因病情进展,ECMO 支持同时调整抗生素为利奈唑胺、替加环素联合舒普深抗感染,SMZ 联合卡泊芬净、两性霉素 B 抗真菌治疗。

患儿入科第 19 天后体温逐渐正常,呼吸平稳,肺部影像好转,入科后第 25 天转回血液科,9 天后出院。

出院时,患儿无发热,大气吸入下氧饱和度正常,无咳嗽,无恶心呕吐,无腹痛,无烦躁不安,无皮疹,大小便无殊。查体:神志尚清,精神略软,双侧瞳孔等大等圆,直径约 2mm,双侧对光反射灵敏,双肺未闻及干湿啰音,心律齐,腹软,无压痛及反跳痛,肝脾肋下未及,肠鸣音可,肢端温,CRT 2 秒,神经系统查体无阳性体征。

【出院诊断】　1.急性重症肺炎(肺部真菌感染:微红皱裂菌);2.急性呼吸窘迫综合征(重度);3.脓毒症;4.脓毒症休克;5.胸腔积液;6.心肌损害;7.凝血功能障碍;8.ECMO 术后;9.急性淋巴细胞白血病(L2 型,Pre-B,中危组);10.化疗后骨髓抑制。

【出院建议】

1.出院后继续口服复方磺胺甲噁唑片 0.24g 每次,每天 3 次;瑞安吉、左卡尼丁口服营养心肌。

2.注意休息,防止感染出血;定期复查血常规(至少一周两次),定期复查血生化、血气及凝血谱(每周至少查 2～3 次),监测血压、血糖,如有异常,及时就诊。

3.出院后择期回院行化疗,电话联系床位。

4.如有发热、咳嗽、气急、腹痛腹泻等不适及时就诊。

缩略词表

英文缩写	英文全称	中文全称
ACEI	angiotensin converting enzyme inhibitors	血管紧张素转化酶抑制剂
ACMG	american college of medical genetics	美国医学遗传学会
ACP	acid phosphatase	酸性磷酸酶
ACTM	acute complete transverse myelitis	急性完全性横贯性脊髓炎
ACV	acyclovir	无环鸟苷
AD	alzheimer's disease	阿尔兹海默症
ADC	apparent diffusion coefficient	高表观扩散系数
ADEM	acute disseminated encephalomyelitis	急性播散性脊髓炎
ADH	antidiuretic hormone	抗利尿激素
ADHD	attention deficit hyperactivity disorder	注意缺陷多动障碍
aEEG	ambulatory eleroencephalography	动态脑电图
AHA	American Heart Association	美国心脏协会
AIDP	acute inflammatory demyelinating polyradiculoneuropathy	急性炎性脱髓鞘性多发神经根神经病
ALB	albumin	白蛋白
ALL	acute lymphocytic leukemia	急性淋巴细胞白血病
ALS	amyotrophic lateral sclerosis	肌萎缩侧索硬化
ALT	alanine transaminase	谷丙转氨酶
AMAN	acute motor axonal neuropathy	急性运动轴索性神经病
AML	acute myeloid leukemia	急性骨髓性白血病
AMSAN	acute motor-sensory axonal neuropathy	急性运动感觉轴索性神经病
ANE	acute necrotizing encephalopathy	儿童急性坏死性脑病
APSG	acute poststreptococcal glomerulonephritis	急性链球菌感染后肾小球肾炎
APTM	acute partial transverse myelitis	急性部分性横贯性脊髓炎
APTT	activated partial thromboplastin time	活化部分凝血活酶时间
ARB	angiotensin receptor blockers	血管紧张素受体拮抗剂
ARDS	acute respiratory distress syndrome	急性呼吸窘迫综合征
ARNI	angiotensin receptor-neprilysin inhibitor	脑啡肽酶抑制剂
AST	aspartate aminotransferase	谷草转氨酶
AT	ataxia-telangiectasia	毛细血管扩张性共济失调症
ATM	acute transverse myelitis	急性横贯性脊髓炎
BCG	bacillus calmette-guérin	卡介苗

续表

英文缩写	英文全称	中文全称
BD	Behccet's disease	白塞病
BH4	tetrahydrobiopterin	四氢生物蝶呤
BiPAP	bilevel positive airway pressure	双水平正压通气
BM	bacterial meningitis	细菌性脑膜炎
BMI	body mass index	体重指数
BNP	brain natriuretic peptide	脑利钠肽
BPD	bronchopulmonary dysplasia	支气管肺发育不良
BUN	blood urea nitrogen	血尿素氮
CAKUT	congenital anomalies of the kidney and the urinary tract	先天性肾脏尿路畸形
CBCL	child behavior check list	儿童行为评定量表
CEBPA	ccaat enhancer binding protein alpha	CEBPA 基因
CFS	complex febrile seizure	复杂性热性惊厥
CGAS	children's global assessment scale	儿童大体评定量表
CGH	comparative genomic hybridization	比较基因组杂交
CH	congenital hypothyroidism	先天性甲状腺功能减退症
CK-MB	creatine kinase muscle/ brain	肌酸激酶同工酶
CMA	chromosomal microarray	染色体微阵列分析
CMR	cardiac magnetic resonance	心脏磁共振成像
CMV	cytomegalovirus	巨细胞病毒
CNS	central nervous system	中枢神经系统
CP	cerebral palsy	脑性瘫痪
CPAP	continuous positive airway pressure	持续气道正压通气
CPHD	combined pituitary hormone deficiency	多种垂体激素缺乏
CPP	central precocious puberty	中枢性性早熟
CPR	cardiopulmonary resuscitation	心肺复苏
CRP	c-reactive protein	C 反应蛋白
CRT	capillary refill time	毛细血管重满时间
CRT	cardiac resynchronization therapy	心脏再同步化治疗
CSF	cerebral spinal fluid	脑脊液
CTGF	connective tissue growth factor	结缔组织生长因子
CTX	cytoxan	环磷酰胺
DAH	diffuse alveolar hemorrhage	弥漫性肺泡出血
DCH	delayed cutaneous hypersensitivity	迟发皮肤过敏试验
DCM	dilated cardiomyopathy	扩张型心肌病

续表

英文缩写	英文全称	中文全称
DDAVP	desmopressin test for urine osmolality	醋酸去氨加压素
DDC	zalcitabine	双去氧胞嘧啶核苷
DES	dysfunctional elimination syndrome	排泄功能不良综合征
DHPR	dihydropteridine reductase	双氢喋啶还原酶
DIC	disseminated intravascular coagulation	弥漫性血管内凝血
DIC	disseminated intravascular coagulation	弥漫性血管内凝血
DM	diabetes mellitus	糖尿病
DMD	dystrophin	抗肌萎缩蛋白
DMD/BMD	Duchenne/Becker muscular dystrophy	Duchenne/Becker 肌营养不良
DMSA	dimercaptosuccinic acid scintigraphy	核素肾静态扫描
DS	down syndrome	唐氏综合征
DTI	diffusion tensor imaging	弥散张量成像
DTPA	diethylenetriamine pentaacetate	放射性核素显像
DU	duodenal ulcer	十二指肠溃疡
DXA	dual energy x-ray absorptiometry	双能骨密度仪
EBV	epstein-barr virus	肠道病毒
ECMO	extracorporeal membrane xxygenation	体外膜肺氧合
EEG	electroencephalogram	脑电图
ENS	enteric nervous system	肠神经系统
EO♯	eosinophils（percent）	嗜酸性粒细胞
EPO	erythropoietin	促红细胞生成素
ESBL	extended-spectrum beta-lactamase	内酰胺酶
FAB classification	french-american-british classification	FAB 分型
FS	febrile seizure	热性惊厥
FSE	febrile status epilepticus	热性惊厥持续状态
FSH	follicle-stimulating hormone	卵泡刺激素
FT	free triiodothytonine	血清游离甲状腺素
GAS	group a strep infection	A 组链球菌感染
GBS	Guillain-Barre syndrome	吉兰-巴雷综合征
GBS	group b streptococcus	B 组链球菌感染
GC	glucocorticoid	糖皮质激素
GCV	ganciclovir	更昔洛韦
GEFS+	genetic epilepsy with febrile seizures plus	遗传性癫痫伴热性惊厥附加症
GER	gastroesophageal reflux	胃食道反流

续表

英文缩写	英文全称	中文全称
GERD	gastro-esophageal reflux disease	胃食管反流病
GFAP	glial fibrillary acidic protein	胶质纤维酸性蛋白
GGT	gamma-glutamyl transferase	谷氨酰转肽酶
GH	growth hormone	生长激素
GHD	growth hormone deficiency	生长激素缺乏症
GHSR	gh secretagogue receptor	生长激素促泌素受体
GM-CSF	granulocyte-macrophage colony-stimulating factor	粒细胞集落刺激因子
GMG	generalized myasthenia gravis	全身型重症肌无力
GMH-IVH	germinal matrix haemorrhage-intraventricular haemorrhage	早产儿颅内出血
GTPCH	gtp cyclo-hydrolase	三磷酸鸟苷环化水解酶
GU	gastric ulcer	胃溃疡
GVHR	graft versus host reaction	移植物抗宿主反应
Hb/HGB	hemoglobin	血红蛋白
HCG	human chorionic gonadotropin	绒毛膜促性腺激素
HD	hirschsprung's disease	先天性巨结肠症
HDFN	hemolytic disease of the fetus and newborn	胎儿和新生儿溶血病
HDL	high density lipoprotein	高密度脂蛋白
HDN	hemolytic disease of the newborn	新生儿溶血病
HFMD	hand foot and mouth disease	手足口病
HFV	high-frequency ventilation	高频通气
HHHFNC	heated,humidified high-flow nasal cannulae	加温湿化高流量鼻导管
HIE	hypoxic-ischemic encephalopathy	新生儿缺氧缺血性脑病
HIPPV	noninvasive positive pressure ventilation	鼻间歇正压通气
HLH	hemophagocytic lymphohistiocytosis	噬血细胞性淋巴组织细胞增生症
HMD	hyaline membrane disease	肺透明膜病
Hp	helicobacter pylori	幽门螺旋杆菌
HPA	hyperphenylalaninemia	高苯丙氨酸血症
HPGA	hypothalamic-pituitary-gonadal axis	下丘脑垂体性腺轴
HSP	henoch-schonlein purpura	过敏性紫癜
HSV	herpes simplex virus	单纯疱疹病毒
IABP	intra-aortic balloon pump	主动脉内球囊反搏
ICAM	intercellular adhesion molecule	细胞间粘附分子
ICD	implantable cardioverter-defibrillator	植入型心律转复除颤仪
ICPP	idiopathic central precocious puberty	突发性中枢性性早熟
IDM	infant of diabetic mother	糖尿病母亲婴儿

英文缩写	英文全称	中文全称
IFN	interferon	干扰素
IGF	insulin growth factor	胰岛素生长因子
IHA	isoimmune hemoytic anemia	同族免疫性溶血性贫血
ILCOR	international liaison committee on resuscitation	国际复苏联络委员会
iNO	inhaled nitric oxide	吸入一氧化氮
INR	international normalised ratio	国际标准化比值
ITT	insulin tolerance test	胰岛素低血糖刺激测试
IUGR	intrauterine growth retardation	胎儿宫内生长迟缓
IVIG	inntravenous immunoglobulin	静脉用免疫球蛋白
JAK	janus kinase	蛋白酪氨酸激酶
JDM	juvenile dermatomyositis	幼年皮肌炎
JIA	juvenile idiopathic arthritis	幼年特发性关节炎
KD	Kawasaki disease	川崎病
LAD1	ladinin 1	Ⅰ型白细胞粘附分子缺陷
LDH	lactate dehydrogenase	乳酸脱氢酶
LDL	low density lipprotein	低密度脂蛋白
LH	luteinizing hormone	促黄体生成素
LISA	less invasive surfactant administration	低侵入性肺表面活性物质治疗
LP	lumbar puncture	腰椎穿刺
LS	local scleroderma	局灶性硬皮病
LY%	lymphocytes (percent)	淋巴细胞比例
MAS	meconium aspiration syndrome	胎粪吸入综合征
MAS	macrophage activation syndrome	巨噬细胞活化综合征
MCA	middle cerebral artery	大脑中动脉
MCHC	mean corpuscular hemoglobin concentration	平均红细胞血红蛋白浓度
MCLS	mucocutaneous lymphnode syndrome	黏膜皮肤淋巴结综合征
MCMV	murine cytomegalovirus	小鼠巨细胞病毒
MCT	medium-chain triglycerides	中链甘油三酯
MCU	micturating cysto-urethrogram	排泄性膀胱尿路造影
MCV	mean corpuscular volume	平均红细胞体积
MFS	Miller-Fisher syndrome	Miller-Fisher 综合征
MG	myasthenia gravis	重症肌无力
MICM classification	morphology, immunology, cytogenetics and molecular biology	MICM 分型
MIST	minimally invasive surfactant therapy	微创表面活性剂疗法

儿科临床与研究进展(下册)

续表

英文缩写	英文全称	中文全称
MLPA	multiplexligation-dependentamplification	多重连接探针扩增
MMT	manual muscle testing	人工肌肉检查
MODS	multiple organ disorder syndrome	多脏器功能障碍
MODY	maturity onset diabetes of the young	青少年起病的成人糖尿病
MP	mycoplasma pneumonia	支原体肺炎
MRD	minimal residual disease	微小残留病灶
MRI	magnetic resonance imaging	磁共振成像
MRS	magnetic resonance spectroscopy	磁共振波谱
MRSA	methicillin-resistant staphylococcus aureus	耐甲氧西林金黄色葡萄球菌
MRU	magnetic resonance urography	磁共振尿路成像
MS	multiple sclerosis	多发性硬化
MSAF	meconium staining of amniotic fluid	羊水中含有胎粪
MTB	mycobacterium tuberculosis	结核分枝杆菌
NBT	nitrotetrazolium blue chloride	氯化硝基四氮唑蓝
NCPAP	nasal continuous positive airway pressure	经鼻持续气道正压通气
NDM	neonatal diabetes mellitus	新生儿糖尿病
NEC	necrotizing enterocolitis	坏死性小肠结肠炎
NEUT%	neutrophils (percent)	中性粒细胞比例
NICHD	National Institute of Child Health and Human Development	美国国立儿童健康和人类发展研究所
NIPS	non-invasive prenatal screening	非侵入性产前筛查
NIPT	non-invasive prenatal test	非侵入性产前检测
NK	natural killer cell	自然杀伤细胞
NNICU	neonatal neurointensive care unit	新生儿神经重症监护室
NPM1	nucleophosmin 1	NPM1 基因
NS	nephrotic syndrome	肾病综合征
NSC	neural stem cells	神经干细胞
NSE	neuron specific enolase	神经元特异性烯醇化酶
NT-proBNP	n-terminal pro-brain natriuretic peptide	氨基末端脑钠肽
OMG	ocular myasthenia gravis	眼肌型重症肌无力
ORS	oral rehydration solution	口服补液疗法
OSM	oxidative stress markers	氧化应激标记物
PAH	phenylalanine hydroxylase	苯丙氨酸羟化酶
PARDS	pediatric acute respiratory distress syndrome	儿童急性呼吸窘迫综合征
PAS	periodic acid-schiff stain	糖原染色
PBM	peak bone mass	峰值骨量

316

英文缩写	英文全称	中文全称
PBPK	physiology-based pharmacokinetics	基于生理的药物动力学
PCD	pterin-4α-carbinolaminedehydra-tase	4α-甲醇氨脱水酶
PCT	plateletcrit	血小板比积
PD	Parkinson's disease	帕金森病
PDA	patent ductus arteriosus	动脉导管开放
PDGF	platelet derived growth factor	血小板衍生生长因子
PEEP	positive end expiratory pressure	呼气末正压
Phe	phenylalanine	苯丙氨酸
PHI	periventricular haemorrhagic infarction	脑室周围出血梗死
PICKA	protein induced by vitamin k absence	异常凝血酶原
PID	primary immunodeficiency	原发性免疫缺陷病
PIP	peak inspiratory pressure	吸气峰压
PIV	parainfluenza viruses	副流感病毒
PLT	platelet	血小板
PM	purulent meningitis	化脓性脑膜炎
PNS	primary nephrotic syndrome	原发性肾病综合征
POX	peroxidase	过氧化物酶
PPD	purified protein derivative	结核菌素测验
PPHN	persistent pulmonary hypertension in the newborn	新生儿持续肺动脉高压
PPI	proton pump inhibitors	质子泵抑制剂
PS	pulmonary surfactant	肺表面活性物质
PSQ	parent symptom questionnaire	父母症状问卷
PT	prothrombin time	凝血酶原时间
PTPS	6-pyruvoyltetrahydropterin synthase	6-丙酮酰四氢生物蝶呤合成酶
PU	peptic ulcer	消化性溃疡
PVL	periventricular leukomalacia	脑室周围白质软化
PVS	pulmonaryvalvestenosis	肺动脉瓣狭窄
PWS	Prader-Willi syndrome	普拉德-威利综合征
RBV	ribavirin tablets	病毒唑（利巴韦林）
RDA	recommended daily allowance	推荐摄入量
RDS	respiratory distress syndrome	呼吸窘迫综合征
RF	rheumatic fever	风湿热
RFCA	radio-frequeney catheter ablation	心导管射频消融术
RNI	recommended nutrient intake	推荐摄入量
RNS	repetitive nerve stimulation	重复电刺激

续表

英文缩写	英文全称	中文全称
ROP	retinopathy of prematurity	早产儿视网膜病变
RPI	reticulocyte production index	网织红细胞生成指数
RPR	rapid plasma reagin	梅毒血清
RR	respiratory rate	呼吸频率
RSV	respiratory syncytial virus	呼吸道合胞病毒
RTX	rituximab	利妥昔单抗
SAOD	sepsis associated organ dysfunction	脓毒症相关器脏功能障碍
SB	Sudan black B stain	苏丹黑B染色
SD	standard deviation	标准差
SFEMG	single fiber electromyography	单纤维肌电图
SFS	simple febrile seizure	单纯性热性惊厥
SGA	small for gestational age infant	小于胎龄儿
SIDS	sudden infant death syndrome	婴儿猝死综合征
SIRS	systemic inflammatory response syndrome	全身炎症反应综合征
SLE	systemic lupus erythematosus	系统性红斑狼疮
SR	sepiapterinreductase	墨蝶呤还原酶
SSc	systemic sclerosism	系统性硬化症
SWI	susceptibility weighted imaging	磁敏感加权成像
T1DM	diabetes mellitus typle 1	1型糖尿病
T2DM	diabetes mellitus typle 2	2型糖尿病
TCZ	tocilizumab	托珠单抗
TGAb	anti-thyroglobulin antibodies	甲状腺球蛋白抗体
TIMPS	tissue inhibitors of metalloproteinases	基质金属蛋白酶抑制剂
TNF	tumor necrosis factor	肿瘤坏死因子
TOF	tetralogy of fallot	法洛四联征
TP	total protein	总蛋白
TPOAb	thyroid peroxidase antibodies	甲状腺过氧化物酶抗体
TPPA	treponema pallidum particle assay	梅毒螺旋体明胶凝集试验
TR	tricuspid regurgitation	三尖瓣反流
TRF	teacher report form	教师报告表
TRS	teacher rating scale	教师评定量表
TSH	thyroid stimulating hormone	促甲状腺素
TSH	thyroid stimulating hormone	促甲状腺激素
TT	thrombin time	凝血酶时间
V/Q	ventilation/perfusion ratio	通气血流关注比值

续表

英文缩写	英文全称	中文全称
VAD	ventricular assist device	心室辅助装置
VCR	vincristine	长春新碱
VDS	vindesine	长春地辛
VLBW	very low birth weight	极低出生体重儿
VLDL	very low density lipprotein	极低密度脂蛋白
VUR	vesico ureteral regurgitation	膀胱输尿管返流
VZIG	vaicella-zoster immune globulin	水痘带状疱疹免疫球蛋白
VZV	varicella-zoester virus	水痘-带状疱疹病毒
WAS	wiskott-aldrich syndrome	湿疹血小板减少伴免疫缺陷综合征
WBC	white blood cell counting	白细胞计数
WES	whole exome sequencing	全外显子测序
WFH	weight for height	身高别体重评价
WFIRS-P	Weiss functional impairment rating scale-parent report	Weiss 功能缺陷量表(父母版)
WHtR	waist height ratio	腰围身高比
WT	weight	体重
YSR	youth self report	青少年自我报告表